科学出版社"十三五"普通高等教育本科规划教材

供中药学及药学类专业使用

中药鉴定学
第 3 版

张贵君　金哲雄　主编

科学出版社
北京

内 容 简 介

本教材是科学出版社"十三五"普通高等教育本科规划教材之一,是在北京市精品教材《中药鉴定学》(张贵君主编)基础上,根据中医药人材培养和中药科学发展的需要,由在全国择优遴选的 10 余所中医药院校、科研院所长期从事教学工作的专家执笔编纂而成。全书分为 5 篇 24 章及附录,包括中药鉴定学的基本理论和基本概念、植物药类、动物药类、矿物药类和中成药类。本教材加强了中药鉴定方法综合评价体系的阐述,注重中药及其标准物质的概念、质量标准的制定,强调了中药鉴定知识的系统性、传承性、科学性、代表性、适用性、指导性等内涵,完善了中药基原鉴定法、生物鉴定法和中药药效组分的科学概念。本教材对药材、饮片及中成药特征绝大部分使用了全新图片,翔实清晰。

本教材共收载基本中药 291 种,包括部分蒙药、藏药、维药和傣药等民族药,重点论述的中药有 100 种。为了学习方便,重点中药和非重点中药在体例上有所区别。在单味药品种的选择上,注重了鉴定方法与中药的基原、化学成分、药用部位等内容的相关性。本教材收载了 21 世纪以来中药鉴定的新理论、新方法、新标准、新技术,删除了不成熟的方法和内容。

本书为中药类专业的本科教材,亦适用于药学类、制药类专业的学生使用,并可作为中医药工作者的重要参考书籍。

图书在版编目(CIP)数据

中药鉴定学 / 张贵君,金哲雄主编. —3 版 . —北京:科学出版社,2016.12
ISBN 978-7-03-050216-2

Ⅰ. ①中… Ⅱ. ①张…②金… Ⅲ. ①中药鉴定学-高等学校-教材 Ⅳ. ①R282.5

中国版本图书馆 CIP 数据核字(2016)第 249088 号

责任编辑:王　鑫　郭海燕 / 责任校对:张凤琴
责任印制:徐晓晨 / 封面设计:陈　敬

科 学 出 版 社 出版
北京东黄城根北街 16 号
邮政编码:100717
http://www.sciencep.com

北京凌奇印刷有限责任公司 印刷
科学出版社发行　各地新华书店经销
*
2002 年 9 月第　一　版　开本:787×1092　1/16
2016 年 12 月第　三　版　印张:25 1/2
2023 年 7 月第二十三次印刷　字数:693 000

定价:59.00 元
(如有印装质量问题,我社负责调换)

《中药鉴定学》(第3版)编写人员名单

主　编　张贵君　金哲雄

副主编　(按姓氏笔画排序)

王世清　李西林　杨扶德　罗　容　图　雅　都晓伟

编著者　(按姓氏笔画排序)

王　丹(北京城市学院)	张红瑞(河南农业大学)
王世清(贵阳中医学院)	张春晖(深圳职业技术学院)
王晶娟(北京中医药大学)	张贵君(北京中医药大学)
毛　莹(大连大学)	罗　容(首都医科大学)
杜　娟(佳木斯大学)	图　雅(中国中医科学院)
李西林(上海中医药大学)	金哲雄(哈尔滨商业大学)
李素丽(广西大学)	都晓伟(黑龙江中医药大学)
杨扶德(甘肃中医药大学)	徐蓓蕾(哈尔滨商业大学)
杨晶凡(河南中医药大学)	龚力民(湖南中医药大学)
张延萍(河南科技大学)	盛　萍(新疆医科大学)

《中药鉴定学》(第3版)编写人员名单

第3版前言

为了深入贯彻《国家中长期教育改革和发展规划纲要》、《医药卫生中长期人才发展规划（2011—2020 年）》和《教育部等六部门关于医教协同深化临床医学人才培养改革的意见》（教研〔2014〕2 号）文件精神，推动医教研协同创新发展，适应新常态下全国高等医药院校教育教学改革发展和人才培养的需要，编写了科学出版社"十三五"普通高等教育本科规划教材。

《中药鉴定学》是全国高等医药院校中药专业的专业课程，是在中药传承基原的基础上研究中药鉴定方法和质量标准的应用和特色学科。其内涵以中药传承基原和传统"辨状论质"的质量要求为基础，结合现代医药科学的方法与技术，系统整理和研究中药基原、品种特征、质量鉴定、质量标准、中药资源实践和理论方面的问题，完善中药生产、流通和使用全过程中其有效性、安全性和稳定性的质量控制和保障体系。

本教材在《中药鉴定学》（第 2 版，张贵君主编，2009 年，科学出版社）的基础上编纂而成，体现了简明扼要、重点突出、科学精准的教材编写理念。在收载的内容上注重阐述中药鉴定知识的系统性、传承性、前瞻性、代表性、适用性和指导性等内容，对鉴定特征的表述多佐以高清彩图，翔实清晰。本教材以临床实践和中医药理论两个合成元素作为中药内涵定位，坚持中药药效组分理论指导下的中药药效组分鉴定方向，注重鉴定方法的科学性和前瞻性、质量标准的传承性与临床疗效的对应性。

本教材分为 5 篇 24 章及附录。第 1 篇为总论，分为 7 章，主要叙述中药及中药鉴定学概念、任务、发展历程、资源内涵、产地加工、储藏、鉴定方法学体系、中药新药质量标准制定等。第 2 篇为植物药类，按照药材的药用部位分为 10 章，每一章所载药材物种基原依据恩格勒植物分类系统（1964 年）分类，收载植物类中药材及饮片 223 种。第 3 篇为动物药类，分为 3 章，所载动物药物种基原依据约翰逊动物分类系统（1977 年），收载代表性动物类药材及饮片 34 种。第 4 篇为矿物药类，分为 2 章，所载药材依据无机化合物的阴离子分类，收载代表性矿物类药材及饮片 17 种。第 5 篇为中成药类，分为 2 章，所载药品依据剂型分类，收载代表性药品 19 种。全书共收载代表性中药 291 种，包括了部分蒙药、藏药、维药和傣药等少数民族药品，重点论述中药 100 种，绝大多数是传统中药。

为了提升本教材的先进性、精准性和适用性，收载了 21 世纪以来的中药鉴定的新理论、新方法、新技术和新标准。

本书适用于中药学类、药学类、制药专业类等大学本科生、研究生使用，也是从事中药研究、鉴定（检验）、生产、经营管理等专业人员培训和工作使用的重要参考书。

　　本书编委来自全国 18 个高等院校和研究单位,有较强的代表性和辐射面。本书在编写过程中得到了中科院高等医药教材研究会、科学出版社、北京中医药大学、哈尔滨商业大学、淄博万杰中医药研究所和各编委单位的大力支持,在此一并致以衷心地感谢。

　　由于时间仓促和水平有限,教材中难免存在缺点和错误,敬请各位同仁和读者不吝赐教。

张贵君

2015 年 11 月 6 日

目 录

第 3 版前言

第1篇 总 论

第1章 绪论 ……………………… (1)
第1节 中药鉴定学的基本概念 …… (1)
第2节 中药鉴定学的任务 …… (1)
第3节 中药的分类与命名 …… (2)
第2章 中药鉴定学的发展历史 ……… (5)
第1节 中药鉴定知识的起源与本草
…………………… (5)
第2节 中药鉴定学的发展 …… (6)
第3章 中药资源 ………………… (9)
第1节 中药材天然资源 …… (9)
第2节 中药材人工资源 ………… (10)
第3节 中药材资源保护与可持续利用
…………………… (12)
第4章 药材的采收与产地加工 …… (14)
第1节 药材的采收 …………… (14)
第2节 药材的产地加工 ………… (15)

第5章 中药的储藏 ……………… (17)
第1节 药材及饮片储藏中常见的
变质现象及其防治措施 …… (17)
第2节 中药的储藏保管方法 …… (18)
第6章 中药的鉴定 ……………… (20)
第1节 中药鉴定的依据 …… (20)
第2节 中药鉴定的一般程序 …… (21)
第3节 中药鉴定的方法 …… (23)
第4节 中药的杂质检查 …… (44)
第5节 中药的常规检测项目 …… (44)
第6节 中药的安全性检测 …… (47)
第7章 中药新药质量标准的制定 … (52)
第1节 概述 …………………… (52)
第2节 中药新药的稳定性研究 …… (54)
第3节 中药新药质量标准用标准品研究
…………………… (56)

第2篇 植 物 药 类

第8章 根及根茎类中药 ………… (57)
第1节 概述 ……………… (57)
第2节 各论 ……………… (59)
狗脊 ……………… (59)
绵马贯众* ……………… (59)
骨碎补 ……………… (62)
大黄* ……………… (62)
拳参 ……………… (65)
虎杖 ……………… (65)
何首乌* ……………… (65)
商陆 ……………… (68)
银柴胡 ……………… (68)
牛膝* ……………… (69)
川牛膝 ……………… (70)

乌药 ……………… (71)
威灵仙 ……………… (71)
川乌 ……………… (72)
草乌 ……………… (72)
附子* ……………… (73)
白头翁 ……………… (75)
白芍* ……………… (75)
赤芍 ……………… (77)
黄连* ……………… (78)
升麻 ……………… (80)
防己* ……………… (81)
北豆根 ……………… (83)
细辛* ……………… (83)
延胡索* ……………… (84)

板蓝根 …………………………… (86)
苦参 ……………………………… (86)
山豆根 …………………………… (86)
葛根 ……………………………… (87)
甘草* ……………………………… (87)
黄芪* ……………………………… (90)
远志 ……………………………… (93)
天花粉* …………………………… (93)
人参* ……………………………… (95)
西洋参 …………………………… (99)
三七* ……………………………… (100)
白芷* ……………………………… (102)
当归* ……………………………… (104)
独活 ……………………………… (107)
羌活 ……………………………… (107)
前胡 ……………………………… (108)
川芎* ……………………………… (108)
藁本 ……………………………… (110)
防风 ……………………………… (110)
柴胡* ……………………………… (111)
北沙参 …………………………… (114)
龙胆* ……………………………… (114)
秦艽 ……………………………… (117)
徐长卿 …………………………… (118)
巴戟天* …………………………… (118)
茜草 ……………………………… (120)
紫草* ……………………………… (120)
丹参* ……………………………… (122)
黄芩* ……………………………… (124)
玄参 ……………………………… (126)
地黄* ……………………………… (127)
胡黄连 …………………………… (129)
续断 ……………………………… (130)
桔梗 ……………………………… (130)
党参* ……………………………… (130)
南沙参 …………………………… (133)
木香* ……………………………… (133)
白术 ……………………………… (135)
苍术* ……………………………… (136)
紫菀 ……………………………… (138)
漏芦 ……………………………… (138)
泽泻 ……………………………… (138)
川贝母* …………………………… (139)
浙贝母 …………………………… (142)

黄精 ……………………………… (142)
重楼 ……………………………… (143)
土茯苓 …………………………… (143)
天冬 ……………………………… (143)
麦冬* ……………………………… (144)
知母 ……………………………… (145)
百部 ……………………………… (146)
山药* ……………………………… (146)
天南星 …………………………… (148)
半夏* ……………………………… (148)
白附子 …………………………… (149)
石菖蒲* …………………………… (150)
香附 ……………………………… (151)
干姜 ……………………………… (152)
莪术* ……………………………… (152)
姜黄 ……………………………… (154)
郁金* ……………………………… (154)
天麻* ……………………………… (155)
第9章 茎、木类中药 …………… (158)
  第1节 概述 …………………… (158)
  第2节 各论 …………………… (159)
    桑寄生 ………………………… (159)
    槲寄生 ………………………… (160)
    川木通 ………………………… (160)
    大血藤 ………………………… (161)
    海风藤 ………………………… (161)
    苏木* ………………………… (161)
    鸡血藤* ……………………… (162)
    降香 …………………………… (164)
    沉香* ………………………… (164)
    通草 …………………………… (166)
    钩藤* ………………………… (167)
第10章 皮类中药 ………………… (170)
  第1节 概述 …………………… (170)
  第2节 各论 …………………… (171)
    杜仲* ………………………… (171)
    桑白皮 ………………………… (173)
    厚朴* ………………………… (173)
    肉桂* ………………………… (176)
    牡丹皮* ……………………… (178)
    合欢皮 ………………………… (179)
    海桐皮 ………………………… (180)
    黄柏* ………………………… (180)
    五加皮 ………………………… (183)

秦皮 ……………………… (183)
香加皮 …………………… (184)
地骨皮 …………………… (184)

第 11 章　叶类中药 ………………… (185)
第 1 节　概述 ………………… (185)
第 2 节　各论 ………………… (186)
侧柏叶 …………………… (186)
蓼大青叶 ………………… (187)
大青叶* ………………… (187)
枇杷叶 …………………… (189)
番泻叶* ………………… (189)
枸骨叶 …………………… (192)
罗布麻叶 ………………… (192)
艾叶 ……………………… (192)

第 12 章　花类中药 ………………… (194)
第 1 节　概述 ………………… (194)
第 2 节　各论 ………………… (195)
松花粉 …………………… (195)
辛夷 ……………………… (195)
槐花 ……………………… (196)
芫花 ……………………… (196)
丁香* …………………… (197)
密蒙花 …………………… (198)
洋金花* ………………… (199)
金银花* ………………… (201)
菊花 ……………………… (202)
红花* …………………… (203)
西红花 …………………… (205)
蒲黄 ……………………… (206)

第 13 章　果实、种子类中药 ……… (207)
第 1 节　概述 ………………… (207)
第 2 节　各论 ………………… (208)
王不留行 ………………… (208)
五味子* ………………… (209)
肉豆蔻 …………………… (211)
荜澄茄 …………………… (211)
荜茇 ……………………… (212)
马兜铃 …………………… (212)
葶苈子 …………………… (212)
芥子 ……………………… (213)
木瓜 ……………………… (213)
山楂 ……………………… (214)
苦杏仁* ………………… (214)
桃仁 ……………………… (216)

乌梅 ……………………… (216)
金樱子 …………………… (217)
沙苑子 …………………… (217)
决明子 …………………… (217)
补骨脂* ………………… (218)
猪牙皂 …………………… (220)
巴豆* …………………… (220)
枳壳* …………………… (222)
陈皮* …………………… (224)
化橘红 …………………… (225)
吴茱萸 …………………… (226)
鸦胆子 …………………… (226)
酸枣仁 …………………… (227)
瓜蒌 ……………………… (227)
使君子 …………………… (227)
诃子 ……………………… (228)
山茱萸 …………………… (229)
小茴香* ………………… (229)
蛇床子 …………………… (231)
连翘 ……………………… (232)
女贞子 …………………… (232)
马钱子* ………………… (232)
栀子* …………………… (234)
菟丝子 …………………… (236)
牵牛子 …………………… (236)
枸杞子 …………………… (236)
牛蒡子 …………………… (236)
槟榔* …………………… (237)
砂仁* …………………… (238)
草果 ……………………… (241)
豆蔻* …………………… (241)
益智 ……………………… (243)

第 14 章　全草类中药 ……………… (244)
石韦 ……………………… (244)
麻黄* …………………… (244)
淫羊藿* ………………… (247)
鱼腥草 …………………… (250)
仙鹤草 …………………… (250)
紫花地丁 ………………… (250)
绞股蓝 …………………… (250)
金钱草* ………………… (251)
白花蛇舌草 ……………… (252)
广藿香* ………………… (252)
荆芥 ……………………… (255)

益母草 …………………… (255)
薄荷* …………………… (255)
穿心莲* …………………… (257)
肉苁蓉 …………………… (259)
佩兰 …………………… (260)
豨莶草 …………………… (260)
茵陈 …………………… (261)
青蒿* …………………… (261)
大蓟 …………………… (263)
蒲公英 …………………… (263)
谷精草 …………………… (264)
淡竹叶 …………………… (264)
石斛* …………………… (264)

第15章 藻、菌、地衣类中药 …… (268)
第1节 概述 …………………… (268)
第2节 各论 …………………… (269)
海藻 …………………… (269)
冬虫夏草* …………………… (269)
灵芝* …………………… (271)
茯苓* …………………… (274)
猪苓 …………………… (276)

马勃 …………………… (276)
松萝 …………………… (277)
第16章 树脂类中药 …………… (278)
第1节 概述 …………………… (278)
第2节 各论 …………………… (279)
苏合香* …………………… (279)
乳香* …………………… (281)
没药 …………………… (282)
阿魏 …………………… (282)
安息香 …………………… (283)
血竭* …………………… (283)
第17章 其他类中药 …………… (285)
第1节 概述 …………………… (285)
第2节 各论 …………………… (285)
海金沙 …………………… (285)
琥珀 …………………… (285)
青黛 …………………… (286)
儿茶* …………………… (287)
五倍子* …………………… (288)
冰片 …………………… (290)
芦荟 …………………… (291)

第3篇 动物药类

第18章 动物类中药的应用与研究
概况 …………………… (293)
第19章 药用动物的分类 ………… (296)
第20章 动物类中药的鉴定 ……… (301)
第1节 概述 …………………… (301)
第2节 各论 …………………… (302)
石决明 …………………… (302)
珍珠* …………………… (303)
牡蛎 …………………… (305)
海螵蛸 …………………… (305)
地龙* …………………… (306)
水蛭 …………………… (308)
全蝎* …………………… (309)
蜈蚣 …………………… (310)
土鳖虫 …………………… (311)
桑螵蛸 …………………… (311)
蝉蜕 …………………… (312)
虫白蜡 …………………… (312)
斑蝥* …………………… (312)
僵蚕 …………………… (314)

蜂蜜* …………………… (314)
海马 …………………… (316)
海龙 …………………… (316)
蟾酥* …………………… (317)
哈蟆油 …………………… (318)
龟甲 …………………… (319)
鳖甲 …………………… (319)
蛤蚧* …………………… (319)
乌梢蛇 …………………… (321)
金钱白花蛇 …………………… (321)
蕲蛇* …………………… (322)
鸡内金 …………………… (324)
穿山甲 …………………… (324)
熊胆* …………………… (324)
马宝 …………………… (327)
阿胶 …………………… (327)
麝香* …………………… (327)
鹿茸* …………………… (329)
牛黄* …………………… (332)
羚羊角* …………………… (335)

第4篇　矿物药类

第21章　矿物类中药的性质与分类 …(337)
第22章　矿物类中药的鉴定 …………(341)
　第1节　概述 …………………………(341)
　第2节　各论 …………………………(343)
　　朱砂* ………………………………(343)
　　雄黄* ………………………………(344)
　　自然铜 ……………………………(346)
　　赭石* ………………………………(346)
　　铅丹 ………………………………(348)
　　红粉 ………………………………(348)
　　信石 ………………………………(349)
　　密陀僧 ……………………………(349)
　　轻粉 ………………………………(350)
　　炉甘石 ……………………………(350)
　　寒水石 ……………………………(350)
　　滑石 ………………………………(351)
　　石膏* ………………………………(352)
　　芒硝 ………………………………(353)
　　胆矾 ………………………………(353)
　　硫黄 ………………………………(354)
　　龙骨* ………………………………(354)

第5篇　中成药类

第23章　中成药的剂型及特点 ……(357)
第24章　中成药的鉴定 ……………(360)
　第1节　概述 …………………………(360)
　第2节　各论 …………………………(361)
　　一清颗粒 …………………………(361)
　　二妙丸* ……………………………(362)
　　十全大补丸 ………………………(363)
　　七厘散 ……………………………(364)
　　万氏牛黄清心丸 …………………(365)
　　万应锭 ……………………………(366)
　　牛黄解毒片 ………………………(367)
　　六神丸 ……………………………(368)
　　六味地黄丸* ………………………(369)
　　生脉饮 ……………………………(370)
　　护肝片 ……………………………(371)
　　注射用双黄连(冻干)* ……………(372)
　　清开灵注射液 ……………………(374)
　　复方丹参滴丸 ……………………(374)
　　穿心莲片 …………………………(375)
　　柴胡口服液 ………………………(376)
　　烧伤灵酊 …………………………(376)
　　紫金锭 ……………………………(377)
　　藿香正气水 ………………………(378)

附　录

一、中文名称索引 …………………(379)
二、中药拉丁名称索引 ……………(382)
三、中药英文名称索引 ………………(386)
四、学名索引 …………………………(389)

第1篇 总 论

第1章 绪 论

第1节 中药鉴定学的基本概念

中药鉴定学(identificology of Chinese materia medica)是研究中药鉴定方法和质量标准的一门应用学科。它是以中药传承基原和传统"辨状论质"的质量要求为基础,运用现代自然科学的方法与技术,系统地整理和研究中药的基原、传承、鉴定方法、鉴别特征和质量标准等方面的知识。

中药(Chinese materia medica)是指在中医药理论和临床实践指导下用于治疗疾病的药物(drug),包括药材、饮片和中成药。药材(Chinese crude drugs)是取自天然的未经加工或只经过简单产地加工的原料药,按其来源可分为植物药材、动物药材和矿物药材3大类,迄今为止,药材的总数量已近13 000种。药材经过净制、切制、炮制,制成符合临床医疗需要的加工品,称之为饮片(decoction pieces),饮片具有性味、功能,是中药的起点。中成药(Chinese patent medicine)是以饮片为原料,根据临床处方的要求,采用相应的制备工艺和加工方法,制备成随时可以应用的剂型。饮片在临床上应用的形式绝大多数是复方及其制剂。据不完全统计,中药的方剂已达100 000余首,经批准生产的中成药数量为10 000余种。由此可见,对于中药的鉴定,只有把药材、饮片和中成药的鉴定方法与特征联系起来,才能真正达到鉴定的目的。

中药鉴定学记载的主要内容有:基本概念、研究对象及任务、分类与命名、发展历史、资源概况、采收和加工方法、储藏方法、鉴定的依据与方法、质量标准要求、代表性中药选论。代表性中药的记载大纲主要包括下列项目:名称、药用历史、基原、生物(或矿物)学特征、产地、采收加工或制法、化学成分、性状鉴别、显微鉴别、理化鉴别、生物鉴别、性味功能、用法用量等。

第2节 中药鉴定学的任务

中药价值的基本特征是有治疗疾病的功能,而对其使用价值的评价,主要依赖其安全性、有效性和稳定性,这三条原则是中药研究、生产和应用的准绳,也是中药质量标准的核心内容。中药鉴定学任务的核心就是为保证临床用药的安全与有效提供科学依据、为中药的生产提供质量标准和鉴定方法、为中药研究的准确性提供技术支撑。由此可见,中药鉴定学在中药科学发展中占有重要的战略地位。中药鉴定学的任务概括起来,就是鉴定中药的品质、基原考证、制定能表述中药临床疗效特征的质量标准、保护和利用中药资源。

一、中药品种鉴定

中药品种鉴定是指对中药真实性和基原的鉴别,它是中药鉴定学的首要任务。国家中药标准中规定了其品种,故中药品种具有不可更改的属性。据初步统计,常用的商品中药达7 000余种。其中,常用饮片及药材1 200种左右,中成药6 000种左右。商品药材及饮片有复杂品种问题的约占50%,直接影响了临床用药的准确性和中药产品的质量。药材品种存在的问题主要表现在以下方面:一药多种来源,本末难分;形态相似,造成误种、误采、误收、误用;以假充真,冒名顶替;地方用药习惯;人为制造伪品等。中药的品种与中成药的质量控制密切相关,要通过对中药商品的调查和资源的普查,运用多科学的方法与技术进行分类,澄清混乱品种。由于中药基原的特殊性,解决中药品种存在的问题是一项长期而艰巨的任务。

二、中药质量鉴定

中药质量鉴定是指对中药优良度的检验。鉴定中药的优良度是保证其安全性、有效性和稳定性的关键,它是中药鉴定学的基本任务。中药质量的优良度,主要取决于药效组分(the active components alignment)或有害物质的存在状态,而药效组分除了受药用品种(内部因素)的影响外,还与栽培条件和产地(生长环境因素)、采收时间、加工方法和生产工艺、药用部位、储藏环境、运输条件、配伍、剂量、剂型等因素密切相关。对中药质量的科学评价,一般是以其药效组分的有效性、安全性和稳定性或生物效应等为指标。目前认为,评价中药质量的先进方法是能够反映中药本质的"中药药效组分鉴定"系统,或是能够客观地表述中药效价或信息物质特征等为指标的"生物鉴定法"。总之,只有建立全面、客观、科学地综合评价中药品质的方法学体系,才能实现中药的科学化和标准化,才能促进中医药的产业化并加速其国际化的进程。

三、中药基原考证

中药是我国历代中医临床实践本草中记载的传承药品。所以对本草史料的考证和整理,是中药鉴定学的历史任务。我们要运用现代科学知识对本草学进行考证、分析,取其精华,去其糟粕,澄清复杂品种,整理和发掘传承的优势品种;结合本草考证研究,对中药的品质评价理论进行探讨,总结中药品种的延续性、变异性、性效可变性、优良品种的地域性、基原的单一与有限多元性等基本规律;正本清源,解决几千年来中药基原混乱的问题,做到一药一名。

四、制定中药质量标准

质量是中药的生命,质量标准是中药广泛应用的科学依据。制定中药质量标准,是保证临床用药质量的可控性、促进中药国际化和产业化的关键,质量标准是中药发展的核心问题,是中药鉴定学的战略任务。质量标准的特点

是:权威性、科学性和先进性,有与临床疗效对应的标准物质。质量标准制定的前提,主要是传承中药基原的固定、加工炮制或配伍、剂量、剂型、生产工艺的稳定、临床疗效的确定,以及对所含药效物质和有害物质、储藏期限与条件的限定。

五、中药资源的保护与利用

中药资源是传承药品基础上的品种和数量的总和,分为药材资源和药品资源。中药绝大部分来自天然资源,对中药资源的保护与开发是中药产业可持续发展的必备条件,也是中药鉴定学的长期任务。由于野生中药资源逐年减少,部分中药品种有濒临灭绝的危险,供需矛盾日益突出。因此,我们要通过对中药资源蕴藏量评估,制定实用的珍稀濒危药用植物、药用动物的保护与开发计划,研究中药资源与生态平衡的关系,建立中药自然保护区,做到计划采收及合理利用;积极发展中药的栽培和养殖事业,同时加快研究制定和完善栽培(或养殖)、采集药材的规范化生产标准(good agriculture practice,GAP);在中医药基本理论指导下,研制中药的新药或原料药,开发和保护中药的资源。

第3节 中药的分类与命名

一、中药的分类

中药的种类繁多,采用科学的方法进行分类,有利于对中药的学习、研究、生产和应用。

(一)药材及其饮片

1. **按药用部位分类** 这种分类方法便于对商品中药的鉴定、经营管理和贸易,一般归纳为植物药、动物药和矿物药3大类。植物药类可按药用部位分为根及根茎、茎、木、树皮、叶、花、果实、种子、全草、藻、菌、地衣、树脂等类别。动物药类可分为骨骼、昆虫、贝壳、分泌物、角、排泄物等类别。矿物药类一般不再分类。

2. **按照基原自然属性或生物分类系统分类** 采用这种分类方法,便于进行品种鉴定,也有利于根据植物、动物的亲缘关系鉴定中药。如《神农本草经集注》按中药的自然属性分为玉石、草木等7类。《本草纲目》则将中药分为水、火、土、金等16部,以部为纲,部下又分60类。

3. **按饮片的性味和功效分类** 这种分类方

法便于临床处方用药。如分为辛味药、酸味药，或寒性药、热性药，或解表药、清热药等。或按中药的性能分为上、中、下三品。

4. 按中药所含的主要化学成分分类 这种分类方法便于研究中药的药效成分(active constituent)及其药理作用，便于通过对中药所含化学成分的研究去寻找生物合成的途径和理化分析方法。如动、植物药按主要化学成分可分为生物碱类、苷类、蛋白质类等。矿物药可按所含的阳离子或阴离子的种类分为汞类、铁类、硫化物类等。

5. 以中药名称汉字首字笔画为序或汉语拼音字母顺序分类 此种分类方法多在中药的书籍中采用，便于学习时查阅。

(二) 中成药

中成药的分类方法与药材及饮片有所区别，常用的分类方法如下。

1. 按剂型分类 此种分类方法便于中成药的研究、生产、检验、贸易、运输和储藏等。如分为丸剂、片剂等。

2. 按主要功能和临床用药分类 此种分类方法便于调剂、零售和临床用药，如分为补益剂、发表剂等。也有以病名按门分类的。

二、中药的命名

中药的名称应含意确切、科学性强、体现中医药特色，有利于临床应用、商品贸易(merchandise trade)和经营管理。中药名称不规范，是造成中药市场品种混乱的主要因素之一，故应对中药的命名方法和名称进行规范化(standardization)整理，尽量达到一药一名。

(一) 中文名称

1. 药材

(1) 根据药材的产地或集散地命名 如巴豆产四川(古代巴蜀)，秦艽产于陕西、甘肃(古代秦国)，皆因产地而得名。中药因产地不同，其质量差异很大，为了强调临床用药的佳品，常在中药名前冠以地名，以示疗效确切的药品(道地)，如川黄柏、怀牛膝等。

(2) 根据药材形状命名 如钩藤是因为茎枝上有弯曲的钩，故名。

(3) 根据药材的颜色命名 如丹参因其根茎及根皮色紫红、紫草因其色紫、玄参因其色黑而得名。

(4) 根据药材的气味命名 如五味子因其果皮酸、甜，种子苦、辛又有咸味而取名。苦参因其味极苦，故名。

(5) 根据药用植物的生长特性命名 如夏枯草因生长到夏至枯萎，款冬花因冬至才开花，半夏指立夏至夏至之间即完成生长周期等。

(6) 根据药用部位命名 如桂枝是桂树的嫩枝、鹿角是鹿骨化的角。

(7) 根据功效命名 如防风能防治诸风邪、泽泻能渗湿利水肿、远志能益智强志、伸筋草能舒筋通络等。

(8) 根据进口药材名的译音命名 如诃子原名"诃黎勒"，产印度、缅甸，音译而来。胡黄连、胡椒均原产印度、尼泊尔等国，其胡字是印度番语之意。

(9) 根据人名命名 如何首乌、刘寄奴、杜仲、徐长卿、使君子等都是以纪念最早发现此药的人而得名。

(10) 根据传说故事而命名 如牵牛子、女贞子等。

2. 饮片 临床上直接使用新鲜药材加工的饮片，常在其名称前冠以"鲜"字，如鲜石斛。一般生用的饮片，使用药材名称。具有毒性或生熟品功效差异较大时，在生品的药名前常加生字，以引起注意，如生川乌。炮制品常在药名前冠以炮制的方法、辅料的名称或缀以炮制后的形态，如煅赭石、巴豆霜、当归片、酒白芍等。

3. 中成药 中成药的名称，一般均用药名加制剂名称组成，其命名的形式主要有以下几类：单味药制剂，一般采用原料药的名称，如三七片。复方(compound recipe)制剂，常使用处方中主要药物的缩写名，如香连丸。用君药或在君药前冠以复方二字命名，如天麻丸、复方丹参片。用君药名称、方剂中药味的数量或主要功能命名，如龙胆泻肝丸、六味地黄丸。根据处方中药物之间的剂量比例或剂量限度命名，如六一散等。用君药和服用方法结合，如川芎茶调散。用有效成分命名，如齐墩果酸片。用成方的原始文献与主要功能结合命名，如金匮肾气丸等。用成方创始人名或与君药、主要功能结合命名，如万氏牛黄清心丸等。药名前冠以产地，如云南白药等。用成药的性状命名，如紫金锭、一捻金等。用中医术语或主要功能、主治命名，如利胆片等。用假借或比喻的方式命名，如二仙膏等。

（二）拉丁文名称

为了使中药的名称统一化、规范化，有利于国际贸易和交流，可使用拉丁文名称。命名的基本格式为：药用部位或剂型名（名词主格）加药名（名词属格）。即药用部位或剂型名用名词单数主格形式位于前，药名用名词单数属格形式置于后，当然也有例外。其中，药名通常使用药用动、植物的学名（scientific name）或药用矿物的拉丁名等，也有使用汉语拼音和俗名的。中药拉丁名（Latin name of Chinese materia medica）中的名词和形容词第一个字母均大写，连词和前置词一般均小写。命名的基本方法如下。

1. 植物类药的命名

（1）药用部位名加植物学名的属名 如杜仲 Cortex Eucommiae 等。

（2）药用部位名加植物学名的种加词 如人参 Radix Ginseng 等。

（3）药用部位名加植物的种名 如当归 Radix Angelicae Sinensis 等。

（4）药用部位名加植物学名的属名或种名，再加形容词 形容词置于后，与所修饰的药用部位名保持性、数、格一致，如豆蔻 Fructus Amomi Rotundus（近圆形的），附子 Radix Aconiti Lateralis（侧边生的）Preparata（制备的）等。

（5）药用部位名加植物学名的属名、前置词短语 此种方法也用来说明中药的特征、性质。其中前置词 in（在……内，呈……状）和 cum（含，带，同）所组成的前置词短语置于后。如竹茹 Caulis Bambusae in Taeniam（呈带状），钩藤 Ramulus Uncariae cum Uncis（带钩状）等。

（6）药用部位名加药用部位名、植物学名的属名，或药用部位名加植物学名的属名、植物学名的属名 此种方法用于药用部分为同种植物的不同部位，或药材来源于2个不同属的植物。如大黄 Radix et Rhizoma Rhei，马勃 Lasiosphaera seu Calvatia 等。

（7）仅用植物学名的属名或种加词、或药用部位名加俗名作为中药拉丁名 此种方法遵循的是习惯用法，有些是国际通用名称，仅用于少数药。如冬虫夏草 Cordyceps，牡丹皮 Cortex Moutan 等。

2. 动物类药的命名 动物类药命名主要有以下几种情况。药用部位名加动物学名的属名，如牛黄 Calculus Bovis。药用部位名加动物的种名，如羚羊角 Cornu Saigae Tataricae。加工品名加药用部位名、动物学名的属名或种加词，其中加工品用名词主格，药用部位名、动物学名的属名或种加词都用名词属格，如阿胶 Colla Corii Asini。药用部位名加动物学名的属名和形容词，如鹿茸 Cornu Cervi Pantotrichum（有茸毛的）。动物学名的属名加形容词，如金钱白花蛇 Bungarus Parvus（幼小的）。药用部位名加动物学名的属名、属名或属名加属名，如蛤壳 Concha Meretricis seu Cyclinae、土鳖虫 Eupolyphaga seu Steleophaga。仅用动物学名的属名或种加词，如蕲蛇 Agkistrodon、蛤蚧 Gecko。仅用动物的俗名，如蜂蜜 Mel，全蝎 Scorpio。

3. 矿物类药的命名

（1）用矿物所含的主要化学成分的拉丁名或化学成分拉丁名加形容词 如芒硝 Natrii Sulfas，玄明粉 Natrii Sulfas Exsiccatus（干燥的）。

（2）用原矿物的拉丁名 如炉甘石 Calamina。

4. 中成药的命名 根据《中华人民共和国药典》（Pharmacopeia of the P. R. C，以下简称《中国药典》）中收载的中成药拉丁名归纳如下。剂型名加主要原料药学名的属名，如远志酊 Tinctura Polygalae。剂型名加主要原料药学名的种加词，如颠茄浸膏 Extractum Belladonnae。剂型名加主要原料药的种名，如刺五加片 Tabellae Acanthopanacis Senticosi。剂型名加主要原料药学名的属名和形容词，如复方甘草片 Tabellae Glycyrrhizae Compositae（复方的）。剂型名加药材拉丁名，如满山红油滴丸 Pilulae Oliei Phododendri Daurici。使用中成药中文名称的汉语拼音，如冠心苏合丸 Guanxin Suhe Wan。

（张贵君）

第2章　中药鉴定学的发展历史

第1节　中药鉴定知识的起源与本草

中药鉴定知识是人类在长期与疾病作斗争的医疗实践中产生和丰富起来的,它经历了漫长的发展过程。追溯到远古时代,人们在寻找食物的同时,发现了许多具有特殊作用的植物、动物、矿物可以用来防治疾病,这些发现的内涵则是鉴定知识的起源。相传在公元前有"神农尝百草之滋味……一日而遇七十余毒"的说法。也就是说,中药鉴定的知识是随着中药的发现而产生的,在没有文字的太古时代,这些知识只能依靠师承口授流传后世。有了文字以后,中药鉴定的知识逐渐间接或直接地被记录下来,出现了医药书籍,中国古代记载中药的著作称为"本草"(herbals),从秦汉时期到清代,本草著作约有400种之多。

《诗经》是中国现存文献中最早记载有药物的书籍,该书叙述了葛、苓、芍药、蒿、芩等50多种药用植物的采集、性状、产地等知识,已有了初步的性状鉴别方法。《淮南子》载有秦皮"以水浸之正青"的水试鉴别法。《山海经》中有十巫采用百药的记载。《周礼·天官》载有"医师掌医之政令,聚毒药以供医事",并有草、木、虫、石、谷"五药"的记载。《五十二病方》中收载了247种药材及饮片、283首复方和饼、曲、酒、丸、散等中药剂型。

已知最早的我国汉代药物学专著首推《神农本草经》(三卷)。成书于东汉末年,作者不详,载药365种,按医疗作用分为上、中、下三品(three grades of drugs)。其中,植物药252种,动物药67种,矿物药46种。从所记载的药名推求,当时已经具备了较为完整的性状鉴别方法,如人参、丹参、木香、苦参等名称,均与经验鉴别的看法、嗅法、尝法有关。此外,还有"丹砂能化为汞"的记载,属于早期的理化鉴别方法之一。该书总结了汉代以前有关中药的基本理论和基本知识,提出了"药有土地所出,真伪新陈"等中药品质鉴定的问题,为后世中药鉴定学的发展奠定了基础。

公元220～265年,《吴普本草》记载了40余种中药的形态识别方法,有钟乳石"聚汁所成,如乳汁,黄白色,中空相通……"等完整的描述,可谓是最早的较完整地记载中药性状鉴别内容的本草著作。公元304年,晋·嵇含撰成《南方草木状》一书,收载了中国广东、广西等地的植物80余种,并按植物的属性分为草、木、果、竹4类。其中大多数为常用中药,如使君子、槟榔等,主要叙述了形态和功能。继之的《名医别录》,突出地记载了药材的产地和生长环境,对药材的形态描述有所增加。在这一时期,已经十分重视中药的基原鉴别。

公元420～479年,南北朝时期刘宋时代,雷敩撰写了《雷公炮炙论》,该书对中药鉴定方面的内容记载颇多,出现了采用相对密度法评价中药品质的实例。例如对沉香的品质评价为:"沉水者为上,半沉水者次之,不沉水者劣。"中药鉴定单凭文字记述不易详尽,也不易理解。公元5世纪,出现了早期的药图,这在中药鉴定的发展史上是一大进步。最早的中药图谱可能是《芝草图》,借鉴图谱鉴别中药,一目了然。

公元502～536年,梁陶弘景著成《神农本草经集注》(七卷),该书收载中药730种,并将其分为玉石、草木、虫兽、果、菜、米食、有名未用7类,堪称中药依自然属性分类的先导性著作。该书记述了中药性能、产地、采收、加工、经验鉴别等内容,尤其重视中药品质的对比鉴别,指出了当时中药市场上品质存在的混乱现象。例如对"术"的鉴别,认为术有白术和赤术两种;药市上有"钟乳醋煮令白,细辛水浸令直……以旭床为藁芜、荠苨乱人参"等现象。

公元659年,唐代李勣、苏敬等22人撰成《新修本草》(五十四卷),该书又称《唐本草》,载药850种,按中药的属性分为11部。该书由政府颁布,是世界上第一部由国家颁布的药典,比欧洲地方性的《佛洛伦斯药典》(1498年)早839年,比欧洲第一部全国性的《丹麦药典》(1772年)早1113年。该书采用了图文并行的编写方式,有本草20卷、目录2卷、图经7卷、药图25卷,图文并茂,可谓较为完整的中药图文鉴别方法的专著。该书出版不久即流传到各国,对世界医药的发展作出了重要贡献。

公元741年,陈藏器著成《本草拾遗》(十卷),收载了《新修本草》未载的中药692种,该书提出了按照药效(如宣、通、补、泄、轻、重、燥、湿、滑、涩)的分类方法,在内容上重视中药的性能、生长环境、产地、形态描述、品种考证等,尤其对药材的描述真实可靠,如海马"出南海,形如马,长五六寸,虾类也"。在公元908~923年间,《日华子诸家本草》(二十卷)对中药的形态、炮制、性味功能等记载颇详,该书收载了水试鉴定法,如对地黄的品质鉴别:"生者水浸验,浮者名天黄,半浮半沉者名人黄,沉者名地黄;沉者力佳,半沉者次之,浮者劣。"

公元973年,宋·刘翰、马志等撰成《开宝新详定本草》(二十一卷),简称《开宝本草》,载药983种。为了加强中药的品质管理和普及中药鉴别知识,1061年,苏颂等校注药种图说,著成了《图经本草》(二十一卷),对中药的产地、形态、用途等均有记载。该书首创版印墨线药图,绝大多数图为实地写生绘制,药图的名称大多冠以州县名,反映了当时十分重视道地药材和品质评价。该书是后世本草图说的范本,但已亡佚,其所载药图930余幅均在其他本草中得以流传后世。

1108年前,北宋·蜀医唐慎微汇集了前代主要本草中有关中药鉴定的内容,编撰了《经史证类备急本草》(三十一卷,简称《证类本草》),该书载药1746种,是研究中药鉴定方法的重要文献,也是现存最早、最完整的本草著作。1116年,寇宗奭根据实地考察和医疗实践经验,著成《本草衍义》(二十卷),该书载药470种,侧重药材的鉴别,提出了药材产地与质量关系的论点。

中药鉴定的知识在明代得到了进一步总结。1505年,刘文泰等编写了《本草品汇精要》(四十二卷),该书载药1815种,分别以苗、形、色、味、嗅等项逐条记载了与性状鉴别有关的内容,并附有彩色药图,具备了现代中药性状鉴定法的雏形。1566年,陈嘉谟在《本草蒙筌》(十二卷,载药742种)一书中对中药的"生产择土地"、"收采按时月"、"贸易别真假"进行了专述。提出了药用植物与其生长环境统一的规律性、不同药用部位采收的一般规律以及产地与品质的关系。对中药市场(drug market)掺伪作假的现象进行了详细考查,指出了"当归酒浸润、枸杞子蜜拌为甜、蜈蚣朱其足"等以劣充优的现象。该书收载了28幅药材图,部分还显示了药材断面的特征。

1593年,李中立总结了明代以前的中药鉴别知识,著成了《本草原始》,全书载药材图379幅,其中绝大多数是药材写生图,图旁注有药材的优劣标准。该书被称为中国最早的一部药材鉴定性质的本草著作。

1596年,明·李时珍著成《本草纲目》(五十二卷),载药材1892种、复方11096首、药图1109幅。该书自立分类系统,将药材按其来源的自然属性分为16部60类。该书对药材的性状鉴别记载较为完善,如对樟脑的描述为:"状似龙脑,白色如雪,樟脑脂膏也。"《本草纲目》不仅继承了唐、宋时代本草图文并茂的优点,而且把所有的药材鉴定内容归于"集解"项下,使之条理化。

清代,中药鉴定的知识比较普及,很多本草著作中都谈到了中药鉴定的内容。但除了在具体经验方面不断增加,同时更多地将药材的形、色、气、味与药理相结合之外,在中药鉴定方面没有特别值得称道的发明。1765年,赵学敏著成《本草纲目拾遗》(十卷),载药材921种,书中有716种药材是《本草纲目》中未记载的,它是清代新增药材品种最多的一部本草著作。1848年,吴其濬编著了《植物名实图考长编》(二十二卷)和《植物名实图考》(三十八卷),分别收载植物838种和1714种,该书虽非中药学专著,但其中记载了很多药用植物,对现代植物药的基原鉴定和考证也有重要的参考价值。

第2节 中药鉴定学的发展

19世纪中叶,随着资本主义大生产的建立和近代生物学、化学、物理学等学科的兴起,促进了中药学科的发展。在传统本草学(bencaology)的基础上,欧洲出现了中药鉴定学的相关学科——生药学(pharmacognosy)。生药学是从药物学中分离出来的独立学科,当时生药学的基本任务是:研究生药的来源、鉴定商品药材的真伪优劣(品种和质量)。"生药"一般指取自生物的药物,有生货原药之意,也称为"药材"。由于国际贸易的迅速发展,中药商品的流通领域和使用范围不断扩大,品种和用量也逐渐增多,中药已经成为国际上的特殊商品。

1803 年,法国学者 Derosne 等从植物药中分离得到了生物碱,并证明了其药理作用。1806年,德国药师 Sertüner 从阿片中分离得到了吗啡碱,开创了生药有效成分研究的先河,对植物药中化学成分的定性和定量的研究方法逐渐应用到中药的品质鉴定,出现了化学鉴定法。

1838 年,在德国学者 Schleiden 阐明了细胞是植物体的基本构造单位之后,显微镜随即被利用来研究植物药的组织构造和细胞形状,出现了中药的显微鉴定法。1857 年,Schleiden 出版了《植物性生药学基础》(*Grundniss der Phar-makognosie des Pflanzenreiches*)一书,记载了部分植物药的显微鉴别特征。从此,植物药的显微鉴定逐渐成为了鉴别中药的重要手段之一。1880 年,日本学者大井玄洞译著生药学,系由德文"pharmakognosie"一词日译而成,并将生药学研究的对象"drogen"译为"生药"。1890 年,山下顺一郎编著的第一部《生药学》问世。

1916 年,英国生物学家 Wallis 首创了显微定量的方法——石松孢子法(lycopodium spore method),并出现了植物药的显微常数测定法,如栅表细胞比、气孔数、气孔指数、脉岛数和脉端数(细脉末端数)等。

20 世纪 30 年代,国外的生药学传入中国。在这一时期,采用药物作用强度(生物效价法)鉴别生药的方法得到了迅速的发展,为中药的品质评价提供了新的思路和技术。随着现代物理学的发展和分析仪器的发明,1930 年以后,物理化学的分析方法如荧光分析法、毛细管像分析法、比色法等逐渐应用到中药鉴定中来。1934 年,赵燏黄和徐伯鋆编著出版了《现代本草生药学》上卷;1937 年,叶三多编写了《生药学》下卷,成为中国高等院校医药教育的必修课。

中华人民共和国成立以后,中药事业得到了空前的发展。中国许多药学工作者,在中药鉴定方面做出了很大的贡献,他们运用近代科学技术,对中药进行研究、调查、考证,使中药由

传统的经验鉴别和质量管理(quality management)发展到了现代的科学方法,扩大了中药资源和使用范围。

20 世纪 50 年代,色谱技术、光谱技术、电镜技术等在中药分析中的应用得到了广泛的推广,中药理化鉴定的系统方法逐渐形成并趋于完善,中药鉴定学的理论体系逐渐形成。随着中医药事业的迅速发展,加强对中药的品种和质量鉴定工作、加速培养现代的中医药高级人才、确保临床用药的有效性和安全性,已经提到重要的议事日程,出现了一些用现代植物学、生物学、药物化学等理论和方法对传统的本草学进行整理研究的实例,开始了专门的中药教学和研究工作。这一时期,相继出现了部分以中药鉴定为主要内容的学术著作,如《中药材手册》、《中药志》、《药材学》、《药材资料汇编》、《中国药典》等书籍,分别从中药的来源、鉴别特征、质量标志、鉴定方法等方面进行了研究和探讨,为中药鉴定学的形成奠定了基础。

1964 年,我国中医药院校开设了《中药材鉴定学》课程。1977 年,由成都中医学院主编了全国高等中医药院校的协编教材《中药鉴定学》,并作为中药专业的专业课程;根据教学的需要,相继对《中药鉴定学》进行了多次修订,其基本内容由最初的研究和探讨药材的来源、性状、显微特征、理化鉴别、质量指标和寻找新药材等理论和实践方面的问题,目前已完善到了研究中药鉴定方法和质量标准这一最新概念。

20 世纪 70 年代,《美国药典》把 X 射线衍射(XRD)技术作为药物鉴定的方法之一。80年代,中国学者开始将 X 衍射法试用于中药鉴定。90 年代中期,出现了用 X 线衍射傅里叶谱分析研究道地药材的实例。自 1985 年穆里斯(Mullis)首创了 PCR 技术之后,DNA 分子遗传标记技术和 mRNA 差异显示技术也相继试用于中药的品质鉴定。中药鉴定学研究进入了一个新的发展时期,一大批专业学术著作陆续问世,如《中国常用中药材》、《中草药有效成分分析法》、《生药学》、《中药材及饮片原色图鉴》、《中药材粉末显微鉴定》、《常用中药材品种整理与质量研究》、《常用中药鉴定大全》、《中药大辞典》、《中成药分析》、《天然药物化学》、《中成药商品学》、《全国中草药汇编》、《现代中药材商品通鉴》、《中华本草》、《中国中药资源志要》、

《中药材品种论述》、《中国道地药材》等。

由于边缘学科新技术的发现,中药鉴定的理论和方法不断创新,随着分子生物学和细胞生物学、电化学分析(ECA)技术、色谱与光谱联用技术、差热分析技术、免疫技术、电子计算机技术、X射线荧光光谱(XRF)和等离子体光谱(ICP)、药效学和药动学等边缘学科现代先进手段的应用,弥补了传统中药鉴定方法和技术上的不足,使对中药的品质评价从朴素的认识论向客观化、科学化的方法论方向迈出了关键的一步。

2002年,中药生物鉴定法的概念形成,之后出版的《中药鉴定科学方法与技术》丛书系统地总结了中药鉴定的方法,科学地阐述了中药鉴定的理论体系和关键技术,常用中药生物鉴定、常用中药物理常数鉴定、常用中药安全性检测等专著问世,使中药鉴定的方法和技术得到了系统归纳和整理,张贵君教授创立了中药药效组分理论和中药标准物质是其药效组分的概念,提出了中药药效组分鉴定方法学体系,建立了中药的起点是饮片的概念,提出了药材基原与药品基原、药材资源与药品资源的概念,为揭示中药的本质特征提出了新的思路,使中药鉴定学科从理论到实践前进了一大步。中药鉴定学作为一个独立的学科,已经形成了中药基原鉴定、性状鉴定、显微鉴定、理化鉴定和生物鉴定5大方法学体系。中药鉴定的概念逐渐趋于完善,研究对象已经由传统的药材扩展到了饮片和中成药,研究的范围不断拓宽。可以说,中药鉴定学的发展经历了师承口授的原始时代、经验总结时代、形态学时代、化学时代,现已经步入了生命和组分科学时代。中药鉴定正向着标准化、科学化和数字信息化的方向发展。

(金哲雄　张贵君)

第3章 中药资源

中药资源(resources of Chinese medicinal materials)是自然资源(natural resources)和传统科学文化资源的一部分。它是在传统中药属性的范围内、自然状态存在、可作为中药或中药原料的种类及其数量的总和。药用植物和药用动物合称为生物药材资源,属于可更新资源(renewable resources);而药用矿物则称为非生物药材资源,属于不可更新资源(nonrenewable resources)。栽培和养殖的药用植物和动物,以及利用生物技术繁殖的生物个体和产生的药效物质属于人工药材资源(artificial resource)。

第1节 中药材天然资源

一、中药材天然资源的概况

据不完全统计,我国可作为药材的药用植物、动物和矿物的资源总数约为 13 000 种左右,其中药用植物有 11 000 余种、药用动物近 1 600种、药用矿物近 100 种。许多常用药材如五味子、黄柏、酸枣仁、远志、甘草、麻黄、茯苓、厚朴、肉苁蓉、冬虫夏草等都是来自野生的植物;蟾酥、斑蝥、蜈蚣、蝉蜕等都是来自野生的动物;石膏、芒硝、自然铜等都是来自天然的矿物。在这些资源中,有很多是我国特产药材。

二、中药材天然资源的分布

由于中药材资源的分布受地理性因素以及对外界环境的适应程度的影响,所以表现出了区域上的明显差异。根据自然区划,我国的中药材资源划分为东北区、华北区、华东区、西南区、华南区、内蒙古区、西北区、青藏区以及海洋区9个产区。

1. 东北产区 包括黑龙江省大部分、吉林和辽宁的东半部以及内蒙古的北部。这是我国冬季最寒冷而又最漫长的地区,其野生中药材资源蕴藏量大,本地区所产药材通称为"关药",常见的药用动、植物如人参 Panax ginseng C. A. Mey.、兴安升麻 Cimicifuga dahurica (Turcz.)

Maxim.、黄檗 Phellodendron amurense Rupr.、五味子 Schisandra chinensis (Turcz.) Maxim.、北细辛 Asarum heterotropoides Fr. Schmidt var. mandshuricum (Maxim.) Kitag.、龙胆 Gentiana scabra Bge. 及黑熊 Selenarctos thibetanus Cuvier、中国林蛙 Rana temporaria chensinensis David 等。

2. 华北产区 包括辽宁南部、河北中部及南部、北京、天津、山西中部及南部,山东、陕西北部和中部,宁夏中南部、甘肃东南部、青海、河南、安徽及江苏的小部分地区,是道地药材"北药"的主产区。主要中药材资源有酸枣 Ziziphus jujuba Mill. var. spinosa (Bunge) Hu ex H. F. Chou、黄芩 Scutellaria baicalensis Georgi、知母 Anemarrhena asphodeloides Bge.、银柴胡 Stellaria dichotoma L. var. lanceolata Bge.、珊瑚菜 Glehnia littoralis Fr. Schmidt ex Miq.、东亚钳蝎 Buthus martensii Karsch、龙骨等。

3. 华东产区 包括浙江、江西、上海、江苏中部和南部、安徽中部和南部、湖北中部和东部、湖南中部和东部、福建中部和北部以及河南、广东的小部分地区,是中药"浙药"和部分"南药"的产区。该区分布的天然中药材资源有山茱萸 Cornus officinalis Sieb. et Zucc.、乌药 Lindera aggregate (Sims) Kosterm.、莲 Nelumbo nucifera Gaertn.、丹参 Salvia miltiorrhiza Bge.、玄参 Scrophularia ningpoensis Hemsl.、益母草 Leonurus japonicus Houtt.、茅苍术 Atractylodes lancea (Thunb.) DC.、明党参 Changium smyrnioides Wolff、野葛 Pueraria lobata (Wild.) Ohwi、虎杖 Polygonum cuspidatum Sieb. et Zucc.、野菊花 Chrysanthemum indicum L. 等。

4. 西南产区 包括贵州、四川、云南的大部分,湖北、湖南西部,甘肃东南部、陕西南部、广西北部及西藏东部,为道地药材"川药"、"云药"和"贵药"的主产地。除了众多栽培的品种外,还有许多野生品,如七叶一枝花 Paris polyphylla Smith. var. chinensis (Franch.) Hara、茯苓 Poria cocos (Schw.) Wolf、厚朴 Magnolia

officinalis Rehd. et Wils.、天麻 *Gastrodia elata* Bl.、半夏 *Pinellia ternata*（Thunb.）Breit.、乌梢蛇 *Zaocys dhumnades*（Cantor）、雄黄、朱砂等。

5. 华南产区 包括海南、台湾及南海诸岛、福建东南部、广东南部、广西南部及云南西南部。该地区位于我国东南沿海，是道地药材"广药"的主产地。因地处热带及亚热带的自然环境，有许多特有的天然中药材资源，如钩藤 *Uncaria rhynchophylla*（Miq.）Jacks.、红大戟 *Knoxia valerianoides* Thorel et Pitard、黄精 *Polygonatum kingianum* Coll. et Hemsl.、金毛狗脊 *Cibotium barometz*（L.）J. Sm.、千年健 *Homalomena occulta*（Lour.）Schott 等。

6. 内蒙古产区 包括黑龙江省中南部、吉林西部、辽宁西北部、河北及山西的北部、内蒙古中部及东部。该区植物种类较少，但每种植物的分布广、产量大。著名的药用植物有野生及栽培的蒙古黄芪 *Astragalus membranaceus*（Fisch.）Bge. var. *mongholicus*（Bge.）Hsiao，其产量占全国黄芪产量的 4/5 左右。此外，还有 芍 药 *Paeonia lactiflora* Pall.、防 风 *Saposhnikovia divaricata*（Turcz.）Schischk. 及知母 *Anemarrhena asphodeloides* Bge.、甘 草 *Glycyrrhiza uralensis* Fisch. 等为本区生产的大宗药材的来源植物。

7. 西北产区 包括新疆全部、青海及宁夏的北部、内蒙古西部以及甘肃西部和北部，是我国最干旱的地区，也是世界上著名的干燥区之一。常用的药用植物：肉苁蓉 *Cistanche deserticola* Y. C. Ma、锁阳 *Cynomorium songaricum* Rupr.、草麻黄 *Ephedra sinica* Stapf、新疆紫草 *Arnebia euchroma*（Royle）Johnst.、枸杞 *Lycium barbarum* L.、伊贝母 *Fritillaria pallidiflora* Schrenk、红花 *Carthamus tinctorius* L.、罗布麻 *Apocynum venetum* L. 等。

8. 青藏产区 包括西藏大部分、青海南部、四川西北部和甘肃西南部。本区具有许多高山名贵中药，其中蕴藏量占中药材市场 60% ～ 80% 以上的药用植物种类有冬虫夏草 *Cordyceps sinensis*（Berk.）Sacc.、甘松 *Nardostachys chinensis* Batal.、掌叶大黄 *Rheum palmatum* L.、胡黄连 *Picrorhiza scrophulariiflora* Pennell 等。

9. 海洋产区 包括我国东部和东南部广阔的海岸线以及领海海域各岛屿的海岸线，仅大陆海岸线就有 18 400 km，岛屿岸线 14 200 km，海区总面积达 $4.7×10^6$ km²。海洋是一个巨大的药库，蕴藏着十分丰富的中药材资源，总数近 700 种。其中，海藻类 100 种左右，药用动物类 580 种左右，矿物及其他类 4 种。主要的海洋生物药有昆布 *Ecklonia kurome* Okam.、羊栖菜 *Sargassum fusiforme*（Harv.）Setch.、杂色鲍 *Haliotis diversicolor* Reeve、线纹海马 *Hippocampus kelloggi* Jordan et Snyder、刁海龙 *Solenognathus hardwickii*（Gray）、马氏珍珠贝 *Pteria martensii*（Dunker）等。

第 2 节　中药材人工资源

中药材的人工资源就是对中药材自然资源所进行的不同层次、不同功能、全方位的综合开发和利用。通过生产，不仅可以保障中药材市场的供应，提供安全有效、品质稳定的医疗用药，而且还能更高效、更合理地利用中药材资源，扩大中药材再生产的能力，产生更显著的经济效益、社会效益和生态效益。

一、药用植物的栽培

目前，我国引种栽培的药用植物约有 2 000 余种，其中野生变为栽培的约有 200 余种。据统计，现已具有 600 多个植物药种植生产基地，栽培面积达 40 万公顷以上，年产量约 3.5 亿千克，其中大面积栽培的药用植物就有 250 余种。这些数据表明，药用植物的生产规模和水平均得到了较大的发展，已经成为药材生产的重要组成部分。

二、药用动物的养殖

随着科学技术的发展，我国药用动物的生产规模也不断扩大，与生产相关研究也在不断得到深化和完善。首先，在药用动物野生驯化养殖方面有较大的进展，动物类药材的生产不再依赖于过去自然采收的生产方式，而且其产量稳定、品质优良。目前，我国人工养殖的常用药用动物 40 种以上，其中珍珠、蛤蚧、全蝎、蜈蚣、土鳖虫、地龙、金钱白花蛇、蕲蛇、乌梢蛇等动物药材的人工养殖都取得了显著成效。其次，在开辟获取动物药新途径方面也有较大进展，如人工养麝与活体取香、梅花鹿驯化与鹿茸的生产、人工培殖牛黄等。这些成果既满足了药用需求,缓解了供需矛盾,同时也保护了濒危物种,开辟了药用动物生产的新渠道。

三、中药材的组织培养

中药材的组织培养工作是随着20世纪70年代初的生物技术在我国的兴起而不断发展的。它是在分子生物学和细胞生物学基础上发展起来的一种新兴技术领域。其主要方法是应用细胞全能性规律,用生物组织或细胞,经过培养,在试管内繁殖试管苗(微繁殖)和保存种源。利用这种方法还可以进行脱病毒和育种等工作。由于细胞和组织培养技术日趋成熟和完善,通过生物的细胞组织培养产生所需药材,已经成为中药材生产新的发展方向之一。目前,药用植物组织培养的应用研究主要有药用植物的快速繁殖和生理活性物质的生产两个方面。

药用植物的快速繁殖具有微型、快速、无菌的特点,因此可以提高繁殖率,减少用种量,短期内可提供大量的种苗;如用茎尖组织培养,可以获得去病毒植株,以达到恢复种性,提高产量和质量;如用单倍体育种,可缩短育种周期。快速繁殖技术已逐渐成为加速药用植物引种、育种、良种推广和扩大生产的重要手段。山东怀地黄脱毒苗已在生产中应用,增产5～7倍;山西培育成功枸杞多倍体新品种;安徽、广西对石斛种子进行无菌萌发形成试管苗,并在产区移植成功等。迄今为止,进行组织细胞培养的药用植物已达200多种。常见的如人参、三七、银杏、徐长卿、甘草、萝芙木、盾叶薯蓣、延胡索、浙贝母、长春花、粗榧、紫杉、丹参、黄连、石斛等。

生理活性物质的生产主要是解决一些活性强、含量低、原植物资源匮乏,或者用化学方法难以合成的植物次生代谢产物的生产问题;主要是利用细胞生长迅速,次生代谢物质产量高而稳定的特点进行大规模生产。近年来,已有不少这种利用生物工程技术的成功实例。例如,利用紫草 *Lithospermum erythrorhizon* Sieb. et Zucc. 培养细胞生产紫草素;利用人参 *Panax ginseng* C. A. Mey. 根的培养物生产食品添加剂,现已进入商品市场;利用黄连 *Coptis chinensis* Franch. 培养细胞产生小檗碱;三尖杉 *Cephalotaxus fortunei* Hook. f. 细胞培养所产生的三尖杉碱和抗癌酯碱成分含量明显高于原植物所含成分的20%～40%;利用长春花 *Catharanthus roseus*(L.)G. Don 培养细胞生产蛇根碱及阿玛碱,以及利用洋地黄 *Digitalis lanata* Ehrh. 培养细胞生产地高辛等均已进入了工业化生产阶段。

四、药材加工与炮制

药材加工与炮制的产品是饮片,饮片是中药材资源开发利用的深化和提高,其作用在于清洁药材,利于储藏;便于调剂和制剂;消除或降低不良反应,保证用药安全;调整和改变药物性能,适应医疗需要;引药归经,提高治疗效果等。

五、中成药的生产

中成药的生产是中药资源深度开发的重要方式。我国的中成药生产已经形成了独立的、较为完整的工业化体系。多年来通过对厂房设备、生产工艺、产品剂型、品种结构等全面调整改进,提高了劳动生产率。据统计,中国具有一定规模的中药厂960余家,生产中成药达4 000余种,剂型40余个。我国中成药总产值1980年近10亿元人民币,1989年就达到51.18亿元,到1993年增长至138.7亿元,1995年达到185亿元,2001年的中成药总产值已增至400多亿元人民币。由此可见,我国中成药生产发展的速度是相当迅速的。除了继承传统剂型、改进工艺、提高产品质量外,在研究中成药新品种、发展新剂型方面也取得了很大的成绩。中成药的生产已逐步走向科学化、工艺化的轨道。

六、药材产地与道地药材

药材的产地是药材最基本的、也是重要的决定其内在质量(疗效)的生态地理因素,同时也反映出多年栽培实践积累的经验等其他人文因素对质量的影响。许多药材由于天时、地利的生长条件和多年来劳动人民精心培植和加工,逐步形成了历史悠久、品种优良、生产及加工技术成熟、质量稳定、临床常用的著名药材。这些药材在中药经营行业中被称为"道地药材"(authentic and superior medicinal herbals)。正如古代陶弘景谓:"诸药所生,皆有境界……多出近道,气力性理,不及本邦。"寇宗奭在《本草衍义》中谓:"凡用药必须择州土所宜者,则药力具,用之有据。"这些不同地区所产的道地药材,经过数千年的临床用药证明都是该类药材中的佳品。据初步统计,道地药材约有 200 余种。如"四大怀药",是指河南生产的道地药材地黄、山药、牛膝、菊花;在浙江出产的著名药材中,浙贝母、玄参、菊花、白芍、麦冬、延胡索、白术、郁金,被称之为"浙八味";当归、黄芪、党参、大黄被誉为"四大北药"。此外,东北地区产的人参和鹿茸,云南的三七,四川的黄连,宁夏的枸杞子,山东的阿胶,青海的麝香,新疆的紫草,广东的砂仁,贵州的天麻,福建的泽泻,江苏的薄荷等都是著名的道地药材。传统的道地药材常按产地不同而分为"川药"、"浙药"、"云药"、"关药"、"怀药"、"广药"、"贵药"或"黔药"、"南药"、"西药"等商品。

第 3 节　中药材资源保护与可持续利用

中药材资源具有再生性和生产性、有限性和可解体性、区域性和道地性、时间性和空间性、多样性和多用性等特点,充分认识和合理运用这些特点对资源的保护和开发利用,有着重要的指导意义。

一、中药材资源的保护

中药材资源是中药产业得以存在和发展的根本。只有合理地、科学地保护中药材资源,才能保证中药产业的可持续发展。然而药用资源是开发最早的自然资源之一,因此资源消耗很大。主要面临着两个方面的危机:一是近几十年来生态环境的破坏,动、植物赖以生存的野林荒山在逐年减少,野生中药资源量和产量普遍存在着不同程度的下降趋势;二是为了满足不断扩大的需求,人类采取了对中药资源的超量采收,使一些常用的药材日趋紧缺,珍稀药用动、植物资源也到了濒临灭绝的地步。因此,保护中药材资源已成为亟待完成的重要任务。目前数据表明,中国甘草资源的蕴藏量较 20 世纪 50 年代减少了 60%;麝香资源减少了 70%,且麝的分布也由 20 余省区减少到仅有四川、云南、西藏、青海、甘肃等几个边远省区。厚朴、杜仲、黄柏等皮类中药材主产于湖北、湖南、贵州等省,目前这些地区的资源量也下降

了 86%。这些情况,不仅严重影响药材的供应,而且关系到生态平衡、环境恶化以及人类生存的大问题。有效地保护中药资源,应主要开展下列工作:

(1) 制定药材资源利用与保护区规划,建立和完善以药用植物、动物为主的自然资源保护区。

(2) 建立种质资源库,保护和发展种质资源与物种的多样性,促进中药基原遗传育种工作的发展。

(3) 加速科学预测,做到计划生产、合理采收和再生资源的及时更新。

(4) 建立稀有、濒危药用植物园和动物园,对野生和进口中药的基原进行了驯化和引种的研究。例如,在长白山自然保护区,野生人参为国家二级保护植物,严禁采挖。抚松县人民政府已围栏原始森林 2 000 hm²,设专人护养山参资源,并对山参主产区的生态条件以及生长发育规律进行了系统的调查,摸索出了野生人参植株生长习性以及根系的发育规律,同时还进行了山参生长年限与根重变化的相关性研究,为山参资源的保护和更新工作积累了丰富的研究资料。

二、中药材资源的开发与利用

资源的开发是指人们对中药材资源进行利用所采取的措施。资源的利用是指人们对已开发出来的资源进行一定目的的使用,如进行加工和制成新产品等。开发和利用在概念上有区别,但两者又紧密联系。药材资源开发是多方面、多层次的,它包括以生产药材为主的初级开发,将资源经开发和产地加工,形成资源产品(饮片)或制药原料;然后是以发展中药制剂和其他中药产品为主的二级开发,将饮片按医疗需要配伍,加工制备成一定剂型的药品或药效组分中药;三级开发是以开发天然药物化学产品为主,即提取与精制有效物质,制成多种剂型药物,或提取化学纯品,进行结构修饰或转化,制成新的药物,如青蒿素修饰为青蒿甲醚等。此外,中药材资源可以综合利用,开发成健康食品、农药、兽药、观赏植物、饲料等,使资源得到充分利用。例如,甘草提取甘草酸后的残渣可以再提甘草黄酮类成分,作为化妆品添加剂和抗氧化剂;甘草地上部分为优良饲料,甘草粉加

工品大量用于食品及烟草工业。

实现中药材资源的开发与利用,主要采用下列方法及途径。

(1)开展中药材资源的调查。根据资源情况,制定持续开发与利用的计划。

(2)加强野生或国外引进药用动、植物的养殖、驯化和栽培研究,要充分发挥药材主产地的优势,全面实施科学化和标准化管理,实现中药材生产的集约化和规模化。

(3)整理和推广民族药、民间用药。

(4)在中药药效组分理论指导下开发新中药。

(5)从古代本草中发掘疗效确切的品种。

(6)以传承中药为依据研制新药。

(张贵君)

第4章 药材的采收与产地加工

影响中药质量的因素很多,除了药材的药用品种、产地和栽培技术外,还有生长年龄、药用部位、采收时间、产地加工和炮制方法等。这些因素的变化可以引起中药内在药效组分和外观性状发生较大的变化。本章将重点讨论药材的采收和产地加工与质量的关系。

第1节 药材的采收

药材的采收是否适宜合理,直接影响着药材的产量和质量,也是中药生产中的关键技术之一。药材采收的合理性主要体现在采收的时间性和技术性。时间性是指采收期和生长年限;技术性是指采收方法和药用部位的成熟程度等。两者是相辅相成的,绝不可孤立地看待。因为它们决定了药材的产量、药效组分和毒性成分的含量以及商品的规格等级等。因此,为了获取药材的优质丰产,应当根据药用植(动)物的生长发育状况和药效成分在体内消长的变化规律以及自然条件等因素,确定适宜的采收期和采收方法。

一、药材的传统采收方法

传统采收方法的确定通常要考虑诸多自然因素,如中药基原的生物学特性、药用部位的生长特点、成熟程度、采收的难易和产量等,以决定每种中药材的采收时间和采收方法。

(一)植物药类

1. 根及根茎类 根及根茎类药材一般在秋、冬季节植物地上部分将枯萎时以及春初发芽前采收。此时为植物生长停止或休眠期,根或根茎中储藏的营养物质最为丰富,通常含的药效成分也比较高。部分药用植物生长周期较短,植株枯萎时间较早,则可在夏季采收,如半夏、太子参等。

2. 茎、木类 茎类药材一般在秋、冬季节植物落叶后或春初萌芽前采收,如大血藤等;若与叶同用的药材,则宜在植物的花前期或盛花期

采收,如忍冬藤等。木类药材全年均可采收,如降香等。

3. 皮类 皮类药材一般在清明至夏至之间采收。因为此时皮内营养物质丰富,浆汁充足,皮部和木部容易剥离,剥离后的伤口较易愈合,有利于植物的再生长,如杜仲等。根皮则以秋末冬初采收为宜,并趁鲜抽去木心,如牡丹皮等。

4. 叶类 叶类药材通常在花前盛叶期或花盛期时采收。此时,植物枝叶生长茂盛,分批采叶对植物影响不大,且可增加产量,如荷叶等。个别经冬不凋的耐寒植物或药用部位特殊者,则必须在秋、冬二季采收,如桑叶等。有的还可与其他药用部位同时采收,如人参叶等。部分应采集落叶,如银杏叶等。

5. 花类 花类药材一般在花蕾期或花初开时采收,这时花中水分少、香气足。通常应选择在晴天、上午露水初干时采摘,如辛夷等;也有部分药材宜在花开放时采收,如洋金花等;花朵陆续开放的植物,应分批采摘,以保证质量,如红花等。有些药材不宜迟收,过期则花粉会自然脱落,影响产量,如蒲黄等。

6. 果实类 果实类药材一般多在近成熟或完全成熟后采收,如瓜蒌等。少数药材如枳实,则须在幼果时采收。

7. 种子类 种子类药材必须在完全成熟时采收。此时种子内物质积累已停止,达到一定硬度,并且呈现固有的色泽。

8. 全草类 全草类药材多在植物茎叶茂盛时采收,有的在花开时采收。一般割取地上部分,如薄荷等;有的则以全株入药,如蒲公英等;亦有在初春采其嫩苗的,如茵陈。

9. 藻、菌、地衣及孢子类 藻类、菌类、地衣类及孢子类药材的采收情况不一,如茯苓在立秋后采收;马勃宜在子实体刚成熟期采收;冬虫夏草在夏初子实体出土孢子未发散时采挖;海藻在夏、秋二季采捞;松萝全年均可采收。孢子必须在成熟期及时采收,过迟则孢子散落。

10. 树脂或以植物液汁入药的其他类　此类药材一般是根据植物的不同生长期和不同药用部位决定采收时间和采收方式,如安息香采香多在4~10月,于树干上割成切口,其汁顺切口流出凝固成香后采收。

（二）动物药类

动物类药除了要根据其种类的不同,选择适宜的采收期外,还需要根据各种药用动物的生长习性和活动规律而采取不同的采收方法。如诱捕、网捕、活体收取药用部分等。

1. 哺乳类　由于品种不同,采收的季节也不同。采收时既要注意季节,又要采取适当的方法。如鹿茸每年须在清明后采收,过时则骨化。

2. 两栖类　应根据季节的变化,在药材质量最好时采收。如蟾酥,是采集蟾蜍耳后腺的腺液经干燥而成,宜在春、秋二季捕捉,因为此时蟾蜍易集结,容易捕获,而且腺液充足。另如哈蟆油,是雌性中国林蛙的输卵管,应在白露前后捕捉,这时雌蛙体壮肉肥,输卵管发育良好。

3. 贝壳类　一般是以该动物的贝壳入药。采捕大多在夏、秋二季,因为这时是动物发育最旺盛的时节,贝壳钙质足,如石决明等。

4. 蜕化皮壳类　一般在春末夏初之际拾取,该类动物在每年此季节反复蜕化皮壳,以利其更新生长发育。该类药材必须及时拾取,过期则遭风袭雨淋导致药材受损,如蛇蜕等。

5. 昆虫类　必须随季节变化采收,因为昆虫的孵化发育皆有定时。以卵鞘或窠巢入药的,多在秋季虫卵形成或窠巢造成后摘取。采后必须立即采取加热、水烫、蒸等方法杀死虫卵,以避免虫卵孵化成虫,如桑螵蛸等。以成虫入药的,均应在活动期捕捉,如土鳖虫等;有翅昆虫,在清晨露水未干时捕捉,因此时不易起飞,如红娘子、斑蝥等。

6. 生理产物和病理产物　在捕捉后或在屠宰场采收,如牛黄、马宝等。部分动物的产物可以在合适的时间内进行人工采集和精制加工,如虫白蜡、蜂蜜等。

（三）矿物药类

矿物类药材一般没有季节性限制,可全年采挖,大多是与矿藏的采掘相结合进行收集和选取的,如石膏、滑石、雄黄、自然铜等。矿物类药材质量的优劣在于选矿,一般应选择杂质少的矿石作药用。如盐石类,多来自盐湖中,系天然自行结晶而成,不需要加工。有些矿物药系经人工冶炼或升华方法制得,如密陀僧、轻粉、红粉等。

二、药材现代采收的基本原则

中药所含的药效物质是多种化学成分的有机组合,我们称之为药效组分。从这个观点出发,一般认为,中药的疗效取决于其药效组分,在药效组分存在的状态下采收,便可得到优质药材。一般而言,在自然因素相对稳定的情况下,要确定适宜的采收期,必须把药效组分的含量、药材的产量以及毒性成分的含量这3个指标结合起来考虑。每个指标的确定应根据具体情况加以分析研究,以找出适宜的采收期。

第2节　药材的产地加工

药材采收后,需要进行产地加工。其主要目的在于:除去杂质和非药用部分,保持其纯净;进行初步处理,如蒸、煮、熏、晒等,促使其干燥,以符合商品的要求;通过整形和分等,筛选出不同规格或等级;包装成件,便于储存和运输。

一、药材产地加工通则

（一）植物药类

植物类药材除少数如鲜生地、鲜石斛、鲜芦根等鲜用外,大多数药材在采收后需要根据不同药用部位进行干燥和适当加工。

1. 根及根茎类　根及根茎类药材一般于采挖后去净地上茎叶、泥土和毛须等,迅速晒干、烘干或阴干;有的须先刮去或撞去外皮使色泽洁白,如桔梗等;质地坚硬或较粗的药材,需趁鲜切片或剖开而后干燥,如天花粉等;富含黏液质或淀粉类药材,需用开水稍烫或蒸后再干燥,如白及等。

2. 皮类　皮类药材一般在采收后须修切成一定大小而后晒干;或加工成单卷筒、双卷筒状,如厚朴等;或削去栓皮,如黄柏等。

3. 叶类及全草类　这类药材含挥发油的较多,故采后宜置通风处阴干;有的则需先行捆扎,使成一定的质量或体积后干燥,如薄荷。

4. 花类　花类药材在加工时要注意花朵的

完整和保持色泽的鲜艳,一般是直接晒干或烘干,并应注意控制烘晒时间。

5. 果实类 果实类药材一般采后直接干燥;有的需经烘烤、烟熏等加工过程,如乌梅等;或经切割加工使成一定形态,如枳实等;有的为了加速干燥,可在沸水中微烫后,再捞出晒干,如木瓜等。

6. 种子类 种子类药材通常在采收的果实干燥后取出种子,或直接采收种子干燥;也有将果实直接干燥储存,用时取种子入药,如砂仁。

(二) 动物药类

药用动物捕捉后进行产地加工的方法多种多样,一般要求加工处理必须及时得当,常用的方法有洗涤、净选、干燥、冷冻或加入适宜防腐剂等,其中干燥处理法最为常用。如蜈蚣在捕收烫死后,应及时选用与虫体长宽相近的竹签,将虫体撑直,然后暴晒使干燥;若遇阴雨天,可用无烟炭火烘干,温度一般不宜超过80℃。还可用硫黄熏蒸加工,不仅使蜈蚣虫体进一步干燥,增加其色泽,而且还可杀灭附着在虫体表面及内部的虫卵,提高其质量,并有利于储藏。

(三) 矿物药类

矿物类药材的产地加工主要是清除泥土和非药用部位,以保持其纯净度。

二、常用的加工方法

1. 洗涤与挑选 洗涤主要是洗除药材表面的泥沙与污垢,多用于根及根茎类药材,如人参等。但直接晒干或阴干的药材多不洗。

挑选主要是清除药材中的杂质或非药用部分,同时初步分出等级,以便分别加工和干燥。如牛膝去芦头、须根,白芍刮去外皮等;具有芳香气味的药材一般不用水淘洗,如薄荷、细辛等。

2. 修整与去皮 修整是运用修剪、切削、整形等方法,去除非药用部位和不合规格的部分,

或使药材整齐,利于捆扎、包装等。修整的工艺要根据药材的规格等级、质量要求来确定。有的应在干燥前完成,有的则在干燥后完成。较大的根及根茎类、茎木类和肉质的果实类药材大多趁鲜切块片,以利干燥;而剪除残根、芽苞、切削或打磨表面使平滑等,则在干燥后完成。

去皮、壳主要用于果实种子类、根及根茎或皮类药材,以使其表面光洁,符合药用的品质标准,又易于干燥和储藏。

3. 蒸、煮、烫 含黏液质、淀粉或糖类成分多的药材,用一般方法不易干燥,须先经蒸、煮或烫的处理后干燥。加热时间的长短及采取的方法,视其性质而定,如明党参煮至透心、红参蒸透、太子参置沸水中略烫等。药材经加热处理后,不仅容易干燥,还有利于进行其他方面的加工,保证药效。

4. 熏硫 为了使药材色泽洁白,防止霉烂,常在干燥前后用硫黄熏制,如白芷等。

5. 发汗 发汗是将某些药材用微火烘至半干或微蒸煮后,堆置起来发热,使其内部水分外溢,质地变软、变色、增加香味或减少刺激性,有利于干燥,这种方法习称"发汗",如厚朴、玄参等。

6. 干燥 干燥是除去药材中的大量水分,避免发霉、虫蛀以及药效成分的分解和破坏,利于储藏。常用的干燥法有晒干、烘干、阴干、焙干、远红外加热干燥、微波干燥等。各种干燥方法的采取,因药材的性质而异。

7. 挑选分等 挑选分等是指对以上加工后的药材,按商品中药区分规格等级的加工方法。这是产地加工的最后一道工序。中药的规格等级是其商品质量的标志之一,也是商品"以质论价"的依据。中药采购人员必须熟知商品规格、等级标准,把住中药进入流通领域的第一道质量关。

(张贵君 王 丹)

第5章　中药的储藏

药材的合理储藏,对保证其质量稳定有重要意义。如果储藏不当,药材就会发生虫蛀、生霉、变色、泛油等变质现象。饮片和中成药在储藏期间,也同样受到多种因素影响,特别是辅料的加入以及外界因素的影响等。若不注意储藏条件和技术的运用,都将会使中药所含成分尤其是药效成分造成损失和破坏,而导致疗效降低,还可能对人体造成危害,造成经济损失和物质浪费。所以,必须高度重视中药的储藏和养护,要注意将传统经验与现代科学养护技术相结合,达到科学储存,保证用药安全、有效的目的。

第1节　药材及饮片储藏中常见的变质现象及其防治措施

一、虫　　蛀

虫蛀是指害虫侵入中药内部所引起的破坏作用。药材和饮片经虫蛀后有的形成孔洞,产生蛀粉;有的外形被完全蛀成粉状,失去药用价值。

(一) 害虫的来源

害虫的来源有多种渠道:①药材在采收中受到污染;②在加工炮制过程中未能有效地将害虫或虫卵杀灭;③在储藏过程中,害虫由外界侵入并繁殖;④储藏的地方和容器本身不清洁,内有害虫生存。害虫的一般的生长条件:温度16～35℃,相对湿度60%以上,药材及饮片的含水量在11%以上。这些条件随害虫的种类而有所不同。据报道,对中国14个省(自治区、直辖市)进行了仓储害虫的调查,共收集仓虫标本17 700多份,鉴定出药材仓虫211种,归属于2个纲、13个目、59个科。

(二) 常见的有害昆虫和种类

有害昆虫可以分为以下3大类。

1. 甲虫类　如米象 *Sitophilus oryzae* L.、谷象 *Sitophilus granaries* L.、药谷盗 *Stegobium peniceum* L. 等。

2. 蛾类　如印度谷蛾 *Plodia interpunctella* Hübner、地中海粉螟 *Ephestia küehniella* Zeller 等。

3. 螨类　常见的有粉螨 *Tyroglyphus farinae* L.、干酪螨 *Tyroglyphus sino* L. 等(图5-1)。

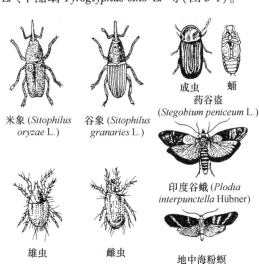

米象 (*Sitophilus oryzae* L.)　谷象 (*Sitophilus granaries* L.)

成虫　蛹
药谷盗 (*Stegobium peniceum* L.)

印度谷蛾 (*Plodia interpunctella* Hübner)

雄虫　雌虫
粉螨 (*Tyroglyphus farinae* L.)

地中海粉螟 (*Ephestia küehniella* Zeller)

图5-1　常见蛀蚀药材的有害昆虫

在许多中药中都检出过多种螨类。这些螨虫不仅使中药在短期内发霉变质,而且可直接危害身体,引起多种疾病。口服中药中活螨和螨卵的检查已经列为专项质量检测项目。

(三) 虫蛀的防治方法

1. 温度处理法　可根据药材性质与实际情况选择冷藏法和高温处理法,常用的高温法有暴晒法、烘烤法、热蒸法及远红外高温法等。

2. 化学杀虫处理法　用于药材杀虫剂必须挥发性强,有强烈的渗透性,能掺入包装内,效力确实,作用迅速,可在短时间内杀灭一切害虫和虫卵,杀虫后能自动挥散而不长期附着在表面,并且对人体健康以及药材的质量没有影响。常用的液体熏蒸杀虫剂有氯化苦、固体熏蒸剂有磷化铝。

3. 气调养护法　气调(controlled atmosphere,CA),意为"空气组成的调整管理"。近年来采用充氮降氧法储藏中药取得了显著成效。即将中药储存于密闭塑料袋或容器内,以杀虫为目的的可充氮气使含氧量降到 5% 以下;以防霉为目的的,将含氧量控制在 8% 以下即可。充氮加除氧剂更能达到无氧或极少氧,杀虫效果更佳。本法的优点是可保持药材原有的品质,既杀虫又防霉、防虫,无化学杀虫剂污染,成本低,是值得推广的科学而经济的方法。

4. 传统养护法 在药材传统养护方法中,对抗法是最常用的。它是利用某些物质的特殊成分或特殊气味所具有的驱避作用,达到防虫、防霉的目的,如泽泻与牡丹皮同储,泽泻不生虫,牡丹皮不变色;蕲蛇、海马放入花椒或樟脑,可防虫蛀;瓜蒌、哈蟆油喷酒可防虫、防霉;还有利用谷糠、干沙等埋藏法或撒石灰防虫法等。

此外,也有气幕防潮技术、机械吸潮技术、核辐射灭菌技术等用于中药的防虫、灭菌。

二、生　霉

(一)生霉的原因

生霉即是霉菌在药材表面或内部滋生的现象。大气中存在着大量的霉菌孢子,散落在药材表面上,在适当的温度(25℃左右)、湿度(空气中相对湿度在 85% 以上或药材含水率超过 15%)、适宜的环境(如阴暗不通风的场所)、足够的营养条件下,即萌发为菌丝,分泌酵素,溶蚀药材的内部组织,促使腐败变质,以至药效成分发生变化而失去药效。

(二)常见霉菌的种类

霉菌的种类很多,常见的有根霉属(Rhizopus)、毛霉属(Mucor)、青霉属(Penicilllus)、曲霉属(Aspergilllus)等多种霉菌。有些霉菌能产生毒素,属于产毒霉菌,如曲霉属中的黄曲霉菌等。部分黄曲霉菌的代谢产物为黄曲霉毒素,对肝脏有强烈毒性。对中药进行黄曲霉毒素检查,是保证其安全性的重要依据。

(三)生霉的防治方法

1. 水分控制法 药材所含水分及空气相对湿度是霉菌生长繁殖的重要条件之一。控制药材水分含量在安全水分(为 9% ~ 13%)最高临界含水率以下,使霉菌难以繁殖或生长受阻,从而达到防霉的目的。控制水分通常采用通风散潮、施用吸湿剂、吸湿机降湿等方法。

2. 温度控制法 温度是霉菌生长繁殖的条件之一。一般霉菌虽能忍受 15℃ 温度,但其生长受到明显抑制,甚至不能生存。所以使用制冷设备和建造低温库,将库温调节至 15℃ 以下,相对湿度不高于 70% ,具有较好的防霉作用。高温灭菌法通过日晒和烘干法,可以使药材水分散失、水蒸(煮)等高温灭菌方法而使霉菌生长受到抑制。

3. 密封法 是利用严密的包装或其他方法,使中药与外环境隔绝,阻止了霉菌生长所需的氧气,而达到防止霉变的目的。但在密封前药材不应超过安全水分,且无变质变味等现象,否则反易促进药材霉变腐烂。密封的方式可根据药材的性质和数量,采用密封库、密封垛、密封货架和密封包装等。有时可采用密封和吸湿相结合的方法,其防治霉变的效果更佳。

除此之外,防霉的方法还有化学防霉法、气调法和冷藏法等。

三、走　油

"走油"又称"泛油",是指某些药材的油质泛出其表面,或因药材受潮、变色、变质后表面泛出油样物质的变化。药材的走油与储藏温度过高和储藏期超时有关。药材走油时常伴有发霉现象,而且容易发生虫蛀。防止药材泛油的方法以保持低温、低湿环境和减少与空气的接触为基本措施,可选用气调法、密封法、吸潮法、低温法等。储存易泛油的药材,应选择阴凉、干燥的库房,堆码不宜过高过大。

四、变　色

各种药材都有固定的色泽,色泽是药材品质的标志之一。如药材储存不当,可使色泽改变。药材变色与所含成分、烘干时温度过高、使用某些杀虫剂以及储藏温度、湿度、日光、氧气有关。防止变色主要方法是干燥、冷藏和避光。

导致中药仓储中变质的现象还有自燃、挥发、自然分解、风化等,要根据情况采用不同的养护措施;药效成分不稳定的中药不能久储。

第2节　中药的储藏保管方法

一、药材及饮片的储藏与保管

药材的品种繁多,加工炮制方法不一,除了

药材本身的成分不同,有些药尚加入了不同辅料共同炮制,这就更增加了其所含成分的复杂性,给保管储藏带来了更多的困难。储藏中主要注意以下几个方面的问题。

切制成不同规格的饮片,由于截断面积增大,与外界空气接触面也随之扩大,因此易吸湿或被污染。饮片水分要严格控制在 9% ~ 13% 之间,根据药材及所加辅料选用适当的密封容器储藏。有些应在容器内加入石灰或硅胶等干燥剂。至于量多者可暂时用纤维纸箱或竹篓储存,但不宜久放,以免霉蛀。

饮片库房应保持通风、阴凉和干燥,避免日光的直射,室温应控制在 30℃ 以下,相对湿度保持在 75% 以下为宜。勤检查,勤翻晒,经常灭鼠,发现问题及时处理。要按炮制日期先后,贯彻先进先出的原则,以免储藏日久发生变质。

要根据饮片的性质、不同辅料和不同加工方法,对其进行分类保管。例如,含淀粉多的药应储于通风、干燥、阴凉处,并注意防虫蛀。含挥发油多的药干燥温度一般在 60℃ 以下,应储于阴凉干燥处,防虫防霉。含糖分及黏液质较多的药,应储于通风干燥处,防霉防蛀,有条件时可冷藏。种子类药经炒制后增加了香气,应采用坚固的包装封闭保管,防虫害及鼠咬。酒制饮片均应储于密闭容器中,置阴凉处。盐炙饮片,应储于密闭容器内,置通风干燥处,以防受潮。蜜炙饮片,通常储于缸、罐内,尽量密闭,以免吸潮,置通风、干燥处保存,储存时间不宜太长。某些矿物类药应储于密封的缸、罐中,置于阴凉处,防止风化。

二、中成药的储藏与保管

中药制剂尤其是合剂、煎剂、浸膏剂等液体制剂,由于从生产制作到合格出厂,需经过储存、运输、批发、零售等多个环节,因此,其储藏保管更加显得重要。除了遵循一般仓储管理规章制度外,还要着重检查其外观性状,以便及时发现问题,及时处理。同时还要根据中成药各种剂型的不同特性,分别对其进行保管和养护。

如丸剂应储存于密闭容器中,置阴凉干燥处;蜜丸储藏期通常是 1 年。散剂应密闭,储存于阴凉干燥处。煎膏剂应密封于棕色玻瓶中,置阴凉处保存。膏药应储存于密闭容器内,置干燥阴凉处,防热、防潮,避免风干;储藏期一般不超过 2 年。丹剂通常用棕色玻璃瓶或避光的容器密封储藏,置阴凉干燥处,可长久保存。胶剂一般应包裹后放在盒内,置阴凉干燥处;夏季或空气湿热时,可储存于石灰缸或置于干燥稻糠内,比较安全。但注意龟甲胶及鳖甲胶若久储存于石灰缸内,会因过分干燥而破裂,故常储存 1 周后,取出置于阴凉处。片剂应储存于遮光、干燥、通风、阴凉处。注射剂应储存于室温处,并注意阴凉、遮光,防止冻结。酒剂常用棕色或无色小口瓶密封包装,置于阴凉处;夏季应避热,冬季防冻。糖浆剂应储存于遮光阴凉处。合剂、露剂、茶剂一般不宜长期储藏,包装容器要消毒,应装于棕色小口瓶,密塞,置于阴凉处;夏季防热、防晒,冬季保温,防止冻结。

三、特殊中药的储藏与保管

特殊中药是指除具有中药一般性质以外,还具有特殊性质的中药。它包括贵细类中药以及毒麻类中药。贵细类中药价格昂贵,保管具有一定的经济责任;毒麻类中药使用危险,保管要有极强的责任心,这些特殊中药必须单独储藏在安全可靠的库房内,专人、专柜保管。在储藏中,应根据它的来源、各自的特性、库存数量的多少来决定其养护的方法。

总之,中药的储藏和养护是一项细致复杂而又技术性较强的工作,也是保证中药质量的重要环节,必须给予重视。

(张贵君 王 丹)

第6章 中药的鉴定

为了保证临床用药的安全性和有效性、生产中产品质量的可控性、研究和开发利用的科学性,有必要对中药品种的真实性、纯度、品质优良度和稳定性加以鉴定,研究制定出可供鉴别的依据和标准。可以说,对中药进行科学的鉴定,是防治疾病和提高人类健康水平、保障用药安全的关键。

第1节 中药鉴定的依据

中药鉴定工作的进行,主要依据国家颁布的有关药品标准,其次是各省(自治区、直辖市)制定的药品标准,通常称为"二级标准"。《中国药典》是国家药品标准,它规定了中药的来源(source)、质量标准(quality standard)和检验方法,是国家对药品生产、经营、使用、检验和监督管理的法定依据;《中华人民共和国卫生部药品标准》是部颁药品标准,它补充在同时期内药典中还未收载的药品,也具有一定的法律效力;国家颁布的药品标准还有进出口药品质量暂行标准等,在一定的时期内,各部门也必须遵照执行。地方药品标准是各省(自治区、直辖市)卫生厅批准执行的药品标准,只供本地区使用或其他地区参考使用。地方标准所收载的品种和内容若与国家药典或部颁药品标准有重复和矛盾时,应首先按照国家药典标准执行,其次按部颁药品的标准执行。

一、《中国药典》的版本及基本内容

1950 年,中国召开了第一届全国卫生会议,为了制定国家药品标准,成立了国家药典委员会。迄今为止,《中国药典》发行了 10 个版本,其基本内容如下。

1. 1953 年版 该版药典收载药品 531 种,其中化学药物 215 种,植物药与油脂类 65 种,动物药 13 种,抗生素 2 种,生物制品 25 种,各类制剂 211 种。药材除了甘草等少数有剂量外,其他均作为制剂的原料药。由于 1953 年版药典

收载中药太少,规格也不完全符合生产实际,并存在一些缺点,因此又进行了修订,于 1957 年出版了本版药典的增订本。

2. 1963 年版 该版药典分为 2 部:"一部"是中药部分;"二部"是西药部分,共收载药品 1 310 种,其中常用中药 643 种(其中药材 446 种,中成药 197 种)。这版药典由凡例、正文与附录 3 部分组成,反映了中国医药学的特点和用药状况,但缺少鉴别品质和检验质量的科学内容。

3. 1977 年版 该版药典内容作了较大的变动,收载了制剂通则和检验方法通则 74 个。收载中药 1 152 种(药材 882 种,中成药 270 种),其中包括了一定数量的少数民族药材,增加了质量鉴别和粉末性中成药的显微鉴定。本版药典对 400 多个品种规定了显微、理化鉴定方法,其中色谱法、光谱法等新的检验技术应用占有相当的比例。

4. 1985 年版 该版药典结合当时中药存在的实际情况,删去了不成熟的品种并增加 29 个新品种,收载中药 713 种(药材 506 种,中成药 207 种),并做了几项改进。本版药典对药材 106 个多来源的品种规定了具体的收载范围;理化鉴定法着重于薄层色谱和有效成分的含量测定,拟定了中药薄层色谱技术规则,规定色谱用的对照品可采用化学单体、粗提物或对照药材。有 36 种中成药增加了理化鉴别和含量测定内容。

5. 1990 年版 收载中药 784 种(药材 509 种,中成药 275 种),首次收载了中药的保密品种,在上版药典的基础上,新增药材 39 种、中成药 41 种,删除 3 种。

6. 1995 年版 收载中药 920 种(药材 522 种,中成药 398 种),新增品种 142 种。规定的检验方法上采用显微鉴别、薄层色谱鉴别、含量测定鉴定的品种均有所增加。

7. 2000 年版 收载中药 992 种(药材 534 种,中成药 458 种),其中新增 76 种,修订 248

种;新增附录 10 个、修订附录 31 个、删除附录 2 个,共收载附录 91 个。

8. 2005 年版 收载中药 1 146 种,其中新增 154 种,修订 453 种;对附录做了较大的改进和提高,新增附录 12 个、修订附录 48 个、删除附录 1 个,共收载附录 98 个。

9. 2010 年版 收载中药 2165 种,其中新增 1019 种,修订 634 种;收载附录 112 个。

10. 2015 年版 收载中药 2158 种,其中药材及饮片 618 个,植物油脂和提取物 47 个,制剂 1493 个。

(1) 药材及其制品标准的规定项目 名称:中文名、汉语拼音、中药拉丁名;来源:原植(动)物科名、植(动)物中文名、学名、药用部位,矿物类、族、矿石名或岩石名,主要成分,采收和产地加工;性状:形状、大小、颜色、表面特征、质地、断面特征、气、味;鉴别:经验鉴别特征,显微特征(组织、粉末、显微化学反应),理化鉴别特征(化学定性、薄层色谱等);检查:纯度标准,水分、灰分、杂质的限量、有害元素和有害物质检查;含量测定:挥发油、浸出物、有效成分、主要成分的测定方法,品质标志;炮制:加工、炮制方法,炮制品;性味与归经:气、味、毒性、归经;功能与主治:功效、临床应用;用法与用量:服药方法、剂量;注意:禁忌、用药注意事项;储藏:条件和方法。

(2) 成方及单味制剂标准的规定项目 名称:中文名、汉语拼音;处方:原料药名称、剂量、剂型;制法:加工、炮制、制备工艺;性状:剂型及形态、颜色或表面特征、气、味;鉴别:显微特征(粉末性制剂),理化鉴别特征(化学定性、光谱、薄层色谱等);检查:灰分、pH、干燥失重、固形物、有害元素和有害物质检查、剂型规定的项目等;含量测定:挥发油、浸出物、有效成分、主要成分的测定方法,品质标志;功能与主治:功效、临床应用;用法与用量:服药方法、剂量;注意:禁忌、用药注意事项;规格:含量或质量;储藏:条件和方法。

二、地方药品标准

地方药品标准是各省(自治区、直辖市)颁布的药品标准。地方标准收载国家标准中尚未收载的药品,或虽有收载但规格有所不同的本省(自治区、直辖市)生产的药品,它具有地区性

的约束力。各省(自治区、直辖市)均陆续出版了地方药品标准,如 1974 年上海市卫生厅出版的《上海市药品标准》等。

由于中药的特殊性,对于国家和地方药品标准中没有收载的品种,在进行鉴定工作时,可参照有关的中药品种和质量研究资料加以分析和确定。

第2节 中药鉴定的一般程序

在中药鉴定的常规工作中,一般按照下列程序进行。

一、样品登记

在进行鉴定工作之前,首先对送检样品进行登记,包括送检单位、日期、鉴定目的、样品数量、一般状态和包装等。

二、取样

中药的鉴定,一般都是通过估计取样的方法来进行。估计取样就是将整批的中药抽出一部分有代表性的供试品进行分析、观察,从而得出规律性结果的一种方法。供鉴定用样品的采取,对于鉴定结果的准确性有很大影响,在实际工作中,应当由药品检验人员或检验机构指定专门人员按要求亲自进行,这样才能获得符合鉴定要求的供试品。在取样中,主要应注意以下几个环节:

(一) 取样前的准备工作

需鉴定的中药可能是大批的,也可能是少量的,但取样前均应注意品名、产地、批号、规格等级以及包件式样是否一致,然后进行一般性检查,如包装的完整性、清洁程度、有无水迹、霉烂或其他物质污染等。在取样前,还应根据规定打开一定数量的包件,用感观比较打开包件相互间药品的一致性,凡有异常情况的包件,应单独检验。如发现有腐败、霉烂、严重虫蛀或色、气、味显著异常的药品应当另行处理,可以分析其原因,但不宜列入取样的范围。如发现混杂有他种有毒物质或掺杂有多量的杂草、砂土、纸张等物质的药品,或其中只有极少数发生霉烂、虫蛀的药品,可以做适当的加工处理后,再进行取样检查。上述情况均应详细记录。

（二）抽取供试品的原则

1. **药材及饮片** 供试品总包件在 100 件以下的，取样 5 件；100～1 000 件的，按 5% 取样；超过 1 000 件的，超过的部分按 1% 取样；贵重药及不足 5 件的一般药材，逐件取样。破碎的、粉末状的或大小在 1cm 以下的药材，每一包件至少在不同部位抽取 2～3 份样品，包件少的抽样总量应不少于实验用量的 3 倍；包件多的，取样量一般按下列规定：一般药材 500～1 000g；粉末状药材 25g；贵重药材 5～10g。

2. **中成药** 液体制剂，如酊剂、酒剂、糖浆剂和口服液等，一般取样 200mL，同时需注意容器底部是否有沉渣，若有则应摇匀后均匀取样。固体制剂，一般片剂取样 200 片，未成片前可取已制成的颗粒 100g；丸剂一般取 10 丸；胶囊剂取样不得少于 20 个胶囊，倾出其中药物并仔细将附着在囊壁上的药物刮下，合并，混匀，以总质量减去空囊壳的质量计算药物的取样量；粉状中药制剂，如散剂、颗粒剂等，一般取样 100g。其他剂型的中成药可根据具体情况随机抽取一定数量，作为随机抽样。贵重药应酌情取样。

（三）取样的方法

各种药品取样方法因其性质和种类而异，但必须保证样品具有足够的代表性，这样才能得出正确的鉴定结果。为了能取得合乎要求的样品，一般根据鉴定对象不同采取下列适应的方法。

（1）从打开的每个包件，用取样器（如探针）或手从包件的四角及中间或顶部、中部和底部分别取样。

（2）某些固体药，可将其倒出，摊成正方形，依对角线划"×"字形，分成四等份，取对角 2 份，再如上操作，即连续四等分法取样；也可采用连续二分法取样。

（3）液体药混合均匀后取样，不易混匀者按不同部位取样。由每一包件中取得混合样品称为"袋样"。大批药材全部袋样混合均匀所取得的样品，即为"混合袋样"，也叫"初样"。将初样根据不同种类按上述方法反复数次取样，直至最后剩余的药材量足够完成必要的试验以及留样数为止，此为平均样品。贵重药不取平均样品，逐件取样。取得的平均样品量一般不得少于检验所需的 3 倍数，即 1/3 供检验用，另 1/3 供复核用，其余的 1/3 留样保存。

在取样时还要注意样品的代表性和取样数量之间的关系。个体质量较大的药材，其取样量应比个体较小的为多，因为个体样品的代表性主要取决于取样的个数。如对各类一般药材的平均样品量可按《中国药典》的规定执行。取样是中药鉴定工作中非常重要的环节，因为取样后的一系列工作都是针对这个具体样品进行的，所以，必须认真对待取样工作。

三、鉴定的项目及程序

（一）一般程序及主要项目

中药鉴定工作比较复杂，对一般性的中药鉴定来说是要求鉴定该样品是否符合法定的药用标准。其鉴定目的主要可分为 3 个方面：品种鉴别，纯度检查（检查异质有机物和一般杂质），质量鉴定。鉴定程序通常按上述排列依次进行。根据药典规定，以药材为例，主要有下列内容：来源→性状→鉴别→检查→含量测定。

1. **来源** 首先要观察样品的类别、药用部分是否与送检时提供的情况相符。中药中同名异物、同物异名者甚多，因此对来源必须认真考察。如看其是属于植物药、动物药、矿物药，还是加工品；然后看其药用部位是否相符，有无非药用部位，是否符合产地加工的要求等。对于常见混乱品种较多的药材，尤其应特别注意来源鉴别。

2. **性状** 主要是与中药标准中描述的特征相对照，看其有无差异。必要时与标准药材相比较。

3. **鉴别** 包括经验鉴别、显微鉴别和理化鉴别。一般鉴别试验只能体现某一药材的某一特性，而不能将某一个鉴别试验作为鉴定的唯一依据，应结合其他项目全面考察。例如化学鉴别试验，是根据中药所含某种成分的化学结构特性，选择用以识别此种成分的试剂来完成的。那么，对含相同成分的药材来说，采用同一种化学鉴别法就起不到鉴别的作用。

4. **检查** 主要是对药材的纯净与否的限度检查，以控制其质量。检查内容是指药材在加工、生产和储藏过程中可能含有并需要控制的物质，包括有害物质、水分、灰分或浸出物等需测定的项目。

5. **含量测定** 含量测定是控制中药质量的主要方法之一。主要用于药效成分已经明确的药材的品质鉴定。目前对于药效成分不明确的药材还没有含量测定这一项目。在测定中药的药效成分含量时,首先要对试样进行提取、净化及分离,除去供试样品中混存的杂质,而使其被测的化学成分能定量地被提取完全。此外,要注意操作尽量简便,方法适宜,以减少误差。

上述鉴定程序,也可根据具体情况灵活掌握。例如,供鉴定用样品为完整药材,一般先按"来源"、"性状"、"鉴别"项下的规定进行品种鉴定。若根据"来源或性状"已能确定其品种,则"鉴别"项下的规定可不进行。药材经鉴定无误后,再按"检查"及"含量测定"项下的规定,进行纯度和品质优劣的鉴定。一般情况下,如药材不含"检查"项下的规定,则可根据具体情况考虑,是否有必要进行"含量测定"。此外,供鉴定用药材的样品在进行各项测定时,凡需粉碎的药材,也应尽量切碎或捣碎。药材中如混有异物,在粉碎前应先将杂质拣出。

(二) 鉴定记录及结果判断

鉴定记录是科技档案材料,也是写出鉴定报告书的依据,因此鉴定记录要求详细、真实和整洁。记录内容主要有:检品名称、规格、产地、批号、包装、抽样送检单位(或人名)、鉴定目的、抽样及送检日期、送检数量、鉴定方法及结果、鉴定者、核对者等。其中,鉴定目的、鉴定项目及方法、观察的现象、实验数据及结果为记录的主要部分。对于检验过程中一些现象的变化、实验数据,要详细记下全部的情况。鉴定项目、方法,可简略扼要记录,要从实际出发,不可照抄某些药品标准。在检验中,若需废弃的实验记录,均应在其试验结果部分注明"本结果作废",并写明作废原因及经验教训。当检验工作完成后,再细致地、全面地、客观地分析研究一下有关问题,做出对被检中药的评价,并综合各鉴定项目的结果做出结论。然后,应按规定的格式填写鉴定结果报告书。从国家指定的检验机构发出的鉴定结果报告书,具有法律上的意义,要求书写清楚,意思明确,不得涂改。

第3节　中药鉴定的方法

中药的鉴定方法按其性质可分为五大鉴定法,即基原鉴定法、性状鉴定法、显微鉴定法、理化鉴定法、生物鉴定法,也可归纳为形态鉴定法(包括基原、性状和显微鉴定)、理化鉴定法、生物鉴定法三大类。上述的中药鉴定方法各有其特点及主要适应对象,既可独立使用,又能互相配合。各种方法的采取,因鉴定对象和目的而异。药材、饮片和中成药的鉴定方法基本相同,但由于药材及其饮片主要作为原料,并具有特殊性,所以重点叙述。

一、基原鉴定法

基原鉴定(origin identification)法,又称"来源鉴定法",它是中药鉴定的基础,也是中药传承、研究、生产、开发利用的主要依据。基原鉴定法就是对传统中药的临床用药历史、本草记载、物种、可药用部位、产地、加工、炮制等综合品种特征的鉴别。就物种而言是应用植物、动物或矿物形态和分类学等方面的知识,对中药的基原或原料药进行鉴定,确定其正确的学名(或矿物的名称)或中成药的原料组成,以保证在应用中品种准确的一种方法。

以药材为例,如人参在《本经》列为上品,是五加科植物人参 *Panax ginseng* C. A. Mey. 的干燥根及其加工品(如红参)。中药基原已经发展成为具有临床历史的综合品种基原的内涵。

(一) 学名的鉴定

生物类中药基原鉴定的最终目的是明确所鉴定的样品是哪一个"种",写出正确的学名。对于植物药来说,学名的鉴定是根据植物的形态及分类特征(种在自然界中的位置)给予某一种植物的科学名称,鉴定学名时要持谨慎的科学态度,不可无根据地抄上一个学名,否则会导致鉴定结论的错误,从而给工作带来损失,甚至影响临床用药的安全性和有效性。下面就与学名相关的问题概述如下。

种的分类地位　"种"是植物分类的基本单位,所谓同种植物,就是因为他们具有相同的形态及组织构造,相同的生理生态,相同的地理分布和遗传特性,起源于共同的祖先,并在进化过程中已形成了特定阶段的类群。如果种内有些个体的某些特征彼此又有显著不同的,常再分为次一等级,即"亚种"、"变种"或"变型"等。习惯上使用的"品种"一词,一般只用于栽培植物的分类上,现在实际是指植物分类上的"种"。

下面以川乌药材的原植物乌头为例,列出

其在植物分类学上隶属级次,以了解"种"在植物界中的位置。

即

界:植物界(Regnum vegetable)

门:种子植物门(Spermatophyta)

亚门:被子植物亚门(Angiospermae)

纲:双子叶植物纲(Dicotyledoneae)

目:毛茛目(Ranales)

科:毛茛科(Ranunculaceae)

属:乌头属(Aconitum)

种:乌头(Aconitum carmichaeli Debx.)

(二) 学名的意义

不同种的植物都应有不同的名称。由于植物界的种类繁多,名称混乱的现象经常发生,不利于科学研究及学术交流。为了使一种植物在世界范围内有一个统一的通用名称,国际植物学会规定了在植物命名上的统一科学名称,简称为"学名",用拉丁文表示。国际上规定的命名规则,为"双名法"。双名法规定每种植物的学名由 2 个拉丁字组成,第一个为该种所在属的属名,常用名词,第一个字母大写;第二个字是种加词(种小词),常用形容词表示该种的主要特征或产地,也有用名词所有格或同位语名词的,第一个字母用小写;双名后面可附有定名人的姓氏或其缩写,构成一个完整的学名。例如,黄连的植物学名是 *Coptis chinensis* Franch.,其中 *Coptis*(黄连属)为黄连的属名,*chinensis*(中国的)是种加词,Franch. 系定名人 A. R. Franchet 的缩写。有时,在种以下还可以区分出亚种(亚种一般多用于动物)、变种或变型等。命名时,常常是在种名后面写上(也可不写) ssp. 或 var. 或 f. 等缩写字样,再加上亚种、变种或变型的拉丁名称及定名人姓氏,此为"三名法"(trinomial nomenclature)。例如,鹿蹄草 *Pyrola rotundifolia* L. subsp. *chinensis* H. Andres 为亚种;短萼黄连 *Coptis chinensis* Franch. var. *brevisepala* W. T. Wang et Hsiao 为变种;怀庆地黄 *Rehmannia glutinosa* Libosch. f. *hueichingensis* (Chao et Schih) Hsiao 为变型。

学名中几个常用拉丁字和词组(包括缩写)的意义:

(1) et 表示有几个著者(定名人),在最后一个定名人前插入 et。如天竺桂 *Cinnamomum japonicum* Sieb. et Zucc.,这表明此学名是由 Siebold 和 Zuccarini 二人共同确定。

(2) et al.(et alii) 用于 2 个以上著者,在第一位著者名后写出,表示省略其他著者姓名。如链霉菌 *Streptomyces alboniger* Hesseltine et al.

(3) ex 这表明某一学名为一位著者所建议,但未作生效发表,而后来另一位著者做了生效发表,在其名后和正式发表者之前加 ex 连接。如唐古特大黄 *Rheum tanguticum* Maxim. ex Balf.,这表明 Maxim. 确定了这个学名,但他自己从未做生效发表,也许他把此学名写在标签上或写在手稿上;或虽发表了,但缺乏特征性的描述,根据国际植物学命名法规,这个学名不能成为生效发表的学名。后来 Balf. 同意用这个学名,并做了生效发表(即正式在刊物上发表,并附有特征性的描述),这表明 Balf. 对这个学名负有生效发表的责任。*Rheum tanguticum* Maxim. ex Balf. 也可以缩写成 *Rheum tanguticum* Maxim. 的形式。

(4) in 一位著者将一植物名称及其描述发表在另一位著者的著作中,此二位著者用 in 连接。如 *Viburnum ternutum* Rehder in Sargent Trees and Shrubs 2:37(1907),这表明 Rehder 将这个学名及其描述发表在 Sargent 的 Trees and Shrubs 2:37(1907)文献之中。

(5) auct. non 其意为"某(些)著者(们)的,但并非……的",如 *Corydalis bulbosa* auct. non DC.,这就是说过去某些著者所定的这个学名的植物与 De Candolle 所定的这个学名的植物并非是同一种。

(6) non…,nec… 意为非(不是)……又非(不是)……,如 *Rubus asper* auct. Jap. non Wall. nec Presl.,这表明这个学名曾由 Wallich 和 Presl 定过,实际上他们各人指的也是不同的植物,但日本学者(auct. Jap.)所定的 *Rubus asper* 既不是 Wallich 所指的那一种,也不是 Presl 所指的那一种。

(7) 部分拉丁术语缩写的含义 comb. nov. 即 combinatio nova,新组合;fam. nov. 即 familia nova,新科;gen. nov. 即 genus nova,新属;sp. nov. 即 species nova,新种;var. nov 即 varietas nova,新变种;f. nov. 即 forma nova,新变型;sp. 即 species,种;spp. 即 species(pl.),种(复数);ssp. 即 subspecies,亚种;pl. 即 planta,植物。

二、性状鉴定法

性状鉴定（macroscopical identification）法也叫"直观鉴定法"，是用感观来鉴定中药性状（characteristics）是否与规定的标准或对照品相符合的一种方法。它是由传统鉴别方法与现代生物和矿物形态学相结合而形成的。具体地说，就是用眼看、手摸、鼻嗅、口尝、感试等十分简便的方法来鉴别中药的品种、纯度或粗略估计品质的优劣。它包括看、量、嗅、尝、试 5 种主要的传统经验鉴别法，具有简单、易行、迅速的特点。本法适用于各类中药的鉴定，必要时可配合其他鉴定方法加以确证。性状鉴定的基本步骤和基原鉴定一样，除对样品仔细观察并加以描述外，有时也需进行核对标本和核对文献等工作。

性状鉴定法在中药鉴定中占有十分重要的地位，它是中药鉴定工作者必须掌握的基本功之一，也是行之有效的方法。现以药材及饮片的性状鉴别为例说明如下。

（一）性状特征的描述方法

中药的性状特征是根据其原植（动、矿）物的入药部分经过加工和炮制后的性状而制定或描述的鉴别依据。药材的性状包括有形状（shape）、大小（size）、颜色、表面特征、质地（texture）、断面特征、气、味等内容，在进行鉴定工作时，通常需要依次观察和描述。对各项内容的描述通常采用两种方法进行：一是使用生物学或矿物学的形态、组织学等名词；二是采用广大医药工作者在长期实践中积累起来的生动、形象的经验鉴别术语。前一种描述方法，便于掌握药材鉴定的规律性，便于分类和推广，并可使带有地区性的经验鉴别术语能更准确和趋于统一；后一种方法语言简单，好记易懂，针对性强，但不易掌握其规律性。

（二）性状鉴定的内容

中药性状鉴定的内容各有特点，有时感知一种特点，便能达到对比鉴别的目的，其各自的描述方法也不一样，为了便于掌握，现将其主要内容及描述方法分述如下。

1. 形状 指中药的形状特征，一般较为固定，其与药用部位和加工方法密切相关。如根类药材一般均呈圆柱形、圆锥形，其中部分块根呈纺锤形或不规则块状；根茎类药材的形状因来源不同而异，根状茎与根类同，块茎常呈长圆形或不规则形，球茎和鳞茎常呈球形、类球形或扁球形，鳞茎由鳞片构成且顶端常尖等；皮类药材呈卷筒形、凹槽形或扁片状等。有些药材可用简单的语言概括其外形特征，使之便于记忆。如海马为"马头蛇尾瓦楞身"，山参常为短横体或横灵体，味连呈鸡爪形等；有的则以形似物作为药材的名称，如酱瓜天麻、乌头、钩藤等。观察形状时，也可用下列术语描述，如头（指根及根茎的上部）、芦（指根顶端短缩的根茎）、身（指根的主根）、梢（指根的下部或支根）、须（指小根或须根）、连珠（指根及根茎膨大部分呈连珠状）、疙瘩（指突起不规则）等。

一般药材的形状是不难描述的，常不需要预处理，但在观察皱缩的全草、叶或花类药材时，须先置于温水中浸软，摊平后进行观察；观察某些果实、种子类药材时，也可预先用热水浸软，以便剥去果皮或种皮，描述内部特征。

2. 大小 系指药材的大小、粗细、厚薄等，即对其进行测量。测量的工具一般用毫米刻度尺，单位多用"cm"，特殊的用"m"或"mm"。要得出比较正确的大小数值，应观察并测量较多的样品。表示药材的大小，一般有一定的幅度，当所测药材的大小很不一致时，要注意测量几个最大的或最小的，取其最大值和最小值。对于某些细小的种子或果实类药材不便测量时，可将其放在印有毫米方格线的纸上（或坐标纸），每 10 个排成 1 行，测量其总长度，然后计算其平均值。较小的药材也可在实体解剖镜或放大镜下测量。药典和有关文献中记载的药材大小，是指常见的大小，测量的大小与规定有出入时，应测量较多的样品，允许少量药材的大小略高于或略低于规定的数值。

3. 颜色 常指商品药材的色泽，一般较为固定。有些药材以颜色命名，极易识别，如黄芩、紫草等。药材的色泽可作为其质量的标志，如玄参要黑、茜草要红、黄连要黄。色泽的变化与药材的质量有关。某些药材由于品种不同、加工条件变化、储藏时间的不同或杀虫不当等，就会改变其色泽。如绵马贯众久储，根茎和叶柄基部断面变为棕黑色而不能药用；枸杞子和牛膝变黑后，就说明其已变质。药材颜色的观察与描述，应采用干燥的药材在白昼光下进行，才能得出比较准确的结果，必要时可用日光灯，但不得用其他灯光。药材的颜色,一般均为复合色调,描述的颜色应以后一种色调为主,前一种为辅助色调。如小茴香呈黄绿色,即以绿色为主,黄色为辅。如果所描述的药材具有2种不同的颜色,一般将常见的颜色写在前面,少见的颜色写在后面,用"或"连接,如王不留行呈黑色或棕红色(未成熟);若药材的颜色变化在一定的范围内时,可将2种颜色用"至"连接,如天冬的表面呈黄白色至黄棕色。

4. 表面特征 指药材的表面(有的包括外表面和内表面、上表面和下表面,如皮、叶类药材)所能看到的特征。包括光滑、粗糙,有无皮孔、毛茸、鳞叶及其他附属物,有无纹、皱、槽、沟(均指表面皱纹的形状),有无节(包括细节、环节等)等。如人参根上部具横皱纹,川木香具纵槽,金银花花冠表面密被毛茸等。描述时,均需用未经处理的干燥药材进行观察,要特别注意药材不同部位的鉴别点。如防风的根头部具明显的密集环纹(习称"蚯蚓头"),其上有的具残存的棕褐色毛状叶基,根的中、下部有纵皱、横长皮孔及突起的细根痕。

5. 质地 是指用于折试药材所感知到的特征,一般用软硬、坚韧、疏松(或松泡)、黏性、粉性、致密、轻重、油润、绵性、角质样、柴性等术语加以描述或形容。描述及折试时,需用未经处理的干燥药材,并要注意药用部位或加工方法不同的药材质地。如附子的加工品盐附子和黑顺片、白附片,前者质重而坚硬,后者质硬而脆且呈角质样。描述质地的各种术语,均有一定含义。"松泡"表示质轻而松,断面多裂隙,如南沙参;"粉性"表示含有一定量的淀粉,折断时常有粉尘散落,如山药;"黏性"表示具黏液质,如石斛嚼之则显黏性;"油润"表示其质地柔软,含油而有润泽,如熟地黄;"角质样"表示质地坚实,断面且呈半透明状或有光泽(常因含多量淀粉,蒸煮时致使糊化而成),如法半夏;"糟"表示枯朽,呈朽木状,如川木香;"柴性"表示纤维性强,木质成分较多,折之如柴,敲之作响,如桑白皮。描述时须用未经处理的干燥药材。

6. 断面特征 包括自然折断面和刀横切(或削)的平面。

(1) 折断面 主要观察和描述折断时的现象,如折断的难易程度,折断时的声响,有无粉尘飞扬,新鲜的药材有无汁液流出等。折断后的断面,常呈下列特征:如平坦、纤维状、刺状、颗粒性、层状或呈胶丝状等。

(2) 刀横切(或削)成的平面 注意观察和描述皮、木部的比例以及色泽、射线与维管束的排列形状。常用的术语有:"菊花心",指根或根茎的横切面的中心部位具有类似菊花瓣状的放射状纹理,如黄芪等;"车轮纹",指药材的断面纹理呈车辐状,如防己;"网纹",指断面具网状花纹;"油点"或"朱砂点",指具有红色或红棕色的油细胞或油室;"霜"或"毛",指药材析出的结晶,如茅苍术;"星点",指大黄髓部的异型复合维管束(compound vascular bundle);"云锦花纹",指何首乌的云朵状纹理(异型复合维管束,存在于皮层),又称"云纹";"金井玉栏",指某些根类药材断面浅棕黄色的形成层环与类白色的皮部,如桔梗;有的木部具小孔(导管),如关木通等。断面特征主要用于鉴别易混药材的饮片,如土茯苓片片面淡棕色,有光滑感;萆薢片片面淡黄色,有弹性;姜黄片棕黄色,断面角质性,内有黄色环纹;片姜黄片面淡土黄色,片面无横纹而有筋脉纤维;青皮片皮薄,中空而虚;枳实片皮厚,中心充实。

7. 气 指药材具有特殊的气,是用嗅法识别药材。药材的气是由于含有挥发性物质的缘故,有些药材的气十分特殊,可作为鉴别的主要依据。有些药材以其气命名,便于识别,如麝香、败酱草等。嗅法鉴别药材,一般比较可靠,如阿魏具强烈的蒜样臭气;白鲜皮有似羊膻气;檀香具有其固有的特异芳香气等。对气的描述时,可直接嗅闻干燥的药材,无特殊气存在,可用气微、气无或无臭等词描述。如果某些药材气不强烈,或因干燥后不易嗅出时,可将样品砸碎、切断或揉搓后再嗅闻;或放在有盖的杯子里,用热水湿润或浸泡后再嗅,或用火烧后再嗅。如薄荷可揉搓,荆芥可哈热气,血竭可燃烧后嗅气等。

8. 味 是用味觉来识别药材,又称尝法。有些药材以味取名,直接可以反映出药材各自味的特征,如苦参、甘草等。药材的味也是评价质量的标准之一,如乌梅以其味酸为佳;甘草、党参以味甜为佳;黄连、黄柏以味越苦越好;肉桂以味甜辣为佳。通过尝味,可感知一些药材的特征,如当归和独活饮片较难区分,尝其味则可鉴别,当归先苦辛而后微甜,独活先苦辛而后麻辣。此外,也可用于鉴别某些药材是否符合炮制的要求,如半夏、乌头等。在描述时,对于无味者,可写味淡或不写。尝时要掌握舌各部位对味觉的敏感程度,一般地说,舌尖部只对甜味较敏感,舌根部对苦味较敏感,所以尝药味时,要取少量有代表性的样品,放在口里咀嚼至少1min,使舌的各部位都充分与药液接触,这样才能正确地尝到药味。此外,药材的各部位不同,味道可能不同,如皮部与木质部、内侧与外侧、果皮与种子等各部位的气味常有区别。对于叶类和全草类药材,最好是加少量水煮几分钟后,尝药液的味。对于有强烈作用或毒性的药材,口尝时要特别小心,取样不可太多,尝后一定要吐出来,并用水漱口,以免中毒,如草乌、半夏等。药典中未规定味感的药材,可不尝味。

药材性状鉴定的内容,除上述各项外,还可利用药材的某一突出特性进行鉴别。如用"磁石召铁"以鉴别含铁类药材;"琥珀拾芥",即指琥珀经摩擦可产生静电引力,吸得芥子者真;牛黄"鉴别时以清水湿润后涂于指甲上,指甲被染成黄色而不脱者为真",习称"透甲"或"挂甲";还有用器械敲击药材,听其声音判断药材质量等方法。

三、显微鉴定法

显微鉴定(microscopical identification)法就是利用显微镜(microscope)、显微技术(microscopy)及显微化学方法等对中药进行分析鉴定,以确定其品种、纯度(purity)、品质以及鉴别依据。在鉴定过程中,以采用显微镜观察动、植物的组织构造、细胞形状、内含物的特征以及矿物的光学特性等为主要内容。显微鉴定是一项专门技术,需要有植物(动物)解剖学、矿物学的晶体光学、植物显微化学等基本知识,掌握显微制片等基本技术。显微鉴定的主要仪器有各类光学显微镜和电子显微镜等,通常使用光学显微镜。

(一) 显微标本片的制备

在进行显微鉴定时,应首先选择具有代表性的检品,制作显微标本片,然后在显微镜下进行观察。显微标本片根据制作方法和保存的需要,分为半永久制片、永久制片和临时制片3大类。半永久制片的封藏介质是半固体,可作暂时性保存;永久制片的封藏介质是固体,可作长期保存,但其制作费时,多用于特殊目的,如供显微摄影和核对标本等应用;临时制片的封藏介质是流动性液体,容易损坏,不耐久藏,但制作简单、迅速,适用于一般观察及进行显微化学反应(microchemical reaction),在中药鉴定工作中应用最多。在鉴定工作中,由于观察的目的不同,对不同检品采取的制片方法也不同,所以又分切片标本片(包括横切片、纵切片,纵切片又包括切向纵切片和径向纵切片)、解离组织标本片、表面标本片、粉末标本片和磨片等。其中横切片多用于观察组织的排列特征;纵切片多用于观察茎、木类中药的某些细胞组织,如射线的特征;解离组织片用于观察某些细胞的形状,如纤维、石细胞等;表面片多用于观察叶、花、全草、果实和种子等的表面特征,一般取某一部分制片;粉末片多用于观察组织碎片、细胞及后含物或某些中药颗粒的特征;磨片用于坚硬药材如骨类、贝壳类及矿石的显微特征观察。

(二) 显微鉴定的主要内容

显微鉴定的目的多数用于品种鉴定,部分用于定量分析。按照鉴定的方法可分为组织鉴定、粉末鉴定、显微常数测定和显微定量等。组织鉴定是粉末鉴定的基础,以粉末鉴定应用最为广泛。

1. 组织鉴定　组织鉴定是通过观察生物药的组织构造特征来达到鉴定目的,可用于个体较小的完整药材鉴别,也可用于确定某种化学成分的存在部位。一般地说,组织鉴定主要是在药用植物纲的分类水平上使用。

2. 粉末鉴定　主要是在特定的粉碎度和制备方法范围内,通过观察中药所含的厚壁性细胞、内含物或某些颗粒状物的性状特征来达到鉴定的目的。通常用于粉末性中药,包括粉末及其制剂。

3. 显微常数测定　主要用于药用植物的叶或某些较为完整的叶类、花类和带叶的全草类药材或饮片的定性鉴别,常见的显微常数有栅表细胞比、气孔数、气孔指数、脉岛数和脉端数等。显微数据常因药用植物种类不同而异,对于中药的品种鉴定具有一定的意义。

4. 显微化学鉴定　在进行显微鉴定工作中,经常用显微化学反应来检查中药中细胞壁和细胞内含物的化学物质的性质来达到鉴定的目的。当供试品的数量很少、其中的某些成分化学反应较灵敏时,可采用显微化学鉴定法。

（1）显微化学反应 本法主要用于药材或饮片的粉末或临时切片（新鲜的材料效果尤佳），主要进行细胞壁的鉴别：如木质化细胞壁、木栓化细胞壁、角质化细胞壁、纤维素细胞壁、半纤维素细胞壁、硅质化细胞壁、黏液化细胞壁、几丁质细胞壁等；糖类的鉴别：如淀粉、菊糖、可溶性糖类、黏液质和果胶质类；蛋白质（糊粉粒）类的鉴别；鞣质类成分的鉴别；草酸盐的鉴别；碳酸盐的鉴别和生物碱等化学成分的鉴别等。

（2）显微定位 就是用显微化学的方法确定药材或饮片中化学成分的存在部位。显微定位的应用必须在所鉴定的中药药效成分明确的情况下，然后选择对药效成分具有特殊反应的化学试剂，使之产生颜色或结晶，用显微镜确定药效成分的存在部位。具体方法：取药材或饮片用水浸软或软化后，切成薄片，滴加特定的化学试剂，封片检查。本法是中药鉴别和质量评价（quality evaluation）的一种简单、有效的方法之一，但选择特有反应的化学试剂较为困难。

5. 显微定量 显微定量是利用显微镜及显微测量的某些手段，对一定质量单味药粉末中的某些显微特征数量进行分析，或测定粉末性中成药中某个组分百分含量的一种方法。本法亦适用于粉末中药杂质的检查。显微定量分析主要用于解决采用理化方法和生物方法难以控制中药质量的一些问题。例如，按规定丁香中丁香酚的含量不得少于11%，实际上其含量多数情况下均在11%以上，如果在丁香粉中掺入一定量的丁香梗粉，则掺杂后混合物的丁香酚含量仍可符合规定的标准。在这种情况下，若采用显微定量方法来鉴定杂质的含量，可以弥补标准中使用指标性成分评价质量的不足。

在进行中药的显微定量分析时，需定量的中药应呈均匀的细粉状态，被测目的物一般需具备下列条件：一是轮廓清晰、颗粒可以计数；颗粒应为下列3种类型之一，即粒状（为大小与形状比较均匀的、分开可以计数的颗粒，如淀粉粒、孢子、花粉粒）、线状（为粗细比较均匀的细长颗粒，其长度在一定的放大倍数下可被测出，如马钱子毛茸的毛肋）、片状（为1个细胞厚的层状组织，在一定的放大倍数下可被描绘下来，如叶类药的表皮、某些种子类药的石细胞层、单

独存在的或成单细胞层存在的梭形纤维或不规则形的细胞等）；二是应易于检识且遇常用的显微化学试剂和封藏剂不发生形态变化。此外，检品在测定前，要先进行显微检查，明确测定对象，根据不同的对象，然后按照不同的方法测定检品中所含特征性颗粒的数目、长度或面积等。显微定量的常用方法如下：

（1）定量、定面积法 该法是一种直接定量的方法。例如，测定黄柏和苍术的混合粉末中二者的配合比例，应首先通过显微观察来确定二者的存在，然后选取具有代表性的特征物进行检测和计算。在这一混合粉末中，苍术不含淀粉粒而黄柏则含有淀粉粒，因此可以根据淀粉粒的多少来确定此混合粉末中黄柏的含量。基本方法是：将此混合粉末制成混悬液，取1滴在显微镜下检查，假如发现共有淀粉粒30个，再配制成含有10%黄柏的混合粉末，如上处理并检查，若发现有淀粉粒60个，即可证明混合粉末中含有黄柏粉末为50%。对粉末性中成药中各种组分的测定，也可按下法进行：精密称定经过处理的供测定样品，定容成混悬液。精密吸取一定量的混悬液，数量可根据其是否能充满已知面积的盖玻片下方。选择具有代表性的目的物作为测定计数的特征。测定前先测出视野的面积，每片选取25个视野进行观察并记录特征总数。然后按下列公式即可计算出该混合粉末或中成药中某药材粉末的百分含量。

$$某药材粉末的百分含量 = \frac{N \cdot A \cdot V}{A' \cdot V' \cdot W \cdot P} \times 100\%$$

式中，N 为25个视野中某特征物数量之和；A 为盖玻片面积（mm^2）；V 为供试品定容的混悬液体积（mL）；A' 为25个视野的总面积（mm^2）；V' 为盖玻片下混悬液的体积（mL）；W 为供试品的质量（mg）；P 为纯净某药材每毫克的特征数。

定量分析所用的检品质量应以105℃干燥品计算。可测定6个显微制片取其平均值作为检测数据。每毫克纯净药材粉末中的某特征数（P）的测定方法同上，但应按下列公式计算：

$$P = \frac{N \cdot A \cdot V}{A' \cdot V' \cdot W}$$

上述显微定量方法简便，但由于实验条件难以保证完全相同，如药材的粉碎度、混悬液滴的大小、供试品含水量的高低等，均可导致液层的厚度改变以致影响测定结果的准确性。

（2）比率计数定量法 这种方法是在被测

粉末药材中加入一定比例的质量指示物质,这些质量指示物质应具有个体体积是一个定值、大小均匀(差异小)、流动性好、含水量稳定、一般不受酸、碱等化学试剂的影响。取质量指示物制成混悬溶液,取 1 滴混悬液放在载玻片上,加盖玻片后,置显微镜下计算若干视野中粉末药的特征性颗粒数和指示物质的颗粒数,并求出二者的比率。由于指示物质每粒的质量是已知的,所以根据所用粉末药的指示物质的质量以及计数所得的结果,就可以算出单位质量的粉末药中所含特征性颗粒的数目。采用此种方法比定质量定面积法简便且快速,既不需要测定载玻片上液滴的质量,也不需要计算盖玻片和视野的面积。在中药鉴定工作中,最常用的指示物质是石松子,利用石松子(为石松科植物石松 *Lycopodium clavatum* L. 的成熟孢子)为质量指示物的比率计数定量法简称为“石松子法”。一般测定方法如下:例如,若测定黄柏与苍术混合粉末中黄柏的含量,可先测定每毫克黄柏粉末中所含淀粉粒的数目。即先称取一定量的黄柏粉末与一定量的石松孢子混合(假定 1:1),然后加适宜的液体制成均匀的混悬液,取 1 滴放在载玻片上,加盖玻片,在镜下计算 25 个视野中的孢子数与淀粉粒数。

此外,还可根据粒状和线状特征物的总质量与其数目成正比的关系进行粒状或线状特征物的数目测定、用于评价矿物类中药的质量组分含量测定法等。

(三) 显微特征的观察与描述

中药的显微特征是通过观察其各种显微制片所得到的显微形象,对这些显微形象进行准确描述是十分重要的。因此,显微特征的描述是显微鉴定工作中的重要内容,也是必备的基本功之一。

1. 一般描述方法

(1) 组织排列描述　主要用于组织观察。在描述时,一般是由外向内依次进行。例如,茎类中药中草质茎的组织排列,应该先描述表皮,然后依次描述皮层、中柱鞘、维管束(韧皮部,形成层,木质部)、射线与髓。在描述中除按常规要求注意其各部分的位置、形态、有无其他组织分布等特征外,还应该注意射线、形成层、栓内层和皮层的特征。

(2) 细胞形状描述　常采用平面和立体 2

种方式进行,具体运用哪一种方式进行描述,可根据具体情况和工作需要加以选择。平面描述,就是根据 1 种显微制片上见到的细胞形状进行描述;立体描述,就是把显微制片上见到细胞 3 个切面(横切、径向纵切、切向纵切)的形状综合起来,描述其立体形状。平面描述比较简单易行,但不易使人得到立体的概念;而立体描述需要综合后才能写出,但其概念明确,最适用于粉末药材的观察。例如,木栓细胞的平面描述:横切面观扁平而切向延长,纵切面观扁平而径向延长,表面观呈多角形;立体描述则是把上述 3 个切面见到的形状综合起来,描述其立体形状,即木栓细胞呈扁平多边形。

(3) 大小和数量描述　有 3 种方式可在不同的情况下采用。①当目的物的大小或数量差异很小时,可记载 1 个数字,如直径约 30μm。②当目的物的大小或数量有不很大的差距时,可记载 2 个数字,即最小值与最大值,如长为 15～40μm;如有少数达 50μm,则可记其长为 15～40(50) μm。③若目的物的大小或数量有很大差距时,可记载 3 个数字,即最小值、常见值(不是平均值)和最大值,如长 20～40～80μm。在大小和数量的描述上,允许有少量超出上下限范围的数值,但超出的数字一般不得超过±10%。

显微测量数据处理的一般原则:10μm 以下可以带小数;10μm 以上的则宜把小数四舍五入变为整数;200μm 以上的数值,则可把个位数四舍五入变为十位数。这是因为药用植物、动物体本身变异和显微测量的精确度影响,使 10μm 以上数字中的小数和 200μm 以上数字中的个位数变得没有实际意义的缘故。

(4) 颜色描述　其描述方法与性状鉴定的颜色描述方法相同。

2. 粉末显微特征的描述　粉末性中药的显微制片在镜下观察时,多种组织碎片、细胞或内容物等杂乱无章地呈现在眼前,不像组织构造那样层次分明。因此,在进行特征描述时,首先需决定描述这些显微特征的顺序,也就是说,先描述什么,后描述什么。一般可遵循 3 条原则:即“先多数后少数,先特殊后一般,先感观后测试”。这 3 条原则不论是对于单纯粉末、混合粉末、粉末性制剂的显微特征描述,都是适用的。

(1) 先多数后少数　粉末性中药镜检时,

总是数量较多的容易被查见,数量较少的难以查见,有些特征极为稀少,所以在特征描述时应先描述多见的、易见的,后描述少见的、偶见的,并分别注明多见、少见、偶见等字样,以供参考。在进行描述工作中,检品特征被查见的难易有时会受到多方面的影响,从而导致描述的结果不准确。主要考虑下列 5 种情况:一是检验操作的问题,如取样没有代表性;二是粉碎度问题;三是药用部位的差异;四是掺杂的问题,如粉末中掺有其他物质;五是品种的问题。如在鉴定工作中发现上述情况,应立即分析原因,根据不同情况采取解决措施后再进行描述。

(2)先特殊后一般 各类药材粉末都具有一些为本类药材粉末所共有的组织和细胞等特征。共性特征,就大多数情况来说,对于具体中药的鉴定没有多大用处。所以在描述时应先重点描述比较特殊的组织、细胞以及内含物等,因为它们才具有鉴别的实际意义,而且在描述时应力求详尽。对于一般的特征,就大多数情况来说,只要在最后简单地提一句就可以了。此外,如果某类中药粉末应具有的组织细胞在检品中未被检出,则也应注明,因为这是一种特殊情况,有助于鉴定结果的推断。例如,皮类中药粉末检不出木栓细胞,则可以推断检品的药用部位是"内皮"。

(3)先感观后测试 在对每一种细胞或细胞内含物进行描述时,应当先从感观入手,然后再对最易检出的特征先进行描述。

(四)超微特征的观察

中药超微特征的观察是通过电子显微技术实现的,主要观察中药的组织和细胞等的超微结构。电子显微镜是 20 世纪 30 年代发展起来的鉴定仪器,主要分为透射电镜和扫描电镜(scanning electron microscope,SEM)两大类。在中药鉴定工作中常使用扫描电子显微镜或分析电子显微镜。扫描电镜是由电子光学系统、信号接收显示系统、真空系统 3 大部分组成,还有一些自动控制、自动补偿、图像处理等部件。

扫描电镜是利用电子探针(electron probe)在样品表面逐点逐行地扫描,收集样品产生的二次电子信号,用于观察样品形态特征的装置。它具有放大范围广、分辨率高($<100Å$,$1Å=10^{-4}$ μm)、调节倍数方便、景深大、图像真实明显、样品制备简易、操作方便等特点。生物物体、器官

或组织等样品制备过程比较简单,除一般生物制片或超薄切片能扫描观察外,不论是动植物药材还是矿物药材,均无须经过超薄切片和染色等处理,只要是完整的直径在 12mm、厚 3mm 的物体或再稍大些的干燥样品,将其粘贴在支架上,在真空喷度器内镀上 1 层导电的金属膜(如金、钯、铝碳等)以保持样品表面处有一种恒定的电势,就能进行扫描获得微细结构特征。

扫描电镜技术主要用于研究光学显微镜下不易察见或图像不清晰、或难以判断的中药粉末微观特征的识别,以及花粉、叶类、果皮和种子类等中药表面特征的观察。如通过观察植物药的气孔、毛茸、腺体、蜡质、角质层、导管、纤维、石细胞、花粉粒、孢子和动物的体壁和鳞片等细胞和组织,以及矿物药的晶体等,给中药品种鉴定提供了非常有价值的资料。研究曾发现:麻黄导管具有的麻黄式穿孔板是由具缘纹孔退化形成的;珍珠粉中的杂质珍珠层粉是斜方柱状排列成行的棱柱层碎片等。

四、理化鉴定法

理化鉴定(physical and chemical identification)法就是利用中药中存在某些化学成分的化学性质和物理性质,通过化学的、物理的或仪器分析的手段,鉴定其品种、纯度、内在质量,以及有害物质的有无或含量多少。

中药之所以能防治疾病,就是因为其中含药效物质。不同的中药有不同的功效,就是因为其各自所含的药效组分不同。所以,用化学或物理的方法来检查中药中的药效组分和有害物质是很重要的,这对于保证临床用药的安全与有效具有十分重要的意义。由于中药的数量繁多,加之对于中药的科学认识不够全面,药效组分的研究滞后,导致很多中药的疗效机制不能阐明,所以对于全面应用理化方法控制中药质量的工作还有待进一步深化。随着中药化学和分析化学等专业基础学科的进展,中药理化鉴定将会愈来愈完善和系统化。

(一)理化鉴定的应用范围

在中药鉴定工作中,理化鉴定法主要应用下列几个方面:对含有不同化学成分的中药鉴别;对粉末性中药或其提取物的鉴别;以化学成分的药效为主线进行新药研究;对同品种,不同产地、批次、采收时间和储藏期限等中药,在投

料前进行初步比较,观察所含成分的变化情况,鉴定其是否符合规定的药用标准;对已有质量标准而且标准中规定有"鉴别"、"含量测定"的中药进行检查;对书刊上记载有化学成分的中药进行初步核对;对化学成分不明的中药进行探查,检查所含化学成分的性质和类型;检查中药不同药用部位所含的化学组分,从而确定各化学成分的所在部位;用于中药生产工艺的考察等。

(二) 理化鉴定的一般方法

根据应用的目的不同,理化鉴定法可分为定性鉴定法和定量鉴定法两大类。定性鉴定法简称定性法,就是根据中药具有的各种特殊成分或组分的化学性质和物理性质,进行的品种鉴别。定性鉴定法根据性质又可以分为物理分析法、化学分析法和物理化学分析法。定量鉴定法简称定量法,就是根据中药含有的药效组分或主成分,测定其相对的含量,本法主要用于中药的质量控制。

理化鉴定法按照所采用的手段不同,一般可分为物理常数测定、化学定性分析、化学定量分析、微量升华(microsublimation)、色谱和光谱等方法,其中多数方法不但可以用于品种鉴定,也可以用于质量控制。故在下面重点介绍几种常用的鉴定方法。

1. **物理常数测定法**　即使用仪器或其他方法测定某些中药如挥发油类、油脂类、树脂类、加工品类、提取物以及某些液体中药的物理常数,以鉴定其质量的一种方法。中药的药效成分现在已知的大多数是有机化合物,它们均有一定的物理常数,若掺有其他物质时,物理常数就会随之改变。常见的物理常数主要有:相对密度、熔点、凝点、折光率、比旋度、黏稠度、硬度、碘值、皂化值、酸值、馏程、膨胀度、色度、泡沫指数、溶血指数、体积比、溶解度等。

(1) 相对密度鉴定法　相对密度鉴定法是利用中药或其成分的相对密度(relative density)不同进行鉴定品质的一种方法。液体中药常采用比重计、比重称和比重瓶测定法;固体中药一般采用直接法(排水法、排砂法)和间接法。如蜂蜜的相对密度应在 1.349 以上,薄荷油的相对密度(25℃)为 0.890～0.910,雄黄的相对密度为 3.40～3.60。

(2) 硬度鉴定法　硬度鉴定法是通过测定

固体类中药或其制品对外界机械作用力的抵抗强度进行鉴定的一种方法,主要用于矿物类中药的鉴别。硬度(hardness)的测定通常用具有一定硬度的标准物质来刻划定级,常采用直接法和间接法测定。如朱砂的硬度为 2.0～2.5。

(3) 熔点鉴定法　熔点鉴定法是利用中药中成分熔点的不同鉴定中药的一种方法。如冰片的熔点(melting point)为 205～209℃(供内服用)或 205～210℃(供外用)。

(4) 凝点鉴定法　凝点(congealing point)鉴定法是利用中药中成分凝点的不同来鉴定中药的一种方法。一般按照现版药典的规定进行测定。如八角茴香油的凝点不应低于 15℃;桉油精的纯度和含量不同其凝点不同,如含量45.6%(g/g)时的凝点为 24℃,而含量 46.9%(g/g)时的凝点为 25℃。

(5) 泡沫指数和溶血指数鉴定法　泡沫指数和溶血指数鉴定是利用皂苷的水溶液振摇后能产生持久性的泡沫和溶解红细胞的性质,可测定含皂苷类成分中药的泡沫指数或溶血指数作为鉴定指标。若有标准皂苷同时进行比较,则更有意义。进行溶血指数测定时,应说明温度和应用何种动物的血,以能产生溶血的最低浓度表示之。但由于此种溶血指数受动物特异性、生理状态以及放置温度、时间等方面影响极大,因此重复性较差。

(6) 馏程鉴定法　馏程鉴定法是利用中药中成分馏程(distiling range)的不同来鉴定中药的一种方法,主要用于液体中药的鉴别。如松节油的沸程为 154～165℃。

(7) 折光鉴定法　折光鉴定法(refractometry)是利用中药中某种成分或其所制成的液体折光率的不同来鉴定中药的一种方法,主要用于脂肪油、挥发油类中药的定性鉴别和水溶性成分在所成溶液中的定量。如满山红油的折射率为 1.500～1.520。

(8) 旋光鉴定法　旋光鉴定法是利用中药中某种或其所制成的溶液比旋度(specific optical rotation)的不同来鉴定中药的一种方法。如薄荷脑的比旋光度为 -49°～-50°。

此外,还有多种物理常数可供实际工作中选用,其操作方法一般均应照现版药典中规定的方法进行。

2. **微量升华**　微量升华是利用中药中所含

的某些化学成分,在一定温度下能够升华的性质,获得升华物后,在显微镜下观察其升华物的形状、颜色或加某种化学试剂观察其化学反应作为鉴别的特征。必要时可用显微熔点测定器测定升华结晶物的熔点(melting point)。如斑蝥的升华物为白色柱状或小片状结晶(130 ~ 140℃),加碱溶解,加酸又析出结晶;小儿化毒散经微量升华可得冰片的结晶,其熔点应在205 ~ 210℃。

3. 电泳分析法 电泳(electrophoresis, EP)是一种分离和鉴定混合物中带电离子的技术,其原理是利用中药含有蛋白质带电荷的成分,在同一电场作用下,由于各组分所带电荷的性质、电荷数目以及分子质量不同,而泳动方向和速度不同,在一定时间内,各成分的泳动率不同,结合谱带数和染色不同达到鉴定的目的。本方法用于含有蛋白质和氨基酸类中药的鉴定,其特点是快速、准确、专属性强、灵敏度高、重现性好。鉴定对象多数为动物药类,植物药的果实和种子类、部分根及根茎类中药,以及含有上述成分的中成药。常用的方法有:SDS-聚丙烯酰胺凝胶电泳、等电点聚焦凝胶电泳、不连续性聚丙烯酰胺凝胶电泳、乙酸纤维素薄膜电泳、区带毛细管电泳、胶束毛细管电泳等。其中,聚丙烯酰胺凝胶电泳(PAGE)具有机械性能好、与被分离物质不起反应、对 pH 和温度变化较稳定、重复性好、灵敏度高等优点。聚丙烯酰胺凝胶电泳是由丙烯酰胺和 N,N-亚甲基双丙烯酰胺在催化剂作用下聚合交联成三维网状结构的凝胶,并以此为支持物的电泳技术。在电泳开始阶段,由于连续 pH 梯度作用,将样品压缩成一条狭窄的区带(浓缩效应),从而提高样品的分离效果。

4. 化学定性分析 化学定性分析是指利用某些化学试剂能与中药中的某种或某类化学成分产生特殊的气味、颜色、沉淀或结晶等反应,来作为鉴别品种的手段。

一般来说,在对中药进行化学定性分析时,通常可用其提取液、粉末或切片等来进行。方法主要有下列几种:①将化学试剂直接加到中药表面、切片或粉末上,观察产生的结晶以及特殊的颜色反应;取切片或粉末也可装置在玻片或滤纸上,滴加相应的试剂进行直接观察。如山豆根药材表面滴加 10% 氢氧化钠试液,立即由橙红色变为血红色(北豆根无此反应)。②取适量中药粉末于小试管中,加适当溶剂提出其化学成分。然后将溶液滴于玻片上、滤纸上或加入小试管中,滴加一定的试剂并观察其现象。③利用微量升华法,将中药中可升华的成分分出,加适当的试剂观察其化学反应现象。如牡丹皮粉末的微量升华物为丹皮酚,加三氯化铁醇溶液呈暗紫色。

在化学定性分析中,常针对某类特征性的化学成分进行定性检查,为了便于掌握,现将常见的中药化学成分的鉴别方法简介如下。

(1) 含生物碱类成分的中药鉴别 一般取中药粉末 10g,加入 10mL 0.5% 的盐酸乙醇溶液在水浴上加热回流 10min。趁热滤过,得酸性乙醇提取液。取滤液用 5% 氢氧化铵溶液调至中性,置水浴上蒸干,在残留物上加 5% 硫酸(或加 1% 盐酸)使成酸性,滤过,滤液加生物碱试剂鉴别。如取 1mL 溶液加碘化铋钾试剂 1 ~ 2 滴,产生橘红色沉淀。但在进行生物碱检查时,必须有 3 种以上试剂均为正反应才能认为有生物碱存在的可能;提取液为同一浓度、同一体积时,所产生沉淀量的多少可初步显示生物碱含量的多少,以供参考。

(2) 含有机酸类成分的中药鉴别 一般取中药粉末 5g,加水 50mL,在 50 ~ 60℃ 的水浴上加热 1h,滤过(或取粉末 5g,加乙醇 50mL,在水浴上回流 1h,滤过),滤液用 pH 试纸或喷洒0.1% 溴麝香草酚蓝的乙醇溶液显色。

(3) 含酚类、鞣质类成分的中药鉴别 供试液制备方法同(2),可用三氯化铁等试液鉴别。值得注意的是:三氯化铁试剂与酚类成分反应产生的颜色随所用的溶剂、浓度、反应和观察时间、pH 等的不同而改变。有时需加热方能显色。

(4) 含黄酮及苷类成分的中药鉴别 一般取中药粉末 10g,加入 70mL 甲醇,水浴回流10min,趁热滤过,可用浓盐酸-镁粉(或锌粉)等试剂进行鉴别。

(5) 含蒽醌及其苷类成分的中药鉴别 一般取中药稀醇提取液 1mL,加入 1mL 10% 氢氧化钠溶液或1% 乙酸镁甲醇溶液等进行鉴别。

(6) 含强心苷类成分的中药鉴别 供试液制备方法同(4)。可用 3,5-二硝基苯甲酸试剂或碱性苦味酸试剂等鉴别。

（7）含内酯、香豆素及其苷类成分的中药鉴别　供试液制备方法同（4），可用异羟肟酸铁试剂、重氮化试剂和 4-氨基安替比林-铁氰化钾试剂等进行鉴别。

（8）含植物甾醇、三萜类成分的中药鉴别　供试液制备方法同（4），可用冰乙酸-浓硫酸试剂、三氯甲烷-浓硫酸试剂、三氯化锑试剂和间二硝基苯试剂等进行鉴别。

（9）含皂苷类成分的中药鉴别　一般取中药粉末 10g，加入 100mL 水，在 60℃的水浴上加热 10min，滤过。滤液供泡沫试验、溶血试验，用李伯曼试剂、浓硫酸试剂、三氯乙酸试剂和加 Fröde 试剂等进行鉴别。

（10）含氰苷类成分的中药鉴别　苦味酸钠试验：取中药粉末 0.5g 放入带塞试管中，加入 3mL 5% 硫酸溶液，充分混合。在试管口放 1 条浸泡过苦味酸盐溶液的滤纸条，塞紧，注意滤纸条不要接近溶液。将试管在沸水浴中加热 10min，纸条变红色。

普鲁士蓝试验：取中药粉末置小试管中，管口用滤纸包住，滴加少量 1% 氢氧化钾溶液使其湿润，于 40℃水浴加热 10min，在滤纸上加硫酸亚铁溶液、稀盐酸溶液、10% 三氯化铁试剂各 1 滴，滤纸显黄色。取中药粉末 0.2～0.5g 置试管中，加 1～2 滴水湿润，用塞子塞住，内悬挂联苯胺-硫酸铜试纸，试管置 40℃左右水浴中加热，试纸变蓝色。

（11）含硫苷类成分的中药鉴别　一般取中药粉末少量加水研磨成糊状，水浴（30～40℃），产生穿透性的辛辣气味。取中药粉末 0.5g，加氢氧化钠如黄豆大 1 粒，加浓盐酸 0.5～1mL，用新制乙酸铅试纸试验，显棕黑色并有光泽。

（12）含氨基酸、多肽和蛋白质类成分的中药鉴别　一般取中药粉末 2g，加水 20mL，摇匀，室温过夜，滤过，滤液供下列试验。加热或加酸沉淀试验：取 1mL 供试液，加热至沸腾，如出现混浊或沉淀时，表明含有蛋白质；加入 1mL 5% 硫酸溶液，也产生沉淀现象。双缩脲试验：取 1mL 供试液，加 1% 硫酸铜溶液与 40% 氢氧化钠溶液等体积混合液数滴，振摇，显紫红色。茚三酮试验：将供试液滴在滤纸上，喷洒茚三酮试液，于 110℃加热显紫红色斑点。

（13）含糖、多糖及其苷类成分的中药鉴别　一般取中药粉末 5g，加水 50mL 在 50～60℃水浴上加热 1h，滤过，滤液供下列试验。斐林试验：取 1mL 供试液，加斐林溶液 1mL，在沸水浴上加热数分钟，产生红色氧化亚铜沉淀（示有还原糖）。另取 1mL 供试液，加盐酸呈酸性，加热微沸数分钟，冷后用碳酸钠调节 pH 至中性，同上法加斐林试剂试之。如供试液在水解前呈负反应，水解后显正反应，或水解后产生氧化亚铜红色沉淀较前为多，表明带有还原糖的苷或为低聚糖与多糖类。α-萘酚试验：取 1mL 供试液，加入 5% α-萘酚乙醇溶液 2～3 滴，摇匀，沿管壁缓缓加入 0.5mL 浓硫酸，如在两液交界面处有紫色环，表明含有糖类或苷类。多糖试验：取供试液 5mL，在水浴上蒸发至 1mL，加入 2mL 乙醇，如出现沉淀，滤过，并用少量乙醇洗涤，将沉淀溶解在 2mL 水中，按上述方法检查供试品在水解前后的还原反应，以鉴定多糖的存在。成脲试验：取供试液与盐酸苯肼液共同加热，生成糖脲的黄色结晶物（取结晶物镜检，视结晶形状的不同可鉴定某些糖类）。

（14）含挥发油、油脂类成分的中药鉴别　一般取中药粉末 5g，加乙醚 50mL 回流提取，提取液加乙醚约至 50mL，通过 6g 氧化镁粉柱，流出液供以下试验。取 10mL 供试液置表面皿上，在室温挥去溶剂，如有油状残留物并具芳香或特殊气味、加热后油状物消失或减少，表明有挥发油存在。如果加热后油状物不消失，加无水硫酸钠（或硫酸氢钾）1～2 粒，直接加热，有特异的丙烯醛气体产生；如果将此气体通入盛有席富试剂 0.5～1mL 的试管中，不久即呈紫红色，表明有油脂。5% 磷钼酸乙醇液试验：将供试液滴在滤纸上，喷洒 5% 磷钼酸乙醇溶液，将滤纸放在 115～118℃烘箱中 2min，有油脂时呈蓝色。挥发油与脂肪油的区别，可采用下列方法进行：取油少量置 2 支试管中，分别加 1mL 95% 乙醇与乙醚，如油在 2 种溶剂中均易溶解的是挥发油，如在乙醚中易溶而在乙醇中较难溶的为脂肪油。取含油的乙醚提取液滴于滤纸片上，如在溶剂挥发后纸上留下油迹者为脂肪油，反之为挥发油。同时可注意有无香气，挥发油一般具特异香气。

（15）含树脂类成分的中药鉴别　一般取中药粉末少量置试管中，加水数毫升后进行加热，不溶解（树胶可逐渐膨胀与水相混成胶体液)。取中药粉末少量置试管中,加乙醚数毫升搅拌,可溶解(不溶者为树胶)。将树脂类中药通过一定的方法分离,可确定树脂的类别及所含的主要化学成分。

5. 化学定量分析 中药的化学定量分析是通过对中药含有的某种药效成分、有效部位、杂质或有害物质的含量测定,来控制中药质量的一种方法。中药化学定量分析通常包括重量分析法和容量分析法两大类。

(1) 重量分析法 重量分析法通常是在一定的条件下,将被测中药中的组分用适当的方法提取、分离和净化后,干燥,恒重;或提取净化后,加入某些试剂,使产生难溶性沉淀物,滤过,干燥,恒重。根据沉淀物和提取物的质量,来计算出被测成分在供试品中的百分含量。重量分析法为经典的方法之一。它是用分析天平直接称量被测成分和反应物的,故准确度较高,但重量分析法需经滤过、洗涤、干燥等步骤,操作比较烦琐,费时多,由于中药的成分复杂,虽经提取净化,但往往仍为粗品,所以重量分析法已逐渐被其他较快速、较准确的方法所代替。目前重量分析法主要用于《中国药典》规定的中药常规检测项目,包括水分、灰分、浸出物和挥发油的含量测定,以及某些生物碱和鞣质类成分的含量测定。重量分析法根据供试品和被测组分的性质不同,故对被测样品所采用的分离方法也就不同,按对被测样品分离方法的种类,一般可分为沉淀重量法、萃取重量法、挥发重量法和电解重量法。挥发重量法主要用于中药水分和挥发油的含量测定;电解重量法主要用于矿物类中药的含量测定。

(2) 容量分析法 容量分析是根据一种已知浓度的溶液(所谓标准溶液或定规液)与供试品中被测成分起完全反应时所用去的溶液体积,来计算出供试品中被测成分含量的方法。这一方法,是通过滴定操作来实现的,所以又叫做滴定分析法。所谓滴定操作,就是将标准溶液由滴定管逐滴加到被测样品溶液中的过程。容量分析法与重量分析法相比较,具有操作简便、快速的特点,并易于掌握和操作。它应用的范围广,除可用于常量分析外,也可用于测定微量组分。中药鉴定中常用的容量分析有酸碱滴定法、沉淀滴定法、配位滴定法和氧化还原滴定法等。

6. 分光光度法 分光光度法(spectrophotometry)又称"光谱鉴定法",它是通过测定中药中被测物质在某些特定波长处或一定波长范围内光的吸收度,对该物质进行定性和定量分析(quantitative analysis)的方法。药品分析一般用 $200 \sim 400nm$ 的紫外光区;$400 \sim 760nm$ 的可见光区;$0.76 \sim 500\mu m$ 的红外光区。所用仪器为紫外分光光度计、可见分光光度计(或比色计)、红外分光光度计或原子吸收分光光度计。在紫外光区和可见光区,灵敏度和精度密较高,一般每 1mL 溶液中含有数微克的物质即可测定,误差在 2% 左右;在此区域内,物质对光的吸收主要是分子中电子的能级跃迁所致,同时伴随着分子振动和转动能级的变化,这种吸收光谱又称"电子光谱";电子吸收光谱一般比较简单平缓,选择性不如红外光区,故主要用于定量分析及物理常数的测定。红外光区的灵敏度和精密度较低,一般需数百微克的供试品进行测定,在此区域内,物质对光的吸收系分子中振动和转动能级的跃迁所引起;红外光谱(或称振转光谱)的特征性很强,特别是在 $7 \sim 15\mu m$ 一段(称为"指纹区")吸收峰较多,而且尖锐,故主要用于物质的鉴别和结构分析。

(1) 紫外光谱法 紫外光谱法(ultraviolet spectrum,UV)是利用中药所含组分的不饱和程度及含量差异,导致其紫外吸收光谱峰位和峰强度的差别来达到鉴定的目的,常用的方法有吸收光谱法、导数光谱法(derivative spectrum,DS 或称"微分光谱法")、光谱线组法、百分吸收系数法等。其中以紫外吸收光谱为基础的导数光谱是解决光谱干扰的一种技术,它能校正无关吸收、排除干扰,具有获得信号尖锐、分辨率高的特点,能将重叠的光谱分开,尤其适用于亲缘关系较近的中药鉴别;紫外光谱线组法是一种多溶剂的紫外光谱综合分析法。

1) 定性鉴别 紫外光谱法用于中药的定性鉴别,主要根据光谱图所提供的参数,如最大吸收波长、最小吸收波长、肩峰及吸收系数等,作为鉴定的依据。其具体方法有以下几种:比较吸收光谱的一致性;比较最大吸收波长(λ_{max})、最大吸收波长时的百分吸收系数($E_{1cm}^{1\%}$)或摩尔吸收系数($\Sigma\lambda_{max}$)的一致性;比较吸收度比值的一致性;比较不同溶剂提取物的紫外光谱,并进行综合分析。

2）定量分析　应用紫外分光光度法进行定量分析的原理，是以 Lambert-Beer 定律为基础的，即物质在一定波长处的吸收度与该物质的浓度之间呈线性关系。因此，只要选择一确定的波长测定溶液的吸收度，便可根据公式计算被测物质的浓度。此法不仅可对中药中单一组分进行定量分析，同时也可测定其混合物中某组分的含量。主要方法有标准曲线法和比较法。

（2）可见分光光度法　可见分光光度法又称"比色法"（colorimetric method），它是通过比较中药溶液颜色对光的吸收度，以鉴定其某种成分或组分含量的方法，主要用于中药的定量分析和物理常数测定。使用本法进行鉴定时，应取对照品同时操作，除另有规定外，本法所用的空白溶液系指同体积的溶剂代替对照品或供试品溶液，然后依次加入相应的同体积的同种试剂，并用同样方法处理。在规定的波长处测定对照品和供试品溶液的吸收度后，可按标准曲线法或比较法计算。

（3）红外光谱法　中药的红外光谱（infrared spectrum，IR）鉴别是通过测定其粉末、提取物或化学单体的红外吸收曲线反映中药所含各组分官能团的差异，以鉴别中药的品质，主要用于中药的定性鉴别和所含化合物的结构分析。

红外光谱法是以红外区域电磁波连续光谱作为辐射源照射样品，记录样品吸收曲线的一种物理光学分析方法，又称"红外吸收光谱法"。红外区，在可见光与微波之间，习惯上按红外线的波长将红外波谱分成 3 个区段，即近红外区（0.76～2.5μm）、中红外区（2.5～50μm）和远红外区（50～500μm），其中中红外区是应用最广泛的区段。红外吸收光谱具有高度的特征性，对气态、固态和液态的样品均可进行分析，且分析速度快，样品用量少，操作简便，广泛用于化学单体和中药的定性鉴别。

进行化学单体红外光谱分析时，首先应根据对象不同，采用各种分离手段，保证被测样品的纯度。供试品制备可根据物态的不同采用不同的方法进行，如液体样品采用液膜法和溶液法；固体样品采用压片法、糊剂法、薄膜法、溶液法；气体样品纯化后可直接用气体池进行测定。

1）定性分析（qualitative analysis）　对中药采用红外光谱定性，实质上就是解析红外光谱或与标准光谱进行对照，从红外光谱所提供的信息来确定未知中药的种类及其性质。在定性分析中，应选用适宜的样品处理方法及测量条件，以便与标准光谱进行对照。如血竭用红外分光光度法可检出不同来源的血竭和加工时的掺杂品，如达马胶等。

2）定量分析　某化合物的某一官能团的特征吸收峰的强度与化合物的浓度成正比，利用这一原理，对中药中的成分进行定量。本法在中药定量分析中的优点是可供选择的吸收峰多，但缺点也比较明显，一是由于红外光谱纯度较差，通过仪器射出狭缝的谱带比较宽，因而定量误差较大；二是要求样品中待测化合物的纯度较高，否则吸收峰不易辨认。本法通常不用摩尔吸收系数或百分吸收系数计算浓度，而用工作曲线来求含量。本法精度一般是 1%～2%，检出限量为 0.1%～1.0%。一般在用其他方法定量困难时才考虑求助于本法。

（4）原子吸收光谱法　原子吸收光谱法（atomic absorption sepctrophotometry，AAS）是基于从光源辐射出的待测元素特征光波通过供试品蒸气时，被蒸气中该待测元素的基态原子所吸收，测定辐射光强度减弱的程度，以求出供试品中待测元素含量的一种方法。原子吸收遵循一般分光光度法的吸收定律。比较对照品和供试品的吸收度，即可求得供试品中待测元素的含量。本法用于中药中无机元素和杂质检查，测定方法主要有标准曲线法、标准加入法等。原子吸收光谱法所用仪器为原子吸收分光光度计。

（5）荧光光谱法　荧光光谱法（fluorescent spectrum，FS）又称"发射光谱法"，是利用中药中的某些成分在吸收自然光或紫外光后能发生荧光的性质，对中药及其所含成分进行鉴定的一种方法。荧光分析（fluorometric assay）的常用仪器主要有荧光分析灯、光电荧光计、荧光分光光度计、显微荧光计等。

必须指出，并不是所有的中药或其成分都有发生荧光的性质。有些中药本身不发生荧光，但若用酸、碱或荧光染色处理后，就可能使某些成分在紫外光线下变为可见色彩。有的中药附有地衣或有多量霉菌生长，也可能有荧光出现,因此荧光分析还可用于检查某些中药的变质情况。此外,在色谱分析应用上,也可能使吸附在吸附柱上、纸条上及薄层板上的各种成分产生荧光色谱。

1) 定性分析 其方法主要有下列几种,一是直接取中药的饮片、粉末或其浸出液在紫外光下进行观察,如秦皮水浸液显碧蓝色荧光,日光下也明显(含荧光物质秦皮甲素和秦皮乙素);二是本身无荧光的中药,经化学方法处理后,在紫外光下进行观察;三是利用荧光显微镜观察中药的粉末或切片。

2) 定量分析 利用被测物质的荧光强度和溶液浓度成正比的关系,对中药所含的成分进行含量测定。荧光分析用于物质的定量分析,测定方法与紫外光谱法基本相同,采用的方法有标准曲线法和比较法。本法对多组分混合物的分析,不经分离就可以测得被测组分的含量。在中药鉴定中,也可通过色谱等手段,先将供试品中的预测成分分离后,然后取样测定。

7. 色谱鉴定法 色谱鉴定法又称"层析法",根据其分离原理,有吸附色谱、分配色谱、离子交换色谱与排阻色谱(size exclusion chromatography)等。吸附色谱是利用被分离物质在吸附剂上被吸附能力的不同,用溶剂或气体洗脱使组分分离,常用的吸附剂有氧化铝、硅胶、聚酰胺等有吸附活性的物质。分配色谱是利用被分离物质在两相中进行分配使组分分离,其中一相为液体,涂布或使之键合在固体载体上称为固定相;另一相为液体或气体称为流动相,常用的载体有硅胶、硅藻土、硅镁型吸附剂与纤维素粉等。离子交换色谱是利用被分离物质在离子交换树脂上的离子交换作用使组分分离,常用的有不同强度的阳、阴离子交换树脂,流动相一般为水或含有机溶剂的缓冲液。排阻色谱又称"凝胶色谱"或"凝胶渗透色谱",是利用被分离物质分子量大小不同在填充剂上渗透程度不同使组分分离;常用的填充剂有分子筛、葡聚糖凝胶、微孔聚合物、微孔硅胶或玻璃珠等,可根据载体和供试品的性质选用水或有机溶剂为流动相。分离方法有柱色谱法、纸色谱法(paper chromatography, PC)、薄层色谱法(thin-layer chromatography, TLC)、气相色谱法、高效液相色谱法等。色谱法反映的是中药提取物化学组成

及含量情况,能定性定量地反映中药的鉴别特征,具有分离能力强、分析速度快、定量准确等特点。在进行色谱鉴定时,所用溶剂应与供试品不起化学反应,除另有规定外,应用纯度较高的溶剂;色谱时的温度,除气相色谱法或另有规定外,系指在室温条件操作。

(1) 柱色谱法 柱色谱法是利用中药中的化学成分在柱层析上发生分离及其分离后各组分 R_f 值的不同进行鉴别。柱色谱包括吸附色谱和分配色谱。供试品可溶于固定液,混以少量载体,加在预制好的色谱柱上端。流动相需先加固定液混合使之饱和,以避免洗脱过程中两相分配的改变。

(2) 纸色谱法 纸色谱法是利用中药中的化学成分在特制层析用滤纸上层析发生分离、及其分离后各组分 R_f 值的不同进行鉴别。本法是以纸为载体,以纸上所含水分或其他物质为固定相,以流动相进行展开的分配色谱。所用滤纸应质地均匀平整,具有一定的机械强度,必须不含影响色谱效果的杂质,也不应与所用显色剂起作用,以致影响分离和鉴别效果,必要时可进行处理后再用。

作为药品的鉴别,供试品所显主色谱斑点的颜色(或荧光)与位置,应与对照品所显主色谱斑点或供试品-对照品(1∶1)混合所显的主色谱斑点相同。作为药品的纯度检查,可取一定量的供试品,经展开后,按各该药品项下的规定,检视其所显杂质色谱斑点的个数或呈色(或荧光)的强度。作为药品的含量测定,可将色谱斑点剪下洗脱后,再用适宜的方法测定,也可用色谱扫描仪测定。

(3) 薄层色谱法 薄层色谱法是将适当粒度的吸附剂均匀涂铺在玻璃板上(或其他支持物上,如铝制薄板)成一薄层,然后用毛细管或适当的点样器将样品液滴加在薄层的起始线上,待样点上的溶剂挥散后,置于密闭的色谱缸中,用一定的溶剂展开,当溶剂前沿到达距离另一端2～3cm处,取出,干燥,显色。样品中的混合物被分离,各成1个色点,测量起始线至各色点中心的距离,计算各色点比移值。

薄层色谱的特点是展开时间短,分离效果好,灵敏度比纸色谱高,而且显色方便,可以直接喷洒腐蚀性的显色剂,并可加热进行鉴定。

薄层色谱中常用的吸附剂有氧化铝、硅胶和纤维素等。薄层板的制备有 2 种:一种是无黏合剂的,称为不黏合薄层,系将吸附剂(载体)直接涂布于玻璃板上即可;另一种是含黏合剂的,称为黏合薄层,系在吸附剂或载体中加入一定量的黏合剂,用量的比例除特殊需要外,一般可用 10% ～15% 煅石膏($CaSO_4 \cdot 2H_2O$ 在 140℃烘 4h)混匀后加水适量,或加羧甲基纤维素钠水溶液(0.5% ～0.8%)适量调成糊状。均匀涂布于玻璃板上,置水平台上,空气中晾干,在 110℃烘 1h,放入干燥器中备用,薄层厚度一般在0.2 ～0.3mm。

1)薄层定性:主要用于中药的品种鉴别。在鉴定时,可取样品及标准中药按同样的方法提取,在相同条件下进行薄层展开和显色,比较二者所得色谱图谱是否相同。中药在进行薄层定性鉴定时,一般应有对照品或标准品(药效组分)。

2)薄层定量:薄层定量分析的方法,主要分为两类,一类是对复合组分经薄层层离后,将待测成分从薄层板上刮下,再经洗脱后,选择适当的方法进行分析;另一类是直接在薄层板上,对已层离的待测成分进行测定。常用的定量方法主要有薄层洗脱测定法、薄层直接测定法、测量面积法等。

(4)薄层扫描法 系指用一定波长的光,照射在薄层层离后的色谱板上,对有吸收或能产生荧光的色谱斑点进行扫描,用反射法或透射法测定光束的强度检测色谱的一种方法。可用于中药的药效成分和杂质的含量测定;对于中成药复方制剂,可用相应的原料药按需要组合作阴、阳对照,然后比较其薄层扫描图谱加以鉴别。薄层扫描的检测方法有吸收法(可见或紫外)和荧光法,测量方法有反射法和透射法,扫描方式有双波长和单波长、锯齿和线性扫描。各种供试品应选择适当的色谱条件展开后才能得到最佳的效果。一般对有吸收的样品,采用双波长、锯齿扫描、反射法;对能产生荧光的样品,采用荧光法;并可根据各种薄层扫描仪的结构特点及使用说明,结合样品特点,选择适宜的方法。采用薄层扫描仪对薄层上中药各组分斑点直接进行测定,具有方便、快速、测量灵敏度高的特点,它可测定出中药中某组分几微克的含量。

(5)毛细管相鉴定法 毛细管相鉴定法是利用中药中所含的化学成分,经纸片毛细管作初步分离后,再与试剂显色进行鉴定的一种方法。常用于中药中有机酸、氨基酸、酚类和苷类成分的鉴别,常用的方法有毛细管吸附法和毛细管展层法。

(6)气相色谱法 气相色谱法(gas chromatography,GC)主要用于含挥发性成分的中药鉴定。气相色谱法中流动相是气体,称为载气,通常用氮气(N_2)和氦气(He)。固定相有 2 种,一种为固体吸附剂,称为气固色谱法(GSC);一种为涂在惰性固体表面的液膜,称气液色谱法(GLC),以 GLC 应用最为广泛。样品注入进样口被加热气化,在色谱柱内,样品中各组分在气、液两相中进行反复分配,因分配系数的不同而达到分离,先后由柱出口进入检测器,产生信号,由记录仪记录色谱图。根据组分量与检测响应值(峰面积)成正比关系,进行定性和定量分析。气相色谱法精密度高,分离效果比薄层色谱好,速度快,但所得数据只有保留时间(retention time of a retain solution,t_R),多数情况在高温下进行,若物质不能气化,就不能进行分析,故应用范围受到限制。

1)定性分析 常用的方法有直接利用保留时间、相对保留值和保留指数谱(GCRI)等。①直接利用保留时间定性:一定的物质在一定的色谱操作条件下,应有一定的保留时间,若仪器性能好,保留时间具有重现性。观察被测组分与对照品的保留时间是否一致,或将对照品与供试品混合后进样,看对应的色谱峰是否增大,即可加以鉴别。但不同的化合物可以有同样的或很相近的保留时间,在这种情况下,可用气相色谱与质谱(mass spectra,MS)、气相色谱与红外光谱(IR)的联用来进行确切的鉴别。②用相对保留值(或相对保留时间)定性:相对保留值是被测定组分的校正保留时间与基准物质的校正保留时间的比值(以 RRT 表示)。只要柱温、固定相确定,即使柱长、柱径、填充情况及载气流速等有所变化,也不影响比值。相对保留值的对数值与柱温的倒数有线性关系,用内抵或外推可得到不同温度下的相对保留值。因此,可以通过实测相对保留值与文献相对保留值对比进行定性,可不必取得各个纯物质即可作出鉴别。由于不同的物质可能在同一色谱柱上有相同的保留值,因而单用一根柱子无论用上述哪种方法均不太可靠,需用双柱定性,即选用两根不同极性的柱子来进行鉴别。③用保留指数(I)定性:保留指数由 Kovats 首先提出,又称 Kovats 指数,即以 2 个相邻的正构烷烃为基准物质,测定它们的校正保留时间,使未知组分的校正保留时间在 2 个保留时间之间。

2)定量分析 气相色谱定量分析的依据是组分的量(质量或在载气中的浓度)与检测的响应值(通常表现为峰面积)成正比。分析方法分为峰面积测量法和计算法两大类。峰面积测量法主要包括峰高乘半峰宽法、峰高乘基线宽度法、峰高乘保留时间法、剪纸称量法、积分仪测量法。计算法主要包括外标法、面积归一化法、内标法和追加法。

(7)高效液相色谱法 高效液相色谱(high performance liquid chromatography,HPLC)的原理与一般液相色谱十分相似,流动相均为液体,包括有液-固色谱、凝胶色谱、离子交换色谱和液-液色谱。高效液相色谱法的流动相是具有不同极性的单一溶剂或不同比例的混合溶剂、缓冲液等,用泵将流动相压入装有填充剂的色谱柱,注入供试品(被流动相带入柱内),在填充剂上分离后,各成分先后进入检测器,用记录仪记录色谱图。所用的仪器为液相色谱仪,常用的色谱柱填充剂有:硅胶(用于正相色谱)、化学键合固定相(根据键合的基团不同用于反向或正相色谱;如十八烷基硅烷键合硅胶常用于反向或离子对色谱)、离子交换填充剂(用于离子交换色谱)、凝胶、玻璃微孔球(用于排阻色谱)等。样品注入量一般为数微升,柱温多为室温,紫外检测器。

本法与普通色谱法相比具有高速化或高效化的特点;与气相色谱法相比,因流动相为液体,固体样品只要求制成溶液,不需要气化,因而具有不受样品挥发性限制的优点,适用范围广,所以本法可适用于中药中各类成分的鉴定。

1)定性分析 包括色谱鉴定法和非色谱鉴定法。①色谱法鉴定有保留特性法(保留时间或保留体积)、同系物的对数标绘法、检测器响应值的比值法等。常采用的联用检测器有:紫外与折光,折光与其他或 2 种不同波长的紫

外检测器等。此外,还有官能团分析,同位素标记鉴定或利用酶、衍生物的反应使峰移位进行鉴定。②非色谱法鉴定:用于化合物鉴定的非色谱法很多,既有专属性的化学反应,又有各种仪器分析方法。运用这些检验方法,对流出液的组分进行检出,连同其保留特性,可以鉴定任何一种化合物。一般所用流动相应比待检出的组分易于挥发,这样可在较温和的条件下将溶剂除去。如果溶剂不易挥发,需采用适当的方法使溶剂与样品分离,以便于检出。

2)定量分析 基本原理、要求与具体方法和气相色谱完全相同。其定量分析的过程一般分为 4 个步骤:色谱分离过程、峰面积测量、计算、实验数据的统计分析。计算方法有面积归一化法、内标法、外标法、主成分自身对照法。

3)使用高效液相色谱法鉴定中药的基本规则 ①所用的仪器为高效液相色谱仪,鉴定药典收载的品种,色谱柱的填充剂和流动相的组分应按各该品种项下的规定。常用的色谱柱填充剂有硅胶,用于正相色谱;化学键合固定相,根据键合的因子不同可用于反相或正相色谱,其中最常用的是十八烷基硅烷键合硅胶,可用于反相色谱或离子对色谱;离子交换填充剂,用于离子交换色谱;凝胶或玻璃微球等填充剂,用于分子排阻色谱等。注样量一般为数微升,除另有规定外,柱温为室温,检测器为紫光吸收检测器。②色谱柱的填充剂:对药典中收载的品种应采用各该品种项下规定的填充剂;但牌号和颗粒大小,以及色谱柱的长度和内径,均可根据具体情况选择。正式测定前,可先按各规定的条件用供试品或对照品及内标准物进行预试,以检验系统的适应性。必要时可对除填充剂品种外的其他条件,如填充剂的牌号和颗粒大小、色谱柱的长度、流动相的配比和流速、进样量以及检测器的灵敏度等,作适当调整,使色谱柱的塔板数与对称因子符合规定,保留时间合适(一般整个色谱须在 20min 内记录完毕),以适合准确测量。除另有规定外,有关峰的分离度应大于 1.5。③高效液相色谱法的塔板数、分离度和对称因子的检查均同气相色谱法项下。④供试品的测定:由于不同结构的物质和在不同波长处检测,其吸收度的差异颇大,须加校正因子。除另有规定外,原则上只可按气相

色谱法项下中药鉴定规则中的规定方法进行测定。

8. **质谱鉴定法**　质谱是按照带电粒子(即粒子)的质量对电荷的比值(m/z)大小依次排列形成的图谱。质谱鉴定法(mass spectrometry,MS)用于中药的鉴别,可将中药的提取液置质谱仪中进行电子轰击,可获得提取物中化学成分的 EI-MS 图谱,不同中药的提取液所含的化学组分不同,所得质谱图所显示的分子离子基峰及进一步的裂解碎片峰也不一致,以资鉴别。该方法主要用于中药中化学成分的结构鉴定。在物质结构鉴定方面,可以通过各种"软"电力技术,得到被鉴定物质的分子离子峰(或准分子离子峰),从而得到被鉴定物的分子量信息,如利用激光解析技术把样品分子直接进入飞行时间质谱,目前已经可以得到样品分子准确的相对分子质量。利用四级杆质谱或磁质谱所提供的信息,可以推断出被鉴定物的组成中可能有某些元素,利用高分辨质谱则更有可能较准确地判断出被分析物有哪些元素组成;再加上质谱中碎片离子所提供的信息,辅以 IR、NMR、UV 等提供的信息,可以推断出分子结构,或至少提出几种可能的结构以供选择。

9. **核磁共振光谱鉴别法**　核磁共振光谱(nuclear magnetic resonance,NMR)法与紫外和红外光谱法有相同之处,均为微观粒子吸收电磁波后在不同能级上的跃迁。所不同的是,核磁共振光谱中是频率为兆赫数量级、波长 $0.1 \sim 100$ cm、能量很低的电磁波照射分子,在这种电磁波照射下,中药提取物中某些特定元素(通常选用 H)的原子可以吸收电磁波辐射,以吸收频率为横坐标,峰强度为纵坐标作图,即得该物质的核磁共振氢谱(^{1}H NMR)。中药的 ^{1}H NMR 指纹图具有高度的特征性和重现性,可依照 ^{1}H NMR 指纹图上显示的特征共振信号和数据(δ,ppm)鉴别中药。

用核磁共振光谱鉴别中药,通常根据其所含有效成分或特征性成分的理化性质选择适当的溶剂和提取分离工艺,制备其特征总提取物,测定 ^{1}H NMR 指纹图,其指纹图主要显示化学组分或专属性成分特征共振信号,使鉴定结果更具准确性和科学性。

10. **色谱-光谱联用分析法**　色谱-光谱联用分析法是将色谱和光谱分析仪器联用,通过对实验数据的综合分析,用以评价中药质量的一种方法。本法集中了色谱技术高分离效能和光谱技术高鉴别能力的优点,故广泛适用于中药的化学成分或组分的分离与含量测定。常用的方法有色谱-质谱、光谱-质谱和质谱-质谱(MS-MS)等。

(1) **色谱-质谱鉴定法**　是将中药所含化学组分色谱分离的流分信息,通过电离源加以电离,然后进入高真空的质谱系统进行分析,得到有关分子离子峰质量的信息或被分析物离解谱的信息,用以鉴定中药一种方法。本方法是色谱与质谱技术相结合,具有多样化的进样系统、电离方式、用于化合物结构鉴定的功能和软件,以及快速、灵敏、准确、对样品处理要求简单等特点,可避免离线分析可能造成的样品量损失和变质问题,可以去除大量背景杂质的干扰,解决中药部分成分保留时间相近不易分离的困难。常用的色谱-质谱鉴定法有:高效液相色谱-质谱(HPLC-MS)法和气相色谱-质谱法等。色谱-质谱技术的关键部件是电离源和质量分析器。主要鉴定方法如下:

1) 高效液相色谱-质谱法:高效液相色谱-质谱法,简称为"液相色谱-质谱法",它是将中药液相色谱流出物中的被分析物电离成离子并与大量存在于流动相中的溶剂分子、缓冲剂分子等分离,然后进行质谱分析。如芩夏止喘颗粒中柴胡是君药,而柴胡皂苷是主要的有效成分之一,为了有效地控制该产品的质量,对柴胡皂苷进行了分析(图 6-1)。从所选择的 2 种特定离子 m/z =779 和 925 可以准确无误地排除大量背景杂质的干扰,具有较强的专属性和灵敏度。

2) 气相色谱-质谱法:较之液相色谱-质谱联用,气相色谱-质谱法是一种成熟的技术。气相色谱-质谱法是将中药气相色谱流出物中的被分析物电离成离子,然后进行质谱分析。在实现气相色谱-质谱分析中,需要解决的 2 个关键的问题:气相色谱的大气压工作条件和质谱的真空操作条件相匹配的问题,以及前者较高的出峰速度,较窄的峰与质谱扫描的速度相匹配的问题早已在技术上得到解决。如复方丹参片含有冰片、三七、丹参浸膏。由于冰片与樟脑分子结构非常相似,气相色谱保留时间相近,故仅采用 GC 方法分析,难以准确定性。图 6-2 为冰片对照品溶液(左)和供试品溶液(右)进样后所得的气相色谱-质谱图。冰片由龙脑、异龙脑 2 种成分构成,所以出 2 个峰;所分析的复方丹参片提取液分析得到的最高峰(峰 1)用 NBS

谱库进行质谱检索,检索结果却为樟脑,其后 1 个小得多的峰(峰 2)为冰片。樟脑与冰片的峰面积比大约是 10,樟脑含量远远大于冰片。通过采用该种方法测定,得出了被检复方丹参片中的原料药掺有伪品的结论。

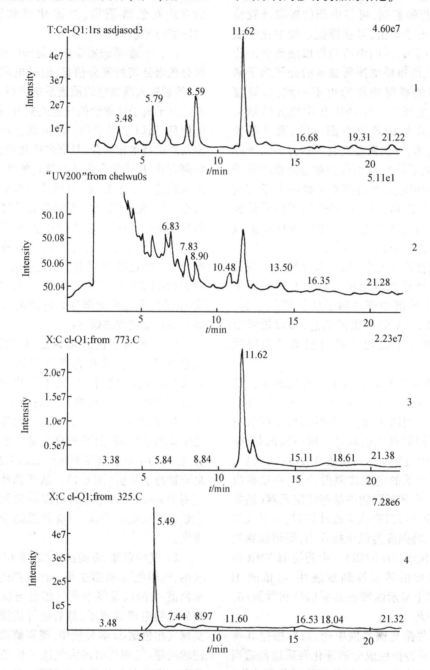

图 6-1　复方中柴胡皂苷类 HPLC-MS 谱图

1. 负离子扫描总离子流图　2. 紫外检测所得谱图　3、4. $m/z=779$ 和 925 单离子扫描图

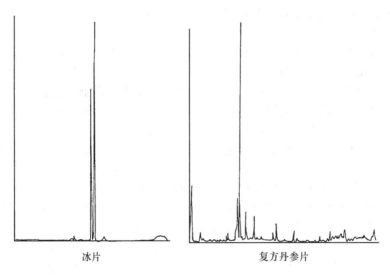

图6-2 复方丹参片气相色谱-质谱总离子流图

（2）质谱-质谱法 质谱-质谱法又称"串联质谱法"，常缩写为 MS-MS，指质量分离的质谱检测技术。它是通过离子在质谱仪中运动过程中发生的自然或人为的质量或者电荷的变化，研究母离子和子离子的关系，获得碎裂过程的信息，用于高灵敏度和高专一性的分析。这种串联的质谱方法可以由各种构型的质谱来实现。在 MS-MS 中，逐级地使母离子以及其碎片离子裂解，从所得的逐级裂解图谱中获得的信息比一级的质谱过程中所能获得的信息多，因此，对解析被分析物质的结构有很大的帮助。

11. X 射线衍射法 X 射线衍射法（XRD）是在"物相分析"原理的基础上，通过识别 X 射线衍射图谱中衍射峰的归属或建立图谱的几何拓扑规律、峰形的特征数值和模糊图像等，用以鉴别中药质量的一种方法。X 射线衍射分析用于单一成分的鉴定历史较早，它具有图谱指纹性强、重现性好、操作简便等特点。对于单一成分或组分类新药一般要求附有粉末 X 射线衍射图谱。常用的方法有 X 射线衍射分析和 X 射线衍射傅里叶谱分析。

12. 聚类分析法 聚类分析法（cluster analysis）是在中药鉴定特征确定的基础上，应用模糊数学原理和计算机技术，将捕获的中药多种鉴别特征的主因子通过数学变换和数量化，对其进行数据计算和分析，或建立不同的动态聚类图，来研究中药信息鉴定模式的一种方法。主要方法有系统聚类法、动态聚类法、模糊聚类法等。本方法可提取反映中药来源、性状、显微、理化和生物等差异的数量化特征，能够有效地消除部分干扰，通过计算机进行中药鉴定。

13. 指纹图谱法 指纹图谱法是对中药部分化学物质或信息物质的模式识别方法，适用于在某种固定条件下对中药定性鉴别。

指纹图谱测定是指中药经过适当处理后，采用一定的分析方法和手段，得到的在某检测条件下能够标示其主要特征的共有峰图谱。目前，研究和采用的指纹图谱主要有色谱图谱、光谱图谱和 DNA 图谱等。中药指纹图谱的内容主要包括名称、来源、供试品和参照物的制备、检测方法、指纹图谱及技术参数等。供研究指纹图谱用的供试品取样应照《中国药典》规定的中药取样方法进行。

值得注意的是，指纹图谱作为中药的鉴定，必须考虑到药材、饮片、有效部位及其制剂鉴定特征的一致性。

14. 热分析法 热分析法（thermal analysis）是通过热分析仪测量某些物质及其反应产物在程序控制温度条件下，其物理性能（如热能、质量等）的变化参数或热图谱来鉴别中药的一种技术。常见的方法有差热分析法（differential thermal analysis，DTA）、热重分析法（thermogravimetry，TG）和差热扫描量热法（differential scanning calorimetry，DSC）等。该方法用于矿物类中药的鉴定效果最佳。

（1）差热分析法 差热分析法是以某种在

一定实验温度下不发生任何化学反应和物理变化的稳定物质作为参比物,与等量的未知物在相同环境中等速度温度变化的情况下相比较;未知物的任何化学和物理上的变化与和它处于同一环境中的标准物质的温度相比较,表现出暂时的升高和降低,根据其峰的温度和温度差来鉴别中药的一种方法。通常将供试品粉末与等量、等粒度的热中性物(参比物,如三氧化二铝、氧化镁等)分别置同一高温炉中加热,在加热过程中随温度的变化,供试品发生吸热或放热效应,供试品与热中性物质之间的热差通过热电偶,用差热电流计检出,再将电流信号变成差热反应曲线(DTA 曲线),通过供试品与标准品的差热曲线比较进行中药的鉴定。曲线上的峰向下为吸热效应,峰向上为放热效应,吸热峰产生的原因有结晶的转变、熔融、气化、升华、脱附、吸收与析出、脱水、分解、还原等;放热峰产生的原因有结晶变化、吸附及分解、氧化等。如牛黄、女贞子的鉴别。

(2)热重分析法 热重分析法是利用物质在加热过程中发生质量变化的特性进行鉴定。如矿物类中药在加热时因脱水、分解等,失去一部分质量,通常用热天平测定其在不同温度下所失去的质量,而获得热重分析曲线(TG 曲线)。该曲线以温度为横坐标,质量为纵坐标,以供试品起始质量坐标为 0 点;曲线向上表示增重,曲线向下表示失重,直线表示无质量变化。此法主要用于含水矿物类中药的鉴定,如珍珠粉、阿胶的鉴定。

(3)差热扫描量热法 差热扫描量热法是利用测量供试品与对照品的功率差与温度的关系,所记录的是 DSC 曲线。典型的 DSC 曲线以热流率(dH/dt)为纵坐标,以时间(t)或温度(T)为横坐标。曲线离开基线的位移,代表样品吸热或放热的速率(mJ/s);曲线中的峰或谷所包围的面积代表热量的变化。如乳香的品种鉴别等。

此外,还有计算机图像分析法、电化学鉴定法(electrochemical identification methods)、等离子体光谱法(ICP)等技术应用于中药鉴定。

五、生物鉴定法

生物鉴定(bioassay)法又称"生物检定"或"生物测定法",是利用中药或其所含的化学物质对生物体(organism)的作用强度,以及用生命信息物质(DNA,蛋白质等)特异性遗传标记特征或基因表达差异等来鉴定中药品质的一种方法。换言之,就是通过中药的生命信息物质和生物效应等的识别,以达到品质鉴定目的的一种方法。目前主要分为生物效应鉴定法和基因鉴定法两大类。

生物效应鉴定法是利用药物对于生物(整体或离体组织)所起的作用,测定药物生物活性(biological activity)强度或药理作用,以鉴别中药品质的方法。该法以药理作用和分子生物学为基础,以生物统计学为工具,运用特定的实验方法和病理模型,通过被测物与相应的对照品在一定条件下比较其产生特定生物反应的剂量比例,测出药物的活性强度。常用的方法有免疫鉴定法、细胞生物学鉴定法、药物效价测定法和单纯指标测定法等。基因鉴定法包括 DNA(deoxyribonucleic acid,脱氧核糖核酸)遗传标记鉴定法和 mRNA(messenger ribonucleic acid,信使 RNA)差异显示鉴定法等。在应用中,生物鉴定一般如下分类。

(一)免疫鉴定法

免疫鉴定法是利用中药含有的特异蛋白为抗原制备的特异抗体,与供试品中特异抗原结合产生沉淀反应的一种方法。它是通过制备特异抗原试剂,采用免疫电泳(immunoelectrophoresis)或琼脂免疫扩散等方法达到鉴定目的的。本方法具有特异性强的特点,适用于中药的品质鉴别。它涉及的相关技术主要有血清学药理学方法、受体学方法、免疫化学方法、酶联免疫法、免疫印迹法等。

其中,利用中药含有多糖类、蛋白质等具有抗原决定簇的大分子,用它们制成特异性抗体(抗血清)进行中药鉴定,是一种具有高度选择性的血清学鉴定方法。血清学鉴定法可用于来源科以上到种以下各分类等级的药用动植物分类,也可用于药用动植物的亲缘关系研究。血清学鉴定特征的研究对中药复方制剂的鉴定具有适用性和重要价值。

血清学鉴定法中比较重视免疫印迹法(immuno blotting)。该法既可原位转印电泳区带,协助确证中药特征抗原分布,也可把待鉴别供试品点在硝酸纤维膜上,直接进行斑点酶联免疫法(Dot-ELISA)鉴别。

该方法的缺点是免疫测定实验周期长,所需动物量大,特异性高的抗体不易制备;免疫血清属于多克隆抗体,存在交叉反应,干燥中药各种蛋白的降解较难解决。

(二) 细胞生物学鉴定法

细胞生物学鉴定法主要是采用染色体(chromosome)的分类技术对中药进行鉴定。染色体是遗传基因的载体,中药某个特定种群的生物体细胞中染色体的形态、组型、带型是稳定不变的,代表着该种群的基本遗传特征,根据该特征即可以鉴定中药的品种。本法根据染色体的排列,制成核型模式图;或用"不对称核型分类"标准确定其核型,并与染色体的背景资料比较,达到鉴定的目的。由于染色体形态只能在细胞分裂的中、后期观察,故本方法只适用于果实和种子类中药的鉴定,在药用植物的分类鉴定中广泛应用。

染色体的形态和数目可作为生物体的一个本质特征,但这一特征不是绝对不变的,在条件发生变化时,染色体的数目会发生改变。就是在正常情况下,一个生物体的染色体数目也可能有变化。所以,染色体计数常常要选取观察50～100个细胞,求得各种染色体数目所占的百分比。染色体的特征量不多是其缺点之一。该方法用于多种近缘属来源的中药鉴别有一定难度。

此外,来源于生物的中药含有受遗传基因控制的蛋白或酶分子,利用蛋白或酶分子的电泳谱带特征,提取不同中药的鉴别特征带,进行品种鉴定,并可根据其谱带特征对中药的产地、栽培类型、炮制方法、储藏条件和时间等影响质量的因素进行分析。若供鉴定的样品能够反映该品种的多样性,即多数基因所表达的蛋白质都能在区带中表达。一般是采用聚丙烯酰胺凝胶电泳(PAGE)将中药所含的全蛋白分散开来,染色后就可看到不同的蛋白质谱带,通过分析谱带数目、宽窄、位置及染色程度等,可获得相当多的信息,从而达到鉴定的目的。

在生物的不同个体、同一个体的不同组织或生长发育的不同阶段,都可以检测到一系列功能相同、结构上略有差异的酶存在,即同工酶。同工酶的变异非常丰富,结构的差异直接来源于基因的差异,并能够稳定遗传。因此,也可以用它鉴别许多从外部形态上难以区分的遗

传变异。其次,由于同工酶分析系统采用酶活性染色和电泳检测,非酶类成分不被显示,电泳图谱往往比蛋白质电泳图谱简洁、清晰。

为了防止酶失活,同工酶技术通常需要新鲜样品,取样必须是新陈代谢活跃的部位,条件比蛋白质分析要求高。这也限制了同工酶分析技术在干燥中药鉴定上的应用。中药来源同一个体不同的生长时间、不同药用部位、不同炮制方法及储藏条件,都可能造成同工酶的不同差异,所以在中药的品质鉴定中也具有一定的实际意义。

(三) 生物效价测定法

生物效价测定(estimation of biological potency)法就是测定药物对生物机体某方面作用的强度,如黄连、黄柏、黄芩等具清热功效中药的抑菌率或抗菌效价(titer)的测定,对洋地黄强心指标生物效价的测定等。换言之,生物效价测定法就是利用生物体的反应来鉴定中药药效成分的含量或效价,测定药物的疗效和毒性(toxi-city)的方法。

有些中药,如洋地黄及其制剂、铃兰毒苷及其注射液,到目前为止还没有找到一种比较合适的化学分析方法来确定它们的药效成分含量或效价,所以就应该用生物检定法进行效价测定。生物检定法的主要原则是将供试品与对照品(包括中药,单体成分,组分)在严格规定的条件下,比较它们对生物体所产生的反应强度,再计算出中药或其制剂的剂量标准。中药的效价通常以1g中药中所具有的"作用单位"数来表示。这种单位是指在一定条件下所表现一定生理作用的最小剂量。例如,《中国药典》规定洋地黄制剂的质量标准:洋地黄叶(Folium Digitalis)要保证同样洋地黄制剂的各种商品的效价一致,而并不是为了使不同的精制强心苷效价相等。因为这种方法不能把它在肠内吸收的差别、作用的快慢以及效力的久暂等估计在内。此种生物效价测定法包括蛙法、猫法、豚鼠法及鸽法等。

(四) 单纯指标测定法

单纯指标测定法就是测定某药物或某类药物某一特性或某一药理作用的强弱。如对含皂苷类中药溶血指数的测定,使用溶血法鉴定柴胡和大叶柴胡;对含苦味中药苦味指数的测定;对含蒽醌类大黄的泻下作用的测定;对青黛中

靛玉红、两头尖中竹节香附素 A 的抗癌活性的测定;黄芪中黄芪皂苷甲、三七中三七皂苷降血压和扩张血管作用的测定;对人参中人参多糖,刺五加根中刺五加多糖和红花多糖的免疫作用的测定;对三七抗凝血作用的测定等。

(五) DNA 遗传标记鉴定法

DNA 分子是由 G、A、C、T 4 种碱基(base pairs,bp)构成,为双螺旋结构的长链分子,生物体特定的遗传信息便包含在特定的碱基排列序列中,遗传上的差异便表现在 4 种碱基排列顺序的变化之中,这就是生物的遗传多样性。比较物种间 DNA 分子的遗传多样性的差异来鉴别物种就是 DNA 分子遗传标记鉴别。在 DNA 分子上,有编码与物种密切相关的基因区域、不十分密切相关的基因区域和非编码基因区域。这些基因区域在生物进化过程中所受的压力不同,前者所受选择压力大,表现出高度的保守性;后者所受选择压力小,表现出较大的差异性。正是这种压力的不同,使得 DNA 分子的不同区域有不同程度的遗传多样性。因此可以选择适当的 DNA 分子遗传标记,在科、属、种、亚种、居群和个体上对研究对象进行鉴别。

动、植物类药材大多数是死亡的干燥生物体或生物的组织器官、分泌物等,而在生物体死亡的过程中,细胞会产生核酸酶大量降解 DNA,这就给药材的 DNA 分析带来了困难。近年来,随着分子生物学技术的飞速发展,特别是微量 DAN 提取技术和多聚酶链式反应(polymerase chain reaction,PCR)技术的发展,使从中药中提取微量的 DNA 进行分析成为现实,也为用 DNA 技术对药材基原的鉴定奠定了基础。但本方法不能用于药材、饮片及中成药的鉴别,因基因与药效无关。

采用 DNA 遗传标记鉴定生物的主要方法有:DNA 序列测定法,随机扩增多态性 DNA 指纹分析(random amplified polymorphic DNA,RAPD),任意引物 PCR 反应技术(arbitrarily primed PCR,AP-PCR),限制性内切酶酶切片段长度多态性分析(restriction fragment length polymorphism,RFLP),PCR 扩增特定片段的限制性位点分析等方法。

(六) mRNA 差异显示鉴定法

mRNA 差异显示鉴定法是利用中药不同组织或细胞在基因表达(gene expression)上的差异进行鉴定的一种方法。它通过将总 RNA 反转录成单链 cDNA(complementary DNA),然后进行 PCR 扩增反应,分离出不同分子大小的 DNA,挑选出有差异的表达基因进行序列分析。既可以制备探针用于稳定灵敏的检测实验,也可以制备其蛋白产物及其抗体进行免疫检测。采用该技术,可以提炼出栽培和野生、道地和普通生物体等之间的特征。

第4节 中药的杂质检查

中药的杂质检查就是鉴定中药中可能混入的各类杂质以及杂质的数量是否超过规定的限度,也称为"纯度鉴定"。杂质的存在将降低中药的疗效,直接影响其质量,若存在有毒的杂质还会危及患者的生命。由此可见,中药的杂质检查对于保证临床用药的安全与有效也具有十分重要的意义。中药的杂质主要分为来源性杂质和掺入性杂质两大类,来源性杂质是指来源与规定相同,但其性状或药用部位与规定不符;掺入性杂质是指来源与规定不同的物质,如在采收、加工和储藏等过程中混入的无机物或人为掺入的非药用物质。人为掺入的杂质多见于贵重中药。由于储藏不当,导致中药被虫蛀和霉变等变质的部分也作为杂质处理。

杂质检查方法:按规定的方法取样,通常用肉眼或放大镜进行观察,较大的杂质可以直接检出;较小可筛分的杂质,可用适当的筛子将杂质筛出;个别肉眼难以识别的杂质,可采用显微或化学分析的方法进行检查。各类杂质确定后,应分别称重,计算出被检中药中杂质的含量。

第5节 中药的常规检测项目

一、水分测定

中药中含有过量的水分,不仅易霉烂变质或使药效成分分解,还会使应用称量上相对地减少了实际用量而不能达到治疗目的。因此,控制中药中的水分含量对于保证中药质量有密切关系。在进行水分测定时,对测定用的供试品要预先破碎成直径不超过 3mm 的颗粒或碎片;直径和长度在 3mm 以下的可不破碎。破碎操作要注意避免水分的散失而影响测定的正确结果。常用的水分测定(determination of water)方法如下。

(一)烘干法

烘干法又称"干燥失重法",适用于不含或少含挥发性成分中药的水分测定。取供试品 2～5g,平铺于干燥至质量恒定的扁形称瓶中,厚度不超过 5mm,疏松供试品不超过 10mm,精密称定,打开瓶盖在 100～150℃ 干燥 5h,将瓶盖盖好,移置干燥器中,冷却 30min,精密称定质量,再在上述温度下干燥 1h,冷却,称量,至连续 2 次称量的差异不超过 5mg 为止,根据减失的质量,计算供试品中含水量(%)。

(二)甲苯法

甲苯法又称"甲苯蒸馏法",适用于含挥发性成分中药的水分测定。它是利用蒸馏的方法使供试品的水分随甲苯蒸气蒸馏出来,经冷却后甲苯和水互相分离,直接读取水分含量。仪器装置略。

(三)减压干燥法

减压干燥法适用于含有挥发性成分贵重中药的水分测定。取直径 12cm 左右的培养皿,加入新鲜五氧化二磷干燥剂适量,使其铺成 0.5～1cm 的厚度,放入直径 30cm 的减压干燥器中。取供试品(过二号筛)2～4g,混合均匀,分取 0.5～1g,置已在供试品同样条件下干燥并称量的称瓶中,精密称定,打开瓶盖,放入上述减压干燥器中,减压至 2.67kPa(20mmHg)以下持续 30min,室温放置 24h。在减压干燥器出口连接新鲜无水氯化钙干燥管,打开活塞,待内外压一致,关闭活塞,打开干燥器,盖上瓶盖,取出称瓶迅速精密称定质量,计算供试品中的含水量(%)。

(四)气相色谱法

色谱条件与系统适用性试验:用直径为 0.25～0.18mm 的二乙烯苯-乙基乙烯苯型高分子多孔小球作为载体,柱温为 140～150℃,热导检测器检测。注入无水乙醇,用气相色谱法测定,应符合要求,即用水峰计算的理论塔板数应大于 1 000,用乙醇峰计算的理论塔板数应大于 150;水和乙醇两峰的分离度应大于 2;将无水乙醇注样 5 次,水峰面积的相对标准偏差不得大于 3.0%。取纯化水约 0.2g,置 25mL 容量瓶

中,精密称定,加无水乙醇至刻度,摇匀,作为标准溶液。取供试品适量(含水量约 0.2g),粉碎或研细,精密称定,置于具有塞子的锥形瓶中,精密加入无水乙醇 50mL,混匀,超声处理 20min,放置 12h,再超声处理 20min,离心,取上清液,作为供试品溶液。取无水乙醇、对照品溶液及供试品溶液各 1～5μL,注入液相色谱仪,测定。含水量的计算采用外标法。但无水乙醇作为溶剂,含水量需要扣除,其含水量的扣除方法为:

对照品中水峰面积=对照品中总水峰面积-
$$K×对照品中乙醇峰面积$$
供试品中水峰面积=供试品溶液中总水峰面积-
$$K×供试品溶液中乙醇峰面积$$

$$K=\frac{无水乙醇中水峰面积}{无水乙醇中乙醇峰面积}$$

此外,也可用红外干燥器测定中药的含水量,可直接读出干燥失重的数量,方法简便,但有一定的误差。

二、浸出物含量测定

适用于药效成分还不清楚或有效成分还无精确定量方法的中药的质量控制。一般选用水、一定浓度的乙醇、醚等为溶剂,测定其浸出物的含量。中药中的成分在水、不同浓度的醇或醚中,在一定的条件下其浸出物的含量大致有一定的范围。因此,测定中药浸出物的含量,对于控制中药质量具有实际意义。在进行浸出物含量测定时,凡供浸出物测定用的供试品,均要预先破碎,使能通过二号筛,取样时要混合均匀。浸出物含量测定根据浸出溶剂不同主要有以下几类。

(一)水溶性浸出物测定

1. **冷浸法**　取供试品约 4g,精密称定,置 250～300mL 的锥形瓶中,精密加入水 100mL,密塞,冷浸,前 6h 内时时振摇,再静置 18h,用干燥的滤器迅速滤过,精密吸取滤液 20mL,置已恒重的蒸发皿中,置水浴上蒸干后,在 105℃ 干燥 3h,移置干燥器中,冷却 30min,迅速精密称定质量。除另有规定外,以干燥品计算供试品中水溶性浸出物(water-soluble extractives)的含量(%)。

2. **热浸法**　取供试品 2～4g,精密称定,置 100～250mL 的锥形瓶中,精密加入水 50～

100mL,密塞,称定质量,静置 1h 后,连接回流冷凝管,加热至沸腾,保持微沸 1h。放冷后,取下烧瓶,塞紧,称定质量,用水补足减失的质量,摇匀,用干燥滤器滤过。精密吸取滤液 25mL,置已恒重的蒸发皿中,在水浴上蒸干后,在 105℃ 干燥 3h,移置干燥器中,冷却 30min,迅速精密称定质量。除另有规定外,以干燥品计算供试品中水溶性浸出物的含量(%)。

(二)醇溶性浸出物的测定

醇溶性浸出物(ethanol-soluble extractives)测定参照水溶性浸出物测定法测定(热浸法须在水浴上加热)。以各品种项下规定浓度的乙醇或甲醇代替水为溶剂。

(三)挥发性醚溶性浸出物测定

取供试品(过四号筛)2～5g,精密称定,置五氧化二磷干燥器中干燥 12h,置索氏提取器中,加乙醚适量,在水浴上加热回流 8h,放冷,以少量乙醚冲洗回流器至蒸馏瓶内,水浴低温蒸去乙醚,残渣在五氧化二磷干燥器中干燥 18h,精密称定,缓缓加热至 105℃ 干燥并至质量恒定。计算出供试品中挥发性醚溶性浸出物(ether-soluble extractives)的百分数。

三、灰 分 测 定

将中药粉碎加热,高温炽灼至灰化,则细胞组织及其内含物灰烬成为灰分而残留,由此所得的灰分称为"生理灰分"。各种中药的生理灰分应在一定范围以内,所测灰分数值高于正常范围时,说明有其他无机物污染和掺杂。测定灰分的目的是限制中药中的泥沙和杂质的含量,以保证中药的纯度。测定的灰分主要有总灰分和酸不溶性灰分,其测定方法如下。

(一)总灰分测定

取供试品粉末(二号筛)2～3g(如需测定酸不溶性灰分,可取供试品 3～5g),置炽灼至恒重的坩埚中,称定质量(准确至 0.01g),缓缓炽灼,注意避免燃烧,至完全炭化时,逐渐升高温度至 500～600℃,使完全灰化并至恒重,根据残渣质量,计算供试品中含灰分的含量(%)。如果炭分不易灰化,可将坩埚放冷,加热水或 10% 硝酸铵溶液 2mL,使残渣湿润,然后置水浴上蒸干,残渣照前法炽灼,至坩埚内容物完全灰化。

(二)酸不溶性灰分测定

取总灰分测定项所得的灰分,在坩埚中注意加入稀盐酸约 10mL,用表面皿覆盖坩埚,置水浴上加热 10min,表面皿用热水 5mL 冲洗,洗液并入坩埚中,用无灰滤纸过滤,坩埚内的残渣用水洗于滤纸上,并洗涤至洗液不显氯化物反应为止。滤渣连同滤纸移置同一坩埚中,干燥,炽灼至质量恒定。根据残渣质量,计算出供试品中含酸不溶性灰分的含量(%)。

四、挥发油的含量测定

利用中药中所含挥发油成分能与水蒸气同时蒸馏出来的性质,在特制的挥发油测定器中测定其含量。测试用的供试品,除另有规定外,需粉碎,使能通过 2～3 号筛。

(一)相对密度在 1.0 以下的挥发油测定方法

取供试品适量(相当于含挥发油 0.5～1.0mL),称定质量(准确至 0.01g),置烧瓶中,加水 300～500mL(或适量)与玻璃珠数粒,振摇混合后,连接挥发油测定器与回流冷凝管。自冷凝管上端加水使充满挥发油测定器的刻度部分,并溢流入烧瓶时为止。置电热套中或用其他适宜方法缓缓加热至沸,并保持微沸约 5h,至测定器中油量不再增加,停止加热,放置片刻,开启测定器下端的活塞,将水缓缓放出,至沿油层上端达 0 度线上面 5mm 处为止。放置 1h 以上,再启开下端活塞使油层下降至其上端恰与 0度线平齐。读取挥发油的量,并计算供试品中挥发油的含量(%)。

(二)相对密度在 1.0 以上的挥发油测定方法

供试品取样量同上法。取水约 30mL 与玻璃珠数粒,置烧瓶中,连接挥发油测定器。自测定器上端添加水使充满刻度部分,并溢流入烧瓶时为止,再用移液管加入二甲苯 1mL,然后连接回流冷凝管。将烧瓶内容物加热至沸腾,并继续蒸馏,其速度以保持冷凝管的中部呈冷却状态为度。30min 后,停止加热,放置 15min 以上,读取二甲苯容积。然后按照上法进行测定。自油层量中减去二甲苯量,即为挥发油量,再改算成供试品中含有挥发油的含量(%)。

此外,还有微量测定法,用于中药微量挥发油的测定。即用特殊的挥发油测定装置,得到的水与挥发油的混合液,用乙醚萃取,除去乙醚液,测定其中挥发油的含量。

第6节　中药的安全性检测

中药的安全性检测包括有害物质检查如重金属检查等、药品微生物限量检验、热原检查、毒性试验(toxicity test)、刺激试验(irritant test)、过敏试验、对红细胞影响试验等,本节重点介绍用于药材及中成药的原料药安全性检测的几项内容。

有害物质的检查

对中药中有害物质的检查是中药安全性鉴定的重要内容。中药如果含有害物质超过限量,就不能入药。常见的有害物质如农药、霉菌毒素或重金属等,现将中药中常见的有害物质检测方法简介如下。

(一)黄曲霉毒素的分析

黄曲霉毒素(aflatoxins)为黄曲霉菌(*Aspergillus flavus*)等一些菌类的代谢产物,目前已发现的主要有 8 种毒素(B_1,B_2,B_{2a},G_1,G_2,G_{2a},M_1,M_2)。黄曲霉毒素中以 B_1 的毒性最强,可使多种实验动物发生癌症。目前世界各国对药品和食品中黄曲霉毒素的限量作了严格的规定(一般为 $3 \sim 5\mu g/kg$)。对中药中霉菌污染的研究报道也较多,有关分析方法主要是根据黄曲霉毒素中毒性最大的成分黄曲霉毒素 B_1、B_2 和 G_1、G_2 的理化性质设计的。它们能溶于三氯甲烷、甲醇,而不溶于己烷、乙醚和石油醚,在紫外光下分别呈蓝色和黄绿色荧光。主要检测方法有下列几种:

1. **薄层-荧光法**　一般方法为通过薄层色谱,用黄曲霉毒素对照品作对照,并根据荧光斑点的大小目测半定量,但结果误差较大。如用荧光光度计检出,则灵敏度较高。

2. **高效液相色谱法**　此法检测的灵敏度较高。如以 SIL、ⅩⅡ 为固定相,在室温下用三氯甲烷-异辛烷(75：25)作为流动相[色谱柱 1m× 2.6mm i.d. ;流速 2mL/min;压力 1 000psi ($6.89×10^6$Pa;检测器 UV 检测器(254nm)],可在 7min 内使 B_1、B_2、G_1、G_2 获得良好的分离(图6-3)。若以 Vydac 吸附剂代替 SIL-X-Ⅱ 为固定相,其他条件相同,也可得到类似的分离。如用荧光光度计检出,灵敏度还可提高。

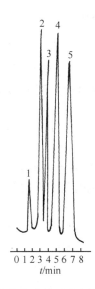

图6-3　4种黄曲霉毒素的分离图谱(液-固吸附色谱,样品注入量各 10μg)

1. 溶剂　2. 黄曲霉毒素B_1　3. 黄曲霉毒素B_2　4. 黄曲霉毒素 G_1　5. 黄曲霉毒素 G_2

3. **质谱法**　一般方法为:将供试品点于硅胶 G-HR 板上,用三氯甲烷-丙酮(9：1)为展开剂展开,在荧光灯下定位,用丙酮洗脱荧光斑点,将洗脱液用带有电子倍增器的质谱仪分析,可检测出各种样品中的黄曲霉毒素(含量≥$20\mu g/g$ 的样品)。此外,还有柯达灰色光度片(即照相用分色片)半定量法、示波极谱法等检测黄曲霉毒素的方法。

应用举例:供试品中黄曲霉毒素 B_1 的检测(色谱-荧光法)。先将供试品用正己烷或石油醚脱脂,然后用甲醇-水溶液提取,再用三氯甲烷萃取即可。或先用正己烷或石油醚脱脂,再用三氯甲烷与水混合提取,取三氯甲烷层挥散,加苯-乙腈(98：2,也可适当调整比例)溶解,供点样用。薄层色谱:点样于硅胶 G 板(100℃ 活化 2h),先用无水乙醇预展 12cm,挥干,再用丙酮-三氯甲烷(8：92)展开 10～12cm,以对照品对照,紫外灯下呈蓝紫色荧光。确证实验:为了确证结果的准确性,可在含有毒素的斑点上滴加三氟乙酸,则生成其衍生物,再展开观察。荧光强度测定:将供试品溶液用不同稀释度或不同点样量点于薄层板上,按上法展开,观察,与标准溶液比较荧光强度,计算其黄曲霉毒素 B_1 的含量。

按下列公式计算：

$$黄曲霉毒素 B_1(\mu g/kg) = C_{标B1}(\mu g) \times \frac{V_1 D}{V_2} \times \frac{1\,000}{W}$$

式中 V_1 为加苯-乙腈液溶解样品的毫升数；V_2 为出现最低荧光试液的滴加体积毫升数；D 为最后试样的稀释倍数；W 为苯-乙腈溶解时相当于样品的质量克数；$C_{标B1}$ 为标准液的点样量（μg）。

（二）农药残留量的检测

农药的种类很多，常见的有滴滴涕（DDT）、六六六（BHC）、五氯硝基苯（PCNB）、对流磷、乐果、甲胺磷、氯氰菊酯、氢戊菊酯等。一般分为有机氯、有机磷和拟除虫菊酯类农药 3 大类。由于这些农药易在药材中长期残留和蓄积而影响中药的安全性，故应对其在中药中的残留量进行检测。

1. 中药中有机氯类农药残留量的测定 有机氯农药不溶于水，在有机溶剂中溶解度大，故处理样品时常用苯、丙酮、三氯甲烷、乙醚等提取。纯化时选用柱色谱或溶液萃取以除去干扰杂质，根据需要选择适当的洗脱液或萃取液。对于含油脂较多的样品可在酸性或中性条件下采用水蒸气蒸馏法，馏出液用苯或三氯甲烷萃取，再纯化，得供试液。

（1）一般检识方法 ①重铬酸钾硫酸试验：取供试品提取物少量，低温蒸发，残渣用几滴乙醇或丙酮溶解后加 2% 醇性氢氧化钾溶液 0.5mL，蒸干，放冷，再加入 0.2% 重铬酸钾的硫酸溶液 1～2 滴，若有 DDT 存在，则显深红色，久置颜色消褪（DDT 的专属性反应，其他有机氯类农药均显阴性）。某些生物碱（如士的宁等）存在时有干扰。②微量结晶试验：取提取物低温蒸发后的残渣少许，置载玻片上，加 1 滴无水乙醇，自然挥发后 DDT 析出针状结晶，常聚成束状或绒球状；六六六析出的结晶常排成 S 或 f 形。③荧光黄纸试验法：取提取物低温蒸发后加水溶解，然后加锌粉和硫酸适量，加热 5min（50℃），滤过，滤液必须澄清，否则重新加锌粉和硫酸再处理 1 次。澄清的滤液中加高锰酸钾及硫酸混匀，迅速将装有荧光黄试纸条玻管的单孔塞塞上，于 50℃ 水浴中加热 10min，如含有机氯农药，则试纸由原来的橙黄色变为桃红色。其中，六六六可检出的浓度为 $2\mu g/g$。

（2）含量测定 一般采用气相色谱法或高效液相色谱法进行。

色谱条件与系统适用性试验：弹性石英毛细管柱（30m×0.32mm×0.25μm）SE-54（或 DB-1701），^{63}Ni-ECD 电子捕获检测器。进样口温度 230℃，检测器温度 300℃，不分流进样。程序升温：初始 100℃，10～220℃/min，8～250℃/min，保持 10min。理论塔板数按 α-BHC 峰计算，应不低于 1×10^6，两个相邻色谱峰的分离度应大于 1.5。

精密称取六六六（BHC）（α-BHC，β-BHC，γ-BHC，δ-BHC）、滴滴涕（DDT）（PP'-DDE，PP'-DDD，OP'-DDT，PP'-DDT）及五氯硝基苯（PCNB）对照品适量，用石油醚（60～90℃）分别制成每 1mL 含 4～5μg 的溶液，作为对照品储备液。精密量取上述各对照品储液 0.5mL，置于 10mL 容量瓶中，用石油醚（60～90℃）稀释至刻度，摇匀，作为混合对照品储液。精密量取上述混合对照品储液，用石油醚（60～90℃）制成每 1L 分别含 0μg、1μg、5μg、10μg、50μg、100μg、250μg 的溶液，作为混合对照品溶液。

取药材供试品于 60℃ 干燥 4h，粉碎成细粉［制剂供试品研成细粉（蜜丸切碎，液体直接量取）］，取约 2g，精密称定，置于 100mL 具有塞子的锥形瓶中，加水 20mL 浸泡过夜，精密加丙酮 40mL，称定质量，超声处理 30min，放冷，再称定质量，用丙酮补足减失的质量，再加氯化钠约 6g，精密加二氯甲烷 30mL，称定质量，超声处理 15min，再称定质量，用二氯甲烷补足减失的质量，静置（使分层），将有机相迅速移入装有适量无水硫酸钠的 100mL 具有塞子的锥形瓶中，放置 4h。精密量取 35mL，于 40℃ 水浴上减压浓缩至近干，加少量石油醚（60～90℃）如前反复操作至二氯甲烷及丙酮除净，用石油醚（60～90℃）溶解并转移至 10mL 具有塞子的刻度离心管中，加石油醚（60～90℃）精密稀释至 5mL，小心加入硫酸 1mL，振摇 1min，离心（3000r/min）10min，精密量取上清液 2mL，置于具有刻度的浓缩瓶中，连接旋转蒸发器，40℃ 下（或用氮气）将溶液浓缩至适量，精密稀释至 1mL，作为供试品溶液。

分别精密吸取供试品溶液和与之对应浓度的混合对照品溶液各 1μL，分别连续进样 3 次，取 3 次平均值，按照外标法计算供试品中各农药的残留量。

2. 中药中有机磷类农药残留量的测定 有机磷农药常见的有敌敌畏、硫磷等。样品常用苯、三氯甲烷、乙酸乙酯、丙酮、甲醇等为溶媒，在中性或酸性条件下提取，提取液浓缩时应在低温或减压下进行，浓缩液可供实验用。

（1）一般检识方法 ①二氯化钯试剂试验：取试验样品提取物1滴于纸上，待近干燥，加二氯化钯试剂（取0.5g二氯化钯，先用0.1mol/L盐酸溶解，再用水稀释到100mL）1滴，若含有硫化磷酸酯类化合物即显黄色或黄褐色。对硫磷、甲基对硫磷等需在100℃热烘20～30min显色。硫化磷酸酯类杀虫剂与二氯化钯试剂作用可生成黄色或黄褐色，灵敏度5～10μg，不含硫的磷酸酯类杀虫剂显阴性反应。②间苯二酚-氢氧化钠液试验：取试样提取液1滴，滴在滤纸上，加5%间苯二酚乙醇液和5%氢氧化钠液各1滴，在电炉上微烘片刻，如有二者即显红色（敌敌畏等水解后产生二氯乙醛，在碱性条件下，与间苯二酚缩合，可生成红色化合物）。③偶氮色素试验：凡有硝基苯基的有机磷杀虫剂，硝基经还原变成胺基，芳胺基经重氮化及偶合反应可生成偶氮色素。对硫磷、甲基对硫磷、杀螟松等均呈阳性反应。④靛蓝试验：取试样提取物用乙醇溶解或稀释，取此稀释液1～2mL，置试管中，加10%氢氧化钠溶液0.5mL，锌粉0.5g，振摇后，置水浴上加热到黄色褪去，加1%邻甲酚液数滴，如含对硫磷、甲基对硫磷、杀螟松显蓝色，若检液中含色素太多或还原不完全则显绿色，灵敏度为1∶5 000 000（凡有机磷杀虫剂水解后能产生对硝基酚者，即可被还原成对氨基酚，对氨基酚与邻甲酚作用生成靛酚，后者在碱性条件下显蓝色，为醌式化合物）。⑤氢氧化钠-亚硝酰铁氰化钠试验：取试样提取物用乙醇溶解或稀释，取此液少量置小试管中，加水1mL和10%氢氧化钠溶液0.5mL，沸水浴上加热10min，取出放冷后，滴加新配制的1%亚硝酰铁氰化钠溶液，若含内服磷、马拉硫磷或乐果等有机磷杀虫剂，即显紫红色，但很快消失。

凡有机磷杀虫剂中含有
$$\begin{array}{c} RO \\ \diagdown \\ \hspace{1em} P—S \\ \diagup \\ RO \end{array}\ \overset{O(或P)}{\|}$$
结构的，

在碱性水液中易水解（hydrolysis），生成硫化物，该硫化物与亚硝酰铁氰化钠作用，即生成紫红色的络合物。

（2）含量测定 一般采用气相色谱法测定。

色谱条件与系统适用性试验：弹性石英毛细管柱（30m×0.25mm×0.25μm）DB-17MS（或HP-5），氮磷检测器（NPD）。进样口温度220℃，检测器温度300℃，不分流进样。程序升温：初始120℃，10～200℃/min，5～240℃/min，保持2min；20～270℃/min，保持0.5min。理论塔板数按敌敌畏峰计算，应不低于6000，两个相邻色谱峰的分离度应大于1.5。

精密称取对硫磷、甲基对硫磷、乐果、氧化乐果、甲胺磷、久效磷、二嗪农、乙硫磷、马拉硫磷、杀扑磷、敌敌畏、乙酰甲胺磷对照品适量，用乙酸乙酯分别制成每1mL约含100μg的溶液，作为对照品储备液。精密量取上述各对照品储液1mL，置20mL棕色容量瓶中，用乙酸乙酯稀释至刻度，摇匀，作为混合对照品储液。精密量取上述混合对照品储液，用乙酸乙酯制成每1mL分别含0.1μg、0.5μg、1μg、2μg、5μg的溶液，作为混合对照品溶液。

取药材供试品粉末（过二号筛）约5g，精密称定，加无水硫酸钠5g，加乙酸乙酯50～100mL，冰浴超声处理3min，放置，取上层液过滤，药渣加乙酸乙酯30～50mL，冰浴超声处理2min，放置，滤过，合并两次滤液，用少量乙酸乙酯洗涤滤纸及残渣，与上述滤液合并。取滤液于40℃以下减压浓缩至近干，加乙酸乙酯转移至5mL容量瓶中，并稀释至刻度，精密量取1mL，置活性炭小柱[120～400目，0.25g，内径0.9cm（如Supelclean ENVI-Carb SPE Tuders，3mL活性炭小柱），用乙酸乙酯5mL预洗]上，置多功能真空样品处理器上，用正己烷-乙酸乙酯（1∶1）混合溶液5mL洗脱，收集洗脱液，置氮吹仪上浓缩至近干，精密加入乙酸乙酯至1mL，作为供试品溶液。

分别精密吸取供试品溶液和与之对应浓度的混合对照品溶液各1μL，分别连续进样3次，取3次平均值，按照外标法计算供试品中各农药的残留量。

3. 中药中拟除虫菊酯类农药残留量测定 一般采用气相色谱法进行。

色谱条件与系统适用性试验：弹性石英毛细管柱（30m×0.32mm×0.25μm）SE-54（或DB-5），^{63}Ni-ECD电子捕获检测器。进样口温度

270℃,检测器温度330℃,分流比20∶1;5∶1(或根据仪器设置选择最佳的分流比)。程序升温:初始160℃,保持1min;10~278℃/min,保持0.5min;1~290℃/min,保持5min。理论塔板数按溴氰菊酯峰计算,应不低于$1×10^5$,两个相邻色谱峰的分离度应大于1.5。

精密称取氯氰菊酯、氰戊菊酯和溴氰菊酯对照品适量,用石油醚(60~90℃)分别制成每1mL含20~25μg的溶液,作为对照品储备液。精密量取上述各对照品储液1mL,置10mL容量瓶中,用石油醚(60~90℃)稀释至刻度,摇匀,作为混合对照品储液。精密量取上述混合对照品储液,用石油醚(60~90℃)制成每1L分别含0μg、4μg、8μg、40μg、200μg的溶液,作为混合对照品溶液。

取药材供试品于60℃干燥4h,粉碎成细粉(过五号筛),取1~2g,精密称定,置100mL具有塞子的锥形瓶中,加石油醚(60~90℃)-丙酮(4∶1)混合溶液30mL,超声处理15min,滤过,滤渣重复上述操作2次后,合并滤液。滤液加入适量无水硫酸钠脱水后,于40~45℃加压浓缩至近干,用少量石油醚(60~90℃)反复操作至丙酮除净,残渣加适量石油醚(60~90℃)溶解至混合小柱[从下至上依次为无水硫酸钠2g、弗罗里硅土4g、微晶纤维素1g、氧化铝1g、无水硫酸钠2g,用石油醚(60~90℃)-丙酮(4∶1)混合溶液20mL预洗]上,用石油醚(60~90℃)-乙醚(4∶1)混合溶液90mL洗脱,收集洗脱液,于40~45℃加压浓缩至近干,再用石油醚(60~90℃)3~4mL重复操作至乙醚除净,用石油醚(60~90℃)溶解转移至5mL容量瓶中,并稀释至刻度,作为供试品溶液。

分别精密吸取供试品溶液和与之对应浓度的混合对照品溶液各1μL,分别连续进样3次,取3次平均值,按照外标法计算供试品中各农药的残留量。

(三) 一般杂质限量检查

1. 重金属的检查 重金属系指在实验条件下能与硫化氢或硫化钠作用显色的金属。常见的重金属离子有Ag^+、Pb^{2+}、Hg^{2+}、Cu^{2+}、Bi^{2+}、Cb^{2+}等,这些离子在微酸性溶液中可被H_2S所沉淀。

重金属的检查基本原理是:在一定量已知浓度的铅盐[$Pb(NO_3)_2$或$Pb(Ac)_2$]溶液中,加入硫化氢或硫化钠试液,将所得含PbS的有色胶体溶液和定量供试样品溶液同法处理后所得的胶体溶液相比较,由二者色泽的深浅即可判断供试样品中重金属的含量是否符合规定的标准。中药中重金属的检查可按现版药典中的规定执行。

检测药物中重金属元素的方法很多,除药典的方法之外,还有原子吸收光谱法、原子荧光光谱法、气相色谱法、中子活化分析法等。其中,原子吸收光谱法颇为常用,但其与经典方法比较精密度较差;在应用中,一次只能测定一种元素,测定不同的元素,需更换光源灯。

2. 砷盐的检查 某些中中药及其制剂用的常水等都可能含有微量的砷盐。砷盐若超过一定量,对人体就会产生毒性,故有些中药及其制剂都规定有砷盐检查。砷盐检查法系指用于药品中微量砷(以As计算)的限量检查方法。

标准砷溶液的制备:称取三氧化二砷0.132g,置1 000mL容量瓶中,加20%氢氧化钠溶液5mL溶解后,用适量的稀硫酸中和,在加稀硫酸10mL,用水稀释至刻度,摇匀,作为储备液。临用前,精密量取储备液10mL,置1 000mL容量瓶中,加稀硫酸10mL,用水稀释至刻度,摇匀,即得(1μg/mL)。测定方法主要有古蔡法、二乙基二硫代氨基甲酸银法等。

3. 铁盐的检查 称取硫酸铁铵[$FeNH_4(SO_4)_2·12H_2O$]0.863g,置1 000mL容量瓶中,加水溶解后,加硫酸2.5mL,用水稀释至刻度,摇匀,作为储备液。临用前,精密量取储备液10mL,置1 000mL容量瓶中,加水稀释至刻度,摇匀,制得标准铁溶液(10μg/mL)。取被测药品项下规定量的供试品,加水溶解使成25mL,移置50mL纳氏比色管中,加稀盐酸4mL与过硫酸铵50mg,用水稀释成约35mL后,加30%硫氰酸铵溶液3mL,再加水适量稀释成50mL,摇匀;如显色,立即与标准铁溶液一定量制成的对照溶液(取各该药品项下规定量的标准铁溶液,置50mL纳氏比色管中,加水使成25mL,加稀盐酸4mL与过硫酸铵50mg,用水稀释成35mL,加30%硫氰酸铵溶液3mL,再加水适量稀释成50mL,摇匀)比较,即得。如供试管与对照管色调不一致时,可分别移至分液漏斗中,各加正丁醇20mL提取,待分层后,将正丁醇层移置50mL纳氏比色管中,再用正丁醇稀释至25mL,比较,即得。

4. 氯化物的检查 利用氯离子在含硝酸的酸性溶液中与硝酸银作用生成氯化银浑浊,与一定量的标准氯化钠和硝酸银生成的浑浊比较,即可判断药物中所含氯化物是否超过限量。精密称取在130℃干燥至质量恒定的氯化钠0.165g,置1 000mL容量瓶中,加水适量使其溶解并稀释至刻度,摇匀。精密量取10mL,置100mL容量瓶中,加水稀释至刻度,摇匀,即得标准氯化钠溶液($10\mu g/mL$)。取被测药品项下规定量的供试品,加水溶解使成25mL(如显碱性,可滴加硝酸使遇石蕊试纸显中性反应),再加稀硝酸10mL,溶液如不澄清,滤过。置50mL纳氏比色管中,加水适量使成约40mL,摇匀,即得供试品溶液。另取各药品项下规定量的标准氯化钠溶液,置50mL纳氏比色管中,加稀硝酸10mL,用水稀释使成40mL,摇匀,即得对照品溶液。于供试品和对照品溶液中,分别加入硝酸银试液1.0mL,用水稀释成50mL,摇匀,在暗处放置5min,同置黑色背景上,从比色管上方向下观察、比较,即得。如供试品溶液带颜色,除另有规定外,可取2倍量的供试品溶液2份,分别置50mL纳氏比色管中,一份中加硝酸银试液1.0mL,放置10min,如显浑浊,可反复过滤至滤液完全澄清,再加规定量的标准氯化钠溶液与水适量使成50mL,摇匀,在暗处放置5min,作为对照液;另一份加硝酸银试液1mL与水适量使成50mL,摇匀,在暗处放置5min,如发生浑浊,与上述对照液比较,即得。注意事项:用滤纸过滤时,滤纸中如含有氯化物,可预先用含有硝酸的水溶液洗净后使用。

(张贵君 金哲雄)

第7章 中药新药质量标准的制定

第1节 概 述

中药质量标准是对中药质量及其检验方法所作的技术规定,用于指导中药生产、经营、使用、检验和监督管理,以保证药品的安全性、有效性、稳定性。中药质量标准的制定是中药研究中重要的组成部分,进行中药的新药研究,必须依据国家《新药审批办法》的要求制定临床研究和生产使用的质量标准。质量标准具有权威性、科学性、先进性等特征。权威性是指质量标准具有法律效力,如《中华人民共和国药品管理法》中规定:药品必须符合国家药品标准或省(自治区、直辖市)药品标准,虽然各国均不排除生产厂家可以采用非药典方法进行检验,但需要仲裁时,只有各级法定标准、特别是国家药典具有权威性;科学性是指质量标准对具体对象研究的结果有适用性的限制,在不同成药中鉴定某一相同药味成分,不一定方法均能适用,但其方法的确定与规格的制定均有充分的科学依据;先进性是指随着生产技术水平提高和检测方法的改进,应对药品标准不断进行修订和完善,使得标准中检测指标专属性更强、检验技术更加先进、质量评价方法更加科学、限度标准制定更为合理,但处方、原料、工艺绝不允许有任何改动。

一、中药质量标准的分类

(一)国家标准

国家标准是国家颁布的有关药品标准,包括药典和部颁药品标准。国家标准是对产品的最低要求和基本标准,凡是国家标准中收载的产品,在生产中都必须遵照执行。国家标准的基本要求是:具有国内的先进水平;有可控性和重现性。新药经批准后,其质量标准为试行标准;批准为试生产的新药,其标准的试行期为3年。

(二)地方标准

地方标准是各省(自治区、直辖市)制定的

药品标准。批准使用的标准,试行期为2年,试行期过后,可转为部颁标准。

(三)企业标准

企业标准是企业根据生产需要制定的药品标准。一般有两种情况:一种为检验方法尚不够成熟,但能达到一定的质量控制作用;另一种为高于法定标准的要求,常常增加检测项目或提高相关标准。企业标准是企业作为创优、市场竞争、保护优质产品、严防假冒等采用的重要措施。

二、制定质量标准的条件

中药质量标准的制定必须具备3个条件,即处方组成固定、原料来源和制备工艺稳定。

(一)处方固定

中药处方药味及配伍组分是制定质量标准的依据,直接影响评价指标的选定和限度的制定。因此在制定质量标准之前,必须要求处方准确无误,才可以进行质量标准的研究和实验设计。

(二)基原(药材、饮片、配方)稳定

如药材除了药用部位、产地、采收加工、储藏等因素涉及质量优劣外,还应特别重视的是其真伪与地区习惯用药品种的鉴别和应用。

(三)制备工艺稳定

新药研制在处方确定后,结合临床服用要求确定剂型,进行制备工艺研究,优选出最佳工艺条件,进行中试,达到设计要求后,方可进行质量标准的制定。因为尽管处方相同,如果工艺不同,所含的成分必然有所差别,直接影响鉴别、含量测定等项目的建立和限度的规定。

三、质量标准研究的内容

(一)药材(含饮片)质量标准

药材(含饮片)的质量标准包括:名称、汉语拼音、药材拉丁名、来源、性状、鉴别、检查、浸出物、含量测定、炮制、性味与归经、功能与主治、用法与用量、注意及储藏等项内容。

1. 名称 包括中文名称、汉语拼音、药材拉丁名,按中药命名原则要求制定。

2. 来源 来源包括原植(动、矿)物的科名、中文名、学名、药用部位、采收季节和产地加工等,矿物药包括矿物的类、族、矿石名或岩石名、主要成分及产地加工。药材一般应固定其产地。

(1)基原 需经有关单位鉴定,确定原植(动)物的科名、中文名及学名;矿物的中文名及拉丁名。

(2)药用部位 指植(动、矿)物经产地加工后可药用的某一部分或全部。

(3)采收季节与产地加工 是指能保证药材质量的最佳采收季节和产地加工方法。

3. 性状 系指药材的形状、颜色、表面特征、质地、断面及气味等的描述,除必须鲜用的按鲜品描述外,一般以完整的干药材为主;易破碎的药材还须描述破碎部分。描述要抓住主要特征,文字要简练,术语需规范,描述应确切。

4. 鉴别 选用的方法要求专属、灵敏。包括经验鉴别、显微鉴别(组织切片、粉末或表面制片、显微化学)、理化鉴别(色谱、光谱鉴别等)及其他方法的鉴别。色谱鉴别应设对照品或对照药材。

5. 检查 包括杂质、水分、灰分、酸不溶性灰分、重金属、砷盐、农药残留量、有关的毒性成分及其他必要的检查项目。

6. 浸出物测定 可参照《中国药典》现行版附录浸出物测定法要求,结合用药习惯、药材质地及已知的化学成分等选定适宜的溶剂,测定其浸出物量以控制质量。浸出物的限(幅)度指标应根据实测数据制定,并以药材的干品计算。

7. 含量测定 操作步骤叙述应准确,术语和计量单位应规范。含量限(幅)度应根据实测数据制定。在建立化学成分的含量测定有困难时,可建立相应的图谱测定或生物测定等其他方法。

8. 炮制 根据用药需要进行炮制的品种,应制定合理的加工炮制工艺,明确辅料用量和炮制品的质量要求。

9. 性味与归经、功能与主治、用法与用量、注意及储藏等项 根据该药材研究结果制定。

(二)中药制剂质量标准

中药制剂必须在处方固定和原料质量、制备工艺稳定的前提下方可拟定质量标准草案,质量标准应确实反映和控制最终产品质量。质量标准的内容一般包括名称、汉语拼音、处方、制法、性状、鉴别、检查、浸出物、含量测定、功能与主治、用法与用量、注意、规格、储藏、有效期等项目。

1. 制剂的质量标准

(1)名称 名称包括中文名、汉语拼音,可按中药命名原则的要求制定。

(2)处方 处方应列出全部药味和用量(以 g 或 mL 为单位),全处方量应以制成 1 000个制剂单位的成品量为准。药味的排列顺序应根据组方原则排列。炮制品需注明。

(3)制法 制法的主要内容如下:须写明工艺的全过程,在保证质量的前提下,不宜规定得过细;辅料、剂型、总量主要叙述处方共有多少味药,各味药处理的简明工艺路线、工艺条件及中间体质量,使用药引、辅料的名称及用量,制成的剂型,制成品数量等;制备工艺中对质量有影响的关键工艺,应列出控制的技术条件、关键半成品的质量标准,如粉碎的细度、浸膏的相对密度、乙醇浓度等;制法中药材粉末的粉碎度可用"粗粉"、"中粉"、"细粉"、"极细粉"等表示,也可列出筛目;对蜜丸的用量因各地的气候、习惯等不同,可规定一定的幅度,但幅度不宜过大,以免影响用药剂量。

(4)性状 性状是指剂型及除去包装后的色泽、形态、气味等的描述。性状的确定通常是依据样品除去包装后的实际情况拟定,必须是中试产品或大生产样品。片剂及丸剂有包衣的,应除去包衣,以片芯或丸芯依次描述。硬胶囊应除去囊壳描述。外用药不描述气味。

(5)鉴别 鉴别方法包括显微鉴别、理化鉴别等,要求专属性强、灵敏度高、重现性较好。显微鉴别应突出描述易察见的特征。化学、光谱、色谱鉴别,叙述应准确,术语、计量单位应规范。色谱法鉴别应选定适宜的对照品或对照中药材作对照试验。

(6)检查 参照《中国药典》现行版附录各有关制剂通则项下规定的检查项目和必要的其他检查项目进行检查,并制定相应的限量范围。药典未收载的剂型可另行制定。对制剂中的重金属、砷盐等应予以考察,必要时应列入规定项目。

（7）浸出物测定　根据剂型的要求，参照《中国药典》现行版附录浸出物测定法的有关规定，选择适当的溶剂进行测定。

（8）含量测定　含量测定应首选处方中的君药（主药）、贵重药、毒性药，制定测定的项目。如有困难时则可选处方中其他药味的已知成分或具备能反映内在质量的指标成分建立含量测定方法。如因成品测定干扰较大并确证干扰无法排除而难以测定的，可测定与其化学结构母核相似、相对分子质量相近总类成分的含量，或暂将浸出物测定作为质量控制项目，但必须具有针对性和控制质量的意义。含量测定方法可参考有关质量标准或有关文献，也可自行研究后建立，但应作方法学考察试验。含量限（幅）度指标，应根据实测数据（临床用样品至少有 3 批、6 个数据，生产用样品至少有 10 批、20 个数据）制定。含量限度一般规定低限，或按照其标示量制订含量测定用的百分限（幅）度。毒性成分的含量必须规定幅度。含量限度低于万分之一者，应增加另一个含量测定指标或浸出物测定。在建立化学成分的含量测定有困难时，也可考虑建立生物测定等其他方法。

（9）功能与主治、用法与用量、注意及有效期等均根据该药的研究结果制定。

（10）规格　应制定制剂单位的质量、装量、含量或 1 次服用量。

2. 原料（饮片或药材）及辅料的质量标准处方中的药效组分均应符合法定药品标准。

（1）复方制剂中若含有未制定药品标准的饮片应先制定其省级质量标准，按照《新药（中药材）申报资料项目》中的有关要求报送资料，其资料随制剂一起上报。包括：名称（中文名、汉语拼音、拉丁名）及命名依据；来源及其鉴定依据；生态环境、组织特征、理化鉴别等研究资料（方法、数据、附图和结论）及文献资料；饮片（或药材）的质量标准及起草说明，对照品及有关资料；饮片的稳定性试验资料、结论和有关文献资料；按质量标准提供有代表性样品至少 3 批及其检验报告书，并提供原动、植、矿物及引种（养）药材原产地的动、植、矿物标本各 2 份（包括带花、果、种子等鉴别特征），每批样品数量至少应为全检需要量的 3 倍；与功能主治有关的主要药效学试验资料及文献资料；动物

急性毒性试验资料及文献资料；文献古籍对本品性味归经、功能主治等内容的论述；现代研究对传统理论的印证和修订；该中药材应用于方剂的有关研究资料。

（2）若处方中的中饮片已制定省级药品标准的，须附上该中饮片的名称（中文名、汉语拼音、拉丁名）及命名依据；质量标准及起草说明，对照品及有关资料；稳定性试验资料、结论和有关文献资料等资料及省药品监督管理部门批准件（复印件）。

（3）除中饮片外的其他组分，如果未制定药品标准的，须按相应类别报送有关资料并随制剂一起上报审定。

第 2 节　中药新药的稳定性研究

新药稳定性是指药品在生产制备后，经过运输、储藏、周转直至临床应用前的一系列过程中质量变化的程度。药品的稳定性是其质量的重要评价指标之一，是确定新药有效期的主要依据，新药在申请临床试验时需报送初步稳定性试验资料及文献资料，在申请生产时需报送稳定性试验资料及文献资料。

一、稳定性试验要求

（1）初步稳定性试验应以临床试验用包装条件，于室温下进行考察，除当月考察 1 次外，要求每月考核 1 次，不得少于 3 个月（也可于 37～40℃和相对湿度 75% 下保存，每月考核 1 次，连续 3 个月），如稳定，可以进入临床研究。最终须以室温稳定性试验数据为准。考核项目可根据该药品的质量标准（草案），结合"中药新药稳定性试验要求"中各对应剂型的稳定性考核项目拟订。

（2）稳定性试验应将药品在模拟市售包装条件下，置室温中，继初步稳定性考核后，即放置 3 个月再考核 1 次，然后每 6 个月 1 次。按各种剂型的不同考核时间进行考核。

（3）新药稳定性试验，至少应对 3 批以上的样品进行考察，试验要求参见"中药新药稳定性试验要求"（表 7-1）。若用新的包装材料，应注意观察直接与药物接触的包装材料对药品稳定性的影响。

表 7-1　中药新药稳定性试验要求

编号	剂型	稳定性考核项目	室温考核时间/年
1	药材	性状,鉴别,浸出物,含量测定,霉变,虫蛀	2
2	注射剂	性状,鉴别,澄明度,pH,无菌,热原,溶血,刺激性,含量测定	1.5
3	合剂(口服液)	性状,鉴别,澄明度,相对密度,pH,含量测定,微生物限度检查	1.5
4	糖浆剂	性状,鉴别,相对密度,pH,含量测定,微生物限度检查	1.5
5	酒剂、酊剂	性状,鉴别,乙醇量,总固体,含量测定,微生物限度检查	1.5
6	丸剂	性状,鉴别,溶散时限,水分,含量测定,微生物限度检查	1.5
7	散剂	性状,鉴别,均匀度,水分,粉末细度,含量测定,微生物限度检查	1.5
8	煎膏剂(膏汁)	性状(反砂、分层),鉴别,相对密度,溶化性检查,pH,含量测定,微生物限度检查	1.5
9	胶囊、滴丸剂(含胶丸)	性状,鉴别,水分(胶丸不考虑),溶散时限,含量测定,微生物限度检查	1.5
10	片剂	性状,鉴别,硬度,崩解时限,含量测定,微生物限度检查	2
11	流浸膏	性状,鉴别,pH,乙醇量,总固体,含量测定,微生物限度检查	1.5
12	浸膏	性状,鉴别,含量测定,微生物限度检查	1.5
13	乳剂	性状(乳析、破乳、分散相粒度),鉴别,含量测定,微生物限度检查	1
14	颗粒剂	性状(吸潮、软化),鉴别,水分,粒度检查,含量测定,微生物限度检查	1
15	混悬剂	性状(微粒大小、沉降速度、沉降容积比),鉴别,含量测定,微生物限度检查	1
16	软膏剂	性状(酸败、异臭、变色、分层、涂展性),鉴别,含量测定,微生物限度检查,皮肤刺激性试验	1.5
17	膏药	性状,鉴别,软化点,含量测定,微生物限度检查,皮肤刺激性试验	1
18	橡胶膏剂	性状,鉴别,拉力,含膏量,皮肤刺激性试验,耐寒,耐热性试验	1
19	胶剂	性状,水分,鉴别,含量测定,微生物限度检查	2
20	栓剂、锭剂	性状,鉴别,融变时限,pH,含量测定,微生物限度检查	1.5
21	气雾剂	性状(沉淀物、分层),鉴别,喷射效能,异臭,刺激性,含量测定,微生物限度检查	1
22	膜剂	性状,融溶时间,刺激性,pH,含量测定,微生物限度检查	1

注:无菌,卫生学检查和安全性试验一般可于零月,三月和考察终止时进行 3 次。

(4)稳定性试验报送的资料,应包括实验方法、条件、内容、结果(数据)、结论、文献资料及相应的图表。试验结果应有文字描述,不宜仅用简单的"+"、"-"号或"符合规定"表示。

(5)申报生产时,应继续稳定性考察。标准转正时,据此确定有效期。

二、稳定性试验方法

1. 留样观察法　依照储存条件将样品放置于正常室温下,每隔一定时间,按照该剂型所需考核的项目和拟定的质量标准(草案)进行,记录考核结果。至规定考核期满时,总结考核数据,作出质量评价,核定使用期。虽然该方法费时长,且不易找出出现问题的原因和规律性,但与实际条件一致,所以以结果真实无误,是新药稳定性试验的常用方法。

2. 加速试验法

(1)简便法　中药新制剂采用温度为 37~40℃和相对湿度 75% 的条件保存,每月考核 1 次,连续 3 个月。总结试验记录,如稳定,相当于样品在常温下可保存 2 年。该法有美国 FDA 提出,借鉴用于中药新制剂,尚待总结。

（2）恒温法　将样品置于3种以上不同温度的恒温器中，间隔一定时间取样，测定含量。根据测定结果确定反应级数，然后求出室温下的反应速度常数，计算出有效期；或用 $t_{0.9}$ 对 $1/T$ 作图，由图求出有效期。目前国内对中药制剂稳定性的研究大多采用此法。

（3）升温法（变温法）　如 Rogers 法，按预定的升温程序缓慢升温（开始时平均每分钟升高 0.2～0.25℃，将近结束时平均每分钟升高 0.05℃），每隔一定时间抽取样品测定含量，然后依有关公式计算出室温下或其他温度下的反应速度常数。该法仅做一次试验就能确定有效期，同时根据试验能否得到直线关系，来检验分解过程的反应级数是否正确。

由于加速试验方法容易产生误差，中药新制剂除根据该剂型所规定的项目考核外，还要按照拟定的质量标准进行检验，然后根据各项目考核的结果综合分析得出稳定性考核结论，通常以留样观察法为主，采用其他方法进行稳定性研究还须摸索经验。

第3节　中药新药质量标准用标准品研究

质量标准中所需标准品，如为现行国家药品标准收载并由中国药品生物制品检定所提供者，可直接按类别采用。但应注明所用标准品的批号、类别等。其他来源的品种则应按以下要求提供资料。

一、中药标准品

1. 标准品的来源　由植、动物提取的需要说明来源的科名、学名和药用部位及有关具体的提取、分离工艺、方法；化学合成品注明提供来源及其工艺方法。

2. 确证　验证已知结构的化合物须提供必要的参数及图谱，并应与文献值或图谱一致，如文献无记载，则按未知物要求提供足以确证其结构的参数。如元素分析、熔点、红外光谱、紫外光谱、核磁共振谱、质谱等。

3. 纯度　标准品应进行纯度检查。纯度检查可依所用的色谱类型，如为薄层色谱法，点样量应为所适用检验方法点样量的10倍量，选择3个以上溶剂系统展开，并提供彩色照片。色谱中应不显杂质斑点。

4. 含量　含量测定用的标准品，含量（纯度）应在98%以上，供鉴别用的化学对照品含量（纯度）应在95%以上，并提供含量测定的方法和测试数据及有关图谱。

5. 稳定性　依法定期检查，申报生产时，提供使用期及其确定依据。

6. 包装与储藏　置密闭容器内，避光、低温、干燥处储藏。

二、药材（含饮片）标准品

1. 品种鉴定　经过准确鉴定并注明药材来源，多品种来源的对照药材，须有共性的鉴别特征。

2. 质量　选定符合国家药品标准规定要求的优质药材，即符合临床用药的有效性、安全性的有效药物。

3. 均匀性　必须粉碎过筛，取均匀的粉末分装应用。

4. 稳定性　应考察稳定性，提供使用期及其确定依据。

5. 包装与储藏　置密闭容器内，避光、低温、干燥处储藏。

三、对照品使用说明

化学对照品应注明中英文名称、分子式、批号、使用期及适用于何种检测方法，含量测定用化学对照品应注明含量。

对照中药材应注明中文名、学名、批号、使用期及储藏条件。

过去一直使用的化学对照品与临床疗效不对应。中药的属性和研究实践证实：中药的标准物质是药效组分。现版中药标准中有使用化学对照品替代标准品者应逐渐取消。

（张贵君　金哲雄）

第2篇 植物药类

第8章 根及根茎类中药

第1节 概 述

根及根茎类中药是以植物地下部分入药的药材及饮片的总称。绝大多数来源于草本的双子叶和单子叶植物,少数为蕨类植物。药用部位主要包括根(radix)和根茎(rhizoma)两个器官,通常分为根(包括块根)、根及根茎、根状茎、块茎(tubera)、球茎(cormus)、鳞茎(bulbus),以及带叶柄残基的根茎等。

一、根类中药

根类中药系指药用部位是根或以根为主并带有部分根茎或地上残茎的药材及饮片。就根部而言,没有节、节间和叶,无芽或极少数生有不定芽。

(一)性状鉴别

根类中药性状鉴别主要应注意观察其形状、大小、颜色、表面、质地、横切面和折断面以及气味等。其中,形状、表面和断面特征,对于区别来源于双子叶和单子叶植物的药较为重要。

根的形状一般为圆柱形或长圆锥形;有的根膨大,呈圆锥形或纺锤形等,称为"块根"。双子叶植物根一般主根明显,常有分枝;少数根部细长,集生于根茎上,如威灵仙、龙胆等。根的表面常可见皮孔;有的顶端带有根茎或茎基,根茎俗称"芦头",上有茎痕,如人参等。根的质地和断面特征常因品种而异,有的质重坚实,有的体轻松泡;折断时或有粉尘散落,或呈纤维性、角质状等;注意观察断面的纹理,通过纹理特征可以区别双子叶植物根和单子叶植物根。一般说来,双子叶植物根的断面有一圈形成层的环纹,环内的木质部范围较环外的皮部大,中央无髓部,自中心向外有放射状的纹理,木部尤为明显;表面常有栓皮。单子叶植物根的断面有一圈内皮层的环纹,中柱一般较皮部小,中央有髓部,自中心向外无放射状纹理;表面无栓皮,少数具有较薄的栓化组织。其次,还应注意断面的颜色、有无分泌物分布等特征,如当归、白芷等含有黄棕色油点。

(二)显微鉴别

1. 组织特征 根类中药的组织鉴别,首先观察横切面的特征,根据其维管束的类型区别双子叶植物和单子叶植物的根,然后由外向内依次观察和描述。

(1)双子叶植物根 一般均具有次生构造。最外层大多为周皮,由木栓层、木栓形成层及栓内层组成。木栓形成层通常发生于中柱外方部位,形成周皮后原有的表皮及皮层细胞均已死亡脱落;栓内层通常为数列细胞,有的比较发达,又称次生皮层。少数根类中药的次生构造不发达,无周皮而有表皮,如龙胆;或表皮死亡脱落由微木栓化的外皮层细胞行使保护作用,称为后生表皮,如细辛;或由皮层的外部细胞木栓化起保护作用,称后生皮层(metaderm),如川乌。根的内皮层均较明显。维管束一般为无限外韧型,由初生韧皮部、次生韧皮部、形成层、次生木质部和初生木质部组成。初生韧皮部细胞大多颓废;形成层连续成环,或束间形成层不明显;次生木质部占根的大部分,有导管、管胞、木薄壁细胞或木纤维组成,射线较明显;初生木质部位于中央,原生木质部束有的呈星角状,星角的数目随科属种类而不同,有一定鉴别意义,如牛膝的原生木质部束为两个角,属二原型。双子叶植物根一般无髓;少数次生构造不发达的根初生木质部未分化到中心,中央为薄壁组织区域,形成明显的髓部,如龙胆等。

少数双子叶植物的根还可形成异常构造,主要有下列两种类型:一是在不正常的位置上产生了新的形成层所进行的异常次生生长,如牛膝、商陆等。其异常生长是在中央正常维管束形成后,最初由中柱外方部位细胞分裂产生薄壁组织,从中发生新的形成层环,并形成第1轮同心环状复合维管束;以后随着外方薄壁细胞继续分裂,又相继形成第2轮、第3轮等同心环状维管束,构成了多环同心性异型复合维管束。此外,当根部中央正常维管束形成后,也可在皮层产生新的形成层,并形成异常复合维管束,如何首乌。二是由于正常形成层活动不规则,在次生木质部中产生有次生韧皮部,如华山参等。包埋在次生木质部中的韧皮部,称为内涵韧皮部(included phloem)。

(2) 单子叶植物根 一般均具初生构造。最外层通常为表皮,表皮细胞1列,细胞外壁有时增厚或偶被角质层,有的表皮细胞分化向外突出为根毛;少数根的表皮细胞进行切线分裂为多层细胞,形成根被,如百部、麦冬等。皮层发达,占根的大部分,内皮层及其凯氏带点通常明显。中柱与皮层的界限分明,直径较小;中柱鞘多数为1~2列薄壁细胞。维管束为辐射型,韧皮部与木质部相间排列,呈辐射状,无形成层。原生木质部数目一般较多,通常8~30个,称为多原型。中心常有明显的髓。

2. 粉末特征 根类中药的粉末鉴定应注意厚壁性细胞和内含物特征,主要有木栓细胞或根被细胞、石细胞、纤维(韧皮纤维、晶纤维和木纤维)、导管、结晶、淀粉粒或菊糖等特征。一般柔软的根类纤维和石细胞均较少见;常有分泌组织存在,如乳汁管、树脂道、油室、油管等;草酸钙结晶易观察见,如人参有簇晶,葛根有方晶,牛膝有砂晶,麦冬有针晶等;淀粉粒通常较小;单子叶植物根类常可见内皮层细胞和根被细胞。

二、根茎类中药

根茎类中药系指地下茎或带有少许根部的地下茎药材及饮片。根茎属于变态茎,是植物地下茎的总称,包括根状茎、块茎、球茎和鳞茎,其中以根状茎的药材为多见。本类药材多数来自于单子叶植物,其次为双子叶植物,来源于蕨类植物的较少。就根茎而言,一般有节、节间、鳞叶或鳞毛,有芽或芽痕,有的生有不定根。

(一) 性状鉴别

根茎类中药性状鉴别主要应注意观察其根茎的种类、形状、大小、颜色、表面、质地、横切面和折断面以及气味等;其中根茎的种类和形状、表面和断面特征,对于区别来源于双子叶、单子叶和蕨类植物的药材较为重要。

根茎的形状与其类型有关,常呈圆柱形、长圆形或不规则团块状、扁球形、圆锥形等。表面有节和节间,来源于单子叶植物的根茎类药材的节和节间尤为明显;节上常有退化的鳞片状或膜质状小叶、叶柄基部残余物或叶痕,有时可见幼芽或芽痕;来源于蕨类植物的根茎类药材表面常有鳞片或密生棕黄色鳞毛。根茎上面或顶端常残存地上茎基或茎痕,侧面和下面常有细长的不定根或根痕。鳞茎常呈扁平皿状,节间极短。双子叶植物根茎类中药表面常有栓皮,断面有放射状纹理,横切面中心有明显的髓部;单子叶植物根茎类中药断面可见有维管束小点散布,中心无明显的髓部。

(二) 显微鉴别

1. 组织特征 根茎类中药的组织鉴别,首先观察横切面的特征,根据其维管束(或中柱)类型和排列形式,区别双子叶植物、单子叶植物和蕨类植物的根茎;然后由外向内依次观察和描述。

(1) 双子叶植物根茎 一般均具次生构造。外表常有木栓层,少数有表皮。如木栓形成层发生在皮层外方,则初生皮层仍然存在,如黄连等;有些根茎仅有栓内层细胞,构成次生皮层。皮层中有根迹维管束或叶迹维管束斜向通过,内皮层多不明显。中柱鞘部位有的具厚壁组织,如纤维和石细胞群,常排成不连续的环。维管束大多为无限外韧型,呈环状排列,束间被髓射线分隔。中心有明显的髓,髓周细胞有时厚壁化形成髓鞘。

少数双子叶植物根茎除上述正常构造外,还有异常构造,常见的有下列两种类型:一是髓部产生的异型复合维管束,其韧皮部和木质部位置常与正常维管束相反,即韧皮部在内侧,木质部在外侧,如大黄等。二是木质部内侧产生的韧皮部,称为内生韧皮部(internal phloem),有的在髓部周围形成分离的韧皮部束;有的构成双韧型维管束,如葫芦科药用植物的根茎等。

(2)单子叶植物根茎 一般均具有初生构造。外表通常为表皮,表皮细胞1列;少数根茎皮层外部细胞木栓化,形成后生皮层。皮层明显,常有叶迹维管束散在;内皮层大多明显,少数粗大的根茎则不明显,部分内皮层细胞的切向壁增厚且木化。中柱鞘通常为1~2列薄壁细胞。中柱薄壁组织中散布多数维管束(亦称散生中柱),维管束大多为有限外韧型,少有周木型等,如石菖蒲、天麻等;一般近中柱鞘部位的维管束较小且排列紧密,向内维管束逐渐增大、排列疏松。中心无明显的髓部。水生植物根茎的皮层和中柱有通气组织。鳞茎的肉质鳞叶横切面构造与单子叶植物的叶构造相似,表皮一般有气孔而无毛茸;薄壁组织发达常含有大量的淀粉。

(3)蕨类植物根茎 由初生组织构成。外表通常为表皮,表皮下面为数列厚壁细胞组成的下皮层(hypodermis);内部为基本薄壁组织,薄壁组织的细胞间隙中有的具有间隙腺毛。一般具网状中柱(dictyostele),因根茎叶隙的纵向延伸和互相重叠,将维管系统分割成束,横切面观可见断续环状排列的维管束;每个维管束中心为木质部,外围是韧皮部、中柱鞘和内皮层,呈一原生中柱状,通称为"分体中柱"(meristele)。木质部无导管而有管胞,管胞大多为梯纹。在环列分体中柱的外方,常有叶迹维管束,如绵马贯众等。有的蕨类植物根茎为双韧管状中柱,即木质部排成环圈,其内外两侧均有韧皮部及内皮层环,中心有髓部,如狗脊。

2.粉末特征 根茎类中药的粉末特征与根类中药基本相同。一般鳞茎、块茎常含较大的淀粉粒;单子叶植物根茎可见环纹导管和草酸钙针晶,蕨类植物根茎可见梯纹管胞。

第2节 各 论

狗 脊

Rhizoma Cibotii(拉)
Rhizome of Scythian Lamb(英)

本品为蚌壳蕨科(Dicksoniaceae)植物金毛狗脊 Cibotium barometz (L.) J. Sm. 野生品的干燥根茎。主产于福建、四川等地。全年均可采收,以秋季至冬季采收最佳,挖取根茎,除去地上部分及毛茸,洗净,晒干。本品多趁鲜切片晒干,称"生狗脊片";或沸水煮或蒸后,晒至六、七成干,再切片晒干,称"熟狗脊片"。

【化学成分】 绵马酚,渥泥亭(onitin),渥泥亭-2'-O-β-d-阿洛糖苷(onitin-2'-O-β-d-glucoside),香草醛,淀粉等。

【性状鉴别】

1.药材 呈不规则的长块状,长10~30cm,直径2~10cm。表面深棕色,密被金黄色茸毛;上部有数个棕红色叶柄残基,下部丛生多数棕黑色细根。质坚硬,不易折断。气无,味微涩。

2.生狗脊片 呈不规则长条形或圆形,长5~20cm,宽2~10cm,厚1.5~5mm;周边不整齐,偶有未去尽的金黄色茸毛残留,切面浅棕色,近边缘2~4mm处有1条凸起的棕黄色木质部环纹或条纹。质脆,易折断。

3.熟狗脊片 呈黑棕色,木质部环纹明显。

一般以体肥大、色黄、质坚实、无空心者为佳。饮片以厚薄均匀、坚实无毛、无空心者为佳。

【显微鉴别】 组织特征 根茎横切面:表皮细胞1列,外被金黄色非腺毛;内有厚壁细胞20余列,黄棕色,壁孔明显,内含淀粉粒。双韧管状中柱,木质部由数列管胞组成,其内外均有韧皮部及内皮层;皮层及髓部较宽,均为薄壁细胞,内含淀粉粒或黄棕色物质。

本品饮片狗脊、熟狗脊:性温,味苦、甘;补肝肾,强腰膝,祛风湿。用量6~12g。

绵 马 贯 众*

Rhizoma Dryopteris Crassirhizomatis(拉)
Rhizome of Male Fern(英)

本品始载于《神农本草经》,列为下品。李时珍曰:"此草叶茎似凤尾,其根一本而众枝贯之,故草名凤尾草,根名贯众。"

【基原鉴别】 本品为鳞毛蕨科(Dryopteridaceae)植物粗茎鳞毛蕨 Dryopteris crassirhizoma Nakai 野生品的带叶柄残基的干燥根茎。

植物形态:多年生草本。根茎粗大,斜生,密生棕褐色长披针形的大鳞片。叶簇生于根茎顶端,自基部直达叶轴密生棕色鳞片;叶片倒披针形,长60~100cm,中部稍上方最宽处约25cm,二回羽状全裂或深裂;小裂片密接,长圆形,近全缘或先端有钝锯齿,侧脉羽状分叉。孢子囊群分布于叶片中部以上的羽片上,分布于叶背小脉中部以下,每裂片 2～4 对;囊群盖圆肾形,棕色(图8-1)。

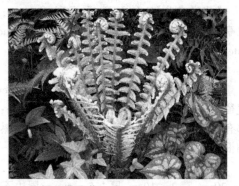

图8-1 粗茎鳞毛蕨 *Dryopteris crassirhizoma* Nakai

产地:主产于黑龙江、吉林、辽宁等地。

采收加工:夏、秋二季采挖根茎,削去叶柄、须根,除去杂质,整个或剖成两半晒干。

【化学成分】 绵马酸类(filicic acids):绵马酸 BBB(filicic acid BBB)、绵马酸 PBB(filicic acid PBB)、绵马酸 PBP(filicic acid PBP)等。黄绵马酸类(flavaspidic acids):黄绵马酸 AB(flavaspidic acid AB)、黄绵马酸 BB(flavaspidic acid BB)、黄绵马酸 PB(flavaspidic acid PB)。白绵马素类(albaspidins),去甲绵马素类(desaspidins),粗蕨素(dryocrassin)等。

绵马酸类(filicic acids)

BBB：R＝R$_1$＝C$_3$H$_7$
PBB：R＝C$_2$H$_5$，R$_1$＝C$_3$H$_7$
PBP：R＝R$_1$＝C$_2$H$_5$

黄绵马酸类(flavaspidic acids)

BB：R＝R$_1$＝C$_3$H$_7$
PB：R＝C$_2$H$_5$，R$_1$＝C$_3$H$_7$
AB：R＝CH$_3$，R$_1$＝C$_3$H$_7$

粗蕨素(dryocrassin)

【性状鉴别】 药材呈长倒卵形,稍弯曲,上端钝圆或截形,下端较尖,长 7～20cm,直径4～8cm。外表黄棕色至黑褐色,密被排列整齐的叶柄残基及鳞片,并有弯曲的须根。叶柄残基呈扁圆柱形,表面有纵棱线,质硬。剥去叶柄残基,可见根茎,质坚硬。叶柄残基或根茎的断面呈棕色或深绿色,有黄白色分体中柱5～7～13 个,环列。气特异,味初微涩,后渐苦而辛(图8-2)。

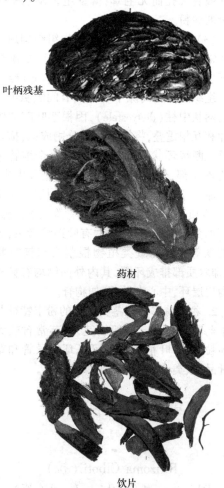

叶柄残基

药材

饮片

图8-2 绵马贯众

一般以个大、质坚实、叶柄残基断面棕绿色者为佳。断面变黑者不可药用。

【显微鉴别】

1. 组织特征

（1）叶柄基部横切面 表皮细胞1列，外壁稍厚；下皮厚壁细胞多角形，棕色至褐色，10列；基本组织中有分体中柱5～13个，环状排列；木质部由多角形的管胞组成。薄壁细胞内含淀粉粒及棕色物质；细胞间隙常有细胞间隙腺毛，腺头单细胞，球形，内含棕色分泌物，具短柄（图8-3）。

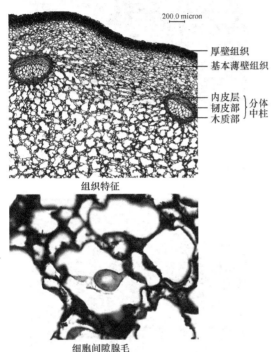

200.0 micron

—— 厚壁组织
—— 基本薄壁组织

—— 内皮层 ┐
—— 韧皮部 ├ 分体
—— 木质部 ┘ 中柱

组织特征

细胞间隙腺毛

图8-3 绵马贯众叶柄基部横切面组织特征

（2）根茎横切面 外侧为数列厚壁细胞，基本组织中有分体中柱5～13个，环列，其外侧基本组织中，还有多数较小的叶迹维管束散在，也有细胞间隙腺毛。

2. 粉末特征 细胞间隙腺毛多破碎，类圆形或长卵形，基部延长似柄状，有的含黄色或黄棕色分泌物；梯纹管胞，少数为网纹；纤维成束或单个散在，棕色或黄棕色；内皮层细胞长方形或类方形，壁微波状弯曲；单粒淀粉圆形、椭圆形，脐点及层纹明显（图8-4）。

【理化鉴别】

1. 显微化学定性 取本品叶柄基部或根茎横切片，滴加1%香草醛及盐酸溶液，镜检，可见细胞间隙腺毛呈红色。

2. 薄层色谱 取本品环己烷溶液，用对照药材对照。用同一硅胶G薄层板，以正己烷-三氯甲烷-甲醇（30∶15∶1）为展开剂，0.1%坚牢蓝BB盐的稀乙醇溶液，在40℃放置1h显色。供试品色谱在与对照药材相应的色谱位置上，显相同颜色的斑点。

【饮片】

性味功能：性微寒，味苦；有小毒。清热解毒，驱虫。

用法用量：4.5～9g。

【附注】 有人认为，间苯三酚类化合物为抗肿瘤的有效组分，对多种移植性动物肿瘤有抑制作用；也为杀虫有效组分。粗蕨素有抗日本血吸虫作用。本品储藏日久，部分化学成分易分解而疗效减低。

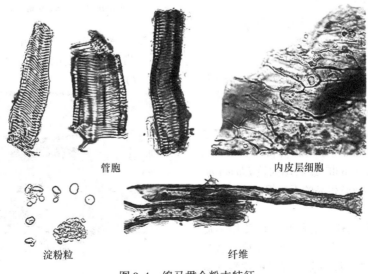

管胞   内皮层细胞

淀粉粒   纤维

图8-4 绵马贯众粉末特征

骨 碎 补

Rhizoma Drynariae(拉)

Rhizome of Fortune's Drynaria(英)

本品为水龙骨科(Polypodiaceae)植物槲蕨 *Drynaria fortunei* (Kunze) J. Sm. 野生品的干燥根茎。主产于湖北、浙江、广西、四川、广东、贵州、云南、江西、福建等地。

【化学成分】 柚皮苷(naringin),橙皮苷(hesperidin),β-谷甾醇,豆甾醇,四环三萜类成分等。

【性状鉴别】 药材呈扁平长条状,多弯曲,有分枝,长5~15cm,宽1~1.5cm,厚2~5mm。表面密被棕色至暗棕色的小鳞片,柔软如毛;经火燎者鳞片已脱落,表面呈深棕色至暗褐色;两侧及上表面具圆形叶痕,少数有叶柄残基,下面残留短的须根。质轻脆,易折断,断面红棕色,有多数黄色小点(分体中柱),排列成环。气微,味淡、微涩。

一般以条粗大、色棕色者为佳。

【显微鉴别】 组织特征 横切面:基本组织内有分体中柱17~25个,环列。

【理化鉴别】 柚皮苷的含量测定 高效液相色谱法。以干燥品计算,本品含柚皮苷($C_{27}H_{32}O_{14}$)不得少于0.5%。

本品饮片骨碎补:性温,味苦;补肝肾,续筋骨,活血止痛。用量3~9g。外用鲜品适量。

大 黄*

Radix et Rhizoma Rhei(拉)

Rhubarb(英)

本品始载于《神农本草经》,列为下品。陶弘景曰:"大黄,其色也。将军之号,当取其峻快也。"本品表面色黄棕,断面灰黄色,个大,故名。

【来源】 本品为蓼科(Polygonaceae)植物掌叶大黄 *Rheum palmatum* L.、唐古特大黄 *Rheum tanguticum* Maxim. ex Balf. 或药用大黄 *Rheum officinale* Baill. 栽培或野生品的干燥根及根茎。

【植物形态】

1. 掌叶大黄 多年生草本。根及根茎肥厚。茎直立,中空。基生叶具长柄,叶片掌状半裂,裂片3~5(~7),每一裂片有时再羽裂或具

粗齿,上面无毛,下面被柔毛;茎生叶较小,有短柄;托叶鞘膜质。圆锥花序顶生;花小,紫红色或带红紫色;花被6片,长约1.5mm,两轮排列;雄蕊9;花柱3。瘦果有三棱,沿棱有翅,棕色。花期6~7月,果期7~8月(图8-5)。

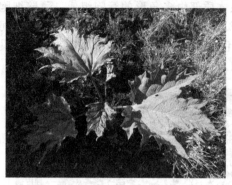

图8-5 掌叶大黄 *Rheum palmatum* L.

2. 唐古特大黄 主要特征为:叶片深裂,裂片通常窄长,呈三角状披针形或窄线形(图8-6)。

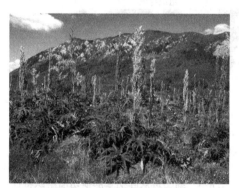

图8-6 唐古特大黄
Rheum tanguticum Maxim. ex Balf.

3. 药用大黄 主要特征为:叶片浅裂,浅裂片呈大齿形或宽三角形。花黄白色,长约2mm(图8-7)。

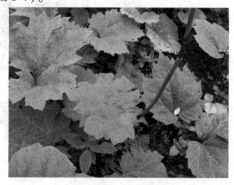

图8-7 药用大黄 *Rheum officinale* Baill.

【产地】 掌叶大黄主产于甘肃、青海、四川等地,是大黄的主流品种。唐古特大黄主产于青海、甘肃、西藏及四川。药用大黄主产于四川等地。

【采收加工】 通常选择生长3年以上的植物,秋末地上部分枯萎或次春植株发芽前采挖,除去泥土,切去地上茎及细根,刮去粗皮(忌用铁器),切成瓣或段,干燥。

大黄酸(rhein)　　　R=COOH,R_1=H
大黄素(emodin)　　　R=CH_3,R_1=OH
大黄酚(chrysophanol)　R=CH_3,R_1=H
芦荟大黄素(aloe-emodin) R=CH_2OH,R_1=H
大黄素甲醚(physcion)　R=OCH_3,R_1=CH_3

【化学成分】 游离蒽醌衍生物:大黄酸(rhein),大黄素(emodin),大黄酚(chrysophanol),芦荟大黄素(aloe-emodin),大黄素甲醚(physcion)等;结合性蒽醌衍生物:番泻苷A、B、C、D、E、F(sennosideA,B,C,D,E,F),碳苷类成分大黄苷(rheinosideA,B,C,D),为大黄的主要泻下组分,其中以番泻苷作用最强;鞣质类(tannins)物质:没食子酸(gallic acid),d-儿茶素(d-catechin)等。

【性状鉴别】 药材呈类圆柱形、圆锥形或块片状,长3~17cm,直径3~10cm。表面黄棕色至红棕色,有的可见类白色网状纹理(系类白色薄壁组织夹有红棕色射线所形成,习称"锦纹"),或有部分棕褐色栓皮残留。质坚实,断面淡红棕色或黄棕色,颗粒性。横切面根茎髓部较大,其中有星点(异型复合维管束)环列或散在。根形成层环明显,木质部发达,具有放射状纹理,无星点。气清香,味苦微涩,嚼之粘牙,有砂粒感,唾液染成黄色(图8-8)。

一般以外表黄棕色、体重、质坚实、锦纹及星点明显、气清香、味苦而不涩、嚼之发黏者为佳。

【显微鉴别】

1. 组织特征　根茎横切面:木栓层及皮层,偶尔有残留。韧皮射线宽一至数列细胞,内含棕色物,韧皮部中有黏液腔。形成层环明显。木质部导管稀疏,径向排列,非木化。髓部宽广,

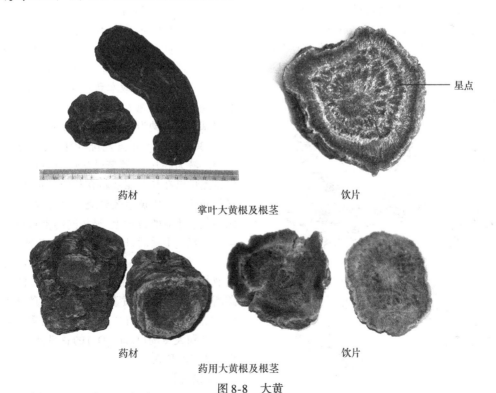

药材　　　　　　　　　　　　饮片　　　　　—星点
掌叶大黄根及根茎

药材　　　　　　　　　　　　饮片
药用大黄根及根茎

图8-8 大黄

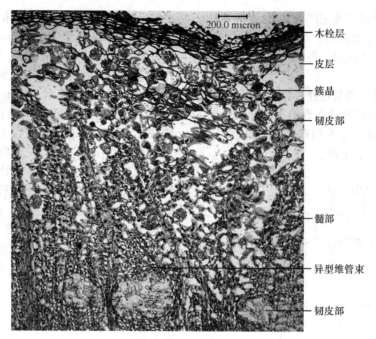

木栓层
皮层
簇晶
韧皮部

髓部

异型维管束

韧皮部

图 8-9 掌叶大黄(根茎)横切面组织特征

有异型复合维管束,散在或呈环状排列,异型维管束的形成层呈环状,外侧为木质部,内侧为韧皮部,射线呈星状射出;韧皮部中有黏液腔,内含红棕色物质。薄壁细胞含淀粉粒及草酸钙簇晶(图8-9)。

2. 粉末特征 掌叶大黄粉末 淡黄棕色。草酸钙簇晶多,直径 $20 \sim 190\mu m$,棱角大多短钝。导管非木化,多为网纹,并有具缘纹孔及细小螺纹导管,直径 $11 \sim 140\mu m$。单粒淀粉呈圆球形或长圆形,直径 $5 \sim 45\mu m$,脐点大多呈星状;复粒由 $2 \sim 8$ 分粒组成(图8-10)。

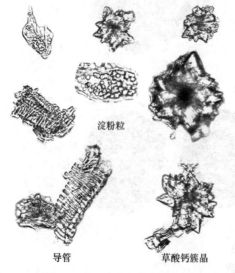

淀粉粒

导管　　　　草酸钙簇晶

图 8-10 掌叶大黄根茎粉末特征

【理化鉴别】

1. 荧光检查 取本品粉末的稀乙醇浸出液,滴于滤纸上,再滴加稀乙醇扩散后呈黄色至淡棕色环,置紫外光灯(365nm)下观察,呈棕色至棕红色荧光,不得显持久的亮蓝紫色荧光(检查土大黄苷)。

2. 微量升华 取本品粉末少量,进行微量升华,可见黄色针状结晶,高温则得羽毛状结晶,加碱液,结晶溶解并显红色。

3. 薄层色谱 取本品三氯甲烷溶液,用大黄对照药材和大黄酸(rhein)作为对照。用同一以羧甲基纤维素钠为黏合剂的硅胶 H 薄层板,以石油醚(30 ~ 60℃)-甲酸乙酯-甲酸(15:5:1)的上层溶液为展开剂,置紫外光灯(365nm)下观察。供试品色谱在与对照药材在相应的色谱位置上,显相同的 5 个橙黄色荧光斑点;供试品色谱与对照品色谱相应的位置上,显相同的橙黄色荧光斑点。置氨气中熏后,日光下观察,斑点变为红色。

4. 大黄素(emodin)等组分的含量测定 高效液相色谱法。本品按干燥品计算,含结合和游离蒽醌均各以大黄素($C_{15}H_{10}O_5$)、芦荟大黄素($C_{15}H_{10}O_5$)、大黄酸($C_{15}H_8O_6$)、大黄素甲醚($C_{16}H_{12}O_5$)和大黄酚($C_{15}H_{10}O_4$)的总量计,依次不得少于 1.5% 和 0.2%。

【饮片】

性味功能:性寒,味苦。泻热通肠,凉血解

毒,逐瘀通经。

用法用量:3～30g。用于泻下不宜久煎。外用适量,研末调敷患处。孕妇慎用。

【附注】　易混品种　同属植物藏边大黄 *R. emodi* Wall.、河套大黄(波叶大黄) *R. hotaoense* C. Y. Cheng et C. T. Kao、华北大黄 *R. franzenbachii* Münt、天山大黄 *R. wittrochii* Lundstr. 等的根及根茎,在部分地区民间称"山大黄"或"土大黄"。其根茎的横断面除藏边大黄外均无星点。一般均含土大黄苷(rhaponticin),在紫外灯(365nm)下显蓝紫色荧光。

拳　参

Rhizoma Bistortae(拉)
Rhizome of Bistort(英)

本品为蓼科(Polygonaceae)植物拳参 *Polygonum bistorta* L. 野生品的干燥根茎。主产于华北、西北及山东、江苏、湖北等地。

【化学成分】　含鞣质 8.7%～25%,淀粉 12%～45.8%,糖类 5.7%～7.5% 及果胶、树胶、黏液质、树脂等。鞣质类:没食子酸(gallic acid)、逆没食子酸(ellagic acid)、*d*-儿茶酚、6-没食子酰葡萄糖和 3,6-二没食子酰葡萄糖等。此外,尚含羟基蒽醌、β-谷甾醇,以及酚酸类化合物如阿魏酸、芥子酸、香草酸、莽草酸、绿原酸及水杨酸等。

【性状鉴别】　药材呈长条形或扁圆柱形,常弯曲,长6～13cm,直径1～2.5cm。表面紫褐色或紫黑色,粗糙,一面隆起,一面稍平坦或略具凹槽,全体具密而粗的环纹及根痕。质硬,断面浅棕红色至棕红色,具环状排列的黄白色小点(维管束)。气微,味苦、涩。

一般以个大、质硬、断面浅棕红色者为佳。

本品性寒,味苦;清热解毒,收敛止血。用量4.5～9g。外用适量。

虎　杖

Rhizoma Polygoni Cuspidati(拉)
Giant Knotweed Rhizome(英)

本品为蓼科(Polygonaceae)植物虎杖 *Polygonum cuspidatum* Sieb. et Zucc. 的干燥根茎及根。主产于江苏、浙江、安徽、广东、广西、四川、云南、贵州等地。春、秋二季采挖,洗净,趁鲜切段或切片晒干。

【化学成分】　大黄素,大黄素甲醚,大黄酚及大黄素-6-甲醚-8-O-*d*-葡萄糖苷,大黄素-8-O-*d*-葡萄糖苷,芪三酚(resveratrol,白藜芦醇),芪三酚苷(polydatin,虎杖苷)等。

【性状鉴别】　药材多呈圆柱形短段或厚片,外皮棕褐色,有纵皱纹及须根痕,根茎有节,节间长2～3cm。质坚硬,不易折断,断面皮部薄,棕褐色,易与木部分离;木部宽广,棕黄色,射线呈放射状;根茎中心有髓,有隔或空洞状。气微,味微苦、涩。

一般以粗壮、坚实、断面色黄者为佳。

【理化鉴别】　薄层色谱　取本品三氯甲烷溶液,用大黄素和大黄素甲醚对照,同一硅胶 G 薄层板,以石油醚(30～60℃)-甲酸乙酯-甲酸(15:5:1)的上层溶液为展开剂,置紫外光灯(365nm)下观察。供试品色谱与对照品相应的色谱位置上,显相同的橙黄色荧光斑点;氨蒸气熏后,日光下观察,斑点变为红色。

本品饮片:性微寒,味微苦;活血定痛,清利湿热,止咳化痰。外用治烫火伤,跌打损伤。用量9～15g。外用适量,制成煎液或油膏涂敷。

何　首　乌*

Radix Polygoni Multiflori(拉)
Fleeceflower Root(英)

本品始载于《开宝本草》,其曰:"根大如拳,有赤白二种。"赤者即指本品。

【来源】　本品为蓼科(Polygonaceae)植物何首乌 *Polygonum multiflorum* Thunb. 栽培品的干燥块根。

【植物形态】　多年生缠绕草本。地下块根肥大。茎有节,单叶互生,卵状心形,先端渐尖,基部心形或耳状,全缘,无毛;托叶鞘膜质,褐色。圆锥花序顶生或腋生,花小而密;花被5裂,绿白色或白色,大小不等,外侧3片背部有翅;雄蕊8,短于花被;子房三角形,柱头3。瘦果有3棱,黑色有光泽,包于翅状花被内。花期8～10月,果期10～11月(图8-11)。

【产地】　主产于河南、湖北、广西、广东、贵州、四川、江苏等地。

【采收加工】　春、秋二季采挖,洗净,切去两端,大的块根可对半剖开,晒干或切片晒干。

【化学成分】　含蒽醌衍生物及其苷类约

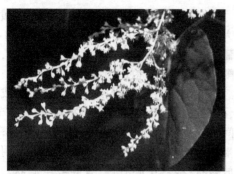

图 8-11 何首乌 *Polygonum multiflorum* Thunb.

1.1%,主要为大黄酚(chrysophanol)、大黄素(emodin),其次是大黄酸(rhein)、大黄素甲醚(physcion)、大黄酚蒽酮(chrysophanol anthrone)、6-羟基大黄素(6-citreorosein)、大黄素甲醚-8-*O*-β-*d*-葡萄糖苷(physcion 8-*O*-β-*d*-glucoside)。二苯乙烯类(stilbenes),如2,3,5,4'-四羟基二苯乙烯-2-*O*-β-*d*-葡萄糖苷(2,3,5,4'-tetrahydroxystilbene-2-*O*-β-*d*-glucoside)、2,3,5,4'-四羟基二苯乙烯2,3-二-*O*-β-*d*-葡萄糖苷(2,3,5,4'-tetrahydroxystilbene-2,3-di-*O*-β-*d*-glucoside)。卵磷脂(lecithin)约3.7%;含铁量是补血药中最高者,含锌量高于48种补血药中含锌量的平均值;并含有丰富的锰(manganese)、钙(calcium)、锌(zincum)、铁(iron)。此外,含儿茶精(catechin)、表儿茶精(epicatechin)等成分。

HO—〔结构式〕—OH

O-β-d-glu

2,3,5,4'-四羟基二苯乙烯-2-*O*-β-*d*-葡萄糖苷(2,3,5,4'-tetrahydroxystilbene-2-*O*-β-*d*-glucoside)

【性状鉴别】 药材呈不规则纺锤形或团块状,长6~15cm,直径4~12cm。表面红棕色或红褐色,皱缩不平,有浅沟,皮孔横长。质坚实,体重,不易折断,切断面浅红棕色,有粉性,皮部环列4~11个类圆形异型复合维管束,形成"云锦状花纹",中央形成层环明显,有的呈木心。气微,味微苦而涩(图8-12)。

一般以体重、质坚、粉性足者为佳。

【显微鉴别】

1. 组织特征 横切面:木栓层数列细胞,充

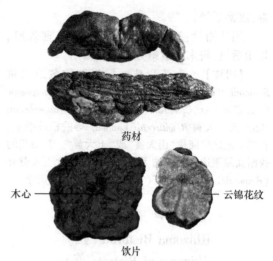

药材

木心—— ——云锦花纹

饮片

图 8-12 何首乌

满红棕色物质。韧皮部外侧组织中散有异型复合维管束,少有单个的维管束,均为外韧型。正常维管束形成层呈环状,导管较少,有少数木纤维。薄壁细胞含淀粉粒及草酸钙簇晶(图8-13)。

2. 粉末特征 黄棕色。草酸钙簇晶众多,直径10~160μm,偶见簇晶与方晶合生。具缘纹孔导管大小不一。可见木纤维。淀粉粒众多,单粒呈球形或半球形等,直径4~50μm,脐点裂缝状或星状,层纹不明显;复粒由2~9分粒组成(图8-14)。

【理化鉴别】

1. 薄层色谱 取本品乙醇溶液,用对照药材对照。同一以羧甲基纤维素钠为黏合剂的硅胶H薄层板,以苯-乙醇(2:1)为展开剂,展至约3.5cm,取出,晾干;再以苯-乙醇(4:1)为展开剂,展至约7cm,取出,晾干,置紫外灯(365nm)下观察。供试品色谱在与对照药材相应的色谱位置上,显相同颜色的荧光条斑;再喷以磷钼酸硫酸溶液,稍加热,立即置紫外灯下检视,供试品色谱在与对照药材相应的色谱位置上,显相同颜色的荧光条斑。

2. 2,3,5,4'-四羟基二苯乙烯-2-*O*-β-*d*-葡萄糖苷的含量测定 高效液相色谱法(避光操作)。本品含2,3,5,4'-四羟基二苯乙烯-2-*O*-β-*d*-葡萄糖苷($C_{20}H_{22}O_9$)不得少于1.0%。

【饮片】

性味功能:性微温,味苦、甘、涩。解毒,消痈,润肠通便。制何首补肝肾:益精血,乌须发。

用法用量:6~12g。

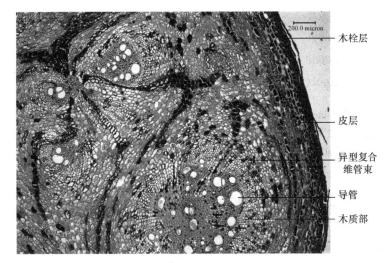

详图

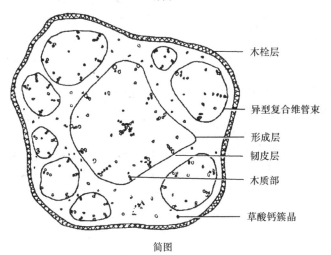

简图

图 8-13　何首乌组织特征

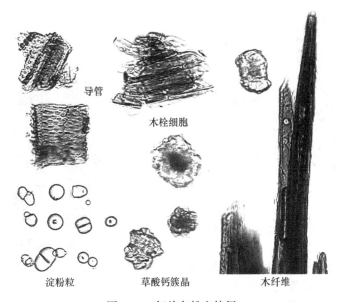

图 8-14　何首乌粉末特征

商　陆

Radix Phytolaccae（拉）
Pokeberry Root（英）

本品为商陆科（Phytolaccaceae）植物商陆 *Phytolacca acinosa* Roxb. 及垂序商陆 *Phytolacca americana* L. 野生品的干燥根。商陆主产于河南、湖北、安徽等地，垂序商陆产于山东、浙江、江西等地。

【化学成分】　加利果酸（jaligonic acid），去羟加利果酸（esculentic acid），商陆皂苷元（phyto laccagenin），商陆皂苷甲、乙、丙、丁、戊、己、辛，α-菠菜甾醇，Δ'-豆甾醇，酸性杂多糖 PEP Ⅰ 及 PEP Ⅱ，齐墩果酸（oleanolic acid），组胺（histamine）0.13%～0.16%，α-氨基丁酸（α-aminobutyric acid）0.05%，商陆碱（phytolaccine），商陆毒素（phytolaccatoxin）等。

【性状鉴别】　药材圆锥形，有分枝，外皮黄白色或淡棕色。横切片为不规则圆形，弯曲不平，边缘皱缩，直径为2～8cm，厚2～6mm，切面浅黄棕色或黄白色，木部隆起形成多个凹凸不平的3～10个同心性环状层纹，俗称"罗盘纹"。纵切片为不规则长方形，弯曲或卷曲，木质部呈平行条状突起。质硬，不易折断。气微，味稍甜，久嚼麻舌（图8-15）。

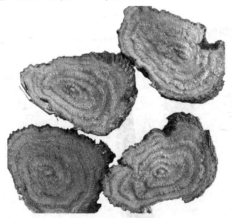

图8-15　商陆

药材多为切片，一般以片大色白、有粉性、两面环纹明显者为佳。

【显微鉴别】　组织特征　横切面：异型维管束断续排列成数轮。维管束外韧型，木质部有导管、木纤维和木薄壁细胞，木纤维常数个相

连围绕导管。正常维管束位于中央，木质部细胞呈放射状排列。

本品饮片：性寒，味苦，有毒；逐水，解毒。用量3～9g。外用鲜品捣烂或干品研末涂敷。

银　柴　胡

Radix Stellariae（拉）
Starwort Root（英）

本品为石竹科（Caryophyllaceae）植物银柴胡 *Stellaria dichotoma* L. var. *lanceolata* Bge. 野生品的干燥根。主产于宁夏、甘肃、内蒙古等地。

【化学成分】　汉黄芩素（wogonin），呋喃-3-羧酸，α-菠菜甾醇，6,8-双-C-半乳糖基芹菜素（6,8-*di*-*C*-galactopyranosylapigenin），6-*C*-半乳糖基异野黄芩素（6-*C*-galactopyranosyl-isoscutellarein），皂苷类等。

【性状鉴别】

1. 野生品　呈圆柱形，上粗下细，偶有分枝，长15～40cm，直径0.5～2.5cm；顶端有密集疣状突起的茎痕和芽苞，习称"珍珠盘"。表面浅棕黄色至浅棕色，全体有扭曲的纵皱纹及支根痕，具多数圆形凹陷小孔，习称"砂眼"，近根头处尤多，从砂眼处折断，有粉砂散出，可见有棕色花纹及裂隙。质硬而脆，易折断，断面疏松，微有裂隙，皮部甚薄，木部有黄白相间的放射状纹理（菊花心）。气微，味甜（图8-16）。

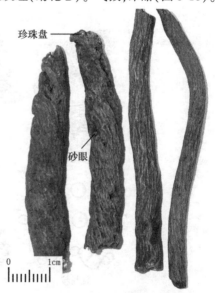

图8-16　银柴胡

2.栽培品　根条较小,长15～25cm,直径0.6～1.2cm,"珍珠盘"不明显。表面浅棕黄色或浅黄棕色,有纵向扭曲纹,砂眼不明显。质柔软,不易折断,断面皮部很薄,木部占大部分,黄色,无裂隙。味微甜(图8-16)。

一般以根条长、匀、表面灰黄棕色、皮细质软、根头部无砂眼、无黑心者为佳。

【显微鉴别】

粉末特征　草酸钙砂晶呈三角形、楔形、方形、箭形等,充满或散在于薄壁细胞中。

【理化鉴别】　荧光检查　取本品粉末1g,加无水乙醇10mL,浸渍15min,滤过。取滤液2mL,置紫外光灯(365nm)下观察,显亮蓝微紫色荧光。

本品饮片:性微寒,味甘;退虚热,清疳热。用量为3～9g。

牛　膝*

Radix Achyranthis Bidentatae(拉)
Root of Twotooth Achyranthes(英)

本品始载于《神农本草经》,列为上品。陶弘景谓:"今出近道蔡州者,最长大柔润。其茎有节,似牛膝,故以为名也。"因主产于河南的怀庆府(今沁阳、焦作等地),故又习称为"怀牛膝"。

【来源】　本品为苋科(Amaranthaceae)植物牛膝 Achyranthes bidentata Bl. 栽培品的干燥根。

【植物形态】　多年生草本。根细长。茎四棱形,节略膨大,有对生的分枝。叶对生,有柄,叶片椭圆形或椭圆状披针形,全缘,两面被柔毛。穗状花序腋生或顶生,开花后,花向下折贴近总花梗;苞片1,宽卵形,顶端渐尖;小苞片2,坚刺状,基部两侧各具卵状小裂片;花被片5,绿色,边缘膜质;雄蕊5,退化雄蕊顶端齿形或浅波状;子房长椭圆形。胞果长圆形,果皮薄,包于干宿萼内。花期8～9月,果期9～10月(图8-17)。

【产地】　主产于河南。河北、山东、江苏、浙江等地亦产。河南产者为道地药材。

【采收加工】　立冬至小雪间茎叶枯萎时采挖。除去地上茎、须根及泥沙,捆成小把,晒至干皱后,用硫黄熏2次,将顶端切齐,晒干。

【化学成分】　蜕皮甾酮(ecdysterone)、牛膝甾酮(inokosterone)等多种昆虫变态激素,齐

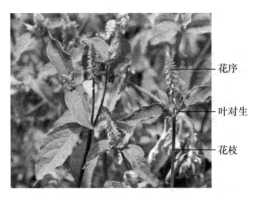

图8-17　牛膝 Achyranthes bidentata Bl.

墩果酸(oleanolic acid)、β-谷甾醇、豆甾烯醇、红苋甾醇(rubrosterone)、β-香树脂醇、琥珀酸、三萜皂苷(水解可得齐墩果酸)、肽多糖,活性寡糖等。

蜕皮甾酮(ecdysterone):$R_1 = CH_3$,$R_2 = OH$
牛膝甾酮(inokosterone):$R_1 = CH_2OH$,$R_2 = H$

齐墩果酸(oleanolic acid)

【性状鉴别】　药材呈细长圆柱形,有时稍弯曲,上端较粗,长30～60cm,直径0.2～1cm。表面土黄色或淡棕色,有细皱纹、侧根痕及皮孔。质硬脆,易折断,受潮则较韧,断面平坦,淡黄色,微呈角质样而油润,中央有黄白色小木心,周围有黄白色小点(异常维管束)断续排列成2～4轮同心环。气微,味微甜而稍苦、涩(图8-18)。

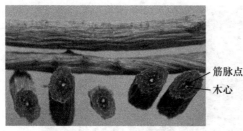

图8-18 牛膝

一般以根长、肉厚、皮细、黄白色者为佳。

【显微鉴别】

1. **组织特征** 横切面：木栓层为数列细胞，栓内层较窄，异常维管束断续排列成2～4轮，维管束外韧型，束间形成层除最外层有的明显外，向内各轮均不明显。正常维管束位于中央，初生木质部二原型。薄壁细胞含草酸钙砂晶（图8-19）。

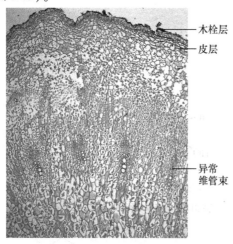

图8-19 牛膝横切面组织特征

2. **粉末特征** 土黄色。木栓细胞类长方形，淡黄色。薄壁细胞中可见少数草酸钙砂晶。导管为网纹、或具缘纹孔，壁木化。木纤维较长，壁微木化，壁上有时可见细斜纹孔及十字形纹孔。木薄壁细胞长方形，微木化，有的具单纹孔或网纹增厚（图8-20）。

【理化鉴别】

1. **荧光检查** 取本品断面，置紫外灯（365nm）下观察，显黄色荧光；滴加1%氨水后，显淡黄绿色荧光。

2. **化学定性** 取本品粉末少许，滴加冰乙酸及浓硫酸，显紫红色。

3. **薄层色谱** 取本品乙醇溶液，用齐墩果酸对照，用同一硅胶 H-CMC-Na 薄层板，以

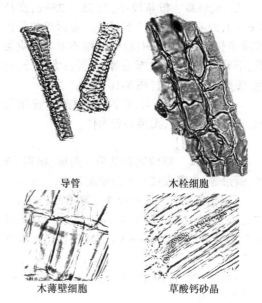

图8-20 牛膝粉末特征

三氯甲烷-甲醇（40∶1）为展开剂，喷磷钼酸试液，110℃加热至斑点显色清晰。供试品色谱在与对照品相应的色谱位置上，显相同的蓝色斑点。

4. **蜕皮甾酮的含量测定** 高效液相色谱法。本品按干燥品计算，含蜕皮甾酮不得少于0.030%。

【饮片】

性味功能：性平，味苦、酸。补肝肾，强筋骨，逐瘀通经，引血下行。

用法用量：4.5～9g。孕妇慎用。

川 牛 膝

Radix Cyathulae（拉）

Root of Medicinal Cyathula（英）

本品为苋科（Amaranthaceae）植物川牛膝 *Cyathula officinalis* Kuan 野生或栽培品的干燥根。主产于四川、云南、贵州等地。

【化学成分】 异杯苋甾酮（isocyasterone），5-表杯苋甾酮（5-epicyasterone），羟基杯苋甾酮（sengosterone），杯苋甾酮（cyasterone），苋菜甾酮A、B（amarasterone A，B），头花杯苋甾酮（capiterone），后甾酮（poststerone），蜕皮甾酮（ecdysterone），前杯苋甾酮（precyasterone）等。

【性状鉴别】 药材呈近圆柱形，微扭曲，偶有分枝，长30～60cm，直径0.5～3cm。表面棕

黄色或灰褐色,有纵皱纹、支根痕和许多横向突起的皮孔,顶端有残留茎基。质韧,不易折断,横切面黄白色或棕黄色,有多数筋脉点排列成多轮同心环。气微,味甜。

一般以条粗壮、质柔韧、油润、断面棕色或黄白色者为佳。

【显微鉴别】　组织特征　横切面:异常维管束断续排列成3～8个同心环,维管束外韧型,导管和纤维强烈木化,无束间形成层。中央维管束的初生木质部多为二原型。

本品饮片:性平,味甘、微苦;逐瘀通经,通利关节,利水通淋。用量4.5～9g。

乌　药
Radix Linderae(拉)
Rhizome of Combined Spicebush(英)

本品为樟科(Lauraceae)植物乌药 Lindera aggregata(Sims) Kosterm. 野生品的干燥块根。主产于浙江、湖南、安徽、广东、广西等地。以浙江台州、金华所产者奉为道地药材。全年均可采挖,以夏初采者粉性大,质佳。挖取后,除去茎叶及须根,晒干称为"乌药个";或刮去栓皮,切成片,晒干或烘干,为"乌药片"。

【化学成分】　含挥发油,油中含多种倍半萜类成分,其中乌药烷衍生物有乌药醇(lindenenol)、乌药醚(linderoxide)、异乌药醚(isolinderoxide)、乌药烯(lindenene)、乌药醚内酯(linderene)等;桉烷衍生物有香樟烯(lindestrene)、香樟内酯、羟基香樟内酯等;开环的桉烷衍生物有异乌药内酯、龙脑等;α-蒎烯,β-蒎烯等。

【性状鉴别】　药材呈纺锤形,略弯曲,有的中部收缩成连珠状,大小不等,长6～15cm,直径1～3cm。表面褐黄色或黄棕色,具纵皱纹和横生的裂纹。质坚硬,难折断;断面黄白色,有放射状纹理及环纹,中央色较深。气微香,味微辛而苦,有清凉感。

一般以断面色黄白、香气浓者为佳。质老、不呈纺锤状的直根,不可药用。

【理化鉴别】
1. 薄层色谱　取本品石油醚溶液,用对照药材对照,用同一硅胶 H 薄层板,以石油醚(30～60℃)-乙酸乙酯(4:1)为展开剂,喷1%香草醛硫酸溶液显色。供试品色谱在与对照药材相应的色谱位置上,显相同颜色的斑点。

2. 乌药醚内酯的含量测定　高效液相色谱法。本品按干燥品计算,含乌药醚内酯($C_{15}H_{16}O_4$)不得少于0.030%。

本品饮片:性温,味辛;行气止痛,温肾散寒。用量3～9g。

威　灵　仙
Radix Clematidis(拉)
Root of Chinese Clematis(英)

本品为毛茛科(Ranunculaceae)植物威灵仙 Clematis chinensis Osbeck、棉团铁线莲 Clematis hexapetala Pall. 或东北铁线莲 Clematis manshurica Rupr. 野生品的干燥根及根茎。威灵仙主产于江苏、安徽、浙江、江西等地;棉团铁线莲主产东北及山东;东北铁线莲主产于东北。

【化学成分】　含多种三萜类皂苷,为齐墩果酸(oleanolic acid)或常春藤皂苷元(hederagenin)的衍生物,如威灵仙次皂苷(prosapogenin)CP_1、CP_2、CP_{2b}、CP_3、CP_{3b}、CP_4、CP_5、CP_6、CP_7、CP_{7a}、CP_8、CP_{8a}、CP_9、CP_{9a}、CP_{10}、CP_{10a}等。此外,尚含原白头翁素(白头翁内酯,protoanemonin)等。

【性状鉴别】
1. 威灵仙根及根茎　根茎呈柱状,长1.5～10cm,直径0.3～1.5cm;表面淡棕黄色,顶端残留茎基,质较坚韧,断面纤维性,下侧着生多数细根。根呈细长圆柱形,稍弯曲,长7～15cm,直径1～3mm;表面黑褐色,有细纵纹,有的皮部脱落,露出黄白色木部;质硬脆,易折断,断面皮部较广,木部淡黄色,略呈方形,皮部与木部间常有裂隙。气微,味淡。

2. 棉团铁线莲根及根茎　根茎呈短柱状,长1～4cm,直径0.5～1cm。根长4～20cm,直径1～2mm;表面棕褐至棕黑色,断面木部圆形。味咸。

3. 东北铁线莲根及根茎　根茎呈柱状,长1～11cm,直径0.5～2.5cm。根较密集,长5～23cm,直径1～4mm;表面棕黑色,断面木部近圆形。味辛辣。

一般以条均匀、皮黑肉白、质坚实者为佳。

本品饮片性温,味辛、咸;祛风除湿,通络止痛。用量6～9g。

川 乌

Radix Aconiti（拉）
Mother Root of Common Monkshood（英）

本品为毛茛科（Ranunculaceae）植物乌头 *Aconitum carmichaeli* Debx. 栽培品的干燥母根（主根）。主产于四川、陕西、湖北、湖南、云南、河南等地。

【化学成分】 乌头碱（aconitine），中（新）乌头碱（mesaconitine），次乌头碱（hypaconitine），川乌碱甲、乙（chuan-wu base A,B），塔拉第胺（talatisamine），杰斯乌头碱（jesaconitine），异翠雀花碱（isodelphinine），脂乌头碱（lipoaconitine），脂次乌头碱,脂中乌头碱等。

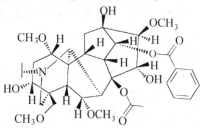

乌头碱（aconitine）

【性状鉴别】 药材呈不规则的圆锥形,稍弯曲,顶端常有残茎,中部多向一侧膨大,长2～7.5cm,直径1.2～2.5cm。表面灰棕色或棕褐色,皱缩,有小瘤状侧根及摘离附子后的痕迹。质坚实,断面类白色或浅灰黄色,可见多角形的环纹（形成层）。气微,味辛辣、麻舌（图8-21）。

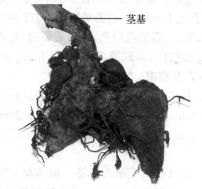

—— 茎基

图8-21 川乌

一般药材以个匀、肥大、无须根、坚实无空心者为佳,饮片以厚薄均匀、粉质洁白者为佳。

【理化鉴别】 薄层色谱 取本品乙醚提取液,以中乌头碱、乌头碱、次乌头碱为对照。吸附剂为碱性氧化铝（pH为9.5,过200目筛）加石膏及水（6∶1∶8）铺板,展开剂为乙醚-石油醚（10∶1）,用碘蒸气熏。供试品色谱在与对照品色谱相应的位置上,显相同的棕色斑点。

本品饮片:性热,味辛、苦,有大毒;祛风除湿,温经止痛。一般炮制后用。用量1.5～3g。生品内服宜慎。不宜与贝母、半夏、白及、白蔹、天花粉、瓜蒌同用。

草 乌

Radix Aconiti Kusnezoffii（拉）
Root of Kusnezoff Monkshood（英）

本品为毛茛科（Ranunculaceae）植物北乌头 *Aconitum kusnezoffii* Reichb. 野生品的干燥块根。主产于辽宁、吉林、黑龙江、河北、内蒙古、山西等地。

【化学成分】 中乌头碱（mesaconitine），次乌头碱（hypaconitine），乌头碱（aconitine），苯甲酰中（新）乌头原碱（benzoylmesaconine），中乌头原碱（mesaconine），乌头原碱（aconine），次乌头原碱（hypaconine），苯甲酰次乌头原碱（benzoylnypaconine），异乌头碱（isoaconitine），去氧乌头碱（deoxyaconitine），北草乌碱（beiwutine）等。

【性状鉴别】 药材呈不规则长圆锥形,略弯曲,形如乌鸦头,长2～7cm,直径0.6～1.8cm,顶端常有残茎或茎痕。表面暗棕色或灰褐色,皱缩有纵皱纹,有时具突起的支根,习称“钉角”。子根附生于主根上,表面光滑而形较小;质坚硬,难折断,切断面灰白色或暗灰色,粉性,可见多角形的形成层环纹。气微,味辛辣麻舌。

一般以个大、质坚实、断面色灰白者为佳。

【理化鉴别】

1. 紫外光谱 取本品粉末0.5g,加乙醚100mL与氨试液0.5mL,振摇10min,滤过。滤液置分液漏斗中,加0.25mol/L硫酸液20mL,振摇提取,分取酸液适量,用水稀释后测定其紫外光谱,在231nm与275mm波长处有最大吸收。

2. 薄层色谱 同川乌项下。

本品饮片:性热,味辛、苦,有大毒;祛风除湿,温经止痛。一般炮制后用。用量1.5～3g,

生品内服宜慎。不宜与贝母、半夏、白及、白蔹、天花粉、瓜蒌同用。

附 子*

Radix Aconiti Lateralis Preparata（拉）
Prepared Daughter Root
of Common Monkshood（英）

本品始载于《神农本草经》，列为下品。因其系乌头子根，如子附母，故名。

【来源】 本品为毛茛科（Ranunculaceae）植物乌头 Aconitum carmichaeli Debx. 栽培品的子根加工品。

【植物形态】 多年生草本。主根纺锤形至倒卵形，周围常生有数个侧根。茎直立，上部散生贴伏柔毛。叶互生，革质，深三裂几达基部；两侧裂片再2裂，中央裂片再3浅裂，裂片有粗齿或缺刻。总状花序，花序轴密生贴伏的反曲柔毛；花萼5，蓝紫色，上萼片盔形，侧萼片近圆形，内面无毛；花瓣2，变态成蜜腺叶，头部反曲，下具长爪；雄蕊多数；心皮3～5，离生。蓇葖果长圆形。花期6～7月，果期7～8月（图8-22）。

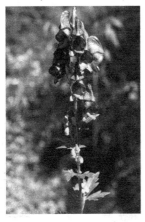

图8-22 乌头 Aconitum carmichaeli Debx.

【产地】 主产于四川、陕西等地。四川产者品质最佳，奉为道地药材，习称"川附子"。

【采收加工】 6月下旬（夏至）至8月上旬挖出乌头根部，洗净泥土，选取侧生块根称为"泥附子"，再按大小不同进行加工。

（1）盐附子 选择个大、均匀的泥附子洗净，放于氯化镁（卤水）及食盐混合溶液中，浸泡数日，捞出晾晒至半干，再浸入氯化镁溶液中随时添加食盐，使之保持过饱和状态，如此反复多次直至附子内外均有食盐结晶附着、体质变硬、晒干。

（2）黑顺片 将大、中个头的泥附子洗净，不刮外皮，放入氯化镁溶液中浸泡数日，加热煮沸2～3min，取出以清水漂洗干净，切成约5mm的纵片，加黄糖及菜油制成的调色剂染成茶色，再以清水漂洗至不麻舌时，取出蒸熟，烘干或晒干。

（3）白附片 选择大小均匀的泥附子洗净，加工方法略同黑顺片，但一般切成约3mm厚的纵片，需刮去外皮不加染色剂。加热煮至透明，晒至半干，用硫黄熏后，晒干。

（4）黄附片 加工方法略同黑顺片，但需刮去外皮横切，并用甘草、红花、生姜、去油猪牙皂加水熬成染汁，将其染成黄色，烘干。

【化学成分】 苯甲酰乌头原碱（benzoylaconine）、苯甲酰中（新）乌头原碱（benzoylmesaconine）和苯甲酰次乌头原碱（benzoylhypaconine）。乌头胺（aconine）、中乌头胺（mesaconine）和次乌头胺（hypaconine）。此外，还含去甲乌药碱（higenamine，dl-demethylcoclaurine）、去甲猪毛菜碱（salsolinol）为水溶性强心有效成分，后者还兼有弱的升压镇痛作用；氯化棍掌碱（coryneine chloride）有强心及升压作用。含有少量的乌头碱（aconitine）、中乌头碱（mesaconitine）和次乌头碱（hypaconitine）。

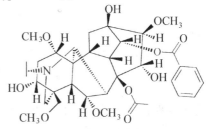

乌头碱(aconitine)

【性状鉴别】

1. 盐附子 呈圆锥形，长4～7cm，直径3～5cm。表面灰黑色，有盐霜。周围有突起的支根或其痕。顶端凹陷为芽痕。质重而坚硬，夏季易潮解变软，难折断。断面灰棕色，中央略浅，形成层呈弯曲的多角形，并可见食盐结晶，气微，味咸而麻，刺舌（图8-23）。

2. 黑顺片 呈不规则的纵切片，上宽下窄，周边略翘起，长1.7～5cm，宽0.9～3cm，厚2～4mm。表面褐黑色，切开面黄棕色，略透明，可见纵向脉纹（导管）。质硬而脆，断面角质样。

气微弱,味淡(图8-23)。

3. 白附片 呈不规则的纵切片,无外皮,黄白色,半透明。气微弱,味淡(图8-23)。

4. 黄附片 呈圆形或不规则的圆形横切片,无外皮,黄色,半透明状。气微弱,味淡(图8-23)。

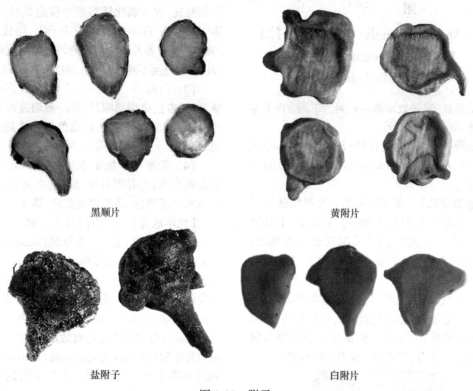

黑顺片

黄附片

盐附子

白附片

图 8-23 附子

一般生品以个大、肥壮、质坚实、粉性足、残茎及须根少者为佳;盐附子以根大、饱满、灰黑色、表面光滑者为佳;黑顺片以片匀、棕黄色、有光泽者为佳;白附片以片匀、黄白色、半透明者为佳。

【显微鉴别】 粉末特征 糊化淀粉粒。石细胞近无色或淡黄绿色,呈类长方形、类方形或多角形,一边斜尖,壁厚者层纹明显,纹孔较稀疏。后生皮层细胞呈棕色,有的细胞壁呈瘤状增厚并突入细胞腔。导管淡黄色,主为具缘纹孔,末端平截或有短尖,穿孔位于端壁或侧壁,有的导管分子粗短拐曲或纵横连接(图8-24)。

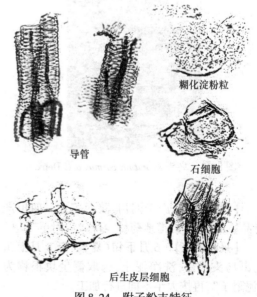

糊化淀粉粒

导管

石细胞

后生皮层细胞

图 8-24 附子粉末特征

【理化鉴别】

1. 化学定性 取本品粉末约 0.1g,加乙醇 5mL,在水浴上加热 20min,时时振摇,滤过,滤液蒸干,加 2% 乙酸溶液 2mL,搅拌,滤过,滤液中加碘化汞钾试液 2 滴,即发生黄色沉淀。

2. 紫外光谱 取黑顺片或白附片粗粉4g,

加乙醚30mL与氨试液5mL,振摇20min,滤过。滤液置于分液漏斗中,加 0.25mol/L 硫酸溶液

20mL，振摇提取，分别吸取酸液测定其紫外光谱，在波长231nm与274nm处有最大吸收。

3. 薄层色谱　乌头碱限量：取黑顺片、白附片粗粉20g，放置于具有塞子的锥形瓶中，加乙醚150mL，振摇10min，加氨试液10mL，振摇30min，放置1～2h，分取醚层，蒸干，加无水乙醇2mL使其溶解，作为供试品溶液。另取乌头碱对照品，加无水乙醇制成每1mL含2mg的溶液，作为对照品溶液。吸取供试品溶液6μL、对照品溶液5μL，分别点于同一碱性氧化铝薄层板上，以正己烷-乙酸乙酯（1∶1）为展开剂，展开，取出，晾干，喷以碘化钾碘试液与碘化铋钾试液的等容混合液。供试品色谱在与对照品色谱相应的位置上出现的斑点应小于对照品的斑点或不出现斑点。

4. 生物碱的含量测定　高效液相色谱法。本品含双酯型生物碱以新乌头碱、次乌头碱和乌头碱的总量计，不得述0.020%。含苯甲酰新乌头原碱、苯甲酰乌头原碱和苯甲酰次乌头原碱的总量，不得少于0.010%。

【饮片】

性味功能：性大热，味辛、甘；有毒。回阳救逆，补火助阳，逐风寒湿邪。

用法用量：3～15g。

白　头　翁

Radix Pulsatillae（拉）
Root of Chinese Pulsatilla（英）

本品为毛茛科（Ranunculaceae）植物白头翁 *Pulsatilla chinensis*（Bge.）Regel 野生品的干燥根。主产于东北、华北、华东等地。

【化学成分】　原白头翁素（protoanemonin），白头翁素（anemonin），白头翁皂苷A、B、C、B_4（pulsatoside A，B，C，B_4），胡萝卜苷等。

【性状鉴别】　药材呈类圆柱形或圆锥形，稍弯曲，有时扭曲而稍扁，长6～20cm，直径0.5～2cm。表面黄棕色或棕褐色，具不规则的纵皱纹或纵沟，皮部易脱落而露出黄色的木部，近根头处常有朽状凹洞。根头部稍膨大，有白色毛茸，有的可见鞘状叶柄残基。质硬而脆，断面皮部黄白色或淡黄棕色，木部淡黄色。气微，味微苦、涩。

一般以根粗长、整齐不碎、质坚实、外表灰黄色、头部有白毛者为佳。

本品饮片：性寒，味苦；清热解毒，凉血止痢。用量9～15g。

白　芍*

Radix Paeoniae Alba（拉）
White Peony Root（英）

本品始载于《神农本草经》，列为中品，名芍药。李时珍曰："芍药，犹婥约也。婥约，美好貌。此草花容如婥约，故以为名。""根之赤白，随花之色也。"

【来源】　本品为毛茛科（Ranunculaceae）植物芍药 *Paeonia lactiflora* Pall. 栽培品的干燥根。

【植物形态】　多年生草本。根肥大，叶互生，下部叶为二回三出复叶，小叶片长卵圆形至披针形，先端渐尖，基部楔形，叶缘具骨质小齿；上部叶为三出复叶。花大；萼片4；花瓣9～13，白色、粉红色或红色；雄蕊多数；心皮3～5，分离，蓇葖果卵形。花期5～7月，果期6～8月（图8-25）。

图8-25　芍药 *Paeonia lactiflora* Pall.

【产地】　主产于浙江东阳、安徽亳州、四川等地。

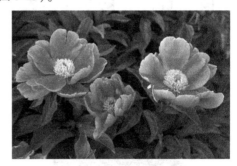

芍药苷（paeoniflorin）

【采收加工】　夏、秋二季采挖种植3～4年植株的根，洗净，除去头尾及细根，置沸水中煮至透心，除去外皮或去皮后再煮，晒干。

【化学成分】 芍药苷(paeoniflorin),芍药花苷(paeonin),牡丹酚(paeonol),白芍药苷(albiflorin),苯甲酰芍药苷(benzoylpaeoniflorin),羟基芍药苷(oxypaeoniflorin),芍药吉酮(paeoniflorigenone),苯甲酸(benzoic acid),β-谷甾醇(β-sitosterol),没食子鞣质(gallotannin),花梗鞣素(pedunculagin)等。

【性状鉴别】 药材呈圆柱形,平直或略弯曲,两端平截。长5～18cm,直径1～2.5cm。表面浅棕色或类白色,全体光滑,隐约有纵皱纹、皮孔及细根痕,偶有残存的外皮。质坚实,不易折断,断面较平坦,类白色或微红色,角质样,形成层环明显,木质部有放射状纹理。气微,味微苦、酸(图8-26)。

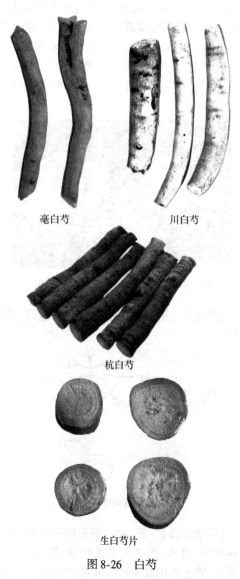

毫白芍　　　　川白芍

杭白芍

生白芍片

图8-26 白芍

一般以根粗、坚实、粉性足、无白心和裂隙者为佳。

【显微鉴别】

1. 组织特征　根横切面:木栓细胞数列或部分残存。栓内层为数列薄壁细胞,切向延长。韧皮部宽广,由薄壁细胞组成。形成层环明显,波状弯曲。木射线宽可达数十列细胞,导管稀疏,径向排列,近形成层处较密。薄壁细胞中含草酸钙簇晶和糊化的淀粉粒团块(图8-27)。

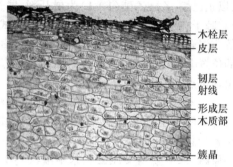

木栓层
皮层

韧层
射线
形成层
木质部

簇晶

图8-27 白芍横切面组织特征

2. 粉末特征　类白色。草酸钙簇晶较多,有的1个细胞含2至数个簇晶,或含晶细胞纵列成行;具缘纹孔导管,也有网纹或梯纹导管;木纤维主要为纤维管胞,长梭形,壁厚,微木化,具缘纹孔或斜纹孔;薄壁细胞含糊化淀粉粒,有些淀粉粒部分糊化轮廓隐约可辨,呈类圆形或卵圆形(图8-28)。

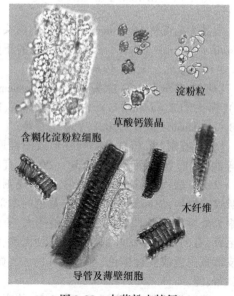

淀粉粒

草酸钙簇晶

含糊化淀粉粒细胞

木纤维

导管及薄壁细胞

图8-28 白芍粉末特征

【理化鉴别】

1. 化学定性　取本品横切片,加 1% 三氯化铁试液显蓝色。取本品粉末 5g,加乙醚 50mL,加热回流 10min,滤过,取滤液 10mL,置水浴上蒸干,加乙酸酐 1mL 与硫酸 4～5 滴,先显黄色,渐变成红色、紫色,最后呈绿色。

2. 薄层色谱　取本品乙醇溶液,用芍药苷对照,同一硅胶 G 薄层板,以三氯甲烷-乙酸乙酯-甲醇-甲酸（40∶5∶10∶0.2）为展开剂,喷以 5% 香草醛硫酸溶液,热风吹至斑点显色清晰。供试品色谱在与对照品相应的色谱位置上,显相同的蓝紫色斑点。

3. 芍药苷的含量测定　高效液相色谱法。本品含芍药苷（$C_{23}H_{28}O_{11}$）不得少于 1.60%。

【饮片】

性味功能:性微寒,味苦、酸。平肝止痛,养血调经。

用法用量:6～15g。

赤　芍

Radix Paeoniae Rubra（拉）
Red Peony Root（英）

本品为毛茛科（Ranunculaceae）植物芍药 *Paeonia lactiflora* Pall. 或川赤芍 *Paeonia veitchii* Lynch 野生品的干燥根。芍药主产于内蒙古、东北、河北、陕西、山西、甘肃等地,川赤芍主产于四川、甘肃、陕西、青海、云南等地。

【化学成分】
芍药苷（paeoniflorin）,芍药内酯苷（albiflorin）,羟基芍药苷（oxypaeoniflorin）,苯甲酰芍药苷（benzoylpaeoniflorin）,苯甲酸,鞣质等。

【性状鉴别】
药材呈圆柱形,稍弯曲,长 5～40cm,直径 0.6～3cm。表面暗棕色至黑棕色,粗糙,有横向凸起的皮孔和纵沟纹,外皮易脱落。质硬而脆,易折断,断面平坦,粉白色或黄白色,皮部窄,类粉红色,木部约占根的大部分,射线明显,有时具裂隙。气微香,味稍苦、酸涩。

一般以根长、外皮易脱落、断面白色、粉性大、"糟皮粉碴"者为佳。

【理化鉴别】
1. 微量升华　取本品粉末 0.5g,置试管中,微加热使升华,则有白色至类黄色微细结晶附着管壁。取此升华物加水 10mL 及 1mol/L 氢氧化钾溶液 0.5mL 使溶解,滤过。滤液加三氯化铁试液 1 滴,则呈淡红褐色。

2. 红外光谱　取本品粉末（过 200 目筛）,采用溴化钾压片法测其红外光谱,本品在 2930cm⁻¹、1622cm⁻¹、1317cm⁻¹、1050cm⁻¹、781cm⁻¹ 处有特征峰（图 8-29）。

3. 薄层色谱　同白芍。

本品饮片:性微寒,味苦;清热凉血,散瘀止痛。用量 6～12g。

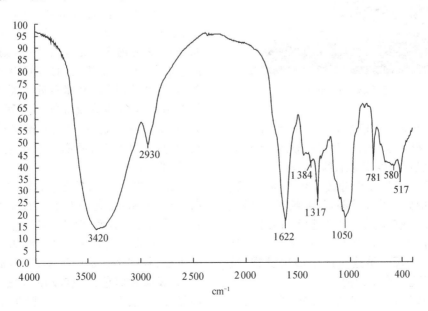

图 8-29　赤芍红外光谱

黄 连*

Rhizoma Coptidis（拉）
Coptis Root（英）

本品始载于《神农本草经》，列为上品。李时珍曰："其根连珠而色黄，故名。"

【来源】 本品为毛茛科（Ranunculaceae）植物黄连 *Coptis chinensis* Franch.、三角叶黄连 *Coptis deltoidea* C. Y. Cheng et Hsiao 或云连 *Coptis teeta* Wall. 栽培或野生品的干燥根茎，药材依次习称"味连"、"雅连"和"云连"。

【植物形态】

1. 黄连 多年生草本。根茎黄色，常有分枝。叶基生，具长柄，卵状三角形，3 全裂，中央裂片稍呈菱形，具柄，羽状深裂，边缘具锐锯齿；侧生裂片比中央裂片短，呈不等 2 深裂，罕为 2 全裂，裂片再作羽状深裂。花葶 1～2，二歧或多歧聚伞花序，花 3～8，苞片披针形，羽状深裂；萼片 5，黄绿色，窄卵形，花瓣线形或线状披针形，长 5～7mm，中央有蜜槽；雄蕊多数，外轮雄蕊比花瓣略短；心皮 8～12，离生。蓇葖果具短柄。花期 2～4 月。果期 3～6 月（图 8-30）。

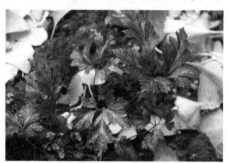

图 8-30 黄连 *Coptis chinensis* Franch.

2. 三角叶黄连 根茎不分枝或少分枝。叶片卵形，3 全裂，中央裂片三角状卵形，羽状深裂，深裂片多少彼此密接，雄蕊长约为花瓣的1/2。

3. 云连 根茎较少分枝。叶片卵状三角形，3 全裂，中央裂片卵状菱形，羽状深裂，深裂片彼此疏离。花瓣匙形至卵状匙形，先端钝。

【产地】 味连主产于四川、湖北为商品黄连的主要来源。雅连主产于四川洪雅、峨嵋等地。云连主产于云南。

【采收加工】 味连秋季采挖，除去地上部分及泥土，干燥，在"撞笼"内撞去须根。

云连在干燥后，再喷水使表面湿润，干燥。

【化学成分】 异喹啉类生物碱：小檗碱（berberine），呈盐酸盐存在，含量为 5.20%～7.69%，其次是黄连碱（coptisine）、巴马汀（palmatine）、药根碱（jatrorrhizine）、木兰碱（magnoflorine）、表小檗碱（epiberberine）、甲基黄连碱（worenine）、非洲防己碱（columbamine）、阿魏酸（ferulic acid），绿原酸，3,4-二羟基苯乙醇葡萄糖苷等。

小檗碱（berberine）
$R_1 + R_2 = — O — CH_2 — O —$，$R_3 = R_4 = OCH_3$，$R_5 = H$
黄连碱（coptisine）
$R_1 + R_2 = R_3 + R_4 = — O — CH_2 — O —$，$R_5 = H$
药根碱（jatrorrhizine）
$R_2 = R_3 = R_4 = OCH_3$，$R_1 = OH$，$R_5 = H$
巴马汀（palmatine）
$R_1 = R_2 = R_3 = R_4 = OCH_3$，$R_5 = H$

【性状鉴别】

1. 味连 多集聚成簇，常弯曲，形如鸡爪，单枝根茎长 3～6cm，直径 3～8mm。表面灰黄色或黄褐色，粗糙，有不规则结节状隆起、须根及须根残基，有的节间表面平滑如茎秆，习称"过桥"。上部多残留褐色鳞叶，顶端常留有残余的茎或叶柄。质硬，断面不整齐，皮部橙红色或暗棕色，木部鲜黄色或橙黄色，呈放射状排列，髓部有时中空。气微，味极苦（图 8-31）。

2. 雅连 多为单枝，略呈圆柱形，微弯曲，长 4～8cm，直径 0.5～1cm，"过桥"较长。顶端有少数残茎（图 8-31）。

3. 云连 弯曲呈钩状，形如"蝎尾"，多为单枝，较细小。栽培品长 2～5cm，直径 2～4mm；表面黄棕色，少有较短的"过桥"；质轻而脆，断面较平坦，黄棕色。野生品种根茎极细小，无过桥（图 8-31）。

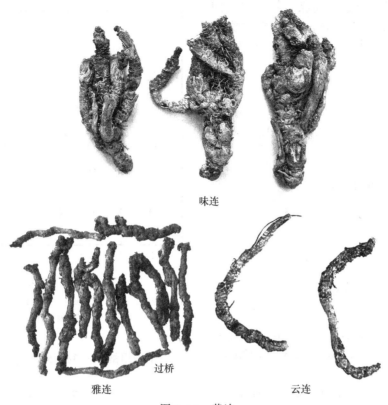

味连

过桥

雅连   云连

图 8-31 黄连

一般味连以条粗长、连珠状、质坚实、断面红黄色、有菊花心者为佳;雅连以身干、粗壮、无须根、形如蚕者为佳;云连以干燥、条细、节多、须根少、色黄者为佳。

【显微鉴别】

1. 组织特征

(1) 味连 根茎横切面:木栓层为数层细胞。皮层较宽,石细胞单个或成群散在。中柱鞘纤维成束,或伴有少数石细胞,均显黄色。维管束外韧型,环列。束间形成层不明显。木质部黄色,木化,木纤维较发达。髓部无石细胞(图 8-32)。

(2) 雅连 髓部有多数石细胞。

(3) 云连 皮层、中柱鞘及髓部均无石细胞。

2. 粉末特征

(1) 味连 深棕黄色。石细胞黄色,单个散在或数个成群,呈类圆形、类方形、纺锤形或不规则形,直径 25 ～64μm,层纹明显,纹孔小,孔沟明显韧皮纤维黄色,多成束,呈纺锤形或长梭形,直径 27 ～37μm,壁厚,纹

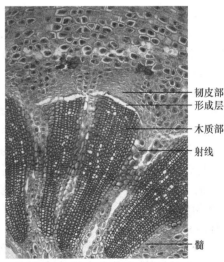

韧皮部
形成层

木质部

射线

髓

图 8-32 味连横切面组织特征

孔较稀,孔沟较粗。木纤维黄色,成束,直径 10 ～13μm,木化,纹孔稀疏,有的交叉成人字形。木薄壁细胞呈类长方形、梭形或不规则形,较大,直径约至 48μm,壁稍厚,木化,纹孔明显。鳞叶表皮细胞绿黄色或黄棕色,略呈长方形,无细胞间隙,壁微波状弯曲或连珠状

增厚。孔纹导管,少数为具缘纹孔、螺纹、网纹、梯纹导管,直径 7～19μm。淀粉粒类圆形、椭圆形、卵圆形,直径 2～10μm(图 8-33)。

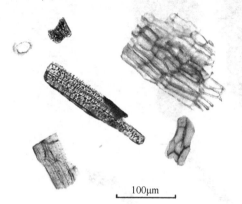

100μm

图 8-33　味连粉末特征

(2) 雅连　呈鲜黄色。石细胞较多,金黄色,呈不规则条形或长椭圆形,长 35～252μm。

【理化鉴别】

1. 荧光检查　取本品折断面置在紫外光灯(365nm)下观察,显金黄色荧光,木质部尤为明显。

2. 化学定性　取本品粉末或薄切片置载玻片上,加乙醇 1～2 滴及 30%硝酸 1 滴,加盖玻片,放置片刻,镜检,有黄色针状或针簇状结晶析出,放置,结晶显红色并消失。

3. 薄层色谱　取本品甲醇溶液,用盐酸小檗碱、药根碱、巴马汀、表小檗碱、黄连碱对照,用同一硅胶 G 薄层板,以苯-乙酸乙酯-甲醇-异丙醇-水(6:3:1.5:1.5:0.3)为展开剂,置于氨蒸气饱和的层析缸内,置紫外灯(365nm)下观察。供试品色谱在与对照药材色谱在相应的位置上,显相同的黄色荧光斑点(图 8-34)。

4. 小檗碱等的含量测定　高效液相色谱法。按干燥品计算,以盐酸小檗碱计,味连含小檗碱不得少于 5.5%、表小檗碱不得少于 0.8%、黄连碱不得少于 1.6%、巴马汀不得少于 1.5%;雅连含小檗碱不得少于 4.5%;云连含小檗碱不得少于 7.0%。

【饮片】

性味功能:性寒,味苦。清热燥湿,泻火解毒。

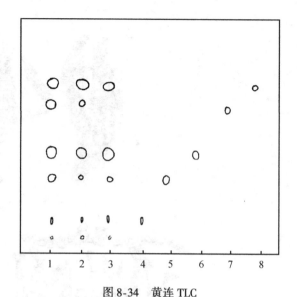

图 8-34　黄连 TLC

1. 味连　2. 雅连　3. 云连　4. 药根碱　5. 巴马汀　6. 盐酸小檗碱　7. 表小檗碱　8. 黄连碱

用法用量:1～3g。外用适量。

升　麻

Rhizoma Cimicifugae(拉)
Rhizome of Largetrifolious Bugbane(英)

本品为毛茛科(Ranunculaceae)植物大三叶升麻 *Cimicifuga heracleifolia* Kom.、兴安升麻 *Cimicifuga dahurica*(Turcz.)Maxim. 或升麻 *Cimicifuga foetida* L. 野生品的干燥根茎。因产地不同,药材依次称为"关升麻"、"北升麻"和"西升麻"。大三叶升麻主产于黑龙江、吉林和辽宁等地。兴安升麻主产于黑龙江、河北、山西、内蒙古等地。升麻主产于四川、陕西、青海等地。

【化学成分】　含多种三萜类成分,主要有升麻醇(cimigenol)、升麻苷 E(cimiside E)、25-乙酰升麻醇木糖苷(25- acetyl cimigenol xyloside)、北升麻醇(dahurinol)、异北升麻醇(isodahurinol)、去羟北升麻醇(dehydroxydahurinol)、25-O-甲基异北升麻醇(25- O- methylisodahurinol)、异阿魏酸等。

【性状鉴别】

1. 关升麻　药材呈不规则长块状,多短分枝或结节状,长 8～20cm,直径 2～4cm。表面暗棕色或黑棕色,有时皮部脱落而露出网状的筋脉,上有多个圆洞状(髓朽蚀成空洞)茎基,长1.5～3cm,直径0.5～2.5cm,两侧及下侧有少数坚硬细根断痕。质坚而轻,断面黄白色,皮部菲薄,木部呈放射状或网状条纹(纵切面)。气微,味微苦。

2. 北升麻　与关升麻类似,但多分枝、多结节、多空洞,长9～18cm,直径1～1.5cm。折断面不平,纤维性,如网状,微带绿色,故有"绿升麻"之称。气微,味微苦而涩。

3. 西升麻(川升麻)　药材呈不规则块状,形如鸡骨,分枝极多,大小悬殊,长3.5～13cm,直径0.7～3(～6)cm。表面灰棕色,茎基痕的空洞直径0.4～1cm,洞壁断面有放射状沟纹。体轻而坚硬,不易折断;断面带灰绿色,有网状沟纹。

一般以体大、质坚、外皮黑褐色、断面黄绿色、无须根者为佳。

本品饮片:性微寒,味辛、微甘;发表透疹,清热解毒,升举阳气。用量3～9g。

防　己*

Radix Stephaniae Tetrandrae（拉）
Root of Fourstamen Stephania（英）

本品始载于《神农本草经》,列为中品。李杲曰:"防己如险健之人……若善用之,亦可御敌,故取此意。"

【来源】　本品为防己科(Menispermaceae)植物粉防己 *Stephania tetrandra* S. Moore 野生品的干燥根。

【植物形态】　多年生缠绕性落叶藤本。根圆柱形,弯曲。茎柔韧细长。叶互生,阔三角状卵形,长3.5～6cm,宽5～7cm,全缘,两面均被短柔毛;叶柄盾状着生。雌雄异株,雄花为头状聚伞花序成总状排列,花绿色,萼片4;花瓣4;雄蕊4;花丝成柱形;雌花集成短缩的聚伞花序,萼片和花瓣与雄花同数。核果球形,熟时红色。花期5～6月,果期7～8月(图8-35)。

【产地】　主产于江苏、安徽、浙江、江西等地。

【采收加工】　秋季采挖,洗净泥土,刮去粗皮,截段或纵剖成瓣,晒干。

【化学成分】　异喹啉类生物碱:粉防己碱

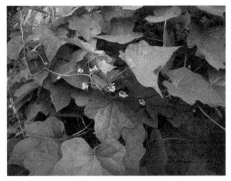

图8-35　粉防己 *Stephania tetrandra* S. Moore

(tetrandrine,汉防己甲素)、防己诺林碱(fangchinoline)、轮环藤酚碱(cyclanoline)。此外,含氧化防己碱、防己菲碱、1,3,4-三脱氢防己诺林碱氧化物、甲基防己诺林碱、2,2'-N,N-二氯甲基汉防己碱等。

粉防己碱 (tetrandrine):R=OCH$_3$
防己诺林碱 (fangchinoline):R=OH

【性状鉴别】　药材呈不规则的圆柱形、半圆形块状或块片状,常弯曲如结节状,形如猪大肠,长5～10cm,直径1～5cm。表面淡灰黄色,可见残留的灰褐色栓皮,弯曲处有深陷的横沟。体重,质坚实。断面平坦,灰白色至黄白色,富粉性,有排列较稀疏的放射状纹理,显车轮纹状。纵剖面浅黄白色,有浅棕色、弯曲的筋脉状纹理。气微,味苦(图8-36)。

一般以质坚实、粉性足、去净外皮者为佳。

【显微鉴别】

1. 组织特征　横切面:木栓层已除去或有残留,细胞黄棕色。皮层细胞切向延长,有石细胞群散在,石细胞类方形或多角形,壁稍厚。韧皮部束明显。形成层成环。木质部导管稀少,断续排列呈放射状,导管旁有木纤维;射线较宽,中心可见初生木质部。薄壁细胞充满淀粉粒,并可见细小草酸钙柱晶及方晶(图8-37)。

2. 粉末特征　有草酸钙柱晶和方晶。石细

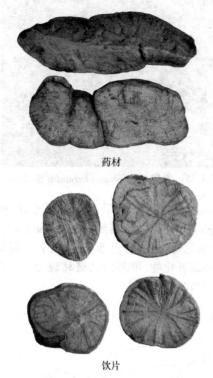

饮片

图 8-36 防己

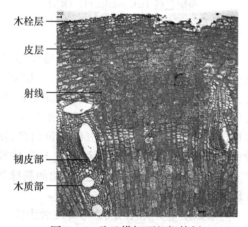

图 8-37 防己横切面组织特征

胞呈椭圆形、类方形或不规则形,壁稍厚,胞腔大,孔沟明显;偶有壁厚者,长 50～190μm,直径 28～90μm。木纤维壁稍薄,木化,腔约占直径的 1/2,黄色。木栓细胞棕黄色,多角形。具缘纹孔和网纹导管。淀粉粒众多,单粒呈球形、盔帽形或多角形,直径 3～40μm,脐点点状、裂缝状、人字状或星状,层纹不明显;复粒由 2～7 分粒组成(图 8-38)。

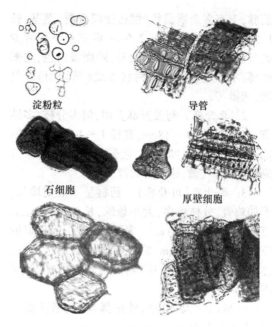

图 8-38 防己粉末特征

【理化鉴别】

1. 化学定性 取本品粉末 2g,加 0.5mol/L 硫酸 20mL,置水浴上加热 10min,滤过,滤液加氨试液调节 pH = 9,移入分液漏斗中,加苯 25mL,振摇提取,分取苯液 5mL,回收溶剂,残渣加 1% 钼酸铵的浓硫酸溶液数滴,即显蓝紫色,渐变绿色至污绿色,放置后颜色逐渐加深。

2. 薄层色谱 取本品乙醇溶液,用粉防己碱和防己诺林碱对照,用同一硅胶 G 薄层板,以三氯甲烷-丙酮-甲醇(6：1：1)为展开剂,喷稀碘化铋钾试液显色。供试品色谱在与对照品相应的色谱位置上,显相同颜色的斑点。

3. 醇溶性浸出物的含量测定 按《中国药典》热浸法测定,用甲醇作溶剂,不得少于 5.0%。

4. 粉防己碱和防己诺林碱的含量测定 高效液相色谱法。本品按干燥品计算,含粉防己碱($C_{38}H_{42}N_2O_6$)和防己诺林碱($C_{37}H_{40}N_2O_6$)的总量不得少于 1.60%(防己片中含粉防己碱和防己诺林碱的总量不得少于 1.40%)。

【饮片】

性味功能:性寒,味苦。利水消肿,祛风止痛。

用法用量:4.5～9g。

北 豆 根

Rhizoma Menispermi（拉）
Rhizome of Asiatic Moonseed（英）

本品为防己科（Menispermaceae）植物蝙蝠葛 *Menispermum dauricum* DC. 野生品的干燥根茎。主产于东北、河北、山东、山西等地。

【化学成分】　北豆根碱（dauricine），去甲北豆根碱（daurinoline），异去甲北豆根碱（dauricinoline），蝙蝠葛任碱（menisperine），北豆根酚碱（dauricoline），木兰碱（magnoflorine），青防己碱（acutumine）等。

【性状鉴别】　药材呈细长圆柱形，多弯曲，有分枝，长可达 50cm，直径 1cm 以内。表面黄棕色至暗棕色，外皮易脱落，有纵皱纹和多数细长而弯曲的细根或根痕。质韧，难折断。断面纤维性，木质部黄色，髓类白色。气微，味苦。

一般以条粗长、外皮色黄棕、断面色浅黄者为佳。

本品饮片：性寒，味苦，有小毒；清热解毒，祛风止痛。用量 3～9g。

细 辛*

Radix et Rhizoma Asari（拉）
Root of Manchurian Wildginge（英）

本品始载于《神农本草经》，列为上品。

【来源】　本品为马兜铃科（Aristolochiaceae）植物北细辛 *Asarum heterotropoides* Fr. var. *mandshuricum*（Maxim.）Kitag.、汉城细辛 *Asarum sieboldii* Miq. var. *seoulense* Nakai 或华细辛 *Asarum sieboldii* Miq. 栽培品的干燥根及根茎。前 2 种习称"辽细辛"。

【植物形态】
1. 北细辛　多年生草本，高 10～25cm。根

茎横走，生有多数细长的根。叶基生，1～3 片，心形至肾状心形，顶端短锐尖或钝，基部深心形，全缘，两面疏生短柔毛或近于无毛。花单生于叶腋，接近地面，花被钟形或壶形，污紫色，顶端 3 裂，裂片由基部向下反卷，先端急尖，雄蕊 12，花丝与花药等长；花柱 6。蒴果肉质，半球形。花期 5 月，果期 6 月（图 8-39）。

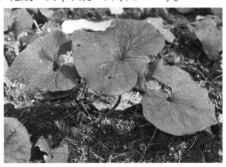

图 8-39　北细辛 *Asarum heterotropoides*
Fr. var. *mandshuricum*（Maxim.）Kitag.

2. 汉城细辛　基生叶多为 2 片，叶柄有毛，叶片较厚；花被裂片平展。

3. 华细辛　与上种相似，唯根茎较长，节间密；叶 1～2 片，肾状心形，先端渐尖，上面散生短毛，下面仅叶脉散生较长的毛。花被质厚，筒部扁球形，顶端 3 裂，裂片平展，花丝较花药长 1.5 倍，蒴果肉质，近球形。

【产地】　北细辛与汉城细辛主产于辽宁地。华细辛主产于陕西、四川、安徽等地。

【采收加工】　夏季果熟期或初秋采挖根及根茎，除去泥沙，阴干。

【化学成分】　含挥发油，油中主要成分为甲基丁香酚（methyleugenol），其他有黄樟醚（safrole）、优香芹酮（eucarvone）、β-蒎烯、α-蒎烯、榄香素、细辛醚（asaricin）、莰烯、香叶烯、龙脑等。还含有 l-细辛脂素（l-asarinin）、dl-去甲基衡州乌药碱（dl-demethylcoclaurine）、(2E,4E)-N-异丁基-2,4-癸二烯酰胺、豆甾醇和芝麻脂素等。

甲基丁香酚(methyleugenol)　　　l-细辛脂素(l-asarinin)

【性状鉴别】

根茎横生呈不规则圆柱形,多分枝,长 5～15cm,直径2～6mm。根长 15～40cm,直径 1～2mm。表面灰棕色,粗糙,具环形节,节间长 2～3mm,分枝顶端有碗状的茎痕。细根,密生节上,长 10～20cm,直径约 1mm,表面灰黄色,平滑或具纵皱纹,质脆易折断,断面黄白色。气辛香,味辛辣、麻舌(图 8-40)。

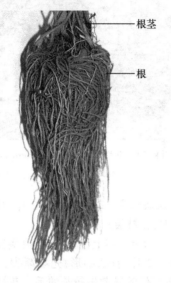

图 8-40　辽细辛

一般均以根灰黄、干燥、味辛辣而麻舌者为佳。

【显微鉴别】　组织特征　北细辛根横切面:后生表皮为 1 列类方形细胞,其外侧常残留表皮细胞。皮层宽广,薄壁细胞充满类球形淀粉粒,有含油滴的油细胞;内皮层明显,可见凯氏点,有时可见石细胞。中柱鞘部位为 1 列薄壁细胞。维管束次生组织不发达,初生木质部四原型,形成层隐约可见,其外侧有韧皮细胞(图 8-41)。

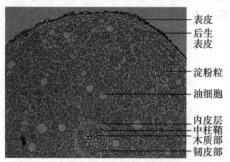

图 8-41　北细辛根横切面组织特征

【理化鉴别】

1. 薄层色谱　取本品乙醚溶液,用甲基丁香酚为对照,用同一硅胶 G 薄层板,以石油醚-乙酸乙酯(9∶1)展开,用 1% 香草醛浓硫酸试剂喷雾,显色,100℃加热 5min。供试液色谱在与对照品色谱相应的位置上,显相同颜色的斑点。

取本品甲醇溶液,用 l-细辛脂素对照品,用同一硅胶 G 薄层板,以石油醚-乙酸乙酯(8∶2)为展开剂,用 10% 浓硫酸-乙醇溶液喷雾,于 110℃加热 5min。供试液色谱在与对照品色谱相应的位置上,显相同的暗绿色斑点。

2. 挥发油的含量测定　按《中国药典》法测定,挥发油含量不得少于 2.0%(mL/g)。

3. 甲基丁香酚、细辛脂素的含量测定　气相色谱法。本品含甲基丁香酚一般在 0.56% 以上。细辛脂素不得少于 0.050%。

【饮片】

性味功能:性温,味辛。祛风散寒,通窍止痛,温肺化饮。

用法用量:1～3g,外用适量。

延 胡 索*

Rhizoma Corydalis(拉)
Corydalis Rhizome(英)

本品为常用中药。始载于宋《开宝本草》,原名玄胡索。陈藏器曰:"延胡索生于奚国,从安东道来,根如半夏,色黄。"本品原名玄胡索,后因避宋真宗讳而改玄为延,在历代本草中通称延胡索。

【来源】　本品为罂粟科(Papaveraceae)植物延胡索 Corydalis yanhusuo W. T. Wang 栽培品的干燥块茎,亦称"元胡"。

【植物形态】　多年生草本。块茎球形。茎高9～20cm,其上生 3～4 叶,二回三出全裂,末回裂片披针形。总状花序;苞片卵形;萼片极小,早落;花瓣紫红色,4 枚,外轮 2 枚稍大,上部一枚尾部长距状,内轮 2 枚狭小,愈合;雄蕊 6,两体;子房上位,1 室,蒴果线形。花期 4 月,果期 6～7 月(图 8-42)。

【产地】　主产于浙江等地。

【采收加工】　于 5～6 月植株枯萎时采挖块茎,除去地上部分及须根,洗净,入沸水煮 3～

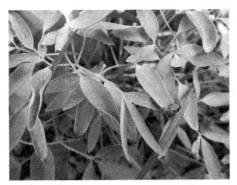

图 8-42 延胡索 *Corydalis yanhusuo* W. T. Wang

6min,至块茎内部恰无白心时,捞起晒干。

【化学成分】 含有延胡索甲素(*d*-coryda-line,紫堇碱)、延胡索乙素(*dl*-tetrahydropalma-tine,*dl*-四氢巴马汀)、原鸦片碱(protopine,延胡索丙素)*l*-四氢黄连碱(*l*-tetrahydrocoptisine 延胡索丁素)、*dl*-四氢黄连碱(延胡索戊素)、*l*-四氢非洲防己碱(*l*-tetrahydrocolumbamine,延胡索己素)等。延胡索乙素为主要镇痛、镇静成分。去氢延胡索甲素对胃及十二指肠溃疡有疗效。

延胡索甲素(*d*-corydaline):
$R_1 \sim R_5 = CH_3$
延胡索乙素(*dl*-tetrahydropalmatine):
$R_1 \sim R_4 = CH_3$,$R_5 = H$

【性状鉴别】 药材呈不规则的扁球形,直径 0.5～1.5cm。表面黄色或黄褐色,有不规则网状皱纹,顶端有略凹陷的茎痕,底部常有疙瘩状凸起。质硬而脆,断面黄色,角质样,有蜡样光泽。气微,味苦(图 8-43)。

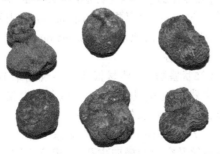

图 8-43 延胡索

一般以个大、饱满、质坚实、断面色黄发亮者为佳。

【显微鉴别】 粉末特征 绿黄色。皮层厚壁细胞绿黄色,多角形、类方形或长条形,壁稍弯曲,木化,有的呈连珠状增厚,纹孔细密。石细胞淡黄色,类圆形或长圆形,壁较厚,纹孔细密。螺纹导管,直径 16～32μm。薄壁细胞中充满糊化淀粉粒,呈淡黄色或近无色团块(图 8-44)。

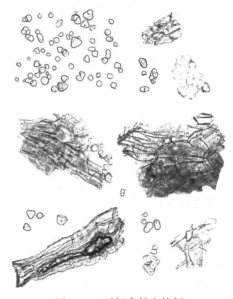

图 8-44 延胡索粉末特征

【理化鉴别】

1. 荧光检查 取本品切面或粉末置紫外光灯(365nm)下观察,呈亮黄色荧光。

2. 化学定性 取本品粉末 2g,加 0.25mol/L 硫酸溶液 20mL,振摇片刻,滤过。取滤液 2mL,加 1% 铁氰化钾溶液 0.4mL 与 1% 三氯化铁溶液 0.3mL 的混合液,即显深绿色,渐变深蓝色,放置后底部有较多深蓝色沉淀。

取本品粉末 0.2g,加稀乙酸 5mL,于水浴上加热 5min,滤过。取滤液 1mL,加碘化铋钾试液 1～2 滴,显红棕色;另取滤液 1mL,加碘化汞钾试液 1～2 滴,显淡黄色沉淀。

3. 薄层色谱 取本品甲醇溶液,用延胡索乙素对照,用同一 1% 氢氧化钠溶液制备的硅胶 G 薄层板,以正己烷-三氯甲烷-甲醇(7.5:4:1)为展开剂,以碘蒸气熏至斑点清晰,日光下观察;或在空气中挥尽板上吸附的碘后,置紫外灯(365nm)下观察。供试品色谱在与对照品色谱相应的位置上,显相同颜色的斑点或荧光斑点。

4. 醇溶性浸出物的含量测定 按《中国药典》热浸法测定,用稀乙醇作溶剂,不得少于13.0%。

5. 延胡索乙素的含量测定 高效液相色谱法。本品含延胡索乙素($C_{21}H_{25}NO_4$)不得少于0.050%。

【饮片】

性味功能:性温,味辛、苦。活血,利气,止痛。用法用量:3～9g。

板 蓝 根

Radix Isatidis(拉)

Indigowood Root(英)

本品为十字花科(Cruciferae)植物菘蓝 Isatis indigotica Fort. 栽培品的干燥根。主产于河北、江苏、安徽、河南、山西、浙江、山东等地。

【化学成分】 芥子苷(sinigrin),靛蓝,靛玉红,靛玉红吲哚苷(indrylglucoside),β-谷甾醇,腺苷(adenosine),精氨酸等多种氨基酸。

【性状鉴别】 药材呈圆柱形,稍扭曲,长10～20cm,直径0.5～1cm。根头略膨大,可见暗绿色或暗棕色轮状排列的叶柄残基和密集的疣状突起。表面淡灰色或淡棕黄色,有纵皱纹及横生皮孔,并有支根痕。体实,质略软,断面皮部黄白色,木部黄色。气微,味先微甜后苦、涩。

一般以条长、粗大、体实者为佳。

【理化鉴别】 荧光检查 取本品水煎液,置紫外光灯(365nm)下观察,显蓝色荧光。

本品饮片:味苦,性寒;清热解毒,凉血利咽。用量9～15g。

【附注】 爵床科植物马蓝 Baphicacanthus cusia (Nees) Bremek. 的根茎及根在我国西南和华南等地习用作板蓝根,名为"南板蓝根"。

(王晶娟 张贵君)

苦 参

Radix Sophorae Flavescentis(拉)

Root of Lightyellow Sophora(英)

本品为豆科(Leguminosae)植物苦参

Sophora flavescens Ait. 野生品的干燥根。主产于河北、山西、河南、湖北等地。

【化学成分】 氧化苦参碱(oxymatrine),苦参碱(matrine),羟基苦参碱(sophoranol),N-甲基金雀花碱(N-methylcytisine),槐定碱(sophoridine)等。黄酮成分:苦参啶(kuraridin)、去甲苦参酮(norkurarinone)、苦参啶醇(kuraridinol)及异黄酮类化合物芒柄花黄素(formononetin)等。

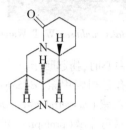

苦参碱(matrine)   氧化苦参碱(oxymatrine)

【性状鉴别】 药材呈圆柱形,下部常有分枝,长10～30cm,直径1～2cm。表面灰棕色或棕黄色,有明显纵皱纹及横长皮孔,栓皮破裂后向外卷曲,剥落处显黄色,光滑。质坚韧,难折断,折断面纤维性,黄白色。气微,味极苦。

一般以条匀、断面黄白色、味极苦者为佳。

【理化鉴别】 苦参碱的含量测定 薄层扫描法。本品含生物碱以苦参碱($C_{15}H_{24}N_2O$)计算不得少0.080%。

本品饮片性寒,味苦;清热燥湿,杀虫,利尿。用量4.5～9g。外用适量。

山 豆 根

Radix Sophorae Tonkinensis (拉)

Root of Tonkin Sophora(英)

本品为豆科(Leguminosae)植物越南槐 Sophora tonkinensis Gapnep. 野生品的根及根茎。主产于广西、广东、贵州、云南等地。

【化学成分】 氧化苦参碱(oxymatrine),苦参碱(matrine),山豆根酮(sophoradin),山豆根素(sophoranone),槐果碱(sophocarpine),异戊间二烯查耳酮等。

【性状鉴别】 药材根茎呈不规则结节状,顶端常残存茎基,其下着生根数条。根呈长圆柱形,常有分枝,长短不等,略弯曲,长达40cm,直径0.7～1.5cm;表面棕色至棕褐色,有不规则纵皱纹及突起的横向皮孔,支根痕呈圆点状;

质坚硬,难折断,断面,纤维状,皮部浅棕色至类白色,木部淡黄色至黄白色。有豆腥气,味极苦。

一般以条粗、质坚、味苦者为佳。

本品饮片:性寒,味苦;清热解毒,消肿利咽。用量3～6g。

葛　根

Radix Puerariae(拉)
Root of Lobed Kudzuvine(英)

本品为豆科(Leguminosae)植物野葛 *Pueraria lobata* (Willd.) Ohwi 野生品的干燥根。主产于湖南、河南、广东、浙江、四川等地。

【化学成分】　总黄酮含量可达10%。主要有葛根素(puerarin)、葛根苷(xylopuerai)、大豆苷元(daidzeini)、大豆苷(daidzin)、大豆黄素-4′,7-二葡萄糖苷(daidzein-4′,7-diglucoside)、等。

葛根素 (puerarin)

【性状鉴别】　药材为纵切的长方形厚片或小方块,长5～35cm,厚5～10mm。外皮淡棕色,有纵皱纹,粗糙。切面黄白色,纹理不明显。质韧,纤维性强,轻松。气微,味微甜。

一般以块大、质坚实、色白、粉性足、纤维少者为佳。

【显微鉴别】　粉末特征　淀粉粒甚多,单粒球形、半圆形或多角形,脐点点状、裂缝状或星状;复粒由2～10分粒组成。纤维多成束,壁厚,木化。有晶纤维。具缘纹孔导管较粗大。石细胞少见,类圆形或多角形。

【理化鉴别】

1. 荧光检查　取本品粉末少量在紫外光灯(365nm)下观察,显亮蓝色荧光。

2. 葛根素的含量测定　高效液相色谱法。

本品含葛根素($C_{21}H_{20}O_9$)不得少于2.4%。

本品饮片:性凉,味甘、辛;解肌退热,生津,透疹,升阳止泻。用量9～15g。

甘　草[*]

Radix et Rhizoma Glycyrrhizae (拉)
Liquorice Root(英)

本品始载于《神农本草经》,列为上品。因其味甜,故名。

【来源】　本品为豆科(Leguminosae)植物甘草 *Glycyrrhiza uralensis* Fisch.、胀果甘草 *Glycyrrhiza inflata* Bat. 或光果甘草 *Glycyrrhiza glabra* L. 野生或栽培品的干燥根及根茎。药材依次通称为"内蒙甘草"、"新疆甘草"和"欧甘草"。

【植物形态】

1. 甘草　多年生草本。具粗壮多头的根茎,由根茎向四周生出地下匍枝,地下匍枝抽生新茎及新根。根系粗壮,深深横穿地下,主根直,圆柱形,长1～2m或更长,通称"棒草";根皮红褐色乃至灰黑褐色,坚硬,内部橙黄色乃至鲜黄色,有甜味。垂直的主根生出的根出条,形成复杂的根系网。根出条向上生枝,向下生垂直根,由垂直根再生侧生根出条,扩张形成大面积的大型密集的草丛。茎直立,坚硬,单一或分枝,高40～100cm,密被细短毛,并生有鳞片状、点状或小刺状的腺体。奇数羽状复叶,托叶小,披针状锥形,开花前脱落;叶长10～25cm,叶柄上多少生有短毛和腺点;小叶5～17枚,卵形或椭圆形,长1.5～4cm,宽1～3cm,基部圆形或广楔形,先端锐尖、渐尖或近于钝,全缘,背面(有时连表面)主要沿叶脉具有短毛,多少密生腺点。总状花序紧密,多少被短毛和腺毛;花淡红紫色,萼钟状,5齿裂,裂片披针形,被短毛并有腺点,旗瓣长圆状卵圆形、椭圆形或长圆状椭圆形,先端圆或稍有微缺,基部渐狭成短爪,翼瓣比旗瓣短,比龙骨瓣长,均具长爪;雄蕊长短不一;子房长圆形,表面具腺状突起。荚果呈镰状或环状弯曲,密集球形,密被毛和腺点或腺状皮刺,刺长1～2mm。花期6～7月,果期7～9月(图8-45)。

2. 胀果甘草　小叶3～7枚,卵形至矩圆形,边缘波状。总状花序常与叶等长。荚果短

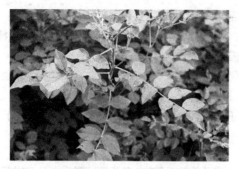

图 8-45 甘草 *Glycyrrhiza uralensis* Fisch.

小而直,膨胀,无腺毛;种子数目较少。花期 5 ～
7 月(图 8-46)。

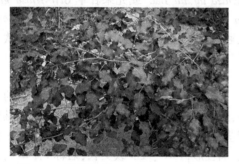

图 8-46 胀果甘草 *Glycyrrhiza inflata* Bat.

3. 光果甘草 果实扁而直,多为长圆形,无
毛。花期 6 ～ 8 月。

【产地】 甘草主产于内蒙古西部、陕西、甘
肃等地者,习称"西草";主产于内蒙古东部、山
西等地者(包括新疆部分产品),习称"东草";
甘草又通称为"内蒙甘草"。胀果甘草主产于新
疆、陕西、甘肃河西走廊,习称"新疆甘草"或"西
北甘草"。光果甘草主产于新疆,欧洲亦产,习
称"欧甘草"或"洋甘草"。

【采收加工】 春、秋二季采挖,除去须根及
茎基,切成适当长度的段,晒干。亦有把外皮削
除,切成长段晒干者,习称"粉甘草"。

【化学成分】 甘草甜素(glycyrrhizin,甘草
酸的钾、钙盐),甘草酸[glycyrrhizic acid,水解得
甘草次酸(glycyrrhetinic acid)及 2 个分子葡萄糖
醛酸(glucuronic acid)],异甘草次酸(liquiritic
acid),甘草萜醇(glycyrrhetol),甘草苷(liquiri-
tin),异甘草苷(isoliquiritin),新甘草苷(ne-
oliquiritin)及苷元,甘草内酯(glabrolide),甘草
皂苷(licoricesaponin),甘草香豆素(glycy-
coumatrin),甘草西定,甘草利酮(licoricone),甘

草查尔酮,甘草酚(glycyrol),氨基酸,β-谷甾醇
(β-sitosterol),多糖等。

甘草酸(glycyrrhizic acid)

甘草苷(liquiritin)

【性状鉴别】

1. 内蒙甘草 呈圆柱形,不分枝,长
25 ～ 100cm,直径 0.6 ～ 3.5cm。带皮的甘草,其
外皮松紧不等,红棕色、棕色或灰棕色,具显著
的沟纹、皱纹及稀疏的细根痕,两端切成平齐,
切面中央稍陷下;质坚实而重,断面纤维性,黄
白色,有粉性,有一明显的环纹和菊花心,常形
成裂隙;微具特异的香气,味甜而特殊。根茎形
状与根相似,但表面有芽痕,横切面中央有髓
(图 8-47)。

2. 新疆甘草 木质粗壮,有的有分枝,外皮
粗糙,多灰棕色或灰褐色;质坚硬,纤维多,粉性
小。根茎不定芽多而粗大,断面多皱缩而形成
裂隙(图 8-47)。

3. 欧甘草 质地较坚实,有的分枝。外皮
多灰棕色,皮孔细而不明显。断面韧皮部射线
平直,裂隙较少(图 8-47)。

一般以外皮细紧、色红棕、质坚实、断面黄
白色、粉性足、味甜者为佳。

【显微鉴别】

1. 组织特征 根横切面:木栓层由多层细
胞组成(粉甘草木栓层已除去),外层数层呈红
棕色。皮层、韧皮部及木质部中均有纤维束存

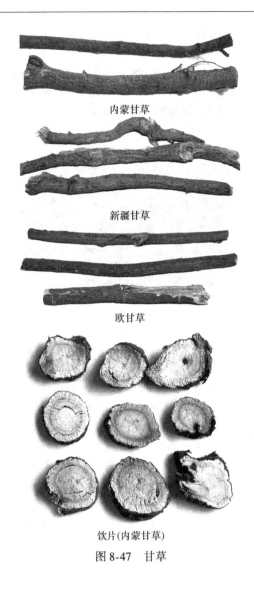

内蒙甘草

新疆甘草

欧甘草

饮片(内蒙甘草)

图 8-47 甘草

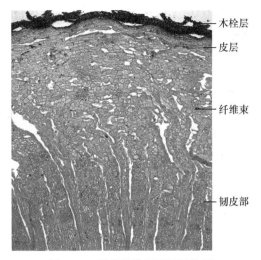

木栓层

皮层

纤维束

韧皮部

图 8-48 甘草根横切面组织特征

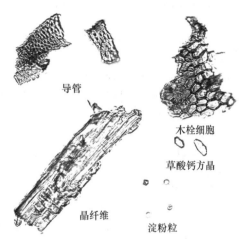

导管

木栓细胞

草酸钙方晶

晶纤维

淀粉粒

图 8-49 甘草粉末特征

在,纤维束四周的薄壁细胞中常有草酸钙方晶,形成晶鞘纤维。偶有少数分泌细胞内含红棕色树脂状物质。韧皮部由纤维束、薄壁细胞及筛管群等交错排列而成,初生韧皮部的筛管多已颓废成条状。射线稍弯曲,常成裂隙。束间形成层不明显。导管直径约 180μm,常单个或 2～3 个成群。薄壁细胞中大多含淀粉粒,部分薄壁细胞中有少数红棕色树脂状物质(图 8-48)。

2. 粉末特征 黄棕色。淀粉粒众多,大多为单粒,呈卵圆形或椭圆形,长 3～20μm,脐点呈点状。晶纤维易察见,方晶大至 30μm。纤维成束或分离,直径约至 15μm,胞腔狭窄,无孔沟。具缘纹孔导管带黄色,常呈碎片状,稀有网纹导管。木栓细胞多角形,红棕色。有不定形棕色块状物(图 8-49)。

【理化鉴别】

1. 薄层色谱 取本品乙醚溶液,用甘草对照药材、甘草酸铵对照用 1% 氢氧化钠溶液制备的硅胶 G 薄层板上,以乙酸乙酯-甲酸-冰乙酸-水(15：1：1：2)为展开剂,喷 10% 硫酸-乙醇溶液,在 105℃ 加热至显色清晰,置紫外灯(365nm)下观察。供试品色谱在与对照药材色谱相应的位置上,显相同颜色的荧光斑点;在与对照品色谱相应的位置上,显相同的橙黄色荧光斑点。

2. 有机氯农药残留量的测定 按《中国药典》法测定,六六六(总 BHC)、滴滴涕(总 DDT)均不得过千万分之二,五氯硝基苯(PCNB)不得过千万分之一。

3. 重金属及有害元素的测定 按《中国药

典》法测定,铅不得过百万分之五;镉不得过千万分之三;砷不得过百万分之二;汞不得过千万分之二;铜不得过百万分之二十。

4. 甘草酸的含量测定　高效液相色谱法。本品含甘草酸($C_{42}H_{62}O_{16}$)不得少于2.0%。

5. 甘草苷的含量测定　高效液相色谱法。本品含甘草苷($C_{21}H_{22}O_{9}$)不得少于0.5%。

【饮片】

性味功能:性平,味甘。补脾益气,清热解毒,祛痰止咳,缓急止痛,调和诸药。

用法用量:1.5~9g。

黄　芪*

Radix Astragali(拉)
Root of Membranous Milkvetch(英)

本品为常用中药。始载于《神农本草经》,列为上品。本品原名"黄耆",李时珍释其名曰:"耆,长也。黄耆色黄,为补药之长,故名。"

【来源】　本品为豆科(Leguminosae)植物膜荚黄芪*Astragalus membranaceus*(Fisch.)Bge.或蒙古黄芪 *Astragalus membranaceus*(Fisch.)Bge. var. *mongholicus*(Bge.)Hsiao 野生或栽培品的干燥根。

【植物形态】

1. 膜荚黄芪　多年生草本,具细棱,被白色柔毛,高50~100cm。奇数羽状复叶互生,有5~14对小叶;托叶离生,长0.4~1.5cm,卵形、披针形或披针状线形,茎上部的托叶较狭,无毛或生有白色缘毛;叶轴上多少密生白毛;小叶长圆状椭圆形、椭圆形或广椭圆形,长7~30mm,宽3~15mm,基部圆形,先端钝圆或稍微凹,具小刺尖或不明显,表面无毛或稍有毛,背面伏生稀疏的白毛。总状花序腋生于茎顶,总花梗比叶稍长或近等长,果期显著伸长,近无毛或伏生较密的白毛,或黑色毛与白毛混生在一起,花序长2.5~6cm,较稀疏,具5~20朵花;花梗与苞近等长,长2~4mm,生有白毛或黑毛;花萼钟形,长4~7mm,被黑色(有时白色)细毛,有时萼筒近无毛,仅于萼齿上有毛,萼齿小,三角形至锥形,长0.5~1mm;花冠淡黄色,旗瓣倒卵形,顶端微缺,长约1.6cm,宽7~9mm,基部具短爪,爪部长8~9mm;龙骨瓣长1.3cm,爪长9mm;子房有柄,被柔毛。荚果下垂,有长柄,果

幼时半圆形或半广椭圆形,扁平,其后荚果逐渐膨大,薄膜质,伏生白色或黑色细毛或两者混生,长2~3.5cm,宽0.8~1.2cm,具细短喙,一室,内含种子3~10粒;种子肾形,有短柄。花期6~8月,果期7~9月(图8-50)。

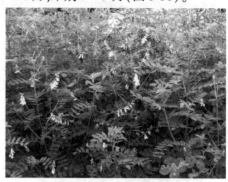

图8-50　膜荚黄芪
Astragalus membranaceus(Fisch.)Bge.

2. 蒙古黄芪　茎直立,高30~70cm,具细棱,散生白色伏毛。复叶有12~18对小叶,托叶离生,三角状卵形,急尖,长3~7mm,背面微具白色毛;小叶广椭圆形、长圆状卵形或长圆状卵圆形,长4~10mm,宽3~5mm,稍厚质,基部圆形,先端圆或钝头,表面无毛,背面多少伏生白毛,偶尔有开展的毛。花序疏松,长4~5cm,有10~15朵花;苞披针形,与花梗近等长,白膜质,背面散生黑毛;花梗长2~3mm,具黑色短毛。荚果近半圆状卵圆形,短渐尖,甚扁,后渐膨大,薄膜质,无毛,有显著网纹。花期6~7月,果期7~8月(图8-51)。

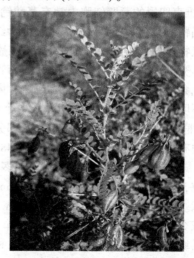

图8-51　蒙古黄芪 *Astragalus membranaceus*
(Fisch.)Bge. var. *mongholicus*(Bge.)Hsiao

【产地】 膜荚黄芪主产于黑龙江、内蒙古、山西等地;蒙古黄芪主产于山西、内蒙古、吉林等地。产于山西绵山者,习称"西黄芪"或"绵芪";产于黑龙江、内蒙古者,通称"北黄芪"。

【采收加工】 膜荚黄芪于春、秋二季均可采挖,以秋季采挖者质较佳。东北地区雪期较长,春采货多在四五月间,挖取后,除净泥土及须根,晾干,切去头尾,捏直,晒干。蒙古黄芪栽培4年后于寒露期间起土为正常收成期,野生品在立秋后采挖。

【化学成分】 黄芪甲苷(astragaloside Ⅳ),黄芪皂苷(astragaloside)Ⅰ~Ⅲ、Ⅴ~Ⅷ,乙酰黄芪皂苷(acetylastragaloside),异黄芪皂苷(isoas-tragaloside),大豆皂苷(soyasaponin),黄芪多糖(astragalan),甜菜碱(betaine),胆碱(choline),熊竹素(kumatakenin),毛蕊异黄酮(calycosin),刺芒柄花素(formononetin),胡萝卜苷,紫云英苷(astragalin),β-谷甾醇,亚油酸(linoleic acid),亚麻酸(linolenic acid),氨基酸等。含硒 0.2 ~ 0.3μg/g。

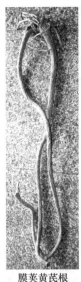

黄芪甲苷 (astragaloside Ⅳ)

【性状鉴别】

1. 膜荚黄芪根 呈长圆柱形,偶有分枝,顺直,有的略扭曲,长 30 ~ 90cm,直径 1 ~ 3.5cm。根头切口处圆形,中央常有枯空,呈黑褐色的洞,习称"空头",空头深度一般在 5cm 左右。表面灰褐色,有不规则细纵纹及稀疏须根痕。质坚实,体较重,不易折断,断面纤维性并有粉性;皮部稍松,白色或淡黄白色,木部较紧结,黄色,菊花心明显,习称"皮松肉紧"。气香,味甜,嚼之有"豆腥"气(图8-52)。

2. 蒙古黄芪根

(1)野生品 呈长条圆柱形,单枝或间有分枝,顶端带有稍扁而略岔开的根茎,根茎上有茎基残痕,空头较深。表面灰黄色或黄白色,较光滑。质较柔软而韧,断面纤维性,略显疏松,皮部松软,淡黄白色,木部黄色,"菊花心"明显,习称"皮紧肉松"(图8-52)。

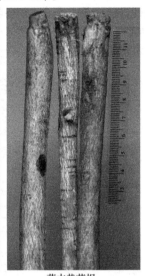

膜荚黄芪根　　　　蒙古黄芪根

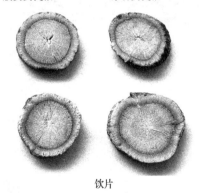

饮片

图8-52 黄芪

(2)栽培品 根呈圆柱形,主根长短不一,多分枝,主根直径 0.8 ~ 2cm。表面黄白色,有细皱纹,皮纹较紧结。质坚硬,不易折断,折断面纤维性,切面皮部黄白色,木部黄色。

①内蒙古栽培黄芪:条较顺直而稍长,分枝亦较少,长 30 ~ 45cm,头部直径 1 ~ 1.8cm,质较绵软。②陕西栽培黄芪:主根明显,上粗下细,下端有分枝,长 25 ~ 40cm,根头部直径 0.8 ~ 1.5cm,皮纹紧结,皮孔明显,质坚硬。③山东栽培黄芪:主根短而不明显,分枝甚多,形如鸡爪,皮纹紧结,质坚硬,甜味较淡。

一般以条粗长、皱纹少、质坚而绵、断面色黄白、粉性足、味甜者为佳。

【显微鉴别】

1. **组织特征** 蒙古黄芪根横切面:木栓层为数列木栓细胞;栓内层为3～5列厚角细胞,切向延长。韧皮部有纤维束,与筛管群交替排列,近栓内层处有时可见石细胞及管状木栓组织;韧皮射线外侧弯曲,有裂隙。形成层成环。木质部导管单个散在或2～3个相聚,有木纤维束,木射线明显。薄壁细胞含淀粉粒(图8-53)。

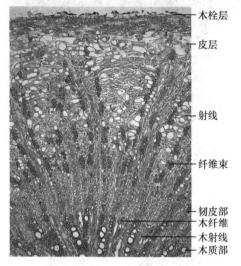

图8-53 蒙古黄芪根横切面组织特征

2. **粉末特征**

(1)**蒙古黄芪根** 纤维较多,成束,稀有单个散离,无色,细长,稍弯曲,直径8～30μm,壁极厚,非木化,初生壁与次生壁分离,表面有较多不规则纵裂纹,孔沟不明显。纤维断端常纵裂呈帚状。具缘纹孔导管,无色或淡黄绿色,直径24～160μm,导管分子甚短,具缘纹孔排列紧密,椭圆形、类方形或类斜方形,可见3～10个纹孔口连接成线状,也有具缘纹孔横向延长成梯纹状。淀粉粒较多,单粒类圆形、椭圆形或类肾形,直径3～13μm;复粒由2～4分粒组成。木栓细胞微黄绿色,表面观呈类多角形或类方形,垂周壁薄,有的呈细波状弯曲。石细胞偶见,呈类三角形或类方形,直径约60μm,壁厚至10μm,微木化,层纹可见,孔沟稀少(图8-54)。

(2)**膜荚黄芪根** 纤维无色或橙黄色,直径6～22μm,断端较平截。具缘纹孔导管橙黄色,直径约224μm,也含橙红色色素块。淀粉粒较少。木栓细胞无色或黄棕色。

【理化鉴别】

1. **薄层色谱**

(1)取本品甲醇溶液,用黄芪甲苷对照,用

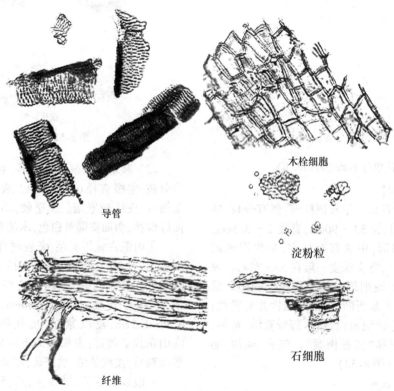

导管

木栓细胞

淀粉粒

石细胞

纤维

图8-54 蒙古黄芪粉末特征

同一硅胶 G 薄层板,以三氯甲烷-甲醇-水(65：35：10)的下层溶液展开,喷 10% 硫酸乙醇溶液,105℃烘约 5min,供试品色谱在与对照品色谱相应的位置上,显相同的棕褐色斑点;再置紫外灯(365nm)下观察,显相同的橙黄色荧光斑点。

(2) 取本品乙醇溶液,用黄芪对照药材对照,同法制成对照药材溶液。吸取上述 2 种溶液各 10μL,用同一硅胶 G 薄层板,以三氯甲烷-甲醇(10：1)展开,置氨蒸气中熏后置紫外灯(365nm)下观察,供试品色谱在与对照品色谱相应的位置上,显相同颜色的荧光主斑点。

2. 有机氯农药残留量的测定　按《中国药典》法测定,六六六(总 BHC)、滴滴涕(总 DDT)均不得过千万分之二,五氯硝基苯(PCNB)不得过千万分之一。

3. 重金属及有害元素的测定　按《中国药典》法测定,铅不得过百万分之五;镉不得过千万分之三;砷不得过百万分之二;汞不得过千万分之二;铜不得过百万分之二十。

4. 水溶性浸出物的含量测定　按《中国药典》冷浸法测定,不得少于 17.0%。

5. 黄芪甲苷的含量测定　高效液相色谱法。本品含黄芪甲苷($C_{41}H_{68}O_{14}$)不得少于 0.040%。

【饮片】

性味功能:性温,味甘。补气固表,利尿托毒,排脓,敛疮生肌。

用法用量:9～30g。

远　志

Radix Polygalae(拉)
Root of Thinleaf Milkwort(英)

本品为远志科(Polygalaceae)植物远志 Polygala tenuifolia Willd. 或卵叶远志 Polygala sibirica L. 野生品的干燥根或除去木部的根皮。主产于山西、陕西、内蒙古、河南、山东、安徽、辽宁、河北等地。春季出苗前或秋季叶枯萎时采挖,除去泥土,晒至皮部稍皱,用手揉搓抽去木心,晒干称“远志筒”;如不能抽去木心的,可将皮部割开,去掉木心称“远志肉”;过于小的远志因不能去木心,习称“远志棍”。

【化学成分】　远志皂苷(onjisaponin) A～G,远志碱(tenuidine),远志醇(polygalitol),肉桂酸(cinnamic acid),氧杂蒽酮(xanthones),远志山酮(onjixanthone)等。

【性状鉴别】

1. 远志筒　呈筒状,略弯曲,长 3～15cm,中部直径 3～8mm。表面灰黄色或浅棕色,全体有较深而密的横皱纹,形如蚯蚓,呈结节状。易折断,断面黄白色,平坦。气微,味苦、微辛,嚼之有刺喉感(图 8-55)。

2. 远志肉　为皮部断裂成不规则的短段或碎块。

3. 远志棍　根条中心有质硬而韧的木心,皮部与木部易分离(图 8-55)。

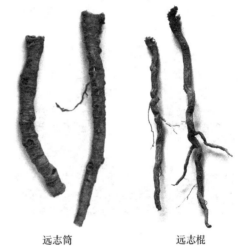

远志筒　　　　　　远志棍

图 8-55　远志

一般以筒粗、肉厚、皮细、质软、无木心者为佳。

【生物鉴别】　溶血试验　取本品 10% 生理盐水浸出液 1mL 于试管中,加入 2% 家兔血细胞生理盐水悬浮液 1mL,摇匀,置显微镜下观察,可见溶血现象。

本品饮片:性温,味苦、辛;安神益智,祛痰,消肿。用量 3～9g。

天　花　粉*

Radix Trichosanthis(拉)
Snakegourd Root(英)

本品始载于《神农本草经》,列为中品,名栝楼根。

【来源】　本品为葫芦科(Cucurbitaceae)植

物栝楼 *Trichosanthes kirilowii* Maxim. 或双边栝
楼 *Trichosanthes rosthornii* Harms 栽培品的干
燥根。

【植物形态】

1. 栝楼　多年生草质藤本。块根肥厚,淡
棕黄色。叶互生,宽卵状心形或心形,通常3~5
浅裂至深裂,裂片菱状倒卵形,边缘常再分裂,
两面均稍被毛;卷须细长,2~3分枝。花单性,
雌雄异株,雄花3~8朵排列为总状花序,枝端
有时单生;萼片线形,全缘;花冠白色,5深裂,先
端流苏状,长约2cm;雄蕊3;雌花单生于叶腋,
子房椭圆形,柱头3裂。瓠果圆形或长圆形,成
熟后橘黄色,有光泽。种子扁平,卵状椭圆形,
浅棕色,光滑,边缘有一明显棱线。花期6~8
月,果期9~10月(图8-56)。

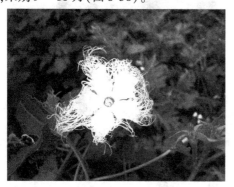

图 8-56　栝楼 *Trichosanthes kirilowii* Maxim.

2. 双边栝楼　叶片3~7深裂。种子长方
椭圆形,深棕色,距边缘稍远处有一圈不甚整齐
的明显棱线。

【产地】　主产于河南、山东、江苏、安徽等地。

【采收加工】　秋、冬二季采挖,洗去泥土,
刮去粗皮,切成段,再纵剖或切成块片,晒干或
烘干。

【化学成分】　含皂苷约1%,并含一种表
性蛋白质"天花粉蛋白",又含多种氨基酸,如瓜
氨酸(l-cirulline)、精氨酸、谷氨酸、丙氨酸、γ-氨
基丁酸及栝楼酸(trichosantic acid)、胆酸以及β-
谷甾醇、α-菠甾醇、豆甾醇、Δ^7-豆甾烯等。

瓜氨酸(l-cirulline)

【性状鉴别】　药材呈不规则圆柱形、纺锤
形或瓣块状,长8~16cm,直径1.5~5.5cm。
表面黄白色或淡棕黄色,有纵皱纹,皮孔横长略
凹陷。质坚实,断面白色或淡黄色,富粉性;横
切面可见黄色小孔(导管),略呈放射状排列;纵
剖面可见黄色筋脉纹。无臭,味微苦(图8-57)。

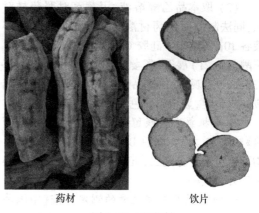

药材　　　　　　　饮片

图 8-57　天花粉

一般以条均匀、色白、质坚实、粉性足、味微
苦者为佳。

【显微鉴别】

1. 组织特征　根横切面:木栓层内侧有断
续排列的石细胞环。韧皮部较窄。木质部宽
广,导管3~5(10)个成群,也有单个散在,导管
群内侧常有小片内涵韧皮部。薄壁细胞内含淀
粉粒(图8-58)。

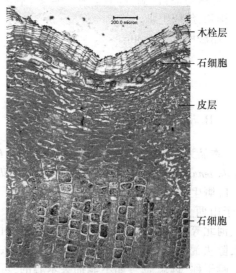

图 8-58　天花粉横切面组织特征

2. 粉末特征　类白色。淀粉粒甚多,单粒
类球形、半圆形或盔帽状,直径6~48μm,脐点

点状、短缝状或人字形,层纹隐约可见;复粒由2～8分粒组成。具缘纹孔导管多破碎,有的具缘纹孔呈六角形或方形,排列紧密;石细胞长方形、椭圆形、类方形、多角形或纺锤形,直径27～72μm,壁较厚,黄绿色,纹孔细密。木薄壁细胞含淀粉粒(图8-59)。

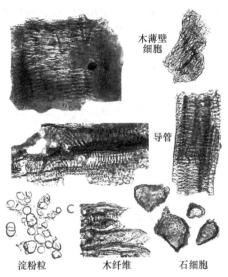

图 8-59　天花粉粉末特征

【理化鉴别】

1. 紫外光谱　取本品粉末0.5g,置试管中,加乙醇30mL,振摇,加热(50～60℃)5min,滤过,取滤液测定其紫外光谱和紫外二阶导数光谱。扫描范围200～400nm,快速扫描,Δλ为4nm。本品在260nm处有吸收峰;二阶导数光谱在波长231nm、243nm和269nm处有吸收峰(图8-60)。

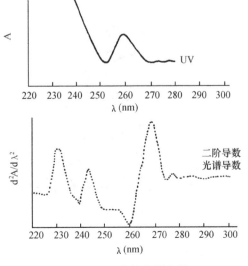

图 8-60　天花粉紫外光谱

2. 薄层色谱　取本品溶液,用瓜氨酸对照用同一硅胶G薄层板,以正丁醇-无水乙醇-冰乙酸-水(8:2:2:3)为展开剂,喷茚三酮试液,在105℃加热至显色清晰。供试品色谱在与对照品色谱相应的位置上,显相同颜色的斑点。

【饮片】

性味功能:性微寒,味甘、微苦。清热生津,消肿排脓。

用法用量:9～15g。

人　参*

Radix Ginseng(拉)Ginseng(英)

本品始载于《神农本草经》,列为上品。原名"人葠"。李时珍谓:"人参因根如人形而得名。"

【来源】　本品为五加科(Araliaceae)植物人参 *Panax ginseng* C. A. Mey. 栽培或野生品的干燥根。野生者为"山参",栽培者为"园参"。栽培品中分为大马牙(根短粗,生长快,产量高)、二马牙(根稍粗而长)、线芦(芦头细长,横皱纹较深)、圆膀圆芦(芦圆,主根顶端亦圆)等品种。

【植物形态】　多年生草本,高达70cm。根茎(芦头)长短不一,直生或斜生,具明显的茎痕,有时生不定根(艼),顶端有芽,芽近圆形,外被数枚鳞片。根茎下部为粗大的主根,肉质,纺锤形或圆柱形,淡黄白色,略带香气,通常斜生。茎直立,单一,绿色,有细纵纹。掌状复叶1～6枚轮生于茎顶,叶柄长3～8cm,有纵纹。轮生叶的数目依生长年限而不同:初生时具1枚三出复叶(三花),继而为1枚由5小叶构成的掌状复叶(巴掌或五叶子)。随生长年限增加,依次有2枚掌状复叶(二甲子)、3枚掌状复叶(灯台子)、4枚掌状复叶(四批叶或四品叶)、5枚掌状复叶(五批叶或五品叶)直至6枚掌状复叶(六批叶或六品叶)。小叶长圆状卵形至卵形,有长1～2cm的小叶柄,叶片基部楔形,下延,先端渐尖至长渐尖,边缘有细锯齿,疏生短纤毛,表面沿叶脉散生直立的刚毛(棒棰针),背面无毛,复叶基部的2枚小叶较小,其他3枚小叶较大。在栽培园中,有时出现在1枚复叶上有7枚小叶的植株,俗称"茄棵参"。花茎单一,长10～30cm,顶生伞形花序或稀在基部有1～3分枝。花有两性及雄性之分,有小花梗;花萼钟形,绿色,顶端呈三角状5齿裂;花瓣5,卵状三角形,淡黄绿色至白色,先端尖;雄蕊5;子房下位,花柱2,在两性花中分离,在雄花中合生成中空的筒状。浆果状核果呈肾形,长4～5mm,宽6～7mm,成熟时鲜红色(在栽培品中有时出现黄果的植株),2室,每室含1粒种子;种子白色,为扁平的圆状卵形,一侧平截。花期6～7月,果期7～9月(图8-61)。

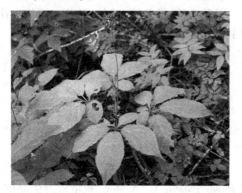

图8-61　人参 *Panax ginseng* C. A. Mey.

【产地】　山参主产于长白山区和大、小兴安岭,分布在北纬39度～48度,东经117.5度～134度。园参主产于吉林、辽宁等地。

【采收加工】　园参栽种5～6年后,于秋季(白露至秋分)采挖,除去地上部分及泥土,称"园参水子"。取洗净的鲜参,除去支根,晒干,称"生晒参";鲜参不除去支根晒干,称"全须生晒参";将刷洗干净的鲜参除去不定根和支根,蒸3h左右,取出晒干或烘干,称"红参"。红参的支根及须根用此法加工,即得红直须。将鲜参真空冷冻干燥,称为"活性参"。山参随时可以采收,以果实成熟或落下时采收为好(即9月间)。采收时应避免支根或须根受损伤。山参一般仅加工成生晒参。

【化学成分】　主含人参皂苷(ginsenoside),总皂苷的含量为2%～12%,支根和须根中总皂苷的含量高于主根。其中,主要为达玛烷型四环三萜皂苷,如人参皂苷 R_{a1}、R_{a2}、R_{a3}、R_{b1}、R_{b2}、R_{b3}、R_c、R_d、R_e、R_f、R_{g1}、R_{g2}、R_{g3}、R_{h1}、20-葡萄糖基-R_f人参皂苷等,水解可得到人参二醇(panaxadiol)或人参三醇(panaxatriol);少数为齐墩果酸型皂苷,如人参皂苷 R_o;还含 20(R)-人参皂苷 R_{h2},20(S)-人参皂苷 R_{h2},三七皂苷(notoginsenoside) R_1、R_4,西洋参皂苷 R_1,水杨酰胺(salicylamide),田七氨酸(三七素,dencichine)。挥发性成分有:β-榄香烯(β-elemene)、γ-榄香烯、人参炔

醇(panaxynol)、人参氧炔醇(panaxydol)、β-金合欢烯、β-广藿香烯、α-愈创烯、蛇麻烯等。糖类成分:多糖、葡萄糖(glucose)、果糖(fructose)、蔗糖(sucrose)、麦芽糖(maltose)、三聚糖等。

人参须中人参皂苷 R_{b1}、R_{b2} 和 R_e 的含量约占4%。红参特征性成分为:20(R)-人参皂苷 R_{g2},20(S)-人参皂苷 R_{g3},20(R)-人参皂苷 R_{h1},人参皂苷 R_{h2}、R_{s1}、R_{s2},20(R)-原人参三醇,2-甲基-4-吡喃酮-3-O-β-d-葡萄糖苷,人参炔三醇(panaxytriol),麦芽酚(maltol)。

人参皂苷R_{b1}(ginsenoside R_{b1})

人参皂苷R_e(ginsenoside R_e)

人参皂苷R_{g1}(ginsenoside R_{g1})

【性状鉴别】

1. 山参　主根(参体)短粗,与根茎(芦头)

等长或较短,呈人字形、菱形或圆柱形,多有 2 个支根(参腿)。表面灰黄色,上端有细而深的环状横纹。根茎细长,上部扭曲,茎痕(芦碗)密生,下部较光滑。须根稀疏,长约为主根的 1~2 倍,柔韧不易折断,有明显的疣状突起(珍珠疙瘩)。皮细光润(图 8-62)。

2. 园参　主根身长,上部有断续的粗横纹。根茎上部有一面或两面生有芦碗,上生 1 至数条不定根。支根 2~6 条,末端多分枝。须根形似扫帚,短而脆,易折断,珍珠点小而极少。

(1) 生晒参　主根呈纺锤形或圆柱形,长 3~15cm,直径 1~2cm。表面灰黄色,上部或全体有疏浅断续横纹及明显的纵皱,下部有侧根 2~3 条,并着生多数细长的须根,须根上偶尔有不明显的细小疣状突起。根茎长 1~4cm,直径 0.3~1.5cm,多拘挛而弯曲,具不定根和稀疏的凹窝状茎痕(芦碗)。质较硬,断面淡黄白色,显粉性,有 1 个明显的棕黄色环纹,皮部有黄棕色的点及放射状裂隙。香气特异,味微苦、甜(图 8-62)。

(2) 红参　全长 6~17cm,主根长 3~10cm。表面半透明,红棕色,偶尔有不透明的暗褐色斑块,俗称"黄马褂"。具有纵沟、皱纹及细根痕,上部可见环纹,下部有 2~3 条扭曲交叉的侧根。根茎上有茎痕及 1~2 条完整或折断的不定根。质硬而脆,断面平坦,角质样,有光泽,显菊花纹。气无,味甜微苦(图 8-62)。

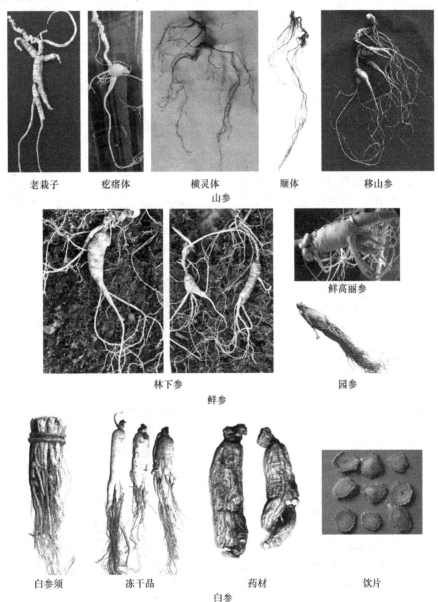

老栽子　疙瘩体　横灵体　顺体　移山参
山参

林下参
鲜参

鲜高丽参

园参

白参须　冻干品　药材　饮片
白参

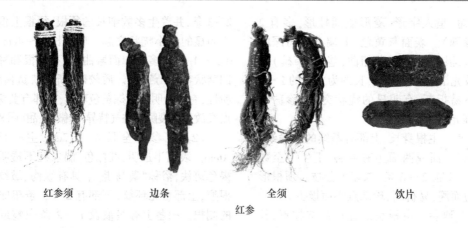

红参须　　　　边条　　　　　全须　　　　　饮片

红参

图 8-62　人参

山参一般以芦、艽、纹、体、须五形全美和武形体者为最佳,商品中的移山参、池底参等为山参中之次品,不属于正宗的野山参。园参一般以条粗壮、质结实者为佳。其中,生晒参以条粗、体短横、饱满而无抽沟者为佳;红参以体长、棕红色或棕黄色、皮细而有光泽、无黄皮、无破疤者为佳。

【显微鉴别】

1. 组织特征　根横切面:木栓层为数列细胞。皮层窄。韧皮部有裂隙,内侧薄壁细胞排列较紧密,有树脂道散在,内含黄色分泌物。形成层成环。木质部射线宽广,导管单个散在或数个相聚,断续排列成放射状,导管旁偶有非木化的纤维。薄壁细胞含草酸钙簇晶(图 8-63)。

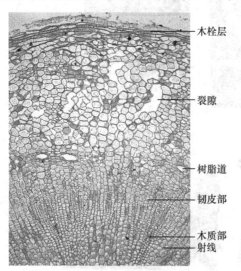

图 8-63　人参根横切面组织特征

2. 粉末特征　黄白色。树脂道易见,碎片呈管状,含块状黄色分泌物。草酸钙簇晶直径

20 ~ 68 μm,棱角锐尖。木栓细胞类方形或多角形,壁薄,微波状弯曲。导管多网纹或梯纹,直径 10 ~ 56 μm。淀粉粒甚多,单粒类球形、半圆形或不规则多角形,直径 4 ~ 20 μm,脐点点状或裂缝状;复粒由 2 ~ 6 分粒组成(图 8-64)。

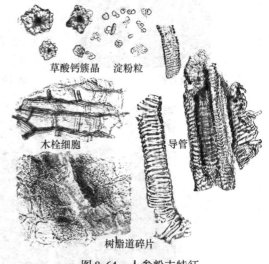

草酸钙簇晶　淀粉粒

木栓细胞

导管

树脂道碎片

图 8-64　人参粉末特征

【理化鉴别】

1. 荧光检查　取本品粉末 2g,加甲醇 15mL 于 50 ~ 60℃水浴中浸渍 30min,滤过。取滤液 1 滴点于滤纸上,待干后置紫外光灯(365nm)下观察,呈黄绿色荧光。

2. 化学定性　取本品粉末少许,放于白瓷板上,然后滴加浓硫酸 1 ~ 2 滴,呈棕褐色。

3. 薄层色谱　取本品三氯甲烷溶液,用对照药材和人参皂苷 R_{g1}、R_e、R_{b1} 为对照,用同一硅胶 G 薄层板(厚 500μm),以三氯甲烷-乙酸乙酯-甲醇-水(15:40:22:10)10℃以下放置的下层溶液为展开剂,喷 10% 硫酸乙醇溶液,在 105℃加热至斑点显色清晰,分别置日光及紫外灯(365nm)下观察。供试品色谱在与对照药材色谱相应的位置上,分别显相同颜色的斑点或荧光斑点;在与对照品色谱相应的位置上,日光下显 3 个相同的紫红色斑点,紫外灯(365nm)下显相同的 1 个黄色和 2 个橙色荧光斑点。

4. 人参皂苷 R_e、R_{g1} 和 R_{b1} 含量测定　高效液相色谱法。

本品含人参皂苷 R_e($C_{48}H_{82}O_{18}$)和 R_{g1}($C_{42}H_{72}O_{14}$)的总含量不得少于 0.30%,人参皂苷 R_{b1}($C_{54}H_{92}O_{23}$)不得少于 0.20%。

【生物鉴别】　RAPD 指纹特征　取本品(硅胶干燥)适量,用 2×CTAB 提取液提取总 DNA 作为反应模板。DNA 提取后进行去 RNA 纯化,即将总 DNA 用 1% 的 RNAase 酶解,等体积三氯甲烷-异戊醇(24∶1)抽提,用无水乙醇沉淀后溶于 0.1×TE 中,并用 0.8% 琼脂糖凝胶电泳检测 DNA 浓度,电极缓冲液用 1×TAE。同法制备易混中药西洋参(Radix Panacis Quinquefolii)DNA 反应模板作为对比。分别取上述模板和相同引物(OPO 04:AAGTCCGCTC;OPF 02:GAGGTACCCT),加入 PCR 的反应体系[10μL 的反应液内含:模板约 1ng、引物 1mol/L、dNTP 各 200mol/L、DNA 聚合酶(Taq)0.5U、Ficoll 1%、酒石黄 1mmol/L],用 Idaho1605 型毛细管气浴式 PCR 仪进行扩增反应:94℃变性 1min,35℃复性 10s,72℃延伸 1min,此程序 2 个循环后,接第 2 个程序 45 个循环(94℃变性 2s,35℃复性 10s,72℃延伸 1min),循环结束后 72℃补齐 4min,置 4℃保存。走 1.4% 的琼脂糖凝胶电泳,溴化乙锭(EB)染色,置紫外灯(365nm)下观察。用引物 OPO 04 扩增的 RAPD 指纹:人参有 2 条谱带,西洋参有 790bp、630bp、590bp、370bp 4 条谱带;用引物 OPF 02 扩增的 RAPD 指纹:人参与西洋参有 4 条共同谱带,西洋参有 1 条分子质量为 600bp 的特征性谱带。

【饮片】
性味功能:性温,味甘、微苦。大补元气,复脉固脱,补脾益肺,生津,安神。
用法用量:3～9g,另煎兑入汤剂服;野山参若研粉吞服,1 次 2g,1 日 2 次。

西 洋 参
Radix Panacis Quinquefolii(拉)
American Ginseng(英)

本品为五加科植物西洋参 *panax quinquefolium* L. 栽培或野生品的干燥根。主产于加拿大和美国。我国东北、华北和西北地区引种。秋季采挖,挖出后除去地上部分和芦头,洗净,晒干或低温干燥。

【化学成分】　含达玛烷型四环三萜皂苷,有原人参二醇型皂苷,部分原人参三醇型皂苷,并有少量的奥克提罗型三萜皂苷。其中人参皂苷 R_0、R_{b1}、R_{b2}、R_{b3}、R_c、R_d、R_e、R_f、R_{g1}、R_{g2}、R_{g3}、R_{h1}、R_{h2}、R_{a0},及西洋参皂苷 L_1(quinquenoside L_1),quinquenoside R_1,gypenoside X_1,F_3 和 F_{11} 等。尚含人参三糖多糖 karusan A、B、C、D、E 及胡萝卜苷和甾醇等。

【性状鉴别】　药材呈纺锤形、圆柱形或圆锥形,长 3～12cm,直径 0.8～2cm。表面浅黄褐色或黄白色,可见横向环纹及线形皮孔状突起,并有细密浅纵皱纹及须根痕。主根中下部有一至数条侧根,多已折断。有的上端有根茎(芦头),环节明显,茎痕(芦碗)圆形或半圆形,具不定根(芋)或已折断。体重,质坚实,不易折断。饮片切面平坦,浅黄白色,略显粉性,皮部可见黄棕色点状树脂道,形成层环纹棕黄色,木部略呈放射状纹理。气微而特异,味微苦、甜。

【理化鉴别】
1. 薄层色谱　取本品三氯甲烷溶液,用对照药材和人参皂苷 F_{11} 和人参皂苷 R_{b1}、R_e、R_{g1} 对照,用同一硅胶 G 薄层板,以三氯甲烷-乙酸乙酯-甲醇-水(15∶40∶22∶10)5～10℃放置 12h 的下层液为展开剂,10% 硫酸乙醇溶液为显色剂,105℃加热显色,分别在日光灯和紫外灯(365nm)下观察。在与对照药材和对照品色谱相应的位置上,分别显相同的斑点或荧光斑点。

2. 重金属及有害元素的测定　按《中国药典》法测定,铅不得过百万分之五;镉不得过千万分之三;砷不得过百万分之二;汞不得过千万分之二;铜不得过百万分之二十。

3. 人参皂苷 R_{g1}、人参皂苷 R_e 和人参皂苷 R_{b1} 含量测定 高效液相色谱法,本品含人参皂苷 R_{g1}($C_{42}H_{72}O_{14}$)、人参皂苷 Re($C_{48}H_{82}O_{18}$)、和人参皂苷 Rb_1($C_{54}H_{92}O_{23}$)的总量不得少于 2.0%。

本品饮片:性凉,味甘、微苦。补气养阴,清热生津。用量 3-6g。

(张贵君)

三　七 *

Radix et Rhizoma Notoginseng(拉)
Pseudo-ginseng(英)

本品始载于《本草纲目》。据《广西通志》载:"从三七南丹诸州出,而田州为妙。"因产于田州的三七质优而得名。另外,广西田阳县田州镇,历史上是三七的集散地,因而得名"田七"。

【来源】 本品为五加科(Araliaceae)植物三七 *Panax notoginseng*（Burk.）F. H. Chen 的干燥根。

【植物形态】 多年生草本。高 30～60cm。根状茎(芦头)短,具有老茎残留痕迹;主根粗壮肉质,倒圆锥形或短圆柱形,有分枝和多数支根。茎直立,单生,不分枝,近于圆柱形,有纵条纹。掌状复叶 3～6 枚轮生茎顶,具长柄;小叶通常 5～7 片,膜质,基部 1 对较小,椭圆倒卵形或长圆披针形,长 5～15cm,宽 1～5cm,先端长渐尖或渐尖,基部近圆形而偏斜或宽楔形,下延,边缘具细密锯齿,两面脉上有刚毛。伞形花序单生于茎顶叶丛中,总花梗长达 30cm;花 5 数,花瓣长圆状卵形,先端尖,黄绿色;子房下位,2 室,花柱 2,基部合生,花盘平坦或微凹。果实扁球形,熟时红色。种子扁球形,1～3 粒。花期 6～8 月,果期 8～10 月(图 8-65)。

【产地】 主产于云南。

【采收加工】 一般在立秋前后采收。除去茎秆后,洗净泥土,剪下须根,晒干,即为"三七根"或"绒根"。去掉须根的三七,晒 2～3 天(阴雨天用火烤),待发软时,剪下支根和芦头,分别晒干,前者为商品"筋条",后者为商品"剪口",余下的主根,称"头子"。将"头子"晒 1 天左右,进行搓揉,着力要轻、匀,以防擦破表皮,或色变黑,体变形。揉搓过的"头子",再经暴

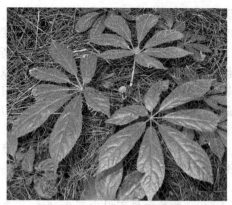

图 8-65　三七 *Panax notoginseng*
(Burk.) F. H. Chen

晒,搓揉,增加光滑度,即为商品"三七"。如遇阴雨天,可在室内搭烤架进行加工,烤架第 1 层离地 99cm,每隔 33cm 左右再设 2、3 层,架上放席子和簸箕。按头子大小、筋条、剪口、绒根的顺序,分别自上层往下层放。用木炭火烘烤,温度保持 40～50℃,烘烤时要勤检查,勤翻动,边烘烤边搓揉。避免温度过高或过低,过高会使三七皮干内潮,外萎内空,干瘪;过低使三七外滑、内湿,甚至腐烂。

【化学成分】 人参皂苷 R_{b1}、R_d、R_e、R_{g1}、R_{g2}、R_{h1}、R_{d1}(ginsenoside R_{b1}, R_d, R_e, R_{g1}, R_{g2}, R_{h1}, R_{d1}),七叶胆苷(gypenoside),三七皂苷 R_1、R_2、R_3、R_4、R_6(notoginsenoside R_1, R_2, R_3, R_4, R_6),20(S)-人参皂苷 R_{g3},槲皮素及其苷,田七氨酸(dencichine),多糖,多种氨基酸等。含总皂苷约 8.19%。

三七皂苷 R_1(notoginsenoside R_1)

【性状鉴别】

1. 三七(主根) 呈类圆锥形或圆柱形,长

1~6cm,直径 1~4cm。表面灰褐色或灰黄色,有断续纵皱纹及支根痕。顶部有茎痕,周围有瘤状突起。体重,质坚实,断面灰绿色、黄绿色或灰白色,木部微显放射状排列。气微,味苦回甜(图 8-66)。

2. 筋条 呈圆锥形,长 2~6cm,上端直径约 8mm,下端直径约 3mm(图 8-66)。

3. 剪口 呈不规则的皱缩块状及条状,表面有数个明显的茎痕及环纹,断面中心灰白色,边缘灰色(图 8-66)。

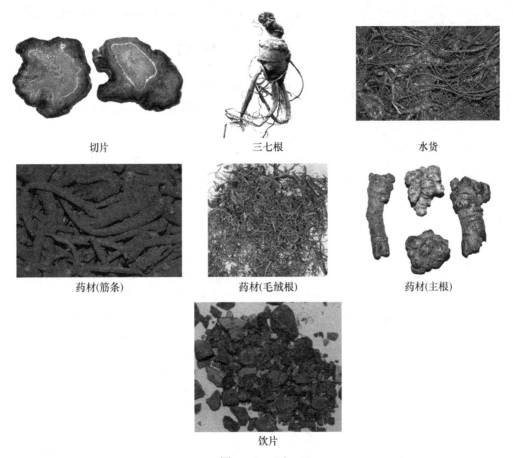

切片　　　　　三七根　　　　　水货

药材(筋条)　　　　　药材(毛绒根)　　　　　药材(主根)

饮片

图 8-66 三七

一般以根粗壮、颗粒大而圆、体重、质坚、表面光滑、断面色灰绿或黄绿、味苦回甜浓厚者为佳。

【显微鉴别】

1. 组织特征 横切面:木栓层为数列细胞。皮部组织中有树脂道散在。形成层成环,有时呈强波状弯曲。木射线宽广,木质部束导管 1~2 列径向排列。薄壁细胞含淀粉粒。草酸钙簇晶少见(图 8-67)。

2. 粉末特征 灰黄色。淀粉粒众多,单粒类圆形、半圆形或多角形,直径 3~10~30μm,脐点呈点状或裂缝状,复粒,由 2~10 分粒组成。网纹、梯纹或螺纹导管,端壁多倾斜,直径 15~40~55μm。树脂道碎片,直径 60~130μm,分泌细胞及腔道内含棕黄色滴状或块状分泌物。木栓细胞长方形或多角形,壁厚,棕色。草酸钙簇晶少见,直径 48~64~80μm,其棱角较钝(图 8-68)。

【理化鉴别】

1. 荧光检查 取本品粗粉 2g,加甲醇 15mL,在 50~60℃水浴中温浸 30min(或冷浸振摇 1h),滤过。取滤液 1mL,蒸干,加乙酸酐 1mL 与硫酸 1~2 滴,显黄色,渐变为红色、紫色、青色、污绿色;取滤液数滴点于滤纸上,干后置紫外灯(365nm)下观察,显淡蓝色荧光,滴加硼酸的丙酮饱和溶液与 10% 枸橼酸溶液各 1 滴,干后,置紫外灯(365nm)下观察,显强烈的黄绿色荧光。

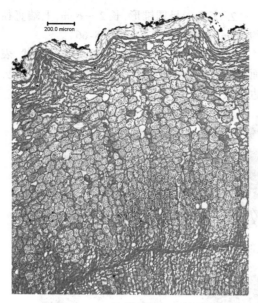

图 8-67 三七横切面组织特征

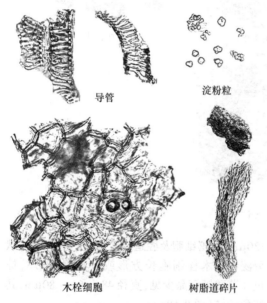

导管　　　　　　淀粉粒

木栓细胞　　　　树脂道碎片

图 8-68 三七粉末特征

2. 薄层色谱　取本品甲醇溶液,用人参皂苷 R_{b1}、人参皂苷 R_e、人参皂苷 R_{g1} 及三七皂苷 R_1 对照,用同一硅胶 G 薄层板,以三氯甲烷-乙酸乙酯-甲醇-水(15:40:22:10)10℃以下放置的下层溶液为展开剂,喷以 10% 硫酸乙醇溶液,于 105℃加热至斑点显色清晰。供试品色谱在与对照品色谱相应的位置上,显相同颜色的斑点;置紫外灯(365nm)下观察,显相同的荧光斑点。

3. 醇溶性浸出物的含量测定　按《中国药典》热浸法测定,用甲醇作溶剂,不得少于16.0%。

4. 人参皂苷 R_{b1}、R_{g1} 和三七皂苷 R_1 的含量测定　高效液相色谱法。

本品含三七皂苷 R_1($C_{47}H_{80}O_{18}$)、人参皂苷 R_{g1}($C_{42}H_{72}O_{14}$)和人参皂苷 R_{b1}($C_{54}H_{92}O_{23}$)总量不得少于 5.0%。

【饮片】

性味功能:性温,味甘、微苦。散瘀止血,消肿定痛。

用法用量:3～9g;研粉吞服,1 次 1～3g。外用适量。

白　芷*

Radix Angelicae Dahuricae(拉)
Root of Dahurica Angelica(英)

本品始载于《神农本草经》,列为中品,原名"白茝(音柴)"。苏颂谓:"所在有之,吴地尤多。根长尺余,粗细不等,白色。"初生根杆为芷,色白,故名。

【来源】　本品为伞形科(Umbelliferae)植物白芷 Angelica dahurica (Fisch. ex Hoffm.) Benth. et Hook. f. 或杭白芷 Angelica dahurica (Fisch. ex Hoffm.) Benth. et Hook. f. var. formosana (Boiss.) Shan et Yuan 栽培品的干燥根。药材依次称为"白芷"和"川白芷"。

【植物形态】

1. 白芷　多年生大型草本,高 2～2.5m。根粗大,实心,圆锥形,垂直生长,外皮黄褐色。茎粗壮,圆柱形,中空,常带紫色。茎生叶互生,有长柄,叶柄基部扩大成半圆形叶鞘,叶鞘无毛,抱茎,也带紫色,二至三回羽状复叶;小叶片披针形至长圆形,基部下延呈翅状。茎上部叶无柄仅有叶鞘。大型复伞形花序,伞幅通常22～38个,总苞 1～2 片,膨大呈鞘状,小总苞片通常比花梗(小伞梗)长或等长,花梗 10 余个,花瓣倒卵形,先端内凹,白色。双悬果扁平长广椭圆形,分果具 5 棱,侧棱有宽翅,无毛或偶有毛(图 8-69)。

2. 杭白芷　植株高一般不超过 2m。花序伞幅,通常 12～27 个,小总苞片多数,窄披针形,通常比花梗短。花梗多数,花黄绿色。双悬果椭圆形或圆形,长 5～6mm,宽 3.5～5mm,有疏毛(图 8-70)。

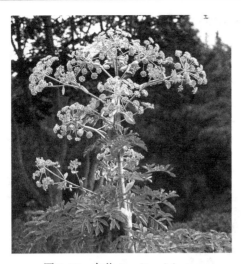

图 8-69 白芷 *Angelica dahurica*
(Fisch. ex Hoffm.) Benth. et Hook. f

【产地】 白芷主产于河南、河北等地。杭白芷产于四川等地,习称"川白芷",为道地药材。

【采收加工】 夏、秋二季植株叶黄时采挖,除去须根及泥沙,晒干或低温干燥。杭白芷采后,处理干净,用 2%～5% 石灰拌匀,在长形竹篓中顺势推出,使表皮渗透石灰,加速吸收水分,随即薄摊晒至半干,再分大小支,继续晒干。

【化学成分】 含挥发油(naphtha)及多种香豆素衍生物。主要有比克白芷素(byak-angelicin),比克白芷醚(byak-angelicol),欧前胡素(imperatorin),氧化前胡素(oxypeucedanin),异欧前胡素(isoimperatorin),佛手柑内酯(bergaptene)等香豆素类成分。

欧前胡素(imperatorin):　R_1=H, R_2= （结构式）

氧化前胡素(oxypeucedanin):　R_1= （结构式）, R_2=H

异欧前胡素(isoimperatorin):　R_1= （结构式）, R_2=H

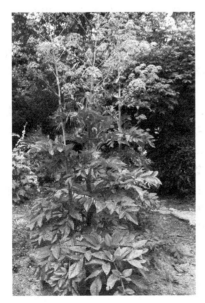

图 8-70 杭白芷 *Angelica dahurica*(Fisch. ex Hoffm.) Benth. et Hook. f. var. *formosana* (Boiss.)Shan et Yuan

【性状鉴别】

1. 白芷　药材呈圆锥形,有的根头端略显方棱,体顺长略似胡萝卜,有支根痕,长 10～25cm,直径 1.5～2.5cm,茎痕略下凹。外皮灰褐色或棕褐色,有纵向的细皱纹,也有多数横长皮孔,较小。质坚实。断面白色或微黄色,粉性;皮部有棕色油点;形成层显棕色环,呈不规则的圆形。气芳香,味辛、微苦。

2. 川白芷　药材呈圆锥形,有方棱,头大尾细,长 10～25cm,中部直径 1.5～2.5cm。顶端方圆形,有茎痕。皮孔横长多排列成 4 行(俗称"疙瘩丁")。质坚实。断面白色或灰白色,粉性。皮部有棕黄色油点(分泌腔)。形成层显棕色环,略呈方形。气芳香,味辛、微苦(图 8-71)。

一般以独枝、根条粗壮、质硬、体重、断面色白、粉性强、气香味浓者为佳。

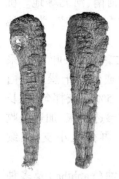
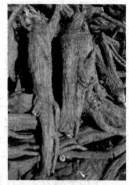

药材

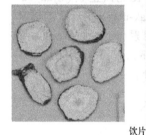
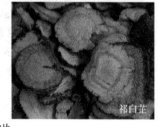

祁白芷

饮片

图 8-71 白芷

【显微鉴别】

1. 组织特征

（1）白芷根横切面 木栓层细胞小而排列紧密,栓内层由数层切向延长的细胞组成。皮层和韧皮部内散列有分泌道及淀粉粒,射线明显。木质部略呈圆形,导管稀疏散在。

（2）杭白芷根横切面 形成层环略呈方形,射线较明显,木质部占根的1/2,导管稀疏散列（图 8-72）。

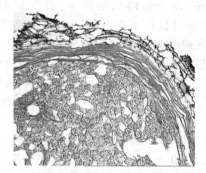

图 8-72 杭白芷横切面组织特征

2. 粉末特征 白芷根粉末:淀粉粒众多,单粒呈类球形或多角形,直径 3～16μm;复粒由 10余个分粒组成。网纹导管直径 13～80μm,偶见螺纹和具缘纹孔导管。分泌道碎片易见,内含黄棕色分泌物。木栓细胞类多角形,棕黄色

（图 8-73）。

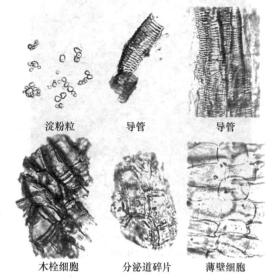

淀粉粒 导管 导管

木栓细胞 分泌道碎片 薄壁细胞

图 8-73 白芷粉末特征

【理化鉴别】

1. 荧光检查 取本品粉末 0.5g,加乙醚适量,冷浸,振摇,放置,取上清液 2 滴,点于滤纸上,置紫外灯(365nm)下观察,显黄绿色荧光。

2. 薄层色谱 取本品乙醚溶液,用欧前胡素、异欧前胡素对照,用同一硅胶 G-CMC-Na 薄层板,以石油醚(30～60℃)-乙醚(3:2)为展开剂,置紫外灯(365nm)下观察。供试品色谱在与对照品色谱相应的位置上,呈相同颜色的荧光斑点。

3. 醇溶性浸出物的含量测定 按《中国药典》热浸法测定,用稀乙醇作溶剂,不得少于15.0%。

4. 欧前胡素的含量测定 高效液相色谱法。本品含欧前胡素($C_{16}H_{14}O_4$)不得少于0.080%。

【饮片】

性味功能:性温,味辛。散风除湿,通窍止痛,消肿排脓。

用法用量:3～9g。

当 归[*]

Radix Angelicae Sinensis(拉)
Root of Chinese Angelica(英)

本品始载于《神农本草经》,列为中品。宋代陈承

谓:"服之能使气血各有所归,恐圣人立当归之名。"

【来源】 本品为伞形科(Umbelliferae)植物当归 *Angelica sinensis*(Oliv.)Diels 栽培品的干燥根。

【植物形态】 多年生草本,全株有特异香气。主根粗短,肥大肉质,下生多数粗长支根,外皮黄棕色,有香气。茎直立,带紫色,表面有纵沟,高 30～100cm。叶互生,柄长 3～13cm,基部扩大呈鞘状抱茎,紫褐色;叶为二至三回羽状复叶,最终裂片卵形或椭圆形,长 1～2cm,宽 0.5～1.5cm,无柄或有极短柄,边缘有齿状缺刻或粗锯齿,叶脉及边缘有白色细毛。复伞形花序顶生;无总苞或有 2 片;伞梗 10～14 条,长短不等,每条伞梗上有花 12～40 朵,小花梗细长,密生细柔毛;花细小,萼片 5,花瓣 5,绿白色,圆形,先端具宽尖突,微 2 裂,向内凹卷;雄蕊 5,背向药,花丝向内弯;子房下位。双悬果椭圆形,分果有果棱 5 条,侧棱具宽翅,翅边缘淡紫色(图 8-74)。

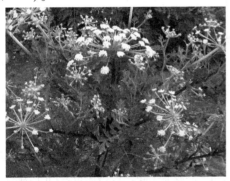

图 8-74 当归 *Angelica sinensis*(Oliv.)Diels

【产地】 主产于甘肃、云南、四川、贵州等地,甘肃产者为道地药材。

【采收加工】 秋末冬初采挖,提前 10 天割去地上部分,促进成熟。甘肃当归生长在 2 年以上,于 10 月上旬、叶发黄时采挖。将根挖出后,去掉泥土,放置,待水分稍蒸发后,根变软时捆成小把。架于棚顶上,晾 10 天左右,先以湿木材猛火烘上色,再以文火熏干,经过翻棚,以使色泽均匀,全部干度达到 70%～80% 时,可以停火,干后下棚。当归不宜太阳晒,否则易枯硬如干柴,也不宜直接用煤火熏,否则色泽发黑。云南当归一般栽培 2 年,在立冬前后采挖,去净泥土,勿沾水受潮以免变黑腐烂,摊晒时注意翻动,每晚收进屋内晾于通风处,以免霜冻。

【化学成分】 含挥发油达 0.42%,油中含藁本内酯(ligustilide)约 47%、正丁烯基苯酞(*n*-butylide phthalide)11.3%。另含阿魏酸(feruric acid)、β-蒎烯(β-pinene)、α-蒎烯(α-pinene)、佛手柑内酯(bergapten)、肉豆蔻酸(myristic acid)、维生素 B_{12}(vitamine B_{12})、维生素 A(vitamine A)、尿嘧啶(uracil)、腺嘌呤(adenine)、钩吻荧光素(scopletin)、6-甲氧基-7-羟基香豆素(6-methoxyl-7-hydroxycoumarin)等。

阿魏酸(feruric acid)

【性状鉴别】 药材略呈圆柱形,下部有支根 3～5 条或更多,长 15～25cm。表面黄棕色至棕褐色,具纵皱纹及横长皮孔。根头(归头)直径 1.5～4cm,具环纹,上端圆钝,有紫色或黄绿色的茎及叶鞘的残基;主根(归身)表面凹凸不平;支根(归尾)直径 0.3～1cm,上粗下细,多扭曲,有少数须根痕。质柔韧,断面黄白色或淡黄棕色,皮部厚,有裂隙及多数棕色点状分泌腔,木部色较淡,形成层环黄棕色。有浓郁的香气,味甜、辛、微苦(图 8-75)。

一般以主根粗长、油润、外皮黄棕色、断面黄白色、气味浓郁者为佳。柴性大、干枯无油或断面呈绿褐色者不可药用。

【显微鉴别】

1. 组织特征 主根横切面:木栓层 4～7 列细胞。皮层窄。韧皮部较宽广,散在多数类圆形油室,直径 25～160μm,周围分泌细胞 6～9 个,近形成层处油室较小。形成层呈环状。木质部射线宽 3～5 列细胞。导管单个或 2～3 个相聚呈放射状排列。薄壁细胞含淀粉粒(图 8-76)。

2. 粉末特征 米黄色。油室或油管碎片淡黄色,内径 25～160μm,含有油滴。有时可见有针簇状结晶。纺锤形韧皮薄壁细胞直径 18～34μm,非木化,表面(切向壁)有极细微的斜向交错的网状纹理。梯纹和网纹导管,直径 13～60～80μm,也有具缘纹孔导管及细小的螺纹导管。淀粉粒少数,类圆形,直径 4～10～22μm,脐点呈点状、人字形或三叉状(图 8-77)。

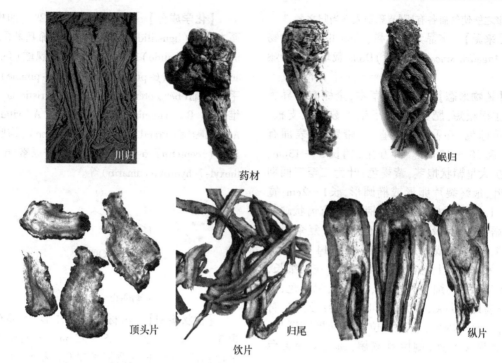

图 8-75 当归

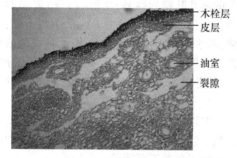

图 8-76 当归横切面组织特征

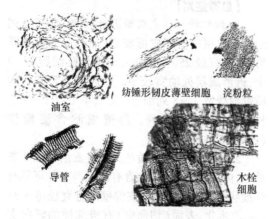

图 8-77 当归粉末特征

【理化鉴别】

1. 荧光检查 将本品的断面置紫外光灯(254nm)下观察,皮部呈蓝色荧光,木部呈紫蓝色荧光。

取本品粗粉 0.5g,加入 75% 乙醇溶液 5mL,浸渍 30min,不断振摇,取上清液点于滤纸上,待干后,置紫外光灯(254nm)下观察,显蓝色荧光斑点。

2. 薄层色谱

(1) 取本品乙醚提取液,用当归对照药材对照用同一硅胶 G-CMC-Na 薄层板,以正己烷-乙酸乙酯(4∶1)为展开剂,置紫外灯(365nm)下观察。供试品色谱在与对照品色谱相应的位置上,显相同颜色的荧光斑点。

(2) 取本品粉末 3g,加 1% 碳酸氢钠溶液 50mL,超声处理 10min,离心,取上清液用稀盐酸调节 pH2～3,用乙醚振摇提取 2 次,每次 20mL,合并乙醚液,挥干,残渣加甲醇 1mL 使溶解,作为供试品溶液。另取阿魏酸对照品加甲醇制成每 1mL 含 1mg 的溶液,作为对照品溶液。吸取上述 2 种溶液各 10μL,分别点于同一硅胶 G-CMC-Na 薄层板上,以苯-乙酸乙酯-甲酸(4∶1∶0.1)为展开剂,展开,取出,晾干,置紫外灯(365nm)下观察。供试品色谱在与对照品色谱相应的位置上,呈相同颜色的荧光斑点。

3. 醇溶性浸出物的含量测定 按《中国药典》热浸法测定,用 70% 乙醇作溶剂,不得少于

45.0%。

4. 阿魏酸的含量测定 高效液相色谱法。本品含阿魏酸($C_{10}H_{10}O_4$)不得少于0.050%。

【饮片】

性味功能:性温,味甘、辛。补血活血,调经止痛,润肠通便。

用法用量:6～12g。

独 活

Radix Angelicae Pubescentis(拉)
Root of Doubleteeth Pubescent Angelica(英)

本品为伞形科(Umbelliferae)植物重齿毛当归 *Angelica pubescens* Maxim. f. *biserrata* Shan et Yuan 野生品的干燥根。主产于湖北、四川等地,药材习称"川独活"。

【化学成分】 蛇床子素(osthol),甲基欧芹酚(osthole),二氢山芹醇当归酸酯(columbianadin),二氢山芹醇乙酸酯,二氢山芹醇(columbianetin),当归醇(angelol),伞形花内酯(umbelliferone),光当归内酯(glabralactone),佛手柑内酯等。

蛇床子素 (osthol)

【性状鉴别】 药材略呈圆柱形,主根粗短,下部2～3分枝或更多,长10～30cm,直径1.5～3cm;根头部膨大,有横皱纹,顶端有茎、叶的残痕。表面灰褐色或棕褐色,较粗糙,有纵皱纹,有隆起横长的皮孔及稍突起的细根痕。质较硬,回潮则变软,断面有1个棕色环,皮部灰白色,可见多数散在的黄棕色至棕色的油点,木部灰黄色至黄棕色。有特异香气,味苦辛,微麻舌。

一般以条粗壮、油润、香气浓者为佳。

【理化鉴别】 蛇床子素的含量测定 薄层扫描法。本品含蛇床子素($C_{15}H_{16}O_3$)不得少于0.30%。

本品饮片:性温,味辛、苦;祛风湿,止痛,解表。用量3～9g。

羌 活

Rhizoma et Radix Notopterygii(拉)
Rhizome and Root of Incised Notopterygium(英)

本品为伞形科(Umbelliferae)植物羌活 *Notopterygium incisum* Ting ex H. T. Chang 或宽叶羌活 *Notopterygium forbesii* Boiss. 野生品的干燥根茎及根。主产于四川、云南、甘肃、青海等地。西南地区产者习称为"川羌",西北地区产者习称"西羌"。药材按形态分为"蚕羌"、"竹节羌"、"大头羌"和"条羌"等。

【化学成分】 含挥发油约2.3%,主要有β-罗勒烯(β-ocimene)、γ-萜品烯(γ-terpinene)、柠檬烯(limonene)、α-萜品油烯(α-terpinolenen)。氨基酸类,β-谷甾醇(β-sitosterol)等。

【性状鉴别】

1. 羌活根茎 呈圆柱状,略弯曲,长4～13cm,直径0.6～2.5cm,顶端有茎痕。表面棕褐色至黑褐色,外皮脱落处呈黄色;节间缩短,呈紧密隆起的环状,形似蚕(习称"蚕羌")或节间延长形如竹节状(习称"竹节羌");节上有多数点状或瘤状突起的根痕及棕色破碎鳞片。体轻,质脆,易折断,断面不平整,有多数裂隙;皮部黄棕色至暗棕色,油润,有棕色油点;木部黄白色,射线明显;髓部黄色至黄棕色。气香,味微苦、辛。

2. 宽叶羌活根及根茎 根茎类圆柱形,顶端具茎及叶鞘残基。根类圆锥形,有纵皱纹及皮孔,表面棕褐色,近根茎处有较密的环纹,长8～15cm,直径1～3cm(习称"条羌")。有的根茎粗大,不规则结节状,顶部具数个茎基,根较细(习称"大头羌")。断面略平坦,皮部浅棕色,木部黄白色。气味较淡(图8-78)。

一般认为蚕羌质优,条羌和竹节羌次之;大头羌、瘩瘩头最差。以条粗长、表面色棕褐、断面显菊花纹、朱砂点多、香气浓者为佳;体松、节间长、表面黑褐色、断面朱砂点少、香气淡者质次。

本品饮片:性温,味辛、苦;解表散寒,除湿,止痛。用量3～9g。

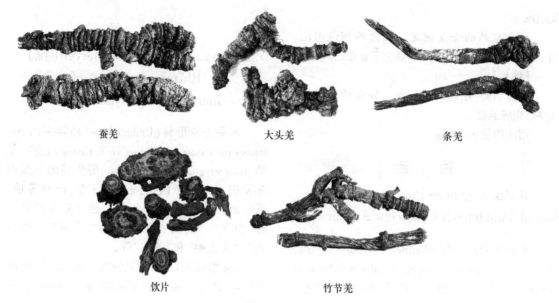

蚕羌　　　　　　　　大头羌　　　　　　　　条羌

饮片　　　　　　　　竹节羌

图 8-78　羌活

前　胡

Radix Peucedani（拉）
Root of White Hogfennel（英）

本品为伞形科（Umbelliferae）植物白花前胡 *Peucedanum praeruptorum* Dunn. 野生品的干燥根。主产于浙江、江苏、江西、湖南、湖北等地。习惯认为，冬季采集者质实而性濡，色白而多粉质，品质较佳，故有"冬前胡"、"粉前胡"、"白前胡"之称。

【化学成分】　含香豆素类和挥发油成分。白花前胡甲素（*dl*-praeruptorin A），白花前胡乙素（*dl*-praeruptorin B），白花前胡丙素（*dl*-praeruptorin C），白花前胡丁素（*dl*-praeruptorin D），白花前胡戊素（*dl*-praeruptorin E），紫花前胡苷（nodakenin）及 *d*-甘露醇（*d*-mannitol）等。

【性状鉴别】　药材呈不规则圆锥形、圆柱形或纺锤形，稍扭曲，下部常有支根痕。外表黑褐色至灰黄色，根头部中央多有茎痕，外围有叶鞘残存的纤维毛状物，上端具密集的横向环纹，习称"蚯蚓头"；下部有纵沟或纵纹，并有凸起的横向皮孔。质硬脆，易折断，断面不整齐，淡黄白色，可见 1 棕色环（形成层）；皮部约占根面积的3/5，淡黄色，散有多数棕黄色小点（油室）；木部黄棕色，显放射状纹理。气芳香，味先甜后微苦、辛。

一般均以根粗壮、皮部肉厚、质柔软、断面油点多、香气浓者为佳。

【理化鉴别】

1. 荧光检查　取本品粉末 1g，加乙醚 10mL，浸渍 2h，取乙醚浸出液，分别滴在 2 张小滤纸片上，置紫外光灯（365nm）下观察，显淡天蓝色荧光。然后在其上面滴加 15% 氢氧化钠试液数滴，2h 后荧光消失；将 1 张滤纸片避光保存，另一张滤纸片暴露在光线下，约 3h 后，置紫外光灯（365nm）下观察。经光线照射者，天蓝色荧光加强；避光保存者不显荧光。

2. 醇溶性浸出物的含量测定　按《中国药典》法测，用稀乙醇作溶剂，不得少于20.0%。

3. 白花前胡素的含量测定　用高效液相色谱法。本品含白花前胡甲素（$C_{21}H_{22}O_7$）不得少于0.90%。

本品饮片：性微寒，味苦、辛；散风清热，降气化痰。用量 3～9g。

川　芎*

Rhizoma Chuanxiong（拉）
Rhizome of Szechwan Lovage（英）

本品始载于《神农本草经》，列为上品，原名"芎䓖"。

【来源】　本品为伞形科（Umbelliferae）植物川芎 *Ligusticum chuanxiong* Hort. 栽培品的干燥根茎。

【植物形态】　多年生草本。根状茎呈不规则的结节状拳形,结节顶端有茎基团块,外皮黄褐色,有香气。茎常数个丛生,直立,高30~60cm,上部分枝,节间中空,下部的节明显膨大成盘状,易生根。叶互生,二至三回羽状复叶,叶柄基部扩大抱茎,小叶3~5对,边缘成不整齐羽状全裂或深裂,裂片细小,两面无毛,仅叶脉有短柔毛。复伞形花序顶生,伞梗十数条,小伞梗细短,多数,顶端着生白色小花。花萼5,条形,有短柔毛,花瓣5,椭圆形,先端全缘,中央有短尖突起,向内弯曲,雄蕊5,伸出花瓣外,子房下位。双悬果卵圆形,5棱,有窄翅;背棱中有油管1个,侧棱中有2个,结合面有4个(图8-79)。

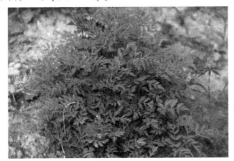

图 8-79　川芎

Ligusticum chuanxiong Hort.

【产地】　主产于四川、云南等地。平原栽培者称"坝川芎"或"川芎",质佳;山上栽培者称"山川芎",质次。云南产者又称"云芎"。

【采收加工】　平原栽培者于5~6月间(小满前后),当茎部的节盘显著膨大、略带紫色时采挖;山地栽培者于8~9月间采挖。除去茎苗及泥沙,晒后小火烘干,撞去须根。不宜日光暴晒或急火烘干,以免影响色泽和质量。

【化学成分】　川芎嗪(chuanxiongzine,即四甲基吡嗪 tetramethyl-pyrazine),藁本内酯(ligustilide),正丁烯基苯酞,丁基苯酞(butylphthalide),川芎内酯(senkyunolide),川芎酚[chuanxiongol,即4-羟基-3-丁基苯酞(4-hydroxy-3-butylphthalide)],新蛇床内酯(neocnidilide),阿魏酸(ferulic acid),瑟丹酸(sadanic acid),叶酸(folic acid)等。

【性状鉴别】

1. 药材　呈不规则结节状拳形团块,直径2~7cm。表面黄褐色,粗糙皱缩,有多数平行隆起的轮节,其顶端有凹陷的类圆形茎痕,下侧及轮节上有多数小瘤状根痕。质坚实,不易折断。断面黄白色或灰黄色,可见波状环纹或不规则多角形的纹理(形成层),散有黄棕色的小油点(油室)。香气浓,味苦辛、微回甜,稍有麻舌感(图8-80)。

一般以个大、饱满、质坚、香气浓厚、油性大者为佳。

2. 川芎片　为不规则的片状,形如蝴蝶者,俗称"蝴蝶片",直径1.5~7cm,厚2~4mm。切面光滑,黄白色或灰黄色,具波状环纹(形成层)或有隐现不规则的筋脉纹,散有黄棕色小油点(油室);周边黄褐色或棕褐色,粗糙不整齐,多有深缺刻,有时可见须根痕、茎痕及环节。质坚硬(图8-80)。

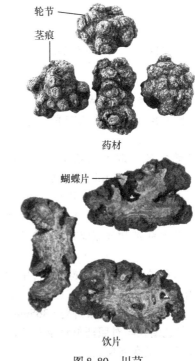

药材

蝴蝶片

饮片

图 8-80　川芎

【显微鉴别】　粉末特征　淡黄棕色或灰棕色。淀粉粒较多,单粒椭圆形或类圆形,直径5~16μm,脐点点状、长缝状或人字形;草酸钙晶体存在于薄壁细胞中,呈类圆形团块或类簇晶状,直径10~25μm。木栓细胞深黄棕色,常多层重叠,表面观呈多角形,壁薄;油室多已破碎,偶尔可见油室碎片,分泌细胞壁薄,含有较多的油滴。螺纹、网纹及梯纹导管,直径14~50μm(图8-81)。

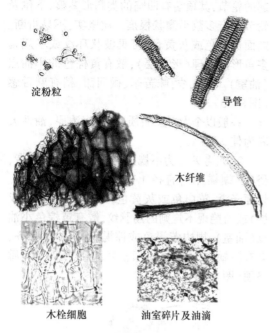

淀粉粒　　导管

木纤维

木栓细胞　　油室碎片及油滴

图 8-81　川芎粉末特征

【理化鉴别】

1. 荧光检查　本品横切面置紫外灯（365nm）下观察,显亮淡紫色荧光,外皮显暗棕色荧光。

2. 化学定性　取本品粉末 1g,加石油醚（30～60℃）5mL,放置 10h,时时振摇,静置,取上清液 1mL,挥干后,残渣加甲醇 1mL 使其溶解,再加 2% 3,5-二硝基苯甲酸的甲醇溶液 2～3 滴与氢氧化钾的甲醇饱和溶液 2 滴,显红紫色。

3. 薄层色谱　取本品乙醇溶液,用对照药材对照,用同一硅胶 G 薄层板,以正已烷-乙酸乙酯（9：1）为展开剂,置紫外灯（365nm）下观察。供试品色谱在与对照药材色谱相应的位置上,显相同颜色的荧光斑点。

4. 醇溶性浸出物的含量测定　按《中国药典》热浸法测定,用乙醇作溶剂,不得少于 12.0% 。

5. 阿魏酸的含量测定　高效液相色谱法。按干燥品计算,含阿魏酸不得少于 0.10% 。

【饮片】

性味功能:性温,味辛。活血行气,祛风止痛。

用法用量:3～9g。

藁　本

Rhizoma Ligustici（拉）

Rhizome of Chinese Ligusticum（英）

本品为伞形科（Umbelliferae）植物藁本 *Ligusticum sinense* Oliv. 或辽藁本 *Ligusticum jeholense* Nakai et Kitag. 野生品的干燥根茎及根。藁本主产于四川、湖北、湖南、陕西等地。辽藁本主产于辽宁、山西等地。

【化学成分】　含挥发油。油中的主要成分为 3-丁基苯酞（3-butylphthalide）、蛇床内酯（cnidilide）、甲基丁香酚（methyleugenol）、3-丁烯基-4,5-二氢苯酞、新蛇床内酯（neocnidilide）、阿魏酸（ferulic acid）等。

【性状鉴别】

1. 藁本根茎　呈不规则的结节状圆柱形,稍扭曲,有分枝,长 3～10cm,直径 1～2cm。表面棕褐色或暗棕色,粗糙,有纵皱纹;上侧残留数个凹陷的圆形茎基,下侧有多数点状突起的根痕和残根。体轻,质较硬,易折断;断面黄色或黄白色,呈纤维状。气芳香,味苦、辛、微麻。

2. 辽藁本根茎　体形较小,呈不规则的柱状或团块状,长 2～10cm,直径 0.5～1.5cm。根茎上的圆形孔眼不明显,有多数细长而弯曲的根。气味稍淡。

一般均以身干、整齐、香味浓郁者为佳。

【理化鉴别】

阿魏酸的含量测定　高效液相色谱法。

本品含阿魏酸（$C_{10}H_{10}O_4$）不得少于 0.050% 。

本品饮片:性温,味辛;祛风,散寒,除湿,止痛。用量 3～9g。

防　风

Radix Saposhnikoviae（拉）

Root of Divaricate Saposhnikovia（英）

本品为伞形科（Umbelliferae）植物防风 *Saposhnikovia divaricata*（Turcz.）Schischk. 野生品的干燥根。主产于黑龙江、吉林、辽宁等地,春、秋二季采挖。在植株未有抽苔前挖取。已抽苔的根老质硬，称为"公防风"，不能药用。

【化学成分】　5-O-甲基维斯阿米醇(5-O-methylvisamminol)，5-O-甲基维斯阿米醇-4′-O-β-d-葡萄糖苷(5-O-甲基维斯阿米醇苷,4′-O-β-d-glucosyl-5-O-methylvisamminol)，升麻素(cimifugin)，prim-O-葡萄糖基升麻素(升麻苷,prim-O-glucosylcimifugin)，补骨脂内酯(psoralen)，佛手柑内酯(bergapten)，欧前胡素(imperatorin)，珊瑚菜内酯(phellopterin)，花椒毒素(xanthotoxin)，东莨菪素(scopoletin)，川白芷内酯(anomalin)，木蜡酸(lignoceric acid)，d-甘露醇(d-mannitol)等。

5-O-甲基维斯阿米醇苷
(4′-O-β-d- glucosyl- 5-O-methylvisamminol)

【性状鉴别】　药材呈圆锥形或长圆柱形，下部渐细，长15～30cm，直径0.5～2cm。表面灰黄色或灰褐色。顶端钝尖，根头部多有密集的细环节如蚯蚓，习称"蚯蚓头"或"旗杆顶"，细环节上带有部分黄色纤维状毛须，细环节之下多纵皱纹并有横长皮孔及点状突起的须根痕。体轻，质松，易折断。断面中间有黄色圆心(木质部)，外围有棕色环(形成层)，最外层淡黄棕色(皮部)，散生黄棕色油点，有裂隙。有特异香气，味微甜(图8-82)。

一般以条粗长、单枝顺直、根头部环纹紧密(蚯蚓头明显)、质松软、断面菊花心明显者为佳。

【理化鉴别】
升麻苷和5-O-甲基维斯阿米醇苷含量测定高效液相色谱法。本品含升麻苷($C_{37}H_{54}O_{11}$)和5-O-甲基维斯阿米醇苷($C_{22}H_{28}O_{10}$)的总量不得少于0.24%。

本品饮片：性温，味辛、甘；解表祛风，胜湿，止痉。用量4.5～9g。

（张贵君）

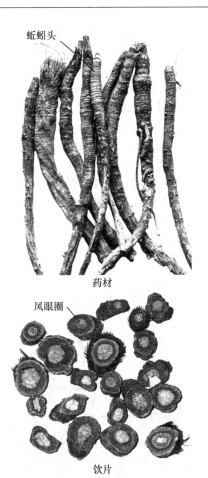

图8-82　防风

蚯蚓头

药材

凤眼圈

饮片

柴　胡*

Radix Bupleuri(拉)
Root of Chinese Thorowax(英)

本品始载于《神农本草经》，列为上品，原名茈胡。

【来源】　本品为伞形科(Umbelliferae)植物柴胡 *Bupleurum chinense* DC. 和狭叶柴胡 *Bupleurum scorzonerifolium* Willd. 野生品的干燥根。前者习称"北柴胡"，后者习称"南柴胡"、"红柴胡"。

【植物形态】
1. 柴胡　多年生草本。根分枝，顶部通常灰褐色。茎直立，高40～70cm，2～3个丛生，稀单生，上部多分枝，梢呈"之"字形弯曲。基生叶线状倒披针形或披针形，基部渐狭成长柄，先端具突尖；茎生叶剑形、长圆状披针形至倒披针形,长3～12cm,宽5～20mm,最宽处常在中部,稀在上部,基部渐狭,先端渐尖或短尖,最终呈芒状,有平行脉5～9条。花序多分枝,腋生兼顶生,复伞形花序径3～6cm,伞梗4～10个,不等长;总苞片1～2枚,披针形,有时不存在,小伞形花序径4～6mm,小伞梗5～10个,小总苞片5枚,披针形,稀为长圆状披针形或线状披针形,通常比小花短,稀近等长,有1～3～5条脉,长1～3mm,果期通常比小果梗短;萼齿不明显;花瓣黄色;花柱基扁平。双悬果广椭圆形至椭圆形,左右扁,长2.5～3mm,果棱明显,稍锐,棱槽中通常各有3条油管,接合面有油管4条。花期7～9月,果期9～10月(图8-83)。

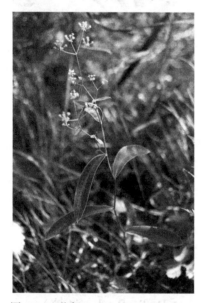

图8-83 柴胡 *Bupleurum chinense* DC.

2. 狭叶柴胡 根长,直生,不分枝或稍分枝,通常红褐色。茎单一或数个,高30～60cm,基部具多数棕色枯叶纤维,上部分枝,稍呈"之"字形弯曲。基生叶及下部茎生叶有长柄,披针形或线状披针形,长7～15cm,宽3～6mm,基部渐狭,先端长渐尖,中部最宽,有5～9条脉;中部以上的茎生叶无柄,线状披针形或线形,叶脉5～7条,稀为3条。花序分枝细长,略开展,复伞形花序较多,腋生兼顶生,伞梗5～13,略不等长,长1～3cm,略呈弧状弯曲,总苞片1～4枚,极不等长,易脱落,披针形或近线形,长达4～6mm;小伞形花序8～12朵花,小总苞片通常5枚,披针形、丝状披针形,渐尖或短尖,有3条脉,稀为5条,长3～4mm,

宽约1,与小花近等长或稍长,稀长出1/3左右,长达5～6mm;花黄色;花柱基扁平。双悬果长圆状椭圆形至椭圆形,长2.5～3mm,果棱粗而钝,棱槽中通常各具3条油管,接着面上有4条油管。花期8～9月。果期9～10月(图8-84)。

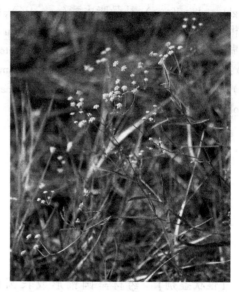

图8-84 狭叶柴胡 *Bupleurum scorzonerifolium* Willd.

【产地】 北柴胡主产于河北、河南、辽宁、陕西、内蒙古、山西、甘肃等地。南柴胡主产于江苏、安徽、黑龙江、吉林、陕西、内蒙古、河北等地。

【采收加工】 春、秋二季采挖,除去茎叶及泥沙,干燥。

【化学成分】 柴胡皂苷 A、B、C、D(saikosaponin A,B,C,D),柴胡皂苷元(saikogenin),6″-O-乙酰柴胡皂苷 A、D,油酸(oleic acid),亚麻酸(linolenic acid),棕榈酸(palmitic acid),硬脂酸(stearic acid),α-菠菜甾醇(α-spinasterol),白芷素(angelicin),槲皮素(quercetin)等。

柴胡皂苷 A(saikosaponin A)

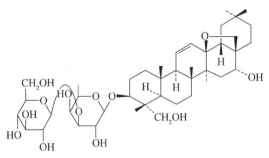

柴胡皂苷 D(saikosaponin D)

【性状鉴别】

1. 北柴胡　药材呈圆柱形或长圆锥形，长6～15cm，直径3～8mm。根头膨大，顶端残留3～15个茎基或短纤维状叶基，下部分枝。表面黑褐色或浅棕色，具纵皱纹、支根痕及皮孔。质硬而韧，不易折断，断面显片状纤维性，皮部浅棕色，木部黄白色。气微香，味微苦（图8-85）。

2. 南柴胡　根较细，圆锥形，顶端有多数细毛状枯叶纤维，下部多不分枝或少分枝。表面红棕色或黑棕色，靠近根头处多具紧密环纹。质稍软，易折断，断面略平坦，不显纤维性。具败油气（图8-85）。

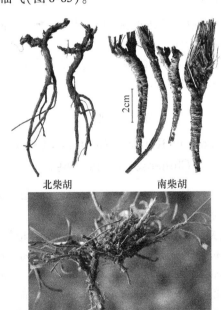

北柴胡　　　　南柴胡

狭叶柴胡根

图 8-85　柴胡

一般以主根粗长、分枝少、残留茎枝少、质地柔软者为佳。

【显微鉴别】

1. 组织特征

（1）北柴胡　横切面:木栓层7～8列细胞。皮层散有油室及裂隙。韧皮部有油室，周围分泌细胞6～8个。形成层成环。木质部占大部分，大的导管切向排列，木纤维和木薄壁细胞排成几个环状（图8-86）。

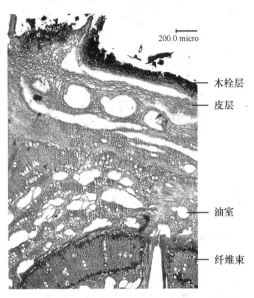

200.0 micro

——木栓层
——皮层

——油室

——纤维束

图 8-86　北柴胡横切面组织特征

（2）南柴胡　横切面:木栓层6～10列细胞。皮层有油室8～10个，分散排列成环，周围分泌细胞8～12个。韧皮部油室多数，含黄色油状物。木质部中小型导管多径向排列，射线宽3～5列细胞，有木纤维和木薄壁细胞群，老根中有时连成圆环。

2. 粉末特征

（1）北柴胡粉末　灰棕色或黄棕色。木纤维成束或散在，无色或淡黄色，呈长梭形，末端渐尖，直径8～17μm，木化，层纹不明显，初生壁碎裂成短须状，纹孔稀疏，有的呈人字形或十字形，孔沟隐约可见。油管碎片中含黄棕色条状分泌物。网纹、双螺纹导管;偶见网状具缘纹孔导管，有的壁较厚，网孔细缝状（图8-87）。

（2）南柴胡粉末　木纤维呈长梭形，末端渐尖或钝圆，直径8～26μm，壁厚2～10μm，木化，纹孔细密，孔沟隐约可见;有的纤维初生壁碎裂，易与次生壁分离，并有稀疏螺状或双螺状裂缝，纹孔稀少，孔沟较明显。

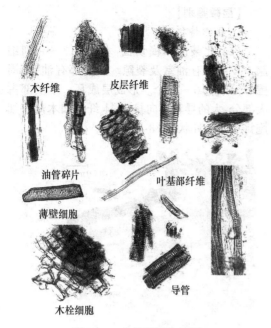

木纤维　　皮层纤维

油管碎片　　叶基部纤维

薄壁细胞

导管

木栓细胞

图8-87　北柴胡粉末特征

【理化鉴别】

1. 显微化学定位　取本品用水湿润,切横片,用95%乙醇和浓硫酸混合溶液(1∶1)封片,置显微镜下观察,初呈黄绿色至绿色,5~10min后渐变为蓝绿色、蓝色;持续1h以上,变为浊蓝色而消失。北柴胡的显色部位在木栓以内至次生韧皮部之间。

2. 薄层色谱　取本品甲醇溶液,用对照药材和同一硅胶 G 薄层板,以乙酸乙酯-乙醇-水(8∶2∶1)为展开剂,喷以 2% 对二甲氨基苯甲醛的 40% 硫酸溶液,60℃加热至斑点显色清晰。供试品色谱在与对照品色谱相应的位置上,显相同颜色的斑点;再置紫外灯(365nm)下观察,显相同的黄色荧光斑点。

3. 醇溶性浸出物的含量测定　按《中国药典》热浸法测定,用乙醇作溶剂,不得少于11.0%。

4. 柴胡皂苷的含量测定　高效液相色谱法。按干燥品计算,含柴胡皂苷 a、b 的总量不得少于0.30%。

【饮片】

性味功能:性微寒,味苦。和解表里,舒肝,升阳。

用法用量:3~9g。

北　沙　参

Radix Glehniae(拉)
Root of Coastal Glehnia(英)

本品为伞形科(Umbelliferae)植物珊瑚菜 *Glehnia littoralis* Fr. Schmidt ex Miq. 栽培品的干燥根。主产于山东、辽宁、江苏等地。以山东产者为道地药材。夏、秋二季采挖,除去地上部分及须根,洗净,放沸水中烫片刻,取出放凉后,除去外皮,晒干、烘干,或不去外皮直接晒干。

【化学成分】　欧前胡素(imperatorin),佛手柑内酯(bergapten),伞形花子油酸(petroselenic acid),棕榈酸(palmitic acid),亚油酸(linoleic acid),异伞形花子油酸(petroselidinic acid),补骨脂素等。

【性状鉴别】　药材呈细长圆柱形,偶有分枝,长 15~45cm,直径 0.4~1.2cm;顶端常留有棕黄色根茎残基,上端稍细,中部略粗,下部渐细。表面淡黄白色,粗糙,偶有残存外皮,全体有细纵皱纹或纵沟,并有棕黄色点状细根痕。质脆,易折断,断面皮部浅黄白色,木部黄色。气特异,味微甜。带皮生晒者,外皮淡棕色,断面白色粉性。

一般以枝条细长、圆柱形、均匀、质坚、外皮色白净者为佳。

本品饮片:性微寒,味甘、微苦;清肺养阴,益胃生津。用量4.5~9g。

龙　　胆[*]

Radix et Rhizoma Gentianae(拉)
Chinense Gentian(英)

本品始载于《神农本草经》,列为中品。马志谓:"叶如龙葵,味苦如胆,因以为名"。

【来源】　本品为龙胆科(Gentianae)植物龙胆 *Gentiana scabra* Bunge、三花龙胆 *Gentiana triflora* Pall. 、条叶龙胆 *Gentiana manshurica* Kitag. 或坚龙胆 *Gentiana rigescens* Franch. 野生品的干燥根及根茎。前三种习称"龙胆",后一种习称"坚龙胆"或"川龙胆"。

【植物形态】

1. 龙胆　多年生草本。全株绿色稍带紫色,高 30～60cm。根茎短,簇生多数黄白色的细根。茎直立,单一,粗糙。叶对生,基部叶甚小,抱茎;中部及上部的叶卵形或卵状披针形,长2.5～8cm,宽0.4～3.5cm;叶缘及叶背主脉粗糙,主脉 3～5 条。花 2～5 朵簇生于茎端及上部叶腋;萼钟形,先端 5 裂;花冠深蓝色或蓝色,钟形,5 裂,裂片之间有三角形副冠片;雄蕊 5,雌蕊 1,蒴果长圆形;种子多数,有翅,表面有细网纹。花期 9～10 月,果期 10 月(图 8-88)。

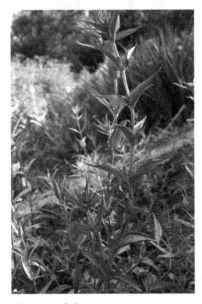

图 8-88　龙胆 Gentiana scabra Bunge

2. 三花龙胆　叶线状披针形或披针形,宽0.5～1.2cm,叶缘及叶脉光滑。花冠裂片先端钝(图 8-89)。

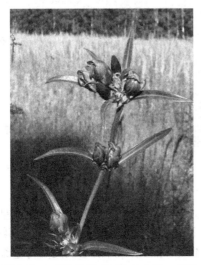

图 8-89　三花龙胆 Gentiana triflora Pall.

3. 条叶龙胆　叶片条形或线状披针形,叶缘反卷。花 1～2 朵生于茎端,花冠裂片三角形,先端急尖(图 8-90)。

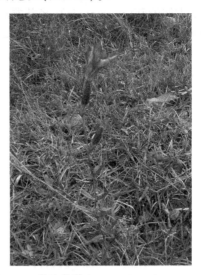

图 8-90　条叶龙胆 Gentiana manshurica Kitag.

4. 坚龙胆　茎常带紫棕色。叶片倒卵形或倒卵状披针形,全缘。花紫红色。种子无翅(图 8-91)。

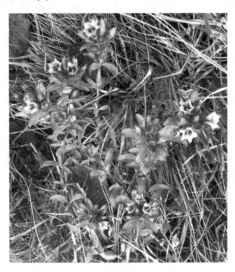

图 8-91　坚龙胆 Gentiana rigescens Franch.

【产地】　条叶龙胆、龙胆和三花龙胆主产于东北各地及内蒙古,故药材又习称“关龙胆”或“东胆草”。坚龙胆主产于云南、四川、贵州等地。

【采收加工】　春、秋二季均可采挖根及根茎,以秋季采者质量较好。除去泥沙,晒干,或切段后干燥备用。

【化学成分】 龙胆苦苷（gentiopicrin），獐牙菜苦苷（swertiamarin），獐牙菜苷（sweroside），龙胆苦苷四乙酰化物（gentiopicroside tetraacetate），苦龙胆酯苷（amarogentin），羟基龙胆酯苷（amaroswerin），龙胆碱（gentianine），龙胆三糖（gentianose），苦味质等。

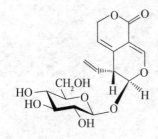

龙胆苦苷(gentiopicrin)

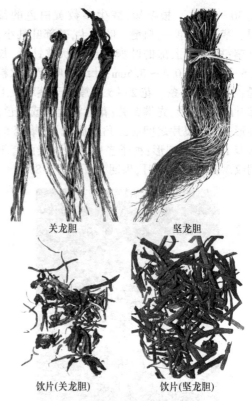

关龙胆   坚龙胆

饮片(关龙胆)   饮片(坚龙胆)

图 8-92 龙胆

【性状鉴别】

1. 龙胆 根茎呈不规则块状，长 1～3cm，直径 3～10mm。表面灰棕色或深棕色，上端有多个茎痕或残留茎基，周围和下端丛生多数细长的根。根圆柱形，略扭曲，长 10～20cm，直径 2～5mm；表面淡黄色或黄棕色，上部有细密的横皱纹，下部有纵皱纹及细根痕。质脆，易吸潮变软；断面略平坦，黄棕色，木部有 5～8 个黄白色点状木质部束环列，髓明显。气微，味极苦（图 8-92）。

一般以根条粗大饱满、长条顺直、根上部有环纹、不带茎枝、淡黄色、质柔软、味极苦者为佳。

2. 坚龙胆 根茎短，呈不规则结节状，疏生细长而稍弯曲的根。根长 8～20cm，直径 1～3mm。表面黄棕色或红棕色，有细纵皱纹，无横皱纹，外皮易脱落。质硬脆，易折断；断面棕色，中央木心黄白色，易与皮部分离（图 8-92）。

一般以根细长、黄色及黄棕色者为佳。

【显微鉴别】

1. 组织特征

(1) 龙胆根 横切面：表皮由 1 列细胞组成，外壁较厚，微木栓化。皮层较窄，有裂隙。外皮层为 1 列类方形或扁圆形细胞，壁木栓化。内皮层明显，细胞较小，类方形。韧皮部宽广，外侧多有裂隙。形成层环不明显。木质部导管 8～9 束，多呈"V"字形排列。有髓。薄壁细胞中不含淀粉粒，含微细的草酸钙针晶或方晶（图 8-93）。

(2) 条叶龙胆根 形成层通常成环，较多

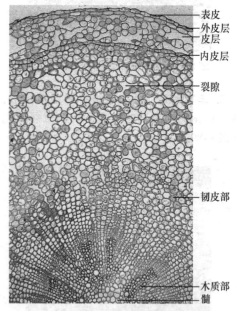

表皮
外皮层
皮层
内皮层

裂隙

韧皮部

木质部
髓

图 8-93 龙胆组织特征

的薄壁细胞中有脂肪油滴及草酸钙结晶。

(3) 三花龙胆根 薄壁细胞多皱缩呈颓废状，韧皮部内侧薄壁细胞中有众多草酸钙结晶。

(4) 坚龙胆根 外皮层及皮层薄壁细胞通常均已脱落。最外层为内皮层，由内皮层母细

胞与子细胞组成。韧皮部宽广。形成层环不明显。木质部导管发达。无髓。薄壁细胞中有众多脂肪油滴;无草酸钙结晶。

2. 粉末特征　龙胆粉末:外皮层细胞表面观呈纺锤形,每一细胞由横壁分隔数个小细胞;内皮层细胞表面观类长方形,甚大,每一细胞由纵壁分隔成数个小细胞;网纹及梯纹导管;薄壁细胞含细小草酸钙针晶;可见石细胞(图8-94)。

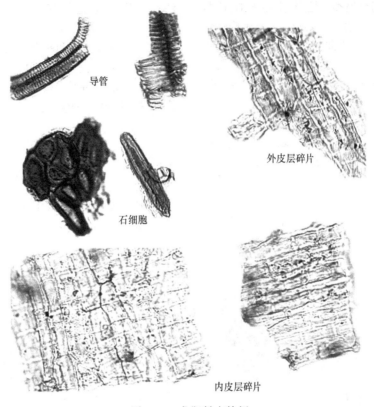

导管

外皮层碎片

石细胞

内皮层碎片

图8-94　龙胆粉末特征

【理化鉴别】

1. 化学定性　取本品粉末约2g,加甲醇10mL,冷浸过夜,滤过,滤液浓缩至约4mL,取2mL加酸酸化,加碘化铋钾试剂呈橘红色沉淀。

2. 薄层色谱　取本品甲醇溶液,用龙胆苦苷对照,用同一硅胶 GF$_{254}$ - CMC- Na 薄层板,以乙酸乙酯-甲醇-水(20∶2∶1)为展开剂,二次展开,置紫外灯(254nm)下观察,供试品色谱在与对照品相应的色谱位置上,显相同颜色的斑点。

3. 龙胆苦苷的含量测定　高效液相色谱法。本品含龙胆苦苷(C$_{16}$H$_{20}$O$_{9}$)龙胆不得少于31.0% ,坚龙胆不得少于1.5% 。

【饮片】

性味功能:性寒,味苦。清热燥湿,泻肝胆火。

用法用量:3～6g。

秦　艽

Radix Gentianae Macrophyllae(拉)
Gentian Root(英)

本品为龙胆科 (Gentianaceae) 植物秦艽 *Gentiana macrophylla* Pall. 、麻花秦艽 *Gentiana straminea* Maxim. 、粗茎秦艽 *Gentiana crassicaulis* Duthie ex Burk. 或小秦艽 *Gentiana dahurica* Fisch. 野生品的干燥根。前3种药材按性状不同分别称为"秦艽"和"麻花艽",后1种称为"小秦艽"。主产于甘肃、陕西、山西、内蒙古、云南等地。本品春、秋二季采挖,除去泥沙。秦艽及麻花艽晒软,堆放"发汗"至表面呈红黄色或灰黄色时,摊开晒干,或直接晒干;小秦艽趁鲜时搓去黑皮,晒干。

【化学成分】 秦艽甲素(龙胆碱 gentianine),秦艽乙素(龙胆次碱 gentianidine)和秦艽丙素(gentianol),龙胆苦苷(gentiopicrin)等。

【性状鉴别】

1. 秦艽 药材呈类圆柱形,上粗下细,扭曲不直,长 10～30cm,直径 1～3cm。表面黄棕色或灰黄色,有纵向或扭曲的纵皱纹。顶端有残存茎基及纤维状叶鞘。质硬而脆,易折断;断面柔润,皮部黄色或棕黄色,木部黄色。气特异,味苦、微涩(图8-95)。

2. 麻花艽 药材呈类圆锥形,多由数个小根纠聚而膨大,直径可达 7cm。表面棕褐色,粗糙,有裂隙,呈网状孔纹。质松脆,易折断,断面多呈枯朽状(图8-95)。

3. 小秦艽 药材呈类圆锥形或类圆柱形,长 8～15cm,直径 2～10mm。表面黄棕色。主根通常 1 个,残存的茎基有纤维状叶鞘,下部多分枝。断面黄白色(图8-95)。

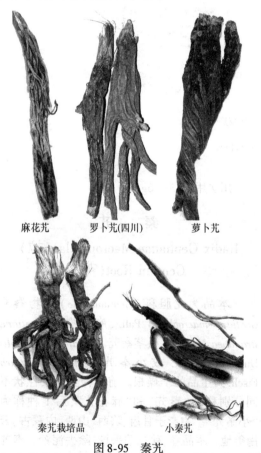

麻花艽 　 罗卜艽(四川) 　 萝卜艽

秦艽栽培品 　 　 　 小秦艽

图 8-95 秦艽

一般以条粗、质坚实、体重、色棕黄、气浓者为佳。

【理化鉴别】

1. 荧光检查 取本品横切面,置紫外光灯(365nm)下观察,显黄白色或金黄色荧光。

2. 龙胆苦苷的含量测定 高效液相色谱法。本品含龙胆苦苷($C_{16}H_{20}O_9$)不得少于 2.0%。

3. 醇溶性浸出物的含量测定 用热浸法测定,乙醇作溶剂,不得少于 24.0%。

本品饮片:性平,味辛、苦;祛风湿,清湿热,止痹痛。用量 3～9g。

(罗 容 张贵君)

徐 长 卿

Radix Cynanchi Paniculati(拉)
Root of Paniculate Swallowwort(英)

本品为萝藦科(Asclepiadaceae)植物徐长卿 *Cynanchum paniculatum* (Bge.) Kitag. 野生品的干燥根及根茎。全国各地均产。

【化学成分】 含牡丹酚约 2% 及黄酮苷等。

【性状鉴别】 药材根茎呈不规则柱状,有节,四周着生多数细长的根。根呈细长圆柱形,弯曲;表面淡褐色或淡棕黄色,具微细的纵皱纹,并有纤细的须根;质脆,易折断,断面皮部黄白色,木部细小,黄棕色,粉性。气香特异,味辛,有麻舌感。

一般以香气浓者为佳。

本品饮片性温,味辛凉;祛风通络,止痛解毒。用量 3～9g。

巴 戟 天*

Radix Morindae Offcinalis(拉)
Morinda Root (英)

本品为常用中药,始载于《神农本草经》,列为上品。

【来源】 本品为茜草科(Rubiaceae)植物巴戟天 *Morinda officinalis* How 栽培品的干燥根。

【植物形态】 藤状灌木。根肉质肥厚,圆柱形,呈结节状。茎有纵棱,小枝幼时有褐色粗毛。叶对生,叶片长椭圆形,长 3～13cm,宽 2.5～5cm,先端渐尖,基部钝圆,叶缘常有稀疏的短睫毛,叶上面有稀疏的粗伏毛,下面中脉被短粗毛;托叶鞘状。头状花序有花2～10朵,排列于枝端,花序梗被污黄色短粗毛;花萼先端有不规则的齿裂或近平截;花冠白色,肉质,裂片4(3);雄蕊4;子房4室,柱头2深裂。核果近球形,种子4枚。花期4～7月,果期6～11月(图8-96)。

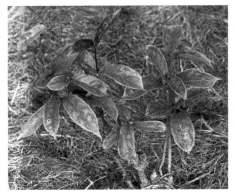

图 8-96 巴戟天 *Morinda officinalis* How

【产地】 主产于广东、广西等地。

【采收加工】 全年均可采挖,洗净泥土,除去须根,晒至六、七成干,轻轻捶扁,切成9～13cm长段,晒干。

【化学成分】 含有甲基异茜草素(rubia-din)、甲基异茜草素-1-甲醚、大黄素甲醚、2-羟基-3-羟甲基蒽醌、2-甲基蒽醌等蒽醌类化合物,还含耐斯糖及树脂等。

【性状鉴别】 药材呈扁圆柱形,略弯曲,长短不等,直径0.5～2cm。表面灰黄色,粗糙,具纵纹及深陷横纹,外皮多横向断裂而露出木部,形似连珠。质坚韧,折断面不平坦,皮部厚,易从木部剥离,皮部淡紫色,木部黄棕色、坚硬。无臭,味甜、微涩(图8-97)。

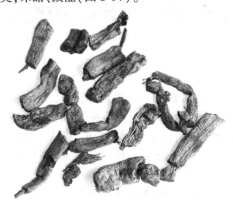

图 8-97 巴戟天

一般以条大而呈连珠状、肉厚、色紫、质软、内心木部细、味微甜、体干者为佳;条细瘦、肉薄、木心大、色灰者则质次。

【显微鉴别】

1. 组织特征 横切面:木栓细胞数列。栓内层细胞含草酸钙针晶束,内侧有石细胞断续排列成环。韧皮部较宽,近形成层处草酸钙针晶束较多。形成层环明显。木质部导管单个散在或2～3个相聚;木纤维发达;有的木薄壁细胞群非木化;木射线宽1～3列细胞(图8-98)。

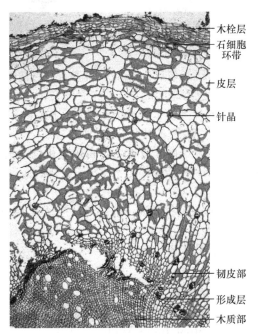

图 8-98 巴戟天横切面组织特征

2. 粉末特征 棕黄色。石细胞呈方形、类方形、类圆形或不规则形,直径21～96μm,壁厚,层纹孔沟均明显。薄壁细胞内有草酸钙针晶束,长达200μm。纤维管胞长梭形,具缘纹孔呈交错十字形(图8-99)。

【理化鉴别】

1. 荧光检查 取本品粉末0.2g,加乙醚5mL,振摇数分钟,滤过。滤液加氢氧化钠试液1mL,振摇静置,水层显红色;醚层无色;置紫外灯(365nm)下观察,显天蓝色荧光。

2. 薄层色谱 取本品乙醇溶液,用对照药材对照,用同一硅胶GF₂₅₄薄层板,以甲苯-乙酸乙酯-甲酸(8∶2∶0.1)为展开剂,取出,晾干,置紫外灯(254nm)下观察。供试品在与对照品药材色谱中相应的位置上,显相同的紫红色斑

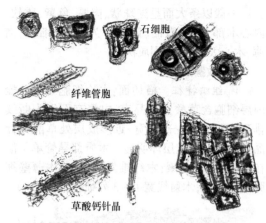

石细胞

纤维管胞

草酸钙针晶

图 8-99 巴戟天粉末特征

点;再喷以 5% 氢氧化钠溶液,置斑点显色清晰,显相同颜色的斑点。

3. 水溶性浸出物的含量测定 按《中国药典》冷浸法测定,不得少于 50.0% 。

4. 耐斯糖的含量测定 高效液相色谱法。按干燥品计算,含耐斯糖不得少于 2.0% 。

【饮片】
性味功能:性微温,味甘、辛,补肾阳,强筋骨,祛风湿。

用法用量:3～9g。

茜 草

Radix Rubiae(拉)
Root India Madder(英)

本品为茜草科(Rubiaceae)植物茜草 *Rubia cordifolia* L. 野生品的干燥根及根茎。主产于陕西、江苏、安徽、河南、山东等地。

【化学成分】 茜草素(alizarin)、羟基茜草素(purpurin)、异茜草素(purpuroxanthin)、茜草酸(munjistin)、伪羟基茜草素(pseudopurpurin)和大黄素甲醚(physcion)等。

【性状鉴别】 药材根茎呈结节状,下部着生数条根。根常弯曲,长 10～25cm,直径 2～10mm。表面红棕色或棕色,具细纵皱纹,皮部易剥落,露出黄红色木部;质脆,易折断,断面平坦;皮部狭,紫红色,木部宽广,浅黄红色,可见多数小孔。气微,味微苦。

一般以根条粗长、表面红棕色、内碴橙红色、无茎基及细根少者为佳。

本品饮片:性寒,味苦;凉血止血,活血祛瘀。用量 9～15g。

紫 草*

Radix Arnebiae(拉)
Root of Redroot Gromwell(英)

本品始载于《神农本草经》,列为中品。李时珍谓;"其根头有白毛如茸。未花时采,则根色鲜明;花过时采,则根色黯恶。"

【来源】 本品为紫草科(Boraginaceae)植物新疆紫草 *Arnebia euchroma* (Royle) Johnst.、内蒙紫草 *Arnebia guttata* Bunge 野生品的干燥根。前者药材习称"软紫草",后者习称"内蒙紫草"。

【植物形态】

1. 新疆紫草 多年生草本,全株被白色糙毛。根紫色。茎直立,高 15～35cm,单生或从基部分成二歧。基生叶丛生,叶片线状披针形,长 5～12cm,宽 2～5mm,茎生叶互生,较基生叶小,无柄。蝎尾状聚伞花序密集于茎顶,近头状;苞片线状披针形,具硬毛;花萼短筒状,先端 5 深裂;花冠长筒状,先端 5 裂,淡紫色或紫色,喉部及基部无附属物及毛;雄蕊 5,着生在花冠管中部;子房 4 深裂。小坚果骨质,宽卵形。花期 6～7 月,果期 8～9 月(图 8-100)。

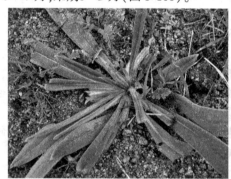

图 8-100 新疆紫草 *Arnebia euchroma* (Royle) Johnst.

2. 内蒙紫草 茎数条丛生,上部分枝,有白色长硬毛。叶互生,叶片匙状倒披针形或条状披针形,长 1.5～3.5cm,宽 2～5mm,两面密被白色长硬毛。蝎尾状聚伞花序着生于茎顶及叶腋。花冠黄色。

【产地】 软紫草主产于新疆、西藏等地。内蒙紫草主产于内蒙古、新疆等地区。

【采收加工】　春、秋二季采挖根部,除去泥土,晒干。

【化学成分】　羟基萘醌色素类:β,β'-二甲基丙烯酰可卡宁(β,β'-dimethyl acryalkanin)、紫草素(shikonin)、乙酰紫草素(acetyl shikonin)、异丁酰紫草素(isobutyryl shikonin)、异戊酰紫草素(isovaleryl shikonin)、β-羟基异戊酰紫草素(β-hydroxy isovaleryl shikonin)、去氧紫草素(deoxy shikonin)等。

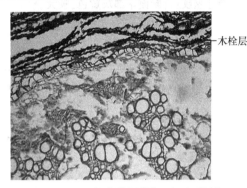

β,β'-二甲基丙烯酰可卡宁
(β,β'-dimethyl acryalkanin)
$R=COCH=C(CH_3)_2$
紫草素(shikonin) R=H
乙酰紫草素(acetyl shikonin) R=COCH$_3$

【性状鉴别】

1. **软紫草**　药材呈不规则的长圆柱形,多扭曲,长 7～20cm,直径 1～2.5cm。顶端有时可见分枝的茎残基。表面紫红褐色,皮部疏松,易剥落呈条形片状,常十余层重叠。体轻,质松软,易折断,断面呈同心环层,中心木质部较小,黄白色或黄色。气特异,味微苦、涩(图8-101)。

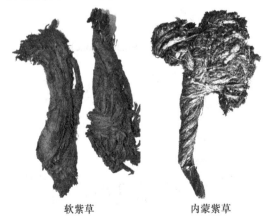

软紫草　　　内蒙紫草
图 8-101　紫草

2. **内蒙紫草**　呈圆锥形或圆柱形,扭曲,长 6～20cm,直径 0.5～4cm。根头部略粗大,顶端有残茎 1 或多个,被短硬毛。表面紫红色或暗紫色,皮部略薄,常数层相叠,易剥离。质硬而脆,易折断,折断面较整齐,皮部紫红色,木部较小,黄白色。气特异,味涩(图 8-101)。

一般均以条粗大、色紫、皮厚者为佳。

【显微鉴别】

1. **组织特征**　软紫草根横切面:木栓层将韧皮部、木质部层层分隔。残留的韧皮部较薄。木质部导管 2～4 列,呈放射状排列。木栓细胞及薄壁细胞均含紫色素(图 8-102)。

图 8-102　软紫草根横切面组织特征

2. **粉末特征**　软紫草粉末:单细胞非腺毛,甚长,细胞壁有纵细条纹,有的含紫色物质。木栓细胞表面观呈多角形,充满紫色物质。

【理化鉴别】

1. **化学定性**　取本品粉末0.5g,置试管中,加热,产生红色气体,并于试管壁凝结成红褐色油滴。

2. **薄层色谱**　取本品石油醚溶液,用对照药材对照,用同一的硅胶G-CMC-Na薄层板,以甲苯-乙酸乙酯-甲酸(5∶1∶0.1)为展开剂。供试品在与对照品药材色谱中相应的位置上,显相同的紫红色斑点;再喷以 10% 氢氧化钾-甲醇溶液,斑点变为蓝色。

3. **羟基萘醌总色素的含量测定**　紫外分光光度法。本品含羟基萘醌总色素以左旋紫草素($C_{16}H_{16}O_5$)计算,不得少于0.80% 。

4. **β,β'-二甲基丙烯酰阿卡宁的含量测定**　高效液相色谱法。本品按干燥品计算,含β,β'-二甲基丙烯酰阿卡宁($C_{21}H_{22}O_6$)不得少于 0.30% 。

【饮片】

性味功能:性寒,味甘、咸。凉血,活血,解毒透疹。

用法用量:5～9g。外用适量,煎膏或用植物油浸泡涂擦。

【附注】 同科植物滇紫草 Onosma paniculata Bur. et Fr. 的根,四川、云南、贵州等地方,名"滇紫草"。根圆柱形,紫红色,质较硬,不易折断。同科植物长花滇紫草 Onosma hookeri Clarke var. *longiflorum* Duthie 的根,名"西藏紫草"。药材呈长圆锥形,外皮紫褐色,易剥离。同科植物紫草 *Lithospermum erythrorrhizon* Sieb. et Zucc. 的根称为"硬紫草"。药材呈圆锥形,扭曲。表面紫红色或紫黑色,粗糙有纵纹;折断面木部灰黄色,较大。

丹 参*

Radix et Rhizoma Salviae Miltiorrhizae(拉)
Root of Przewalsk Sage,Dan-Shen(英)

本品始载于《神农本草经》,列为上品。李时珍谓:"处处山中有之。一枝五叶,叶如野苏而尖,青色皱毛。小花成穗如蛾形,中有细子。其根皮丹而肉紫。"

【来源】 本品为唇形科(Labiatae)植物丹参 *Salvia miltiorrhiza* Bunge 栽培品的干燥根及根茎。

【植物形态】 多年生草本,全株密被柔毛。根呈圆柱形,砖红色。茎方形,多分枝,高30～80cm。叶对生,奇数羽状复叶,小叶3～7对,顶端小叶较大,呈卵形,边缘有锯齿,被疏柔毛,下面较密。轮伞花序集成顶生或腋生的总状花序;花紫色,苞片披针形,花萼钟形,二唇状;花冠紫蓝色,外被腺毛,冠檐唇形,花冠筒内有毛环;能育雄蕊2,生于下唇中下部。小坚果4枚,黑色(图8-103)。

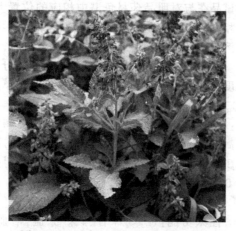

图8-103 丹参 *Salvia miltiorrhiza* Bunge

【产地】 主产于四川、山东、安徽、江苏等地。

【采收加工】 秋季采挖,除去茎叶、泥沙、须根,晒干。

【化学成分】 二萜醌类化合物:丹参酮 I (tanshinone I)、丹参酮 II$_A$(tanshinone II$_A$)、丹参酮 II$_B$(tanshinone II$_B$)、隐丹参酮(cryptotanshinone)、丹参新酮(miltirone)及鼠尾草酚(salviol)、丹参醌A、B、C(tanshiquinoneA、B、C)、丹参新醌A、B、C、D(danshenxinkun A、B、C、D)、丹参内酯(tanshilactone)等。酚酸类化合物:丹参酸A(salvianic acid A)、丹参酚酸A、B(salvianolic acid A,B)等。

丹参酮II$_A$(tanshinone II$_A$)

隐丹参酮(cryptotanshinone)

丹参酚酸A(salvianolic acid A)

【性状鉴别】 药材根茎粗短,顶端残留茎基。根数条,长圆柱形,略弯曲,有的分枝并具须状细根,长 10～20cm,直径 3～10mm;表面棕红色或暗棕红色,粗糙,具纵皱纹。老根外皮疏松,多显紫棕色,常呈鳞片状剥落。质硬而脆,断面疏松,有裂隙或略平整,皮部棕红色,木部灰黄色或紫褐色,可见黄白色点状维管束。气微,味微苦、涩。

栽培品粗大,直径 0.5～1.5cm。表面红棕色,具纵皱,外皮紧贴不易剥落。质坚实,断面较平整(图 8-104)。

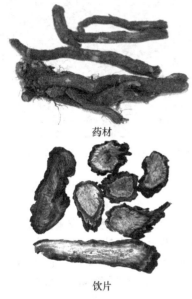

药材

饮片

图 8-104　丹参

一般以条粗壮、无芦头、无须根、表面紫红色(紫丹参)、皮细、肉质饱满、断面黄棕色或棕褐色、质软柔润、纤维性小、味甜微苦者为佳。习惯认为栽培品为最优。

【显微鉴别】

1. 组织特征　根横切面:木栓层 4～6 列细胞,含紫棕色物质。皮层宽广。韧皮部较狭。形成层成环,束间形成层不甚明显。木质部 8～10 束,呈放射状,导管在近形成层处较多,呈切向排列,渐至中央呈单列。木纤维常成束存在于中央的初生木质部(图 8-105)。

2. 粉末特征　石细胞类圆形、长方形或不规则形,直径 20～65μm,长至 257μm,壁厚 5～16μm。木纤维长梭形,成束存在,孔沟明显,纹孔斜裂缝状或十字形。木栓细胞多角形,黄棕色,壁稍厚(图 8-106)。

【理化鉴别】

1. 荧光检查　取本品粉末 5g,加水 50mL,

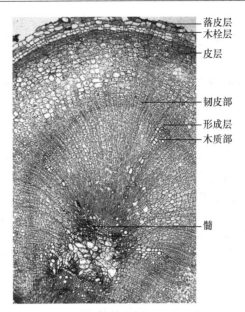

图 8-105　丹参根茎横切面组织特征

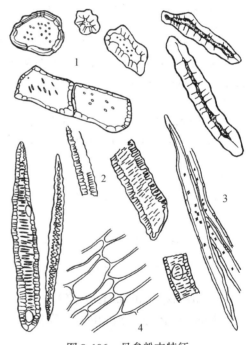

图 8-106　丹参粉末特征

煮沸 15～20min,放冷,滤过,滤液置水浴上浓缩至黏稠状,放冷后,加乙醇 3～5mL 使其溶解,滤过。取滤液数滴,点于滤纸条上,干后,置紫外灯(365nm)下观察,显亮蓝灰色荧光。将此纸条悬挂在氨水瓶中(不接触液面),20min 后取出,置紫外灯(365nm)下观察,显淡亮蓝绿色荧光。

2. 薄层色谱

（1）取本品乙醚溶液，用对照药材对照丹参酮ⅡA对照，用同一硅胶 G 薄层板，以苯-乙酸乙酯（19：1）为展开剂，供试品在与对照品相应的色谱位置上，显相同的暗红色斑点。

（2）取本品甲醇溶液，用丹参酚酸 B 对照，用同一硅胶 GF254薄层板，以甲苯-三氯甲烷-乙酸乙酯-甲醇-甲酸（2：3：4：0.5：2）为展开剂，置紫外灯（254nm）下观察。供试品在与对照品色谱相应的位置上，显相同颜色的斑点。

3. 重金属及有害元素的测定　照《中国药典》法测定，本品含铅不得过百万分之五，镉不得过千万分之三，砷不得过百万分之二，汞不得过千万分之二，铜不得过百万分之二十。

4. 水溶性浸出物的含量测定　按《中国药典》冷浸法测定，不得少于 35.0%。

5. 醇溶性浸出物的含量测定　按《中国药典》热浸法测定，用乙醇做溶剂，不得少于 15.0%。

6. 丹参酮ⅡA、隐丹参酮、丹参酮Ⅰ的含量测定　高效液相色谱法。本品含丹参酮ⅡA（$C_{19}H_{18}O_3$）、隐丹参酮和丹参酮Ⅰ的总量不得少于 0.25%。

7. 丹参酚酸 B 的含量测定　高效液相色谱法。本品含丹参酚酸 B（$C_{36}H_{30}O_{16}$）不得少于 3.0%。

【饮片】

性味功能：性微寒，味苦。祛瘀止痛，活血调经，清心除烦。

用法用量：9～15g。

黄　芩*

Radix Scutellariae（拉）
Root of Baikal Skullcap（英）

本品始载于《神农本草经》，列为中品，又名"腐肠"。李时珍谓："宿芩乃旧根，多中空，外黄内黑，即今所谓枯芩（片芩）。……子芩乃新根，多内实，即今所谓条芩。"

【来源】　本品为唇形科（Labiatae）植物黄芩 *Scutellaria baicalensis* Georgi 野生品的干燥根。

【植物形态】　多年生草本。主根粗壮，茎高 30～120cm，基部多分枝。叶对生，叶片披针形，长 2.5～4cm，宽 0.3～1.2cm，下面密布下

陷的腺点，有短柄。总状花序顶生，于茎顶再聚成圆锥花序，具叶状苞片，花偏向一侧，萼二唇形；花冠蓝紫色或紫红色，二唇形，花冠管近基部向上弯曲，雄蕊 4，稍露出，前对较长，后对较短，花药室裂口有白色髯毛，子房深 4 裂，生于环状花盘上。小坚果 4，黑色，球形。花期 7～8 月，果期 8～9 月（图8-107）。

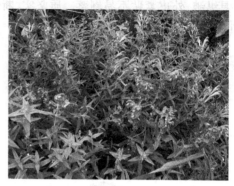

图 8-107　黄芩 *Scutellaria baicalensis* Georgi

【产地】　主产于河北、山西、内蒙古、辽宁等地。

【采收加工】　春、秋二季采挖，除去须根及泥沙，晒至半干，撞去外皮，晒干。

【化学成分】　含黄芩苷（baicalin）、汉黄芩苷（wogonoside）、千层纸素 A 葡萄糖醛酸苷（oroxylin aglucuronide）、黄芩素（baicalein）、汉黄芩素（wogonin）、2′,5,8-三羟基-6,7-二甲氧基黄酮、可加黄芩素（koganebanain）、4′,5,7-三羟基-6-甲氧基二氢黄酮、7,2′,6′-三羟基-5-甲氧基二氢黄酮等黄酮类化合物。

黄芩苷（baicalin）

黄芩素（baicalein）

汉黄芩素(wogonin)

【性状鉴别】 药材呈圆锥形,扭曲,长 8 ～ 25cm,直径1 ～ 3cm。表面棕黄色或深黄色,有细根痕,顶端有茎痕或残留的茎基,上部较粗糙,有扭曲的纵皱或不规则的网纹,下部有顺纹和细皱纹。质硬而脆,易折断,断面黄色,中间红棕色。老根中央呈暗棕色或棕黑色,枯朽状或已成空洞者习称为"枯芩"。新根中央坚实,习称"子芩"或"条芩"。气弱,味苦(图8-108)。

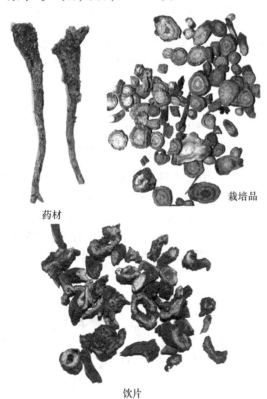

栽培品

药材

饮片

图 8-108 黄芩

栽培品较细长,多有分枝。表面浅黄棕色,外皮紧贴,纵皱纹较细腻。断面黄色或浅黄色,略呈角质样,味微苦。

一般以条长、质坚实、色黄者为佳。

【显微鉴别】

1. 组织特征 横切面:木栓细胞扁平,其中有少数石细胞散在。皮层与韧皮部界限不明显,有多数石细胞与韧皮纤维,单个或成群散在,石细胞多分布于外缘,韧皮纤维多分布于内侧。形成层成环。老根中央的木质部有栓化细胞环,单环或成数个同心环。薄壁细胞中含有淀粉粒(图8-109)。

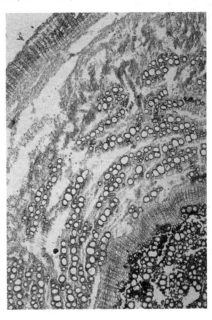

图 8-109 黄芩横切面组织特征

2. 粉末特征 黄色。韧皮纤维甚多,呈梭形,长 50 ～ 250μm,直径 10 ～ 40μm,壁厚,孔沟明显。木纤维较细长,两端尖,壁不甚厚。石细胞较多,呈类圆形、长圆形、类方形或不规则形,长 60 ～ 160μm,壁厚可至 24μm,孔沟有时分叉。网纹导管多见,具缘纹孔及环纹导管较少。木栓细胞棕黄色、多角形。淀粉粒单粒类球形,直径 4 ～ 10μm;复粒少见,由 2 ～ 3 分粒组成(图8-110)。

【理化鉴别】

1. 化学定性 取本品粉末 2g,置 100mL 锥形瓶中,加乙醇 20mL,置水浴上回流 15min,滤过。取滤液 1mL,加 10% 的乙酸铅试液 2 ～ 3 滴,即发生橘黄色沉淀;另取滤液 1mL,加镁粉少量与盐酸 3 ～ 4 滴,显红色。

2. 紫外光谱 取本品粉末 0.2g,加乙醇 5mL,浸渍 24h,滤过。取滤液,用乙醇稀释为 1mg/mL 的溶液,以乙醇为空白,用紫外分光光度计测定,于 219nm、278nm 处有吸收峰。

3. 红外光谱 取本品粉末(过200目筛),

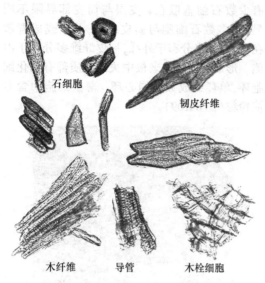

石细胞
韧皮纤维
木纤维　导管　木栓细胞

图 8-110　黄芩粉末特征

采用溴化钾压片法测其红外光谱。本品在 2 927cm⁻¹ 处有一特征峰,1 614cm⁻¹ 有一尖峰,1 027cm⁻¹ 有 1 个糖的特征峰,1 451cm⁻¹、1 360cm⁻¹、1 247cm⁻¹ 处有 3 个小峰并列(图 8-111)。

4. **薄层色谱**　取本品乙酸乙酯-甲醇(3 ∶ 1)的混合溶液,用对照药材、黄芩苷、黄芩素、汉黄芩素对照,用同一聚酰胺薄膜,以甲苯-乙酸乙酯-甲醇-甲酸(10 ∶ 3 ∶ 1 ∶ 2)为展开剂,饱和 30min,展开,置紫外灯(365nm)下观察。供试品在与对照药材色谱相应的位置上,显相同颜色的斑点;在与对照品色谱相应的位置上,显 3 个相同的暗色斑点。

5. **醇溶性浸出物的含量测定**　按《中国药典》热浸法测定,用稀乙醇作溶剂,不得少于 40.0% 。

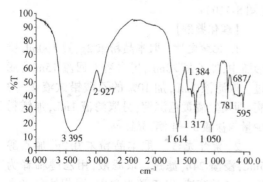

图 8-111　黄芩红外光谱

6. **黄芩苷的含量测定**　高效液相色谱法。本品含黄芩苷($C_{21}H_{18}O_{11}$)不得少于 9.0% [黄芩片和酒黄芩中含黄芩苷($C_{21}H_{18}O_{11}$)不得少于 8.0%]。

【**饮片**】

性味功能:性寒,味苦。清热燥湿,泻火解毒,止血,安胎。

用法用量:3 ~ 9g。

【**附注**】

易混品种

(1) 滇黄芩 *Scutellaria amoena* C. H. Wright 的根,主产云南、贵州、四川等地。药材根呈圆锥状不规则条形,常有分枝,表面黄褐色或棕黄色,常有粗糙的栓皮,断面现纤维性,鲜黄色或微带绿色。化学成分:主要含有汉黄芩素、黄芩素、汉黄芩苷、黄芩苷和滇黄芩素(hispidulin,即 5,7,4′-三羟基-6-甲氧基黄酮)。

(2) 黏毛黄芩 *Scutellaria viscidula* Bge. 的根,产于河北山西、内蒙古、山东等地。药材呈细长圆锥形或圆柱形,很少腐朽中空。化学成分:含汉黄芩素、黄芩素、汉黄芩苷、黄芩苷和黏毛黄芩素等成分。

玄　参

Radix Scrophulariae(拉)
Figwort Root(英)

本品为玄参科(Scrophulariaceae)植物玄参 *Scrophularia ningpoensis* Hemsl. 栽培品的干燥根。主产于浙江,湖北、江苏等地。冬季挖取根部,除去芦头、须根、子芽(供栽培留种用)及泥沙,晒至半干,堆放发汗至内部变黑色,再晒干或烘干。

哈巴俄苷(harpagoside)

【**化学成分**】　含环烯醚萜类成分哈巴苷(harpagide)、哈巴俄苷(玄参苷,harpagoside)、桃叶珊瑚苷(aucubin)、梓醇(catapol)、京尼平苷(geniposide)等。

【**性状鉴别**】　药材呈圆锥形,中部略粗,有的微弯似羊角状,长 6 ~ 20cm,直径 1 ~ 3cm。

表面灰黄色或棕褐色,有明显的纵沟和横向皮孔。质坚硬,不易折断,断面略平坦,乌黑色,微有光泽,具焦糖气。味甜、微苦。以水浸泡,水呈墨黑色。

一般以根条粗壮、皮细薄、肉肥厚、体重、质坚实、断面乌黑色、柔润者为佳。

本品饮片:性微寒,味甘、苦、咸;滋阴降火,凉血解毒。用量9~15g。

(张贵君)

地　黄*

Radix Rehmanniae(拉)
Rehmannia Root(英)

本品始载于《神农本草经》,列为上品,名"干地黄"。苏颂谓:"根如人手指,通黄色,粗细长短不常,二月八月采根,蒸二三日令烂,曝干,谓之熟地黄。阴干者是生地黄。"

【来源】　本品为玄参科(Scrophulariaceae)植物地黄 Rehmannia glutinosa Libosch. 栽培品的新鲜或干燥块根。

【植物形态】　多年生草本。高10~40cm,全株密被灰白色长柔毛及腺毛。根肉质。叶多基生,莲座状,向上逐渐缩小而在茎上互生;叶片倒卵状披针形至长椭圆形,长3~10cm,宽1.5~6cm,先端钝,基部渐狭下延成长叶柄,边缘有不整齐钝锯齿,叶面多皱。总状花序。花萼钟状,5裂;花冠筒状微弯曲,长3~4.5cm,顶端5裂,呈二唇形,外紫红色,内面黄色有紫斑;雄蕊4,二强,着生于花冠筒的近基部;子房上位,2室;宿果卵圆形,种子多数。花期4~5月,果期5~7月(图8-112)。

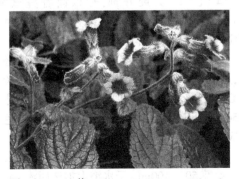

图8-112　地黄 Rehmannia glutinosa Libosch.

【产地】　主产于河南。

【采收加工】　秋季采挖,除去芦头及须根,洗净,鲜用者习称"鲜生地";将鲜生地徐徐烘焙,至内部变黑,约八成干,捏成团块,习称"干地黄"。酒炖或蒸至黑润,晒干,称"熟地黄"。

【化学成分】　环烯醚萜苷类:梓醇(catalpol)、二氢梓醇(dihydrocatalpol)、乙酰梓醇、毛蕊花糖苷、桃叶珊瑚苷(aucubin)、单密力特苷(danmelittoside)、密力特苷(melittoside)、去羟栀子苷(genipside)、筋骨草苷(ajugoside)、地黄苷A、B、C、D(rehmannioside A,B,C,D)等。并含5-羟甲基糠醛(5-hydroxymethyl-2-furaldehyde)、水苏糖32.1%~48.3%及多种氨基酸。其中精氨酸含量2%~4.2%。

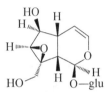

梓醇(catalpol)

【性状鉴别】

1. 鲜生地　药材呈纺锤形或条状,长8~24cm,直径2~9cm。外皮薄,表面浅红黄色,具弯曲的横曲纹、横长皮孔及不规则的疤痕。肉质、断面淡黄白色,可见橘红色油点,中部有放射状纹理。气微,味微甜、微苦(图8-113)。

2. 干地黄　多呈不规则的团块或长圆形,中间膨大,两端稍细,长6~12cm,直径3~6cm。有的呈长条形,稍扁而扭曲。表面灰黑色或灰棕色,极皱缩,具不规则的皱纹。体重,质较软,不易折断,断面灰黑色、棕黑色或乌黑色,有光泽,具黏性。无臭。味微甜(图8-113)。

3. 熟地黄　为不规则的块片、碎块,大小、厚薄不一。表面乌黑色,有光泽,黏性大。质柔软而带韧性,不易折断,断面乌黑色,有光泽。无臭,味甜(图8-113)。

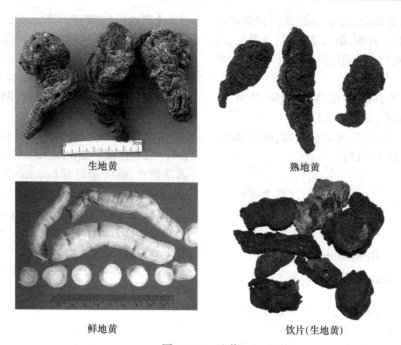

生地黄   熟地黄

鲜地黄   饮片(生地黄)

图 8-113   地黄

一般鲜生地以粗壮、色红黄者为佳,干地黄、熟地黄以块大、体重、断面乌黑色、味甜者为佳。

【显微鉴别】

1. **组织特征** 鲜生地横切面:木栓层为数列细胞。皮层薄壁细胞排列疏松,散有多数分泌细胞,含橘黄色油滴。韧皮部分泌细胞较少。形成层成环。木质部导管稀疏,排列成放射状,射线较宽(图 8-114)。

2. **粉末特征** 棕黄色。木栓细胞为棕黑色。薄壁细胞中常含有棕色类圆形核状物,有时可见草酸钙方晶。分泌细胞含橙黄色油滴或橙黄色颗粒状物。网纹及具缘纹孔导管(图 8-115)。

【理化鉴别】

1. **化学定性** 取本品干燥细粉 0.2g,加水 5mL,浸泡过夜,取上清液浓缩点于圆形滤纸上,用甲醇展开,喷 0.2% 茚三酮乙醇溶液,80℃烘干后,呈现紫红色斑点。

取本品干燥细粉 1g,加水 10mL,浸泡过夜,取上清液 1mL,加入 50% α-萘酚乙醇溶液 2~3 滴,摇匀后,沿试管壁缓缓加入浓硫酸 1mL。两溶液交界面处呈现紫红色环。

2. **薄层色谱** 取生地黄甲醇溶液,用梓醇对照,用同一硅胶 G 薄层板,以三氯甲烷-甲醇-

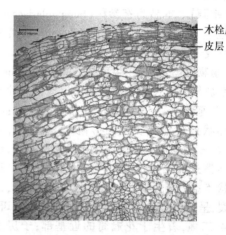

图 8-114   地黄横切面组织特征

水(14:6:1)为展开剂,喷以茴香醛试液,105℃烘约 5min。供试品色谱在与对照品色谱相应的位置上,显相同颜色的斑点。

另取熟地黄乙醇溶液,用 5-羟甲基糠醛对照,用同一硅胶 GF₂₅₄薄层板上,以石油醚(60~90℃)-乙酸乙酯(1:1)为展开剂,置紫外灯(254nm)下观察。供试品色谱在与对照品色谱相应的位置上,显相同颜色的斑点。

3. **核磁共振波谱** 取本品粉末 5~10g,加 95% 乙醇 50~100mL,于水浴上加热回流 1h,滤过,分出乙醇提取液,加少量水使乙醇浓度达 80% 左右,用石油醚萃取 3 次(50mL,40mL,

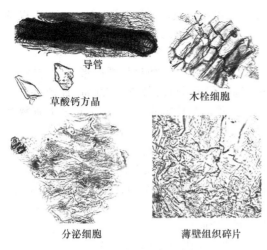

导管

草酸钙方晶　　木栓细胞

分泌细胞　　薄壁组织碎片

图8-115　地黄粉末特征

40mL),取乙醇层溶液,加压回收乙醇,加水60mL及少许氯化钠;再用乙醚萃取3次(40mL,30mL,30mL),合并乙醚提取液。将乙醚提取液用5%碳酸钠水溶液萃取3次(40mL,30mL,30mL),再用水洗涤乙醚至中性,回收乙醚至干。取一定量残余物溶于$CDCl_3$,测定核磁共振谱(^{1}H-NMR)。^{1}H-NMR工作频率为59.75MHz,以$CDCl_3$为内标,$\delta_{TMS}=\delta_{CHCl_3}+7.26$,常温测定,谱宽1 000Hz,平均累加次数60~100。结果:地黄在δ5.27~7.03区间出现特征共振峰(图8-116)。

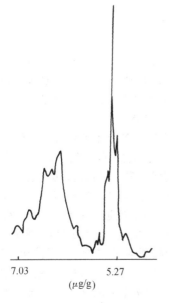

图8-116　地黄核磁共振氢谱

4. 水溶性浸出物的含量测定　按《中国药典》冷浸法测定,不得少于65.0%。

5. 梓醇的含量测定　高效液相色谱法。本品含梓醇($C_{15}H_{22}O_{10}$)不得少于0.20%。

6. 毛蕊花糖苷的含量测定　高效液相色谱法,按干燥品计算,含毛蕊花糖苷不得少于0.020%。

【饮片】

性味功能:

1. 鲜生地　性大寒,味甘、苦。清热生津,凉血,止血。

2. 干地黄　性寒,味甘、苦清热凉血,养阴,生津。

3. 熟地黄　性微温,味甘。滋阴补血,益精填髓。

用法用量:鲜生地12~30g。干生地与熟地黄9~15g。

胡 黄 连

Rhizoma Picrorhizae(拉)

Rhizome of Figwortflower Picrorhiza(英)

本品为玄参科(Scrophulariaceae)植物胡黄连 *Picrorhiza scrophulariiflora* Pennell 栽培品的干燥根茎。西藏胡黄连主产于西藏南部、云南西北部及四川等地海拔3 600~5 500m的高寒地区。

【化学成分】　环烯醚萜苷成分:胡黄连素(kutkin),梓醇,桃叶珊瑚苷,草夹竹桃苷(androsin),胡黄连苷Ⅰ、Ⅱ、Ⅲ(picroside Ⅰ,Ⅱ,Ⅲ)等。此外,尚含游离的香荚酸、阿魏酸和肉桂酸等。

【性状鉴别】　药材呈圆柱形,略弯曲,稀分枝,长3~12 cm,直径3~10mm。表面灰棕色至暗棕色,粗糙,节间短而形成密生环纹,具芽痕或有疣状突起的细根残基,顶端常有叶柄残基,密集成鳞片状。体轻,质硬而脆,易折断;断面略平坦,棕黄色至棕黑色,中间有4~10个黄白点(木质部),中央灰黑色(髓部)。气微,味极苦。

一般以条粗、质脆、苦味浓者为佳。

【理化鉴别】

微量升华　取本品粉末进行微量升华,升华物在显微镜下可见到针状、针簇状、棒状、板状结晶及黄色球状物。

本品饮片:性寒,味苦;退虚热,燥湿。用量9～15g。

续　断

Radix Dipsaci(拉)
Root of Himalayan Teasel(英)

本品为川续断科(Dipsacaceae)植物川续断 *Dipsacus asperoides* C. Y. Cheng et T. M. Ai 野生品的干燥根。主产于湖北、四川、云南、贵州等地。秋冬季采挖,除去根头、须根,以微火烘至半干,堆放"发汗"至内部变绿色,再烘干;不宜日晒,否则会变硬。

【化学成分】　含龙胆碱(gentianine)及三萜皂苷,皂苷元主要为常春藤皂苷元。含有 3-O-α-l-吡喃阿拉伯糖齐墩果酸-28-O-β-d-吡喃葡萄糖-(1-6)-β-d-吡喃葡萄糖酯苷、胡萝卜苷、β-谷甾醇等。

【性状鉴别】　药材呈长圆柱形,略扁,微弯曲,长5～15cm,直径0.5～2cm。外表灰褐色或棕褐色,有明显扭曲的纵皱纹、皮孔及少数须根痕。质软,久置干燥会变硬;易折断,端面不平坦,皮部外侧呈褐色,内侧黑绿色或棕色,木部黄色显放射状花纹。气微香,味苦、微甜而后涩。

一般以条粗、质软、易折断、断面带墨绿色者为佳。

【理化鉴别】　水溶性浸出物的含量测定用热浸法测定,不得少于45.0%。

本品饮片:性微温,味苦、辛、甘;补肝肾,续筋骨,通血脉,止崩漏。用量9～15g。

桔　梗

Radix Platycodonis(拉)
Balloonflower Root(英)

本品为桔梗科(Campanulaceae)植物桔梗 *Platycodon grandiflorum* (Jacq.) A. DC. 栽培或野生品的干燥根。全国大部分地区均产,以东北、华北产量较大。华东产者质量较好。春、秋二季采挖,去净泥土、须根,趁鲜刮去外皮或不去外皮,晒干。

【化学成分】　含桔梗皂苷 A、C、D(platycodin A,C,D),混合皂苷水解产生的桔梗皂苷元(platycodigenin)、远志酸(polygalacic acid),以及少量桔梗酸 A、B、C(platycogenic acid A,B,C)。以及大量桔梗聚糖和氨基酸等。

【性状鉴别】　药材呈圆柱形或长纺锤形,略扭曲,偶有分枝,长7～20cm,直径0.5～2.5cm;顶端有较短的根茎(芦头),其上有数个半月形的茎痕。表面白色或淡黄白色;不去外皮的表面黄棕色至灰棕色,全体有不规则纵皱及浅沟纹,并有横向皮孔样的疤痕。质硬脆,不易折断,折断面略不平坦,可见放射状裂隙,皮部类白色,形成层环纹明显,木部淡黄色。气微,味微甜而后苦。

一般以根肥大、色白、质坚实、味苦者为佳。

本品饮片性平,味苦、辛;宣肺祛痰,利咽排脓。用量9～15g。

(张贵君)

党　参*

Radix Codonopsis (拉)
Root of Pilose Asiabell(英)

本品始载于《本草从新》,谓:"参须上党者佳,今真党参久已难得,肆中所市党参,种类甚多,皆不堪用,惟防党性味和平足贵,根有狮子盘头者真,硬纹者伪也。"

【来源】　本品为桔梗科(Campanulaceae)植物党参 *Codonopsis pilosula* (Franch.) Nannf.、素花党参 *Codonopsis pilosula* Nannf. var. *modesta* (Nannf.) L. T. Shen 或川党参 *Codonopsis tangshen* Oliv. 栽培或野生品的干燥根。

【植物形态】

1. 党参　多年生缠绕草本,有白色乳汁。根肥大肉质,呈长圆柱形,顶端有膨大的根头,具多数瘤状茎痕。茎长而多分枝,叶互生,叶片卵形至倒卵形,长1～7cm,宽1～5cm,先端钝或尖,基部截形或近于心形,全缘或微波状;上面绿色,被糙伏毛;下面粉绿色,密被柔毛。花单生于分枝顶端;萼5裂;花冠钟状,淡黄绿色,内面有紫斑,先端5裂,裂片三角形;雄蕊5枚;柱头3裂,子房半下位,3室。蒴果圆锥形,种子细小,多数。花期8～9月,果期9～10月(图8-117)。

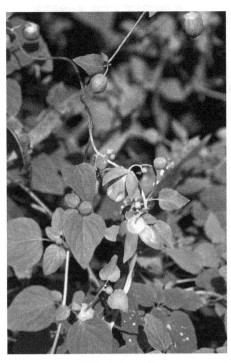

图 8-117　党参

Codonopsis pilosula（Franch.）Nannf.

2. 素花党参　成熟叶近于光滑无毛,花萼裂片较小。

3. 川党参　茎光滑无毛。叶卵形至长圆状卵形,基部楔形,上面几无毛,下面生粗糙的茸毛。

【产地】　主产于山西、陕西、甘肃、四川等地及东北各地。党参主产于山西,习称"潞党"。素花党参主产于甘肃。川党参主产于四川南坪、松潘等地。

【采收加工】　秋季采挖,除去地上部分及须根,洗净泥土,晒至半干,反复搓揉3～4次,晒至七八成干时,捆成小把,晒干。

【化学成分】　党参炔苷（lobetyolin）,党参苷Ⅰ（tangshenoside Ⅰ）,苍术内酯Ⅱ、Ⅲ（atractylnoside Ⅱ,Ⅲ）,党参酸,丁香苷,蒲公英赛醇（taraxerol）,蒲公英萜醇乙酸酯（taraxerylacetate）、木栓酮（friedelin）,多种氨基酸等。

【性状鉴别】

1. 党参根　药材呈长圆柱形,稍弯曲,长10～35cm,直径0.4～2cm。表面黄棕色至灰棕色,根头部有多数疣状突起的茎痕及芽,每个茎痕的顶端呈凹下的圆点状。野生品的根头下有致密的横环纹,几达全长的1/2;栽培品横纹少或无。全体有纵皱纹及散在的横长皮孔,支根断落处常有黑褐色胶状物;质稍硬或略带韧性,断面稍平坦,有裂隙或放射状纹理,皮部淡黄白色至淡棕色,木部淡黄色。有特殊香气,味微甜（图8-118）。

2. 素花党参根　表面黄白色至灰黄色,根头下致密的横环纹可达全长的1/2以上。断面裂隙较多,皮部灰白色至淡棕色,木部淡黄色（图8-118）。

3. 川党参根　表面灰黄色至淡棕色,有明显不规则的纵沟。质较软而结实,断面裂隙较少,皮部黄白色,木部淡黄色（图8-118）。

一般以条粗壮、质柔润、气味浓、嚼之无渣者为佳。

【显微鉴别】

1. 组织特征　党参根横切面:木栓层数列细胞,外侧有石细胞,单个或成群。皮层窄。韧皮部宽广,外侧常有裂隙,散有淡黄色乳管群,并常与筛管交互排列。形成层成环。木质部导管单个散在或数个相聚,呈放射状排列。薄壁细胞内含菊糖及淀粉粒（图8-119）。

2. 粉末特征　淡黄色。淀粉粒呈类球形,直径3～25μm,脐点星状或裂隙状。石细胞方形、长方形或多角形,壁不甚厚。节状乳管碎片甚多,直径16～24μm,含淡黄色颗粒状物。网纹导管易察见。有菊糖。可见木栓细胞（图8-120）。

【理化鉴别】

1. 化学定性　取本品粉末1g,置于带塞子的锥形瓶中,加乙醚10mL,密塞,振摇数分钟,冷浸1h,滤过。滤液置蒸发皿中,挥去乙醚,残渣加1mL乙酸酐溶解,倾取上清液于干燥试管中,沿管壁加1mL硫酸,二液接界面呈棕色环,上层蓝色立即变为污绿色。

2. 薄层色谱　取本品甲醇用党参炔苷对照,用同一高效硅胶G薄层板,以正丁醇-冰醋酸-水（7∶1∶0.5）为展开剂,喷以10%硫酸-乙醇溶液,105℃烘约5min,置紫外灯（365nm）下观察。供试品色谱在与对照品色谱相应的位置上,显相同颜色的荧光斑点。

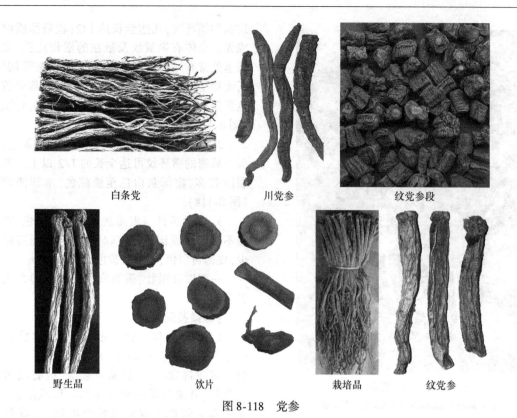

白条党　　　　川党参　　　　纹党参段

野生品　　　　饮片　　　　栽培品　　　　纹党参

图 8-118　党参

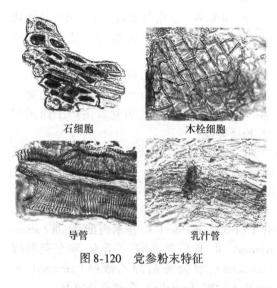

石细胞
木栓层

裂隙

乳汁管

韧皮部

形成层

木质部

图 8-119　党参横切面组织特征

3. 醇溶性浸出物的含量测定　按《中国药典》热浸法测定,用 45% 乙醇作溶剂,不得少于55.0%。

石细胞　　　　木栓细胞

导管　　　　乳汁管

图 8-120　党参粉末特征

【饮片】

性味功能:性平,味甘。补中益气,健脾益肺。

用法用量:9～30g。

南　沙　参

Radix Adenophorae(拉)
Root Fourleef Ladybell(英)

本品为桔梗科(Campanulaceae)植物轮叶沙参 *Adenophora tetraphylla* (Thunb.) Fisch. 或沙参 *Adenophora stricta* Miq. 野生品的干燥根。主产于安徽、江苏、浙江、贵州等地。

【化学成分】　乙酸环阿尔廷醇(cycloartenyl acetate)，羽扇豆烯酮(lupenone)，β-谷甾醇-O-β-d-吡喃葡萄糖苷，白花前胡素，花椒毒素(xanthotoxin)等。

【性状鉴别】　药材呈圆锥形或圆柱形，略弯曲，长 7～27cm，直径 0.8～3cm；顶端具 1 个或 2 个根茎(芦头)。表面黄白色或淡棕黄色，凹陷处常有残留粗皮，上部深陷横纹呈断续的环，下部有纵纹及纵沟。体轻，质泡，易折断；断面不平坦，黄白色，多裂隙。无臭，味微甜。

一般以条粗长、色黄白者为佳。

本品饮片:性微寒，味甘；养阴润肺，化痰止咳。用量 9～15g。

木　香*

Radix Aucklandiae(拉)
Costus Root(英)

本品始载于《神农本草经》，列为上品。李时珍谓:"昔人谓之青木香。后人因呼马兜铃根为青木香，乃呼此为南木香、广木香以别之。"

【来源】　本品为菊科(Compositae)植物木香 *Aucklandia lappa* Decne. 栽培品的干燥根。

【植物形态】　多年生草本，高 1～2m。主根粗壮，圆柱形，有特异香气。基生叶大型，具长柄；叶片三角状卵形或长三角形，长 30～100cm，基部心形，边缘具不规则的浅裂或呈波状，有短刺；基部下延成翼，被短柔毛；茎生叶较小，呈广椭圆形。头状花序 2～3 个丛生于茎顶，几无总梗；腋生者单一，有长总梗；总苞由 10 余层线状披针形的苞片组成，苞片先端刺状；全为管状花，暗紫色，花冠 5 裂；聚药雄蕊 5；子房下位，柱头 2 裂。瘦果线形，有棱，上端着生一轮黄色直立的羽状冠毛，熟时脱落。花期 5～8 月，果期 9～10 月(图 8-121)。

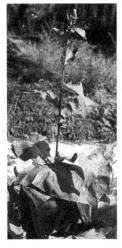

图 8-121　木香 *Aucklandia lappa* Decne.

【产地】　主产于云南。

【采收加工】　秋、冬二季采挖 2～3 年生的根，除去茎叶、须根及泥土，切段或纵剖为块，晒干或阴干，撞去粗皮。

【化学成分】　挥发油 0.3%～3.0%。油中主成分为木香内酯(costuslactone)、木香烃内酯(costunolide，木香烯内酯)、二氢木香内酯(dihydrocostuslactone)、α-木香醇(α-costol)、α-木香酸(α-costic acid)、风毛菊内酯(saussurea lactone)、去氢木香内酯(dehydrocostus lactone)、异去氢木香内酯、异土木香内酯(isoalantolactone)以及木香烯类化合物等。

木香烃内酯(costunolide，木香烯内酯)

去氢木香内酯(dehydrocostus lactone)

【性状鉴别】 药材略呈圆柱形,枯骨状或为纵剖片,长 5～10cm,直径 0.5～5cm。表面黄棕色,外皮多已除去,有明显纵沟及侧根痕,有时可见细小网状纹理。质坚实,难折断,断面略平坦,黄白色至棕黄色,有一棕色环纹及放射状纹理,并可见散在的褐色油点。老根中心常呈朽木状。气强烈芳香,味微苦(图 8-122)。

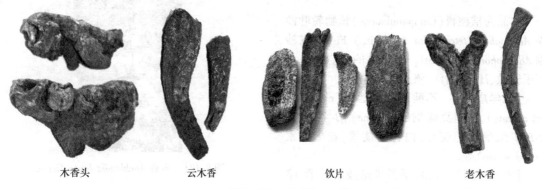

木香头　　　　　云木香　　　　　饮片　　　　　老木香

图 8-122　木香

一般以质坚实、香气浓、油性大者为佳。

【显微鉴别】

1. 组织特征　横切面:木栓层数列细胞。韧皮部较宽,韧皮纤维束散在,射线明显。形成层成环。木质部有导管、木纤维及木薄壁细胞。初生木质部四原型。薄壁组织中有大型油室散在,常含有黄色分泌物,薄壁细胞中含有菊糖(图 8-123)。

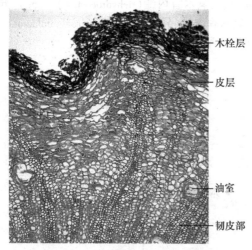

图 8-123　木香横切面组织特征

2. 粉末特征　黄绿色。木栓细胞黄棕色,多角形。纤维黄色,梭形,成束,直径 16～24μm,孔沟明显。导管以网纹较多,亦有具缘纹孔,直径 30～90μm。油室碎片可见。薄壁细胞中含小型草酸钙方晶或菊糖(图 8-124)。

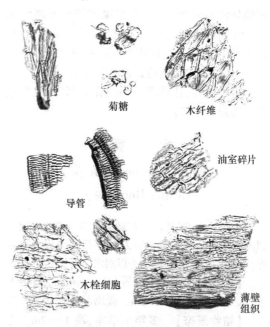

图 8-124　木香粉末特征

【理化鉴别】

1. 化学定性　取本品粉末 0.5g,加 10mL乙醇,水浴加热 1min,放冷,取上清液置试管中,加硫酸 0.5mL,显紫色。

2. 薄层色谱　取本品三氯甲烷溶液,用去氢木香内酯和木香烃内酯对照,用同一硅胶 G-CMC-Na 薄层板,以三氯甲烷-环己烷(5:1)为展开剂,喷以 1% 香草醛硫酸溶液,加热至斑点显色清晰。供试品色谱在与对照品色谱相应的位置上,显相同颜色的斑点。

3. 木香烃内酯的含量测定 高效液相色谱法。本品含木香烃内酯($C_{15}H_{20}O_2$)和去氢木香内酯($C_{15}H_{18}O_2$)的总量不得少于1.8%。

【饮片】

性味功能:性温,味辛、苦。行气止痛,健脾消食。

用法用量:1.5～6g。

白 术

Rhizoma Atractylodis Macrocephalae(拉)
Rhizome of Largehead Atractylodes(英)

本品为菊科(Compositae)植物白术 *Atractylodes macrocephala* Koidz. 栽培品或野生品的干燥根茎。主产于浙江、安徽、湖北、湖南、江西等地。霜降前后,挖取2～3年生的根茎,除去细根及茎叶,烘干,习称烘术;晒干,习称"生晒术"。

【化学成分】 含挥发油1.4%左右。油中主要成分为苍术酮(atractylon)、苍术醇(atractylol)、白术内酯A、B(butenolide A,B)、3-β-乙酰氧基苍术酮(acetoxyatractylon)、3-β-羟基苍术酮(hydroxyatractylon)、8-β-乙氧基白术内酯Ⅲ(8-β-ethoxyatraetylenolide Ⅲ)、羟基白术内酯(hydroxyatractylolide)、杜松脑(iunipercomphor)、芹烷二烯酮及倍半萜等。

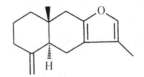

苍术酮 (atractylon)

【性状鉴别】 药材呈肥厚拳形团块,长3～13cm,直径1.5～7cm。表面灰黄色或灰棕色,有不规则的瘤状突起、断续的纵皱和沟纹,并有须根痕,顶端有下陷圆盘状茎基和芽痕。质坚硬,不易折断。烘术断面淡黄白色,角质,中央有裂隙;生晒术断面皮部黄白色,木部淡黄色或淡棕色,略有菊花纹及散在的棕黄色油点,微显油性。气清香,味甜、微辛,嚼之略带黏性(图8-125)。

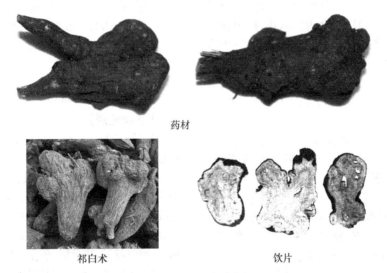

药材

祁白术　　　　　饮片

图8-125 白术

一般以个大、质坚实、断面色黄白、香气浓者为佳。

【理化鉴别】 色度检查 精密称取本品粗粉2g,置具塞烧瓶中,加55%乙醇50mL,用稀盐酸调至pH 2～3,连续振摇1h,离心15min(4 000r/min)。吸取上清液10mL,置比色管中,与同量的对照液(取比色用三氯化铁溶液5mL,加比色用氯化钴溶液3mL与比色用硫酸铜溶液0.6mL,用水稀释至10mL制成)同置白纸上,自上面透视,显色不得较深。

本品饮片性温,味辛、苦;燥湿,健脾,明目。用量3～9g。

苍 术*

Rhizoma Atractylodis（拉）

Rhizome of Chinese Atractylodes（英）

本品始载于《神农本草经》，列为上品，名"术"。陶弘景谓："术有二种，白术叶大有毛而作桠，根甜而少膏，可作丸散用；赤术叶细无桠，根小苦而多膏，可作煎用。"

【来源】 本品为菊科（Compositae）植物茅苍术 *Atractylodes lancea*（Thunb.）DC. 或北苍术 *Atractylodes chinensis*（DC.）Koidz. 野生品的干燥根茎。

【植物形态】

1. 茅苍术 为多年生草本，有结节状圆柱形根茎。茎直立，高达 80cm，下部木质。叶互生，革质，上部叶一般不分裂，无柄，卵状披针形至椭圆形，长 3～9cm，宽 1～3cm，边缘有刺状锯齿，下部叶多为 3～5 深裂或半裂，顶端裂片较大，圆形、倒卵形；侧裂片 1～2 对，椭圆形。头状花序顶生；叶状苞片 1 列，羽状深裂，裂片刺状；总苞片 6～8 层，苞片卵形至披针形；花多数，两性，或单性多异株，全为管状花，白色或淡紫色；两性花有多数羽毛状长冠毛，雄蕊 5；子房密被柔毛；单性花一般为雌花，退化雄蕊 5 枚，线形，先端卷曲。瘦果有柔毛，冠毛长约 8mm，羽状。花期 8～10 月，果期 9～10 月（图 8-126）。

2. 北苍术 叶片较宽，卵形或狭卵形，一般羽状 5 深裂，茎上部叶 3～5 羽状浅裂或不裂。头状花序稍宽（图 8-126）。

【产地】 茅苍术主产于江苏、湖北、安徽、浙江等地。北苍术主产于东北及西北地区。

【采收加工】 春、秋二季挖取根茎，除去茎叶、细根、泥土，晒干，撞去须根。

【化学成分】 茅苍术根茎含挥发油 5%～9%，北苍术根茎中含挥发油 3%～5%。油中主要成分为茅术醇（hinesol）、β-桉油醇（β-eudesmol）、苍术素（atractylodin）及微量苍术酮（atractylon）。β-芹油烯（β-selinene）、榄香醇（elemol）、3-β-羟基苍术酮（3-β-hydroxyatractylon）、3-β-乙酰氧基苍术酮、苍术素醇（atractylodinol）、

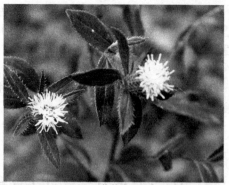

茅苍术

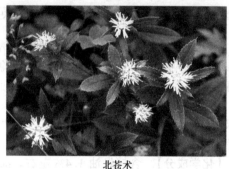

北苍术

图 8-126 苍术原植物

乙酰苍术素醇、3-β-羟基苍术醇（3-β-hydroxyatractylol）、糠醛和色氨酸等。

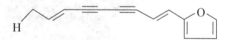

苍术素（atractylodin）

【性状鉴别】

1. 茅苍术 药材呈不规则连珠状或结节状圆柱形，略弯曲，偶有分枝，长 3～10cm，直径 1～2cm。表面灰棕色，有皱纹、横曲纹及残留的须根，顶端具茎痕及残留的茎基。质坚实，断面黄白色或灰白色，散有多数橙黄色或棕红色油点，习称"朱砂点"；暴露稍久，可析出白毛状结晶，习称"起霜"。香气特异，味微甜、辛、苦（图 8-127）。

2. 北苍术 药材呈疙瘩块状或结节状圆柱形，长 4～9cm，直径 1～4cm。表面棕黑色，除去外皮者黄棕色。质较疏松，断面散有黄棕色油点，无白毛状结晶析出。香气较淡，味辛、苦（图 8-127）。

一般均以个大、质坚实、断面朱砂点多、香气浓者为佳。

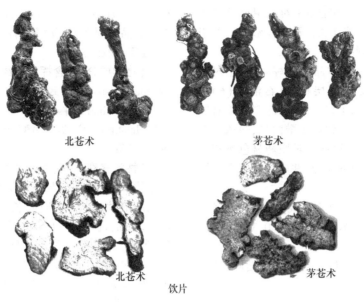

北苍术 茅苍术

北苍术 茅苍术

饮片

图 8-127 苍术

【显微鉴别】

1. 组织特征

(1) 茅苍术 横切面:木栓层数列细胞,其间夹有石细胞带 1 至数条不等,每一石细胞带有 2~3 层类长方形的石细胞。皮层宽广,其间散有油室。韧皮部狭小。形成层成环。木质部内侧有纤维束,和导管群相间排列。射线较宽,射线和髓部均散有油室。薄壁细胞含有菊糖和细小的草酸钙针晶(图 8-128)。

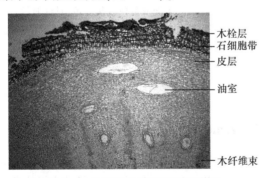

图 8-128 茅苍术横切面组织特征

(2) 北苍术 横切面:皮层有纤维束,木质部纤维束较多,和导管群相间排列。

2. 粉末特征 茅苍术粉末:棕黄色。石细胞单个或成群,类圆形、长方形或多角形,淡黄色或黄色,长 20~80μm,壁极厚,木化,孔沟明显,常和木栓细胞连在一起。纤维梭形,常成束,胞腔较窄;有的一端钝圆,腔较大。导管节较短,主为网纹,也有具缘纹孔。草酸钙针晶较小,长 5~30μm,不规则地充塞于薄壁细胞中,油室碎片多见。菊糖成扇状或块状,表面呈放射状纹理(图 8-129)。

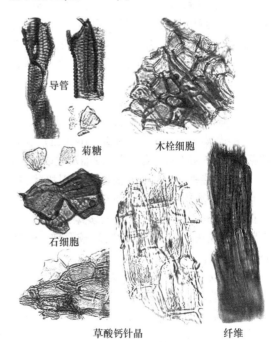

导管

菊糖 木栓细胞

石细胞

草酸钙针晶 纤维

图 8-129 茅苍术粉末特征

【理化鉴别】

1. 化学定性 取本品粉末 1g,加乙醚 5mL,振摇浸泡 15min,滤过。取滤液 2mL,放于蒸发皿内,待乙醚挥散后,加含 5% 对二甲氨基苯甲醛的 10% 硫酸溶液 lmL,显玫瑰红色,再于 100℃烘 5min,出现绿色。

2. 薄层色谱 取本品正己烷溶液,用对照药材,用同一硅胶 G 薄层板,以石油醚(60～90℃)-乙酸乙酯(20∶1)为展开剂,喷 5% 对二甲氨基苯甲醛的 10% 硫酸-乙醇溶液,热风吹至斑点清晰。供试品色谱在与对照药材色谱相应位置上,显相同颜色的斑点,并应显有 1 个污绿色主斑点。

3. 苍术素的含量测定 高效液相色谱法。按干燥品计算,含苍术素不得少于 0.30%。

【饮片】

性味功能:性温,味辛、苦。燥湿健脾,祛风散寒,明目。

用法用量:3～9g。

紫　菀

Radix Asteris(拉)
Root of Tatarian Aster(英)

本品为菊科(Compositae)植物紫菀 Aster tataricus L. f. 野生品的干燥根及根茎。主产于河北、安徽、河南、黑龙江、山西等地。春、秋二季采挖,去净泥土,除去茎苗或将须根编成辫状,晒干。

【化学成分】 含紫菀皂苷 A、B、C、D、E、F(astersaponin A, B, C, D, E, F)、紫菀酮(shionone)、槲皮素(quercetin)、无羁萜(friedelin)、表无羁萜醇(epifriedelinol)及少量挥发油和琥珀酸等。

【性状鉴别】 药材根茎呈不规则块状,顶端有多数茎基及叶柄残痕;下部簇生多数细根。根长 3～15cm,直径 1～3mm,多编成辫状;表面紫红色或灰红色,有纵皱纹;质较柔韧。气微香,味甜、微苦。

一般以根长、色紫红、质柔韧者为佳。

本品饮片:性温,味辛、苦;润肺下气,祛痰止咳。用量 4.5～9g。

漏　芦

Radix Rhapontici(拉)
Root of Uniflower Swisscentaury(英)

本品为菊科(Compositae)植物祁州漏芦 Rhaponticum uniflorum(L.)DC. 野生品的干燥根。商品药材习称为"祁州漏芦"。主产于河北、辽宁、山西等地。

【化学成分】 含挥发油约 0.34%。漏芦甾酮(rhapontisterone),蜕皮甾酮(ecdysterone),牛蒡子醛(arctinal),牛蒡子醇-b(arctinol-b),棕榈酸(palmatic acid),β-谷甾醇,硬脂酸乙酯(ethyl-stearate)等。

【性状鉴别】 药材根头部膨大,有残茎及鳞片状叶基,顶端有灰白色绒毛。根呈圆锥形或破裂成片块状,多扭曲,长短不一,完整者长 10～30cm,直径 1～2.5cm;表面灰褐色或暗棕色,粗糙,具纵沟及菱形的网状裂隙;体轻,质脆,易折断,断面不整齐,灰黄色,有裂隙,中心灰黑色或棕黑色。气特异,味微苦。

一般以条粗、色灰褐、不裂者为佳。

本品饮片:性寒,味苦、咸;清热解毒,排脓通乳;用于乳痈肿痛、痈疽发背、瘰疬疮毒、乳汁不通、湿痹拘挛。用量 5～9g。

【附注】 禹州漏芦 同科植物蓝刺头 Echinops latifolius Tausch 或华东蓝刺头 Echinops grijisii Hance 的干燥根。主产于河南、山东、安徽、江苏等地。含蓝刺头碱(echinopsine)约 0.04%、蓝刺头宁碱(echinine)、5-(3-丁烯-1-炔)-2,2′-联噻吩、α-三联噻吩、蓝刺头扔碱(echinorine)、卡多帕亭(cardopatine)及蒲公英萜醇乙酸酯(taraxerolacetate)等。药材顶端有纤维状棕色硬毛,呈类圆柱形,稍扭曲,长 10～25cm,直径 0.5～1.5cm;表面灰黄色或灰褐色,具纵皱纹;质硬,不易折断,断面皮部褐色,木部呈黄黑相间的放射状纹理;气微,味微涩。

泽　泻

Rhizoma Alismatis(拉)
Rhizome of Oriental Waterplantain(英)

本品为泽泻科(Alismataceae)植物泽泻 Alisma orientalis(Sam.)Juzep. 栽培品的干燥块茎。主产于福建、四川等地。

【化学成分】 含多种四环三萜酮醇衍生物,如泽泻醇 A、B、C(alisol A,B,C)及其乙酸酯,表泽泻醇 A(epi-alisol A)、24-乙酰基泽泻醇 A(24-acetyl alisol A)、23-乙酰基泽泻醇 B(23-acetyl alisol B)、23-乙酰基泽泻醇 C(23-acetyl alisol C),同时含多种倍半萜类化合物,如泽泻醇(alismol)及泽泻东方倍半萜醇 A,B,C(orientalols A,B,C),并含胆碱、卵磷脂和一种磷脂物

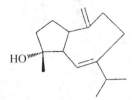

泽泻醇 A (alisol A)

【性状鉴别】　药材呈类圆形、长圆形或倒卵形,长 2～7cm,直径 2～6cm。表面黄白色,未去尽粗皮者显淡棕色,有不规则横向环状浅沟纹,并散有多数细小突起的须根痕。质坚实,折断面黄白色,颗粒性,有多数细孔。气微,味极苦。

一般以个大、色黄白、光滑、粉性足者为佳。

【显微鉴别】　粉末特征　淡黄色或略带棕色。淀粉粒众多,单粒长卵形、类球形或椭圆形,直径 3～10μm,脐点人字形、短缝状、十字状或三叉状,位于中央或较大的一端;复粒由 2～3 分粒组成。分泌腔及其碎片含淡黄色的分泌物。薄壁细胞多角形,细胞壁连珠状增厚,纹孔明显,有些薄壁细胞有椭圆形纹孔集成的纹孔群。内皮层细胞形大,垂周壁波状弯曲,壁厚,木化,有明显的孔沟。导管螺纹、梯纹、网纹及具缘纹孔,直径 10～24μm。纤维少见,壁较厚,木化。

本品饮片:性寒,味甘;清湿热,利小便。用量 6～9g。

川　贝　母*

Bulbus Fritillariae Cirrhosae(拉)
Bulb of Tendrilleat Fritillary(英)

本品始载于《神农本草经》,列为中品,名“贝母”。陶弘景谓:“形似聚贝子,故名贝母。”

【来源】　本品为百合科(Liliaceae)植物川贝母 *Fritillaria cirrhosa* D. Don、暗紫贝母 *Fritillaria unibracteata* Hsiao et K. C. Hsia、甘肃贝母 *Fritillaria przewalskii* Maxim. 及梭砂贝母 *Fritillaria delavayi* Franch. 野生品的干燥鳞茎。前三者按药材外形的不同分别习称“松贝”和“青贝”,后者药材习称“炉贝”。

质等。

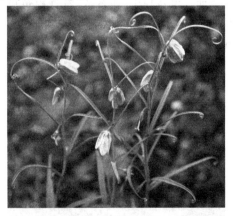

泽泻醇 (alismol)

【植物形态】

1. 川贝母　为多年生草本。鳞茎圆锥形。茎直立,高 15～40cm。叶对生 2～3 对,少数在中部互生或轮生,叶片披针形至线形,长 5～12cm,宽 2～10mm,先端稍卷曲或不卷曲,无柄。花单生茎顶,钟状,下垂;叶状苞片 3 枚,宽 2～4cm,先端多少弯曲成钩状;花被片 6,通常紫色,有紫色斑点或小方格,蜜腺在背面明显凸出;雄蕊 6;柱头 3;蒴果具翅。花期 5～7 月,果期 8～10 月(图 8-130)。

图 8-130　川贝母
Fritillaria cirrhosa D. Don

2. 暗紫贝母　叶除下面的 1～2 对为对生外,均为互生或近于对生,先端不卷曲。叶状苞片 1 枚。花被深紫色,略有黄色小方格,蜜腺不明显。花期 6 月,果期 8 月(图 8-131)。

3. 甘肃贝母　叶通常最下面 2 枚对生,向上 2～3 枚互生,先端通常不卷曲。花 1～2 朵,浅黄色,有紫黑色斑点。叶状苞片 1 枚。花期 6～7 月,果期 8 月。

4. 梭砂贝母　鳞茎较大。叶互生,3～5 枚,较紧密地生于茎中部或上部 1/3 处,叶片狭

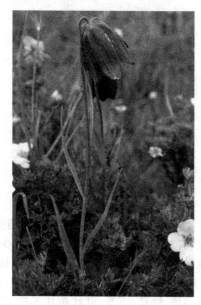

图 8-131　暗紫贝母 *Fritillaria unibracteata*
Hsiao et K. C. Hsia

卵形至卵状椭圆形,长 2～7cm,宽 1～3cm,先端不卷曲。单花顶生,浅黄色,有红褐色斑点。蒴果成熟时,宿存的花被常多少包住蒴果。花期 6～7 月,果期 8～9 月(图 8-132)。

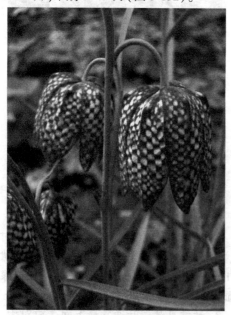

图 8-132　梭砂贝母
Fritillaria delavayi Franch.

【产地】　川贝母主产于四川、西藏、云南等地。暗紫贝母主产于四川阿坝藏族自治州。甘肃贝母主产于甘肃、青海、四川等地。梭砂贝母

主产于云南、四川、青海、西藏等地。川贝母、暗紫贝母、甘肃贝母生于海拔 2 800～4 500m 的灌木丛或草地上。梭砂贝母生于海拔 3 000～4 700m 的泥砂滩上的岩石缝隙中。

【采收加工】　采挖季节因地而异,西北地区多在雪融后采挖。一般在 6～7 月上山挖取,洗净,用矾水擦去外皮,晒干,然后用硫黄熏,再晒干。

【化学成分】　甾体生物碱:贝母素甲(peimine)、贝母素乙(peiminine,贝母宁碱)、川贝碱(fritimine)、西贝碱(sipeimine)、岷贝碱(minpeimine)、青贝碱(chinpeimine)、松贝碱(sonpeimine)、炉贝碱(fritiminine)、梭砂贝母碱甲(delavine)、梭砂贝母碱乙(delavinone)及松贝辛(songbeisine)等。

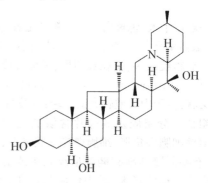

贝母素甲(peimine)

贝母素乙 (peiminine)

【性状鉴别】
1. 松贝　药材呈圆锥形或近心脏形,先端钝圆或稍尖,高 3～8mm,直径 3～9mm。表面类白色。外层鳞叶 2 瓣,大小悬殊,大瓣紧抱小瓣,未抱部分呈新月形,习称"怀中抱月";顶部闭合,内有顶端稍尖的心芽和小鳞叶 1～2 枚;底部平,微凹入,偶有残存须根。质硬而脆,断

面白色,粉性。气微,味微苦(图8-133)。

2. 青贝 药材呈扁球形或圆锥形,高0.4～1.4cm,直径0.4～1.6cm。外表白色或呈浅黄棕色;外层两瓣鳞叶大小相近,相对抱合,顶端多开口,内有圆柱形茎、心芽及小鳞叶2～3枚。气微,味微苦(图8-133)。

3. 炉贝 药材呈长圆锥形,高0.7～2.5cm,直径0.5～2.5cm,表面黄白色,稍粗糙,常有黄棕色斑块,习称"虎皮斑"。外面2枚鳞叶大小相近,顶端多开口,内有圆柱形茎残基、小鳞叶及心芽。断面粗糙,白色,粉性。气微,味微苦(图8-133)。

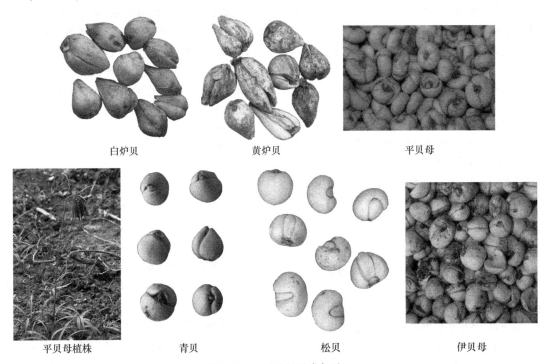

白炉贝　　　　　黄炉贝　　　　　平贝母

平贝母植株　　　青贝　　　　　松贝　　　　伊贝母

图8-133 川贝母及类似品

一般均以个小、质坚实、粉性足、色白者为佳。

【显微鉴别】

粉末特征

(1) 松贝(暗紫贝母鳞茎)粉末 白色。淀粉粒甚多,多为单粒,呈卵圆形、三角状卵形或贝壳形,有的中部或一端凸出而略作分枝状,少数长圆形或类圆形,直径40～60μm,脐点呈点状、短缝状,少数呈马蹄形,大多位于较小的一端,层纹细密;复粒少,由2～4个分粒组成。螺纹导管,直径2～26μm。薄壁细胞中含方形或簇状草酸钙结晶。偶尔可见不定式气孔(图8-134)。

(2) 炉贝粉末 淀粉粒为单粒,呈梨形或椭圆形,直径6～60μm;脐点呈人字状、星状或点状,层纹明显。螺纹及网纹导管,直径可达64μm。

【理化鉴别】 1. 薄层色谱 取本品浓

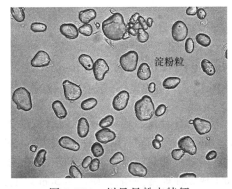

图8-134 川贝母粉末特征

氨溶液,用贝母素甲、贝母素乙对照,取供试品用同一硅胶 G 加2% 氢氧化钠水溶液制成的薄层板上,以三氯甲烷-乙酸乙酯-甲醇-水(30:40:20:10)10℃以下放置后的下层溶液为展开剂,依次喷以稀碘化铋钾试液和5% 亚硝酸钠试液,日光下观察。供试品色谱在与对照品色谱相应的位置上,显相同的棕色斑点。

2. 总生物碱的含量测定 紫外可见分光光度法。按干燥品计算,含总生物碱以西贝碱计,不得少于0.050%。

【饮片】

性味功能:性微寒,味甘、苦。清热润肺,化痰止咳。

用法用量:3～9g。研粉冲服,1次1～2g。

【附注】

易混品种

(1)伊贝母 同属植物伊犁贝母 *Fritillaria pallidiflora* Schrenk 或新疆贝母 *Fritillaria walujewii* Regel 的干燥鳞茎。主产于新疆。药材呈扁圆形或圆锥形,高0.5～1.5cm,外层鳞叶心脏形或新月形,肥厚;一般大小相近或一片较大,抱合,顶端稍尖而不开裂;或顶端钝圆而开裂;外皮淡黄色或类白色;质脆,断面白色,粉性。含西贝素(sipeimine)等。

(2)平贝母 同属植物平贝母 *Fritillaria ussuriensis* Maxim. 的干燥鳞茎。主产于东北。药材呈圆球形,高0.5～1cm,直径0.6～2cm;表面乳白色或淡黄色,外层2枚鳞叶肥厚,大小相近,互抱,顶端略平而开口,内有小鳞叶和残茎;质硬而脆,断面白色。化学成分:含西贝素(sipeimine)、贝母辛碱(peimisine)和平贝碱甲、乙(pingpeimine A, B)等。

浙 贝 母

Bulbus Frltillariae Thunbergii(拉)

Bulb of Thunberry Fritillary(英)

本品为百合科(Liliaceae)植物浙贝母 *Fritillaria thunbergii* Miq. 栽培品的干燥鳞茎。主产于浙江等地。初夏植株枯萎后采挖,洗净,按大小加工成2种规格:一般直径在2.5cm以上者,摘除心芽,取单瓣肥厚鳞叶加工成"大贝";直径在2.5cm以下者,不摘除心芽,加工成"珠贝"。分别置于特制的木桶内,撞去表皮,每50kg加入熟石灰或贝壳粉1.5～2kg,使均匀涂布于药材表面吸收撞出的浆汁,晒干或烘干。

【化学成分】 甾体生物碱:贝母素甲(贝母碱,peimine)约0.1%、贝母素乙(去氢贝母碱,peiminine),以及微量的贝母新碱(peimisine)、贝

母芬碱(peimiphine)、贝母替定碱(peimitidine)、贝母定碱(peimidine)、异贝母碱(isoverticine)、浙贝宁(zhebeinine)、浙贝丙素(zhebeirine)等。

【性状鉴别】

1. 珠贝 药材为完整的鳞茎。呈扁圆形,直径1～2.5cm,高1～1.5cm。表面类白色,外层鳞叶2枚,较大而肥厚,互相对合,其内有2～3枚小鳞叶及干缩的残茎。质脆而结实,易折断,断面白色,富粉性。气微,味微苦。

2. 大贝 为鳞茎外层单瓣肥厚的鳞叶,一面凹入,一面凸出,呈新月状,高1～2cm,直径一般2.5cm以上。表面类白色至淡黄白色,被白色粉末。

一般以鳞叶肥厚、质坚实、粉性足、断面色白者为佳。

【显微鉴别】 粉末特征 类白色。淀粉粒多为单粒,呈圆形或卵圆形,直径6～56μm;脐点大多呈点状或裂缝状,也有呈飞鸟状、马蹄状的,均位于较小的一端;较大的淀粉粒,可见层纹。细小草酸钙结晶多呈方形、梭形或杆状。导管细小,多为螺纹,直径约18μm。偶见表皮细胞及气孔。

【理化鉴别】 贝母素甲和贝母素乙的含量测定 高效液相色谱法。按干燥品计算,含贝母素甲和贝母素乙的总量不得少于0.080%。

本品饮片性微寒,味苦;清热散结,化痰止咳。用量4.5～9g。细粉冲服,每次1.5g。

黄 精

Rhizoma Polygonati(拉)

Solomoseal Rhizome(英)

本品为百合科(Liliaceae)植物黄精 *Polygonatum sibiricum* Red.、多花黄精 *Polygonatum cyrtonema* Hua 或滇黄精 *Polygonatum kingianum* Coll. et Hemsl. 野生品的干燥根茎。根据药材形状不同,习称"鸡头黄精"、"姜形黄精"、"大黄精"。鸡头黄精主产于河北、内蒙古、陕西等地;姜形黄精主产于贵州、湖南、云南、安徽、浙江等地;大黄精主产于贵州、广西、云南等地区。春、秋二季挖取根茎,除去地上茎及须根,洗净,置沸水中略烫或蒸至透心,晒干或烘干。

【化学成分】 含黄精多糖甲、乙、丙,及

低聚糖甲、乙、丙;多糖甲、乙、丙均由葡萄糖、甘露糖、半乳糖醛酸结合而成。低聚糖甲、乙、丙均由葡萄糖和果糖结合而成。另含黄精皂苷 A、B(sibiricoside A、B),滇黄精皂苷A、B、C、D(kingianosides A、B、C、D),氨基酸等。

【性状鉴别】

1. 鸡头黄精　药材呈不规则的结节状类圆柱形,弯曲,头大尾细,形似鸡头,长 3～10cm,直径0.5～1.5cm;结节长 2～4cm,略呈圆锥形,常有分枝。表面黄白色至灰黄色,半透明,全体有纵皱纹及稍隆起呈波状的环节,地上茎痕呈圆盘状,直径 5～8mm 中心常凹陷,根痕多呈点状突起。断面淡棕色,稍带角质,并有多数黄白色点状筋脉(维管束)。气微,味甜,有黏性。

2. 姜形黄精　药材似生姜,分枝粗短,长2～18cm,宽 2～4cm,厚 1～2.5cm。表面较粗糙,有明显突起的须根痕,茎痕呈凹陷的圆盘状。

3. 大黄精　药材呈肥厚的结节块状,结节长达 10cm 以上,宽 3～6cm,厚 2～3cm;每一结节都有茎基痕,呈凹陷的圆盘状。

一般以块大、肥润、色黄、断面透明者为佳。

本品饮片:性平,味甘;补脾润肺,益气养阴。用量 9～15g。

重　楼

Rhizoma Paridis(拉)
Rhizome of Petiolata Paris(英)

本品为百合科(Liliaceae)植物七叶一枝花 *Paris polyphylla* Smith var. *chinensis* (Franch.) Hara 及云南重楼 *Paris polyphylla* Smith var. *yunnanensis* (Franch.) Hand.-Mazz. 野生品的干燥根茎。主产于云南、四川、广西、陕西、江西、江苏等地。

【化学成分】　重楼皂苷(polyphyllin D,E,F,G),薯蓣皂苷(dioscin),重楼皂苷 A(diosgenin 3-*O*-α-*l*-rha-(1-2)-[α-*l*-arab-(1-4)]-β-*d*-glu),重楼皂苷 B 等多种皂苷,其皂苷元主为薯蓣皂苷元(diosgenin)。

【性状鉴别】　药材呈结节状扁圆柱形,略弯曲,长 6～10cm,直径 1～4cm。外表黄褐色或灰棕色,有环节,上面有圆形或半圆形凹陷的茎痕,下面有须根痕,顶端具鳞叶或芽痕。质坚实,断面白色至黄白色,粉性。气微,味微苦、辛。

一般以粗壮、质坚实、断面色白、粉性足者为佳。

本品饮片:性微寒,味苦;清热解毒,消肿止痛,息风定惊。用量 3～9g。

土　茯　苓

Rhizoma Smilacis Glabrae(拉)
Rhizome of Glabrous Greenbrier(英)

本品为百合科(Liliaceae)植物光叶菝葜 *Smilax glabra* Roxb. 野生品的干燥根茎。主产于广东、湖南、湖北、浙江、江西等地。秋、冬二季挖取地下根茎,洗净,除去须根及残茎,晒干;或新鲜时切成薄片,晒干。

【化学成分】　含菝葜皂苷类(smilax saponins)、替告皂苷元(tigogenin)、落新妇苷(astilbin)、异黄杞苷(isoengeletin)、胡萝卜苷(daucosterol)、黄杞苷(engeoetin)、琥珀酸、鞣质、树脂等。

【性状鉴别】　药材呈不规则块状,多分枝,有结节状隆起,长 5～22cm,直径 2～5cm。表面黄棕色,粗糙,凹凸不平,突起的尖端有坚硬的须根残基,上端具茎痕。质坚硬,不易折断。平整断面呈类白色至红棕色,中间微见维管束小点,阳光下可见小亮点(黏液质),粉性;以水湿润后有黏滑感。气微,味淡、涩。

一般以断面色淡、粉性足者为佳。

本品饮片:性平,味甘、淡;清热,除湿,解毒。用量 15～60g。

天　冬

Radix Asparagi(拉)
Root of Cochinchinese Asparagus(英)

本品为百合科(Liliaceae)植物天门冬 *Asparagus cochinchinensis* (Lour.) Merr. 栽培品的干燥块根。主产于贵州、四川、广西等地。秋、冬二季采挖,除去根头及须根,洗净泥土,煮或蒸至透心后,趁热除去外皮,洗净,干燥。

【化学成分】　天冬酰胺(asparagine),寡瓜氨酸(citrulline)、丝氨酸(serine)、苏氨酸(threonine)、脯氨酸(proline)、甘氨酸(glycine)等多种氨基酸,螺旋甾苷类化合物天冬苷Ⅳ～Ⅶ,甲基原薯蓣皂苷(methylprotodioscin),伪原薯蓣皂苷,β-谷甾醇,5-甲氧基糠醛,低聚糖及天冬多糖A、B、C、D(asparagus polysaccharide A, B, C, D)等。

【性状鉴别】 药材呈长纺锤形,两端渐细,略弯曲,长 5～18cm,直径 0.5～2cm。表面黄棕色,半透明,光滑或有细纵纹及纵沟,偶有残存的灰棕色外皮;对光透视,可见 1 条细小木心。质硬或柔润,有黏性;断面角质样,中柱黄白色。气微,味甜、微苦。

一般以肥满、致密、色黄白、半透明者为佳。

本品饮片:性寒,味甘、苦;养阴润燥,清肺生津。用量6～12g。

麦　冬*

Radix Ophiopogonis(拉)
Tuber of Dwarf Lilyturf(英)

本品始载于《神农本草经》,列为上品,名"麦门冬"。

【来源】 本品为百合科(Liliaceae)植物麦冬 Ophiopogon japonicus(L.)Ker-Gawl. 栽培品的干燥块根。

【植物形态】 多年生草本。匍匐茎细长,须根前端或中部常膨大为纺锤形。叶丛生,长线形,长 10～30cm,宽 1.5～4mm,有3～7 条平行脉。花葶长 6～15cm,通常比叶短,花微下垂,花被片6 枚;总状花序轴长2～5cm,花 1～2朵,生于苞片腋内,花梗长 3～4mm,白色或淡紫色;雄蕊6 枚;子房半下位。浆果球形,成熟时深绿色或蓝黑色。花期5～7 月,果期7～10 月(图8-135)。

【产地】 主产于浙江、四川等地。

【采收加工】 浙江于栽培后第 3 年小满至夏至间采挖;四川于栽培第 2 年清明至谷雨采挖,剪取块根,洗净,晒干。

【化学成分】 甾体皂苷:麦冬皂苷 A、B、B′、C、C′、D、D′(ophiopogonin A, B, B′, C, C′, D, D′)。麦冬皂苷 A、B、C、D 的苷元均为鲁斯皂苷元(ruscogenin),皂苷 B′、C′、D′的苷元均为薯蓣皂苷元(diosgenin)。黄酮类:麦冬黄酮 A、B(ophiopogononeA, B),甲基麦冬黄酮 A、

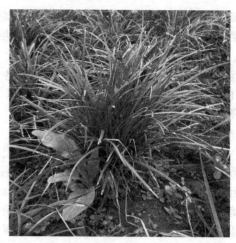

图 8-135　麦冬 Ophiopogon japonicus(L.)Ker-Gawl.

B(methylophiopogonone A, B),二氢麦冬黄酮A、B(ophiopogonanone A, B),甲基二氢麦冬黄酮,6-醛基异麦冬黄烷酮 A、B(6-aldehydo-isoophiopogonanone A, B)以及 5 个高异黄酮类化合物等。另外71% 的单糖类和寡糖类成分等。

【性状鉴别】 药材呈纺锤形,两端略尖,长1.5～3cm,中部直径 3～6mm。表面黄白色或淡黄色,半透明,具细纵纹。质柔韧,断面黄白色,中央有细小木心(中柱)。气微,味甜、微苦,嚼之发黏(图8-136)。

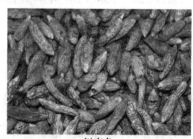

川麦冬

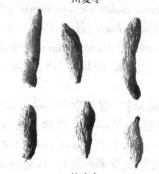

杭麦冬
图 8-136　麦冬

一般以身干、个肥大、黄白色、半透明、质柔、有香气、嚼之发黏为佳。

【显微鉴别】

1. **组织特征** 横切面:表皮为1列长方形薄壁细胞,其下有根被细胞3～5列,壁木化。皮层宽广,含针晶束的黏液细胞散在,内皮层细胞壁均匀增厚,木化,有通道细胞;内皮层外侧为1列石细胞,其内壁及侧壁均增厚,纹孔细密。中柱甚小,辐射型维管束,均位于2个木质部束的弧角处;木质部束由木化组织连接成环状。髓部薄壁细胞类圆形(图8-137)。

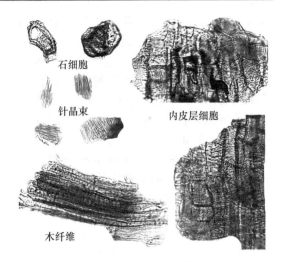

图8-138 麦冬粉末特征

2. **薄层色谱** 取本品氯仿-甲醇(7:3)混合溶液,用对照药材对照,用同一硅胶 GF$_{254}$ 薄层板,以甲苯-甲醇-冰乙酸(80:5:0.1)溶液为展开剂,置紫外灯(254nm)下观察。供试品色谱与对照药材色谱相应的位置上,显相同颜色的斑点。

3. **水溶性浸出物的含量测定** 按《中国药典》冷浸法测定,不得少于60%。

4. **麦冬总皂苷的含量测定** 紫外-可见分光光度法。按干燥品计算,含麦冬总皂苷以鲁斯可皂苷元不得少于0.12%。

【饮片】

性味功能:性微寒,味甘、微苦。养阴生津,润肺清心。

用法用量:6～12g。

【附注】 类似品山麦冬(Radix Liriopes) 为百合科植物湖北麦冬 *Liriope spicata* (Thunb.) Lour. var. *prolifera* Y. T. Ma 或短葶山麦冬 *Liriope muscari* (Decne.) Baily 野生或栽培品的干燥块根。①湖北麦冬根:长1.2～3cm,中部直径4～7mm。表面淡黄色至黄棕色;断面淡黄色至黄棕色,中柱细小。组织特征:韧皮部束7～15个。②短葶山麦冬根:稍扁,长2～5cm,中部直径3～8mm,具粗纵纹;味甜、微苦。组织特征:韧皮部束16～20个。取其薄切片置紫外灯(365nm)下观察,显浅蓝色荧光。本品性微寒,味甘、微苦。功效养阴生津、润肺清心。

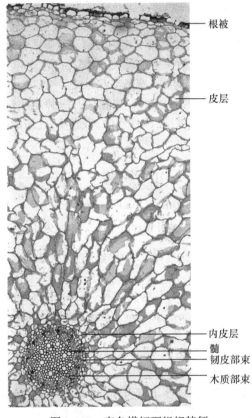

图8-137 麦冬横切面组织特征

2. **粉末特征** 白色或黄白色。根被细胞多角形,壁木化,有壁孔。内皮层细胞呈长方形或长条形,木化,纹孔和孔沟明显。黏液细胞中含草酸钙针晶束,针晶长25～50μm。石细胞呈长方形,常成群存在,细胞壁木化,壁孔细密,细胞壁三面增厚。木纤维细长,细胞壁木化,壁孔呈稀疏点状。导管及管胞多单纹孔及网纹,少数为具缘纹孔,直径可至35μm,常与木纤维相连(图8-138)。

【理化鉴别】

1. **荧光检查** 取本品切片置紫外灯(365nm)下观察,显浅蓝色荧光。

知 母

Rhizoma Anemarrhenae(拉)

Rhizome of Common Anemarrhena(英)

本品为百合科(Liliaceae)植物知母 *Anemar-*

rhena asphodeloides Bunge 野生或栽培品的干燥根茎。主产于河北、山西、内蒙古、陕西、东北的西部等地亦产。秋季采挖,除去残茎及须根,去掉泥土晒干者,习称"毛知母";鲜时剥去外皮晒干者,习称"知母肉"(光知母)。

【化学成分】 甾体皂苷:知母皂苷(timosaponin)A-Ⅰ、A-Ⅱ、A-Ⅲ、A-Ⅳ、B-Ⅰ、B-Ⅱ、F、G,其皂苷元有菝葜皂苷元(sarsasapongenin)、马尔可皂苷元(markogenin)和新吉托皂苷元(neogitogenin),其结合的糖有 *d*-葡萄糖和 *d*-半乳糖。

【性状鉴别】

1. 毛知母 药材呈长条状,微弯曲,略扁,少有分枝,长 3～15cm,直径 0.8～1.5cm;顶端有残留的浅黄色的芽孢或茎痕,习称"金包头";上面有一凹沟,具紧密排列的环节,节上密生黄棕色的纤维状残存叶基,由两侧向根茎上方生长;下面较皱缩,并有凹陷或突起的点状根痕。质硬,断面黄白色。无臭,味微甜、略苦,嚼之带黏性。

2. 知母肉 药材表面黄白色,有扭曲的沟纹,有的可见叶痕及根痕。

一般以条粗长、质充实而硬、断面黄白色者为佳。

本品饮片:性寒,味苦;清热、除烦、滋阴。用量6～12g。

百 部

Radix Stemonae(拉)

Stemona Root(英)

本品为百部科(Stemonaceae)植物直立百部 *Stemona sessilifolia* (Miq.) Miq.、蔓生百部 *Stemona japonica* (Bl.) Miq. 或对叶百部 *Stemona tuberosa* Lour. 野生品的干燥块根。主产于安徽、江苏、浙江、湖北等地。春、秋二季采挖,除去须根,蒸或在沸水中浸至无白心,取出,晒干。

【化学成分】 直立百部碱(sessilistemonine)、霍多林碱(hordorine)、对叶百部碱(tuberostemonine)、原百部碱(protostemonine)、百部碱(stemonine)、次百部碱(stemonidine)、异次百部碱(isostemonidine)、蔓生百部碱(stemonamine)、异蔓生百部碱(isostemonamine)、次对叶百部碱(hypotuberostemonine)、氧化对叶百部碱(oxotuberostemonine)、斯替宁碱(stenine)、异对叶百部碱等。

【性状鉴别】

1. 直立百部根 呈纺锤形,上端较细长,皱缩弯曲,长 5～12cm,直径 0.5～1cm。表面黄白色或淡棕黄色,有不规则的深纵沟,间有横皱纹。质脆,易吸潮变软,断面微带角质,淡黄棕色或黄白色,皮部宽广,中柱多扁缩。气微,味先甜后苦。

2. 蔓生百部根 两端较细长弯曲,表面有不规则深纵皱纹。

3. 对叶百部根 呈长纺锤形或长条形,长 8～24cm,直径 0.8～2cm。表面浅黄棕色至灰棕色,具浅纵皱纹或不规则纵槽。质坚实;断面黄白色至暗棕色,中柱较大,髓部类白色。

一般以条粗壮、质坚实者为佳。

本品饮片:性微温,味甘、苦;润肺止咳,杀虫;用于新久咳嗽、肺痨咳嗽、百日咳,外用治头虱、体虱蛲虫病等。用量3～9g。

山 药*

Rhizoma Dioscoreae(拉)

Rhizome of Common Yam(英)

本品始载于《神农本草经》,列为上品,名"薯蓣"。

【来源】 本品为薯蓣科(Dioscoreaceae)植物薯蓣 *Dioscorea opposita* Thunb. 栽培品的干燥根茎。

【植物形态】 多年生缠绕草本。根茎长而粗壮,外皮灰褐色,有须根。茎常带紫色,右旋缠绕。单叶,在茎下部互生,中部以上对生,少数为三叶轮生;叶片三角形至宽卵形或戟形,变异大,长 3～9cm,宽 2～7cm,耳状3裂,中央裂片先端渐尖,侧裂片呈圆耳状,基部心形,叶脉 7～9条,自叶柄连接处发出小脉网状。叶腋内常有珠芽(零余子)。穗状花序,花极小,单性,雌雄异株,雄花序直立,聚生于叶腋内,花被6,雄蕊6;雌花序下垂,子房下位。蒴果扁圆形,具三翅,表面常被白粉。种子扁圆形,四周有膜质宽翅。花期6～9月,果期7～11月(图8-139)。

【产地】 主产于河南、广西等地。

【采收加工】 冬季采挖,切去芦头,除去外皮、须根,用硫黄熏后,晒干,即为"毛山药";选择肥大顺直的毛山药,置清水中,浸至无干心,闷透,用硫黄熏后,用木板搓成圆柱状,切齐两

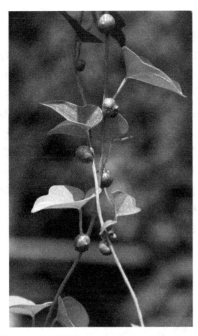

图 8-139　薯蓣 *Dioscorea opposita* Thunb.

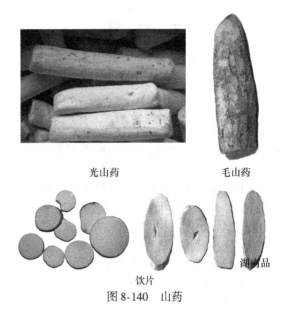

光山药　　　　　　毛山药

饮片

图 8-140　山药

端,晒干,打光,习称"光山药"。

【化学成分】　山药素Ⅰ～Ⅴ(batatasin Ⅰ～Ⅴ),胆碱,3,4-二羟基苯乙胺,糖蛋白,多酚氧化酶,维生素 C,甘露聚糖(mannan)和植酸(phytic acid),3,4-二羟基苯乙胺,16 种氨基酸,尿囊素(allantoin),淀粉 16%,止权素(脱落素,*d*-abscisin),多巴胺(dopamine)等。

【性状鉴别】

1. 毛山药　药材略呈圆柱形或稍扁,长15～30cm,直径 1.5～6cm。表面黄白色或棕黄色,有斑点或须根痕、纵沟及纵皱纹,两端不整齐。质脆易断,断面白色,颗粒状,粉性。味淡,微酸,嚼之发黏(图 8-140)。

2. 光山药　药材呈圆柱形,两端齐平,长9～18cm,直径 1.5～3cm。粗细均匀,挺直,全体洁白,光滑圆润,粉性足(图 8-140)。

一般以条粗、质坚实、粉性足、色洁白者为佳。

【显微鉴别】　粉末特征　白色或淡黄白色。淀粉粒众多,主要为单粒,呈椭圆形、卵形或类圆形,直径 8～35μm,长 17～31μm,脐点位于较小的一端,呈点状、飞鸟状,层纹明显。黏液细胞中有草酸钙针晶束,针晶长 80～240μm。具缘纹孔及网纹导管,也有螺纹及环纹导管,直径 12～48μm。纤维细长,少数,直径约 14μm,

壁甚厚,木化。偶见筛管(图 8-141)。

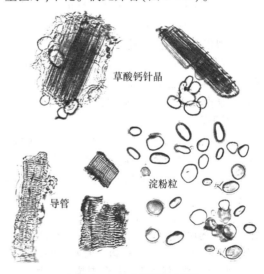

草酸钙针晶

淀粉粒

导管

图 8-141　山药粉末特征

【理化鉴别】　化学定性　取本品粗粉 5g,加水煮沸,滤过。取滤液 1mL,加 5% 的氢氧化钠溶液 2 滴,再加稀硫酸铜溶液 2 滴,呈蓝紫色;取滤液 1mL,加斐林试剂 1mL,水浴上加热,产生红色沉淀。

取滤液滴于滤纸上,滴加 1% 茚三酮-丙酮溶液,加热后立即显紫色。

【饮片】

性味功能:性平,味甘。补脾养胃,生津益肺,补肾涩精。

用法用量:15～30g。

天 南 星

Rhizoma Arisaematis(拉)

Tuber of Jack in the Pulpit(英)

本品为天南星科(Araceae)植物天南星 *Arisaema erubescens* (Wall.) Schott、东北天南星 *Arisaema amurense* Maxim. 或异叶天南星 *Arisaema heterophyllum* Bl. 野生品的干燥块茎。天南星产于全国大部分地区;异叶天南星和东北天南星主产于东北及河北、山东、河南、四川等地。

【化学成分】 三萜皂苷,芹菜素,苯甲酸(安息香酸),淀粉,氨基酸等。

【性状鉴别】 药材呈扁球形,高 1 ~ 2cm,直径 1.5 ~ 6.5cm。表面类白色或淡棕色,较光滑;顶端有凹陷的茎痕,周围有麻点状根痕(棕眼),有的块茎周边具球状侧芽。质坚硬,不易破碎;断面不平坦,色白,粉性,有的可见筋脉(维管束)。气微,味麻辣。

一般以个大、色白、粉性足者为佳。

【理化鉴别】 微量升华 取本品粉末适量,加 0.5% 盐酸至略湿润,进行微量升华,升华物在显微镜下观察,可见白色晶状物(区别半夏、白附子)。

本品饮片:性温、味苦、辛,有毒;祛风定惊、化痰,散结;炮制后用于顽痰咳嗽、中风痰壅、口眼㖞斜、半身不遂、风疾眩晕、癫痫、破伤风。用量3 ~ 9g。

【附注】 半夏属植物掌叶半夏 *Pinellia pedatisecta* Schott 的块茎曾作天南星药材使用,商品名"虎掌南星"。药材呈扁圆形,周边生有数个小球状块茎,形似虎掌。含胡芦巴碱、胆碱、甘露醇、*l*-脯氨酸-*l*-缬氨酸酐、3-羟基-2-甲基吡啶和 β-咔啉(β-carboline)和胡萝卜苷等。

半 夏*

Rhizoma Pinelliae(拉)

Pinellia Tuber(英)

本品始载于《神农本草经》,列为下品。苏恭谓:"生平泽中者,名羊眼半夏,圆白为胜。然江南者大乃径寸,南人特重之。顷来互用,功状殊异。其苗似由跋,误以为半夏也。"

【来源】 本品为天南星科(Araceae)植物半夏 *Pinellia ternata* (Thunb.) Breit. 野生品的干燥块茎。

【植物形态】 多年生草本,高达30cm。块茎近球形。叶基生,当年生者为单叶,卵状心形,2 ~ 3年者为 3 小叶的复叶,小叶卵状椭圆形,稀披针形,顶端一片较大,长 3 ~ 10cm,宽 2 ~ 4cm,全缘;叶柄长 10 ~ 20cm,中部有 1 株芽。花单性同株,花葶长约 30cm,肉穗花序,下部为雌花,贴生于佛焰苞,中部不育,上部为雄花,花序先端延伸呈鼠尾状附属物,伸出佛焰苞外,佛焰苞下部筒状,绿色不张开。浆果卵圆形,成熟时红色。花期5 ~ 7 月,果期8 ~ 9 月(图8-142)。

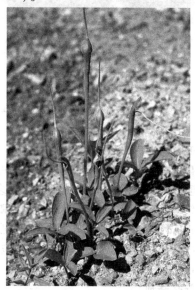

图 8-142 半夏 *Pinellia ternata* (Thunb.) Breit.

【产地】 主产于四川、湖北、河南、贵州、安徽等地。

【采收加工】 夏、秋二季均可采挖,洗净泥土,除去外皮及须根,晒干。

【化学成分】 3-乙酰氨基-5-甲基异噁唑(3-acetylamin-5-methylisooxazole),丁基乙烯基醚(butyl-ethylene ether),β-谷甾醇-*d*-葡萄糖苷(β-sitosterol-*d*-glucoside),黑尿酸(homogentisic acid),天门冬氨酸、谷氨酸、精氨酸、β-氨基丁酸等多种氨基酸,胆碱,微量挥发油,原儿茶醛(半夏辛辣刺激性物质),左旋盐酸麻黄碱0.002%,半夏蛋白Ⅰ等。

【性状鉴别】 药材呈类球形或稍偏斜,直径1 ~ 1.5cm。表面白色或浅黄色,顶端有凹陷的茎痕,周围密布麻点状根痕;下面钝圆,较光滑。质坚实,断面洁白,富粉性,无臭,味辛辣, 麻舌而刺喉(图 8-143)。

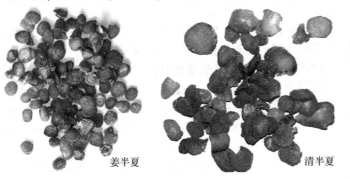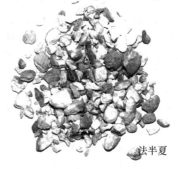

姜半夏　　　　清半夏　　　　法半夏

图 8-143　半夏

一般以色白、质坚实、粉性足者为佳。

【显微鉴别】　粉末特征　类白色。淀粉粒众多,单粒呈类圆形、半圆形或多角形,直径 $2 \sim 20\mu m$,脐点呈裂缝状或星状;复粒由 $2 \sim 6$ 分粒组成。草酸钙针晶散在或成束存在于黏液细胞中,针晶长 $25 \sim 150\mu m$。螺纹或环纹导管(图 8-144)。

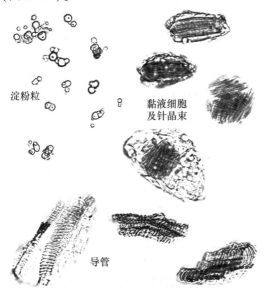

淀粉粒

黏液细胞
及针晶束

导管

图 8-144　半夏粉末特征

【理化鉴别】

1. 紫外光谱　取本品粉末 0.2g,加乙醇 20mL,放置 12h,滤过,滤液供测试用。测试条件:扫描范围 $400 \sim 200nm$,吸收度量程 $0 \sim 2A$,狭缝宽度 2nm,波长标尺放大 40nm/cm。样品在(212 ± 3)nm、(220 ± 2)nm 处有最大吸收。

2. 薄层色谱　取本品甲醇溶液,用精氨酸、丙氨酸、缬氨酸、亮氨酸对照,用同一硅胶 G-CMC-Na 的薄层板,以正丁醇-冰乙酸-水($8:3:1$)为展开剂,喷以茚三酮试液,在 105℃加热斑点显色清晰。供试品色谱在与对照品色谱相应的位置上,显相同颜色的斑点。

【饮片】

性味功能:性温,味辛。有毒。燥湿化痰,降逆止呕,消痞散结。

用法用量:$3 \sim 9g$。

【附注】　水半夏(Rhizoma Typhonii Flagelliformis)　为同科植物鞭檐犁头尖 *Typhonium flagelliforme* (Lodd.) Blume 的块茎。药材呈椭圆形、圆锥形或半圆形,高 $0.8 \sim 3cm$,直径 $0.5 \sim 1.5cm$;表面类白色或淡黄色,不平滑,有多数隐约可见的点状根痕,上端类圆形,有突起的芽痕,下端略尖;质坚实,断面白色,粉性;气微,味辛辣,麻舌而刺喉。

白 附 子

Rhizoma Typhonii(拉)
Tuber of Giant Typhonium(英)

本品为天南星科(Araceae)植物独角莲 *Typhonium giganteum* Engl. 栽培品的干燥块茎。主产于河南、甘肃、湖北等地,习称"禹白附"。

【化学成分】　琥珀酸,棕榈酸,亚油酸,尿嘧啶,天师酸(tianshic acid),β-谷甾醇,β-谷甾醇-d-葡萄糖苷,肌醇,黏液质及皂苷等。

【性状鉴别】　药材呈椭圆形或卵圆形,长 $2 \sim 5cm$。表面白色或黄白色,有环纹及根痕,顶端具茎痕或芽痕。质坚硬,难折断;断面类白色,富粉性。无臭,味淡,嚼之麻辣刺舌。

一般以个大、质坚实、色白、粉性足者为佳。

本品饮片:性大温,味辛、甘,有毒;祛风痰,镇痉。用量 3～6g。

【附注】 关白附（Radix Aconiti Coreani） 为毛茛科植物黄花乌头 Aconitum coreanum（Lévl.）Raip. 的块根。主产于东北地区。药材母根呈圆锥形，子根卵形或长圆形，表面棕褐色，有明显的纵皱纹及横向突起；断面类白色，母根有蜂窝状空隙，子根充实显粉性，可见成环的筋脉点（维管束）。化学成分：次乌头碱（hypaconitine），关附甲素（guan-fu base A），关附乙素（guan-fu base B），关附丙素（guan-fu base C），关附丁素（guan-fu base D），关附戊素（guan-fu base E）等。本品性大温，味辛。有毒。祛寒湿，止痛。

石菖蒲*

Rhizoma Acori Tatarinowii（拉）
Rhizome of Grassleaf Sweet Flag（英）

本品始载于《神农本草经》，列为上品。

【来源】 本品为天南星科（Araceae）植物石菖蒲 Acorus tatarinowii Schott 野生品的干燥根茎。

【植物形态】 多年生草本。根茎有分枝，有香气。叶基生，剑状线形，长 20～30cm，宽 3～6mm，基部具膜质边缘；无中脉，平行脉多数。花茎扁三棱形，肉穗花序圆柱形，长 3.5～10cm，直径 3～5mm；佛焰苞片叶状，较短，长 3～9cm，为肉穗花序长的 1～2 倍；花黄绿色，花被片 6，2 列；雄蕊 6，稍长于花被。浆果倒卵形。花期 5～6 月，果期 7～8 月（图 8-145）。

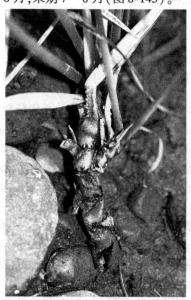

图 8-145 石菖蒲 Acorus tatarinowii Schott

【产地】 主产于四川、浙江、江西、江苏、福建等地。

【采收加工】 秋、冬二季挖取根茎，除去叶及须根，洗净泥土，晒干。

【化学成分】 挥发油（1%～3%） β-细辛醚（β-asarone）62.38%～81.2%、1-烯丙基-2,4,5 三甲氧基苯（1-allyl-2,4,5-trimethoxybenzene）18.24%、顺-甲基异丁香酚（cismethylisoeugenol）2.75%、反-甲基异丁香酚（trans-methylisoeugenol）1.06%、甲基丁香酚（methyleugenol）12%、α-细辛醚（α-asarone）2.17%、γ-细辛醚、欧细辛醚（euasarone）、细辛醛（asaronaldehyde）、δ-杜松烯（δ-cadinene）、百里香酚（thymol）、肉豆蔻酸（myristic acid）、黄樟醚（safrole）、丁香油酚、聚细辛醚（bisasanin）等。

α-细辛醚（α-asarone）:R=
β-细辛醚（β-asarone）:R=

甲基丁香酚（methyleugenol）

【性状鉴别】 药材呈扁圆柱形，多弯曲，常分枝，长 3～20cm，直径 3～10mm。表面棕褐色；粗细不匀，节环疏密不均，节间长 2～8mm，具细纵纹，一面残留须根或圆点状根痕；叶痕呈三角形，左右交互排列，其上有鳞毛状的叶基。质硬；断面纤维性，类白色或微红色，可见内皮层环纹及棕色油点。气芳香，味苦，微辛（图 8-146）。

一般以条粗、断面色类白、香气浓者为佳。

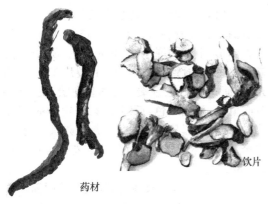

药材

饮片

图8-146　石菖蒲

【显微鉴别】　组织特征　横切面:表皮细胞类方形,棕色,外壁增厚,有的含红棕色物。皮层宽广,散有纤维束、叶迹维管束和根迹维管束;叶迹维管束外韧型,维管束鞘纤维成环,木化;内皮层明显。中柱维管束周木型及外韧型,维管束鞘纤维较少。纤维束及维管束鞘纤维周围薄壁细胞中含草酸钙方晶,形成晶纤维。薄壁组织中散有类圆形油细胞,并含淀粉粒(图8-147)。

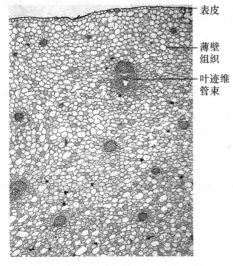

表皮

薄壁
组织

叶迹维
管束

图8-147　石菖蒲横切面组织特征

【理化鉴别】

1. 薄层色谱　取挥发油的石油醚(60～90℃)溶液,用对照药材对照,用同一硅胶 G-CMC-Na 薄层板,以石油醚(60～90℃)-乙酸乙酯(8:2)为展开剂,置紫外灯(365nm)下观察。供试品色谱在与对照药材色谱相应的位置上,

显相同颜色的斑点;再以碘蒸气熏至斑点显色清晰,供试品色谱在与对照药材色谱相应的位置上,显相同颜色的斑点。

2. 挥发油的含量测定　本品含挥发油不得少于 1.0%(mL/g)。

【饮片】

性味功能:性温,味辛、苦。化湿开胃,开窍豁痰,醒脾益智。

用法用量:3～9g。

香　附

Rhizoma Cyperi(拉)

Rhizome of Nutgrass Galingale(英)

本品为莎草科(Cyperaceae)植物莎草 Cyperus rotundus L. 野生品的干燥根茎。主产于山东、浙江、湖南、河南等地。秋季采挖,燎去须毛,晒干。或燎去须毛,以沸水略煮或蒸透后,晒干,习称“光香附”;不经火燎,直接晒干,习称“毛香附”。

【化学成分】　挥发油约1%:香附烯(cyperene)、香附醇(cyperol)、β-芹子烯(β-seliene)、α-香附酮(α-cyperone)、β-香附酮(β-cyperone)、广藿香酮(palchoulenone)及少量单萜化合物,如柠檬烯、1,8-桉油精、β-蒎烯等。

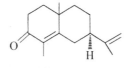

α-香附酮(α-cyperone)

【性状鉴别】　药材多呈纺锤形,有的略弯曲,长 2～3.5cm,直径 0.5～1cm。表面棕褐色或黑褐色,有纵皱纹,并有 6～10 个略隆起的环节。“毛香附”的节上常有棕色的毛须,并残留须根痕;“光香附”较光滑,环节不明显。质硬,经蒸煮的断面黄棕色或红棕色,角质样;直接晒干者断面色白显粉性,内皮层环纹明显,点状维管束清晰可见。气芳香,味微苦。

一般以个大、质坚实、棕褐色、香气浓者为佳。

本品饮片:性平,味辛、微苦、微甘;理气解郁,调经止痛。用量6～9g。

干 姜

Rhizoma Zingiberis(拉)

Dried Ginger(英)

本品为姜科(Zingiberaceae)植物姜 *Zingiber officinale* Rosc. 栽培品的干燥根茎。主产于四川、贵州、山东等地。冬至前采挖根茎,除去茎叶及须根,洗净晒干,或微火烘干。

【化学成分】 含挥发油1.2%～2.8%,油中主要成分为姜醇(zingiberol)、姜烯(zingiberene)、没药烯、α-姜黄烯和β-金合欢烯、芳樟醇、桉油精等,辣味成分为姜辣素(姜酚,gingerol)及其分解物姜酮(zingerone)、姜烯酚(shogaol)。此外,尚含多种氨基酸。

【性状鉴别】 药材呈略扁的不规则块状,具短分枝,长3～7cm,厚1～2cm。表面灰棕色或黄棕色,粗糙,具纵皱纹及明显的环节;节上常有鳞叶残存,顶端有茎痕或芽。质坚实;断面黄白色或灰白色,显粉性和颗粒性,有一明显环纹(内皮层)和筋脉点(维管束)散在,可见黄色油点。气香,味辛辣。

一般以质坚实、断面色黄白、粉性足、气味浓者为佳。

本品饮片:性热,味辛;温中散寒,回阳通脉,燥湿消痰。用量3～9g。

莪 术*

Rhizoma Curcumae(拉)

Zedoray(英)

本品始载于《开宝本草》,名"蓬莪茂"。马志谓:"蓬莪茂生西戎及广南诸州。叶似襄荷,子似干椹,茂在根下并生,一好一恶,恶者有毒。"

【来源】 本品为姜科(Zingiberaceae)植物蓬莪术 *Curcuma phaeocaulis* Val.、广西莪术 *Curcuma kwangsiensis* S. G. Lee et C. F. Liang 及温郁金 *Curcuma wenyujin* Y. H. Chen et C. Ling 栽培品的干燥根茎。

【植物形态】

1. 蓬莪术 为多年生草本。根茎肉质块状、卵圆形,侧根茎圆柱状,根细长,末端常膨大成纺锤状的块根,横断面绿色。叶片椭圆状矩圆形,长25～60cm,宽10～15cm,中部有紫斑,

无毛;叶柄长于叶片。花葶由根茎抽出,先叶而生,穗状花序阔椭圆形,长6～15cm;苞片卵形至倒卵形,下部的绿色,上部的紫色,顶端红色;花萼白色,花冠管长2～2.5cm,裂片3枚,矩圆形,上面一片较大,顶端一片略呈兜状,长1.5～2cm,黄色;唇瓣黄色,近倒卵形,长约2cm,顶端微缺;药隔基部具叉开的距。蒴果卵状三角形,光滑。种子长圆形,具假种皮。花期4～6月(图8-148)。

2. 广西莪术 根茎断面白色,叶两面均被糙伏毛。穗状花序自叶鞘内抽出。花期5～7月(图8-148)。

3. 温郁金 根茎断面外侧近白色,中心淡黄色或黄色,略有樟脑样香气。叶片背面无毛,花冠裂片雪白色。花期4～6月(图8-146)。

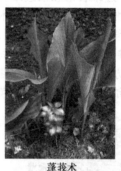
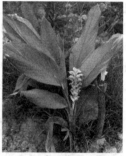
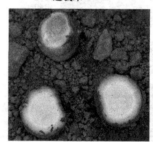

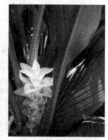

蓬莪术　　　　　　　广西莪术

蓬莪术(根茎)　　　　温郁金

图8-148　莪术原植物

【产地】 蓬莪术主产于四川等地;广西莪术(习称毛莪术)主产于广西;温郁金(习称温莪术)主产于浙江、四川等地。

【采收加工】 通常在茎叶枯萎后采挖。洗净泥沙,水煮或蒸至透心,晒干后除去须根。

【化学成分】 含挥发油1%～2.5%,由多种倍半萜衍生物和桉油精等组成,以莪术酮(curzerenone)为主要成分。此外,还含有莪术醇(curcumol)、莪术二酮(curdione)、莪术烯(curzerene)。广西莪术挥发油中主含乌药奥

（linderazulene）、吉马酮（germacrone）、异莪术醇（isocurcumenol）、树脂等。温莪术含挥发油 2%～4%，其中有莪术醇、莪术双酮、异呋吉马烯（isofortungermacrene）、吉马烯（germacrene）、樟脑、龙脑、异龙脑、α-蒎烯、β-蒎烯以及四甲基吡嗪（tetramethylpyrazine）等。

【性状鉴别】

1. 蓬莪术　药材呈圆锥形或卵圆形，长 2～6cm，直径 1.8～3cm。表面灰黄色，有明显的节，中部较稀，基部较密，节上有须根残基或除去须根后的痕迹。体重，质坚实，难折断。断面呈黄绿色或灰褐色，角质，具蜡样光泽或稍带粉性，常附有灰棕色粉末，内皮层环状，黄白色维管束呈点状。气微香，味微苦、辛（图 8-149）。

2. 温莪术　断面黄褐色至棕褐色（图 8-149）。

3. 毛莪术（桂莪术）　断面灰黄色至黄褐色，气香（图 8-149）。

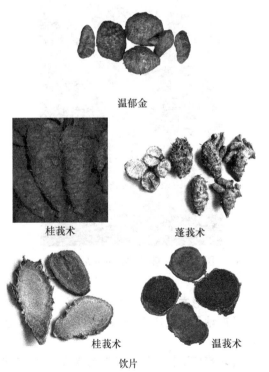

温郁金

桂莪术　　　　蓬莪术

桂莪术　　　　温莪术

饮片

图 8-149　莪术

一般均以完整、质坚实、香气浓者为佳。

【显微鉴别】

1. 组织特征　蓬莪术根茎横切面：可见表皮残存及 1～3 个细胞组成的非腺毛。木栓层细胞 5～8 列。皮层薄壁细胞中含糊化的淀粉粒团块；分泌细胞类圆形或椭圆形，内含黄色油状分泌物；有叶迹维管束。中柱维管束外韧型，散在，沿中柱外侧较密集，排列成环状，偶尔伴有纤维；有分泌细胞（图 8-150）。

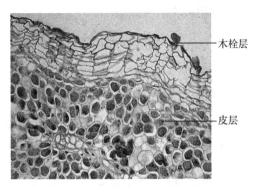

木栓层

皮层

图 8-150　蓬莪术横切面组织特征

2. 粉末特征　淡黄色，非腺毛完整者极少，多已成碎片。未糊化淀粉粒多为单粒，卵圆形、短杆状，长 23～41μm，宽 19～24μm，有明显层纹，脐点偏心性，位于较狭的一端。导管多为螺纹、梯纹，少数导管伴有杆状纤维，纤维壁孔明显，均木化（图 8-151）。

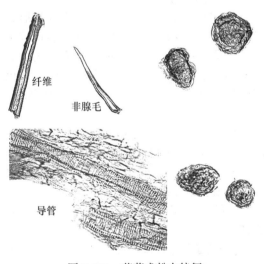

纤维

非腺毛

导管

图 8-151　蓬莪术粉末特征

【理化鉴别】

1. 紫外光谱　精密称取本品中粉 30mg，加三氯甲烷 10mL，超声处理 40min（或浸泡 24h），滤过，滤液转移至 10mL 容量瓶中，加三氯甲烷至刻度，摇匀，测定紫外光谱，在 242nm 波长处有最大吸收，吸光度不得低于 0.45。

2. 挥发油的含量测定　本品含挥发油不得

少于 1.5%（mL/g）。

【饮片】

性味功能：性温，味苦、辛。行气破血，消积止痛。

用法用量：6～9g。

姜　黄

Rhizoma Curcumae Longae（拉）
Rhizome of Common Turmeric（英）

本品为姜科（Zingiberaceae）植物姜黄 *Curcuma longa* L. 栽培品的干燥根茎。主产于四川、福建等地。

【化学成分】　挥发油 4%～6%：姜黄酮（turmerone）、芳姜黄酮（arturmerone）、姜烯（zingiberene）、水芹烯（phellandrene）、香桧烯（sabinene）、桉油精、龙脑以及少量樟脑等；黄色物质为姜黄素（curcumin），含量为 1.8%～5.4%；还有脱甲氧基姜黄素（desmethoxycurcumin）、双氢脱甲氧基姜黄素（bisdesmethoxycurcumin）等。

【性状鉴别】

1. 圆形姜黄（蝉肚姜黄）　呈卵圆形或纺锤形，长 3～4cm，直径 2～3cm。表面棕黄色至淡棕色；有多数点状下陷的须根或少数圆形侧生根茎痕。质坚重；破断面深黄棕色至红棕色，角质，具蜡样光泽，有点状维管束。香气特异，味辛、微苦。

2. 长形姜黄　呈扁圆柱形，长 2.5～6cm，直径 0.8～1.5cm；略弯曲，常有短分枝，一端钝圆，另一端为自主根茎断落的痕迹。表面有纵皱纹和明显的环节。

一般以质坚实、断面色金黄、气味浓者为佳。

【理化鉴别】　化学定性　取本品粉末少许于滤纸上，滴加乙醇、乙醚各 1 滴，待干，除去粉末，滤纸染成黄色，滴加热饱和硼酸液 1 滴，变成橙红色，再加氨水 1 滴，则变成蓝黑色，后变为褐色，久置又变成橙红色。

本品饮片：性温，味苦、辛；破血行气，散结止痛。用量 3～9g。

郁　金*

Radix Curcumae（拉）
Root-tuber of Any of Aromati Turmeric（英）

本品始载于《唐本草》。苏恭谓："郁金生蜀地及西戎。"

【来源】　本品为姜科（Zingiberaceae）植物温郁金 *Curcuma wenyujin* Y. H. Chen et C. Ling、姜黄 *Curcuma longa* L.（图 8-152）、广西莪术 *Curcuma kwangsiensis* S. G. Lee et C. F. Liang、蓬莪术 *Curcuma phaeocaulis* Val. 等栽培品的干燥块根。药材商品因产地和品种不同，依次称为"温郁金"（黑郁金，浙江）或"白丝郁金"（四川）、"黄丝郁金"（四川）、"桂郁金"（广西）和"绿丝郁金"（四川）等。

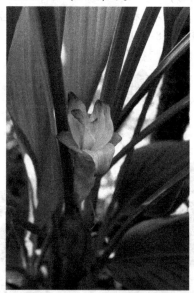

图 8-152　姜黄 *Curcuma longa* L.

【植物形态】　同莪术项。

【产地】　主产于浙江、四川、广西、福建等地。

【采收加工】　冬、春二季挖取块根，除去须根、泥土，蒸或煮至透心，取出晒干。浙江地区用郁金的叶烧灰后，与块根拌和，既能使根颜色变黑，又容易晒干。

【化学成分】　含挥发油约 6%，油的主要成分为姜黄烯（curcumene）65.5%、倍半萜烯醇 22%、樟脑 2.5%，莰烯（camphene）0.8%。此外,还有姜黄素、香豆素、阿魏酸、2-对香豆酰甲烷(di-p-cumaroylmethone)等。

【性状鉴别】

1. **黄丝郁金**　药材呈卵圆形或长圆形,两端细尖,长 1.5～3cm,直径0.8～5cm。表面淡黄棕色,有细皱纹或近于光滑。质坚实,不易折断。横断面平滑,角质有光泽,黄色或橙黄色,内皮层环明显。气微,有浓姜味(图 8-153)。

2. **白丝郁金**　药材呈纺锤形,长 2.5～5cm,直径 0.7～1.5cm。断面灰黄色或灰白色。

3. **温郁金**　药材呈纺锤形,稍扁,长 3～6cm,直径 1～1.5cm。表面黑黄色,有不规则的皱纹,外皮脱落处显暗灰色。质坚实,断面平滑,灰黑色,有角质样光泽。内皮层环色较浅。有樟脑气,味微辛(图 8-153)。

4. **绿丝郁金**　形状与黄丝郁金相似,长2～4cm,直径 1～1.5cm。根尖部断面中心柱部分显浅灰黄色。气味淡(图 8-153)。

5. **桂郁金**　药材呈圆柱形或纺锤形,有的稍扁,大小相差悬殊,长 2.5～7cm,直径0.8～1.5cm。表面土灰黄色,有纵皱纹。质较脆,易折断,断面浅棕色。气味淡(图 8-153)。

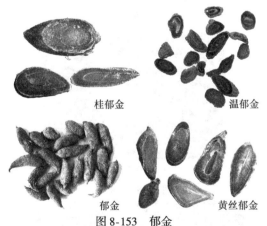

图 8-153　郁金

一般以质坚实、外皮皱纹细、断面色黄者为佳,通常认为黄丝郁金品质最佳。

【显微鉴别】　组织特征　温郁金横切面:表皮细胞大多颓废。根被细胞 3～4 列,长方形,排列整齐,细胞壁木栓化,其最内一层为厚壁细胞。皮层中散有小形油细胞。内皮层凯氏点明显。维管束辐射状。髓部宽广,由类圆形薄壁细胞组成。薄壁细胞中均含有糊化淀粉团块。

【理化鉴别】

1. **荧光检查**　黄丝郁金在紫外光灯(365nm)下断面有亮黄色荧光,内皮层呈明显蓝色荧光环。

2. **化学定性**　取本品切片加乙醇及硫酸各2滴,含姜黄素细胞则呈明显的紫色或紫红色反应。

【饮片】

性味功能:性寒,味苦、辛。行气化瘀,清心解郁,利胆退黄。

用法用量:3～9g。

天　麻[*]

Rhizoma Gastrodiae(拉)
Tuber of Tall Gastrodia(英)

本品始载于《神农本草经》,列为上品,原名"赤箭"。

【来源】　本品为兰科(Orchidaceae)植物天麻 Gastrodia elata Bl. 野生或栽培品的干燥块茎。

【植物形态】　多年生寄生植物,寄主为密环菌 Armillaria mellea(Vahl. ex Fr.)Quel,以密环菌的菌丝或菌丝的分泌物为营养来源。块茎横生,肉质肥厚,长圆形。茎单一,直立,高 30～150cm,圆柱形,淡红色半透明。叶退化成膜质鳞片,互生,下部短鞘状抱茎。总状花序顶生,苞片呈披针形或狭披针形,膜质,具细脉;花黄绿色,花被片下部合生成歪壶状;顶端 5 裂,唇瓣高于花被管 2/3;能育冠状雄蕊 1 枚,着生于雌蕊上端;子房柄扭转。蒴果长圆形。种子多数,细小,呈粉状。花期 6～7 月,果期 7～8 月(图 8-154)。

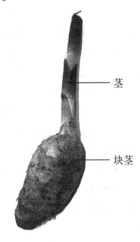

茎
块茎

图 8-154　天麻 Gastrodia elata Bl.

【产地】 主产于四川、云南、贵州等地。

【采收加工】 冬、春二季采挖块茎,除去地上茎,洗净,除去粗皮,用清水漂洗,蒸至透心,晒干或低温烘干。

【化学成分】 天麻素(gastrodin),赤箭苷(gastrodioside),对羟基苯甲醛,对羟苄基甲醚,4-(4′-羟苄氧基)苄基甲醚,双(4-羟苄基)醚,派立辛(parishin),β-谷甾醇,棕榈酸,琥珀酸,柠檬酸,胡萝卜苷等。

天麻素(gastrodin)

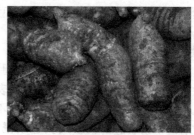

鲜天麻(云南)

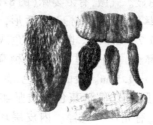

【性状鉴别】 药材呈扁长椭圆形或长条形,稍弯曲,长 5 ~ 13cm,宽 2 ~ 6cm,厚 1 ~ 3cm。一端有红棕色干枯芽苞(习称"鹦哥嘴"或"红小瓣"),或为残留茎基;另端有圆脐形疤痕(圆盘底)。外皮剥落或部分残留,表面黄白色或淡黄棕色,有多个点状痕点组成的环节,具纵皱纹。质坚实,半透明,不易折断,断面较平坦,角质样。气特异,味甜,微辛。

质地坚实沉重、有鹦哥嘴、断面明亮、中心无空隙者为"冬麻";质地轻泡、有残留茎基、断面色晦暗、空心者为"春麻"(图 8-155)。

一般以个大、色黄白、质坚实沉重、断面半透明、光亮、无空心者为佳。

【显微鉴别】

1. 组织特征 横切面:最外层为残留的表皮组织,浅棕色。皮层细胞切向延长,靠外侧的细胞壁稍增厚,有稀疏壁孔。中柱维管束外韧型,散在,每束有导管2至数个。薄壁细胞含有多糖类颗粒状物,遇碘液显暗棕色;有的薄壁细胞内含草酸钙针晶束(图 8-156)。

2. 粉末特征 黄白色。厚壁细胞多角形,直径 70 ~ 250μm,壁孔明显。草酸钙针晶散在或者成束,长 25 ~ 93μm。螺纹、环纹及网纹导管,直径 8 ~ 33μm。薄壁细胞含黏液质、卵形或长椭圆形而无偏光现象的多糖颗粒,有的粘结成块,加碘液显棕色或淡棕紫色(图 8-157)。

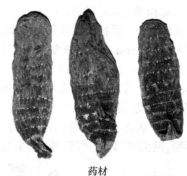

药材

饮片

图 8-155 天麻

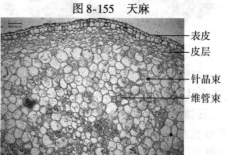

表皮
皮层
针晶束
维管束

图 8-156 天麻横切面组织特征

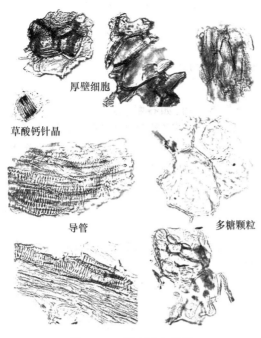

厚壁细胞

草酸钙针晶

导管

多糖颗粒

图 8-157　天麻粉末特征

【理化鉴别】

1. 化学定性　取本品粉末 1g,加水 10mL,浸渍 4h,时时振摇,滤过。滤液加碘试液 2 滴,显紫红色或酒红色。

取本品粉末 1g,加 45% 乙醇 10mL,浸泡 4h,时时振摇,滤过。滤液加硝酸汞试液 0.5mL,加热,溶液显玫瑰红色,并发生黄色沉淀。

2. 紫外光谱　取本品粉末 0.2g,加乙醇 10mL,加热回流 1h,滤过。取滤液 1mL,置 10mL 容量瓶中,加乙醇至刻度,摇匀,用分光光度法测定,在 270nm 的波长处有最大吸收或出现 1 个肩峰。

3. 红外光谱　取本品粉末适量,采用溴化钾压片法测其红外光谱,供试品在 1 700～1 600cm^{-1} 有 1 个中强的宽吸收,峰位为 1 645cm^{-1};或者取本品的 50% 乙醇浸出物(10.0mg/2.0mL),供试品在 1 510cm^{-1} 处有 1 个明显的、尖锐的吸收峰,在 1 235cm^{-1} 处有 1 个明显的宽吸收峰。

4. 荧光光谱　取本品粉末 38mg,置于具有塞子的试管中,加乙醇 10mL,密塞,超声波提取 60min,离心,取上清液作为供试品溶液。选择激发波长 EX$_{max}$254nm,用荧光分光光度计测定。供试品在 302nm 和 592nm 波长处有特征峰。

5. 薄层色谱　取本品 70% 甲醇溶液,用对照药材和天麻素对照,用同一硅胶 G 薄层板,以乙酸乙酯-甲醇-水(9∶1∶0.2)为展开剂,喷以 10% 磷钼酸乙醇溶液,在 105℃加热至斑点显色清晰。供试品色谱在与对照药材和对照品色谱相应的位置上,显相同颜色的斑点。

6. 天麻素和对羟基苯甲醇的含量测定　高效液相色谱法。按干燥品计算,本品含天麻素(C$_{13}$H$_{18}$O$_7$)和对羟基苯甲醇总量不得少于 0.25%。

【饮片】
性味功能:性平,味甘。平肝息风止痉。
用法用量:3～9g。

（张贵君　李素丽　李西林
王世清　杨扶德）

第9章 茎、木类中药

第1节 概 述

茎、木类中药是以植物茎入药的药材总称,分为茎和木类两部分。茎(caulis)类中药,包括木本植物的藤茎和茎枝(ramulus),前者如海风藤、大血藤、鸡血藤,后者如桂枝、桑枝、桑寄生等;茎刺(spina),如皂角刺;茎的翅状附属物,如鬼箭羽;草本植物藤茎,如首乌藤、天仙藤;或茎的髓部(medulla),如通草、小通草、灯心草等。

木(lignum)类中药,专指采自木本植物茎形成层以内的木质部部分入药的药材,通称木材。木材常因形成的季节不同,而出现年轮。木材又分边材和心材,边材形成较晚,颜色稍浅;心材形成较早,位于木质部内方,蓄积了较多的次生代谢物质,如树脂、树胶、鞣质、油类等,颜色较深。入药多采用心材部分,如沉香、降香、苏木等。

一、性状鉴别

木质藤本植物的藤茎和木本植物的茎枝:多呈圆柱形或扁圆柱形,有的扭曲不直,粗细大小不一。多为黄棕色,少数具特殊颜色,如大血藤呈红紫色。表面粗糙,可见深浅不一的裂纹及皮孔,并有叶痕及枝痕。质地坚实,断面纤维性或裂片状。平整的横切面木质部占大部分,有放射状花纹和年轮,有的导管小孔明显可见,如青风藤等;有的可见特殊的环纹,如鸡血藤。气味常可帮助鉴别,例如:海风藤味苦,有辛辣感;青风藤味苦而无辛辣感。

草质藤本植物的藤茎:较细长,圆柱形或干缩时因维管束和机械组织的存在,而形成数条纵向的隆起棱线,少数呈类方柱形。表面多呈枯绿色,也有呈红褐色,如首乌藤;节和节间、枝痕、叶痕均较明显。质脆,易折断,断面髓部类白色,疏松,有的呈空洞状。多数草本植物的地上部分,入药虽以茎为主,但列

入全草类中药,如石斛、麻黄。

木类中药:多数呈不规则的块状、厚片状或长条状。表面颜色特异,如紫红色的降香、棕红色的苏木,有些木类中药表面有棕褐色树脂状条纹或斑块。质地和气味可帮助鉴别,多数木类中药质重,如沉香、降香、苏木等。

茎、木类中药鉴别要点:主要应注意观察其形状、大小、粗细、表面、颜色、质地、折断面及气、味等。其中,表面纹理、颜色、气味以及必要的水试或火试等特征较为重要。如果是带叶的茎枝,其叶则按鉴定叶类中药的要求进行观察。

二、显微鉴别

一般多制成横切片、纵切片、解离组织片、粉末片等进行观察。

1. 茎类中药的组织构造 以茎入药的大部分为双子叶木本植物的茎枝或木质藤本的藤茎,应注意以下特征:

(1)表皮或周皮 木质藤本茎最外方为周皮,有的具明显的落皮层,应注意木栓细胞的形状、层数、增厚情况等;幼茎和草质茎常可见到表皮,应注意角质层的厚度、毛茸和气孔。

(2)皮层 注意其存在与否以及在横切面所占比例,木栓形成层如发生在皮层以内,则皮层就不存在,而由栓内层(次生皮层)所代替;木栓形成层如发生在皮层,则皮层部分存在,其外方常有厚角组织、厚壁组织,要注意有无纤维、石细胞、分泌组织和细胞内含物。

(3)中柱部分 首先注意维管束类型、大小、数目、排列等;其次注意韧皮部、形成层、木质部和射线的形态。髓部大多由薄壁细胞构成,大多具有明显的细胞间隙,有的细胞可见圆形单纹孔。髓周围常有厚壁细胞散在,或形成环髓纤维或环髓石细胞。草质茎髓部较发达,木质茎髓部较小。

除注意以上各类组织的排列、各种细胞的分布外,细胞内含物,如各种结晶体、淀粉粒等的有无及形状也需注意。有时需通过解离组织制片,仔细观察各类厚壁组织的细胞形态、细胞壁的厚度和木化程度,有无壁孔、层纹和分隔。

双子叶植物木质藤本的藤茎,有的具异常构造,其韧皮部和木质部层状排列成数轮,如鸡血藤;有的在皮层、髓部有数个维管束,如海风藤;有的有内生韧皮部,如络石藤。

2. 木类中药的组织构造　应分别制作横切面、径向纵切面、切向纵切面3个方向的切片。重点观察其射线的特征(图9-1)。

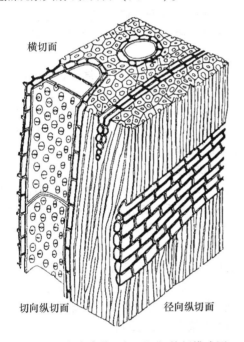

横切面

切向纵切面　　　径向纵切面

图9-1　木类中药三切面组织特征模式图

(1)导管　注意导管分子的宽度及长度,导管壁的类型。通常木类中药的导管大多为具缘纹孔及网纹导管;导管分子的末梢壁上的穿孔呈圆形或斜梯形,在解离组织及纵切面上易察见。此外,应注意导管中有无侵填体。

松柏科植物的木材没有导管而为管胞。管胞不像导管由许多细胞形成长管状,而是两端较狭细无明显末梢壁(纤维状管胞),即使有斜形末梢壁,也无穿孔而只有纹孔,且纹孔的膜是完整的。管胞侧壁上的纹孔通常是具缘纹孔。

(2)木纤维　数量众多,纵切面观为狭长的厚壁细胞,长度为宽度的30～50倍,细胞腔狭小,壁厚,有斜裂隙状的单纹孔;少数细胞腔较宽,有中隔,称为分隔纤维;有些纤维末梢分叉。横切面观多呈类三角形或类圆形,具细小胞腔。

(3)木薄壁细胞　有时内含淀粉粒或草酸钙结晶。细胞腔较纤维细胞大,细胞壁有时增厚或有单纹孔,大多木质化。

(4)木射线　细胞形状与木薄壁细胞相似,但在切面上排列形式则不同,射线细胞的长轴通常是半径向的,与导管和纤维的长轴相垂直。不同的切面,射线表现形式不一。横切面观射线是从中心向四周发射的辐射状线条,显示射线的宽度和长度;切向纵切面所见射线的轮廓略呈纺锤形,显示射线的宽度和高度;径向纵切面所见射线是多列长方形细胞,从中部向外周横叠,显示射线的高度和长度。

3. 茎、木类中药的粉末特征

(1)茎类中药　兼有木类和皮类中药的特点。主要注意木纤维、导管、木薄壁细胞、石细胞、草酸钙晶体、木栓细胞等特征,其所含的淀粉粒通常较小。

(2)木类中药　主要注意导管、木纤维(纤维管胞、韧型纤维、分隔纤维或晶纤维)、木薄壁细胞、木射线细胞等特征,也可见淀粉粒、草酸钙晶体、分泌组织等。木类中药粉末中的细胞组织通常全部木化。

第2节　各　论

桑　寄　生

Herba Taxilli(拉)
Twig and Leaf of Chinese Taxillus(英)

本品为桑寄生科(Loranthaceae)植物桑寄生 *Taxillus chinensis* (DC.) Danser 野生品的干燥带叶茎枝。主产于福建、广东、广西、海南等地。在冬季至次春采割,除去大枝梗,切段晒干或蒸后晒干。

【化学成分】　槲皮素(quercetin),广寄生苷(avicularin),d-儿茶素(d-catechol),金丝桃苷(hyperin)等。

槲皮素(quercetin)

【性状鉴别】 药材呈圆柱形,直径 0.2～1cm。表面灰褐色或红褐色,具分枝,枝痕和叶痕,并有细纵纹及多数细小凸起的棕色皮孔;嫩枝有的可见棕褐色茸毛。叶片多卷缩,具短柄,叶片展平后呈卵形或椭圆形,全缘,长 3～8cm,宽 2～5cm;表面黄褐色,革质。茎坚硬,木质;断面不整齐,皮部薄,红棕色,易与木部分离,木部色较浅。无臭,味涩。

一般以枝细嫩、色红褐、叶多者为佳。

本品饮片:性平,味苦、甘;补肾,祛风湿,强筋骨,养血,安胎。用量 9～15g。

槲 寄 生

Herba Visci(拉)

Stem and Leaf of Colored Mistletoe(英)

本品为桑寄生科(Loranthaceae)植物槲寄生 *Viscum coloratum* (Komar.) Nakai 野生品的干燥带叶茎枝。主产于东北、华北各地。一般在冬季采收,采后除去粗枝,阴干或晒干,扎成小把,或用沸水潦过(使不变色),晒干。

【化学成分】 齐墩果酸(oleanolic acid),β-香树脂醇(β-amyrin),羽扇豆醇(lupeol),β-乙酰香树脂醇(β-acetyamyrin),内消旋肌醇(mesoinositol),鼠李秦素(rhamnazin),丁香苷(syringin),黄槲寄生苷 A、B(flavoyadorinin A,B),高黄槲寄生苷 B 等。

【性状鉴别】 药材茎枝呈圆柱形,长约30cm,直径 1.5cm,节膨大,常 2～5 叉状分枝,易由节处断落,节间长 2～9cm;表面金黄色或黄绿色、黄棕色,有不规则皱纹。叶对生于枝梢,易脱落,无柄,叶片呈长椭圆状披针形,长 2～7cm,宽 0.5～1.5m,先端钝圆,基部楔形、全缘;表面金黄色至黄绿色,多细皱纹。浆果有时存在,球形,皱缩。茎枝体轻,质脆,易折断;断面不平坦,皮部黄色,较疏松,形成层环明显,木部色较浅,有放射状纹理,髓小。无臭,味微苦,

嚼之有黏性。

一般以枝嫩、色黄绿、叶多者为佳。

本品饮片:性平,味苦;补肝肾,祛风湿,强筋骨,养血,安胎。用量 9～15g。

川 木 通

Caulis Clematidis Armandii(拉)

Stem of Armand Clematis(英)

本品为毛茛科(Ranunculaceae)植物小木通 *Clematis armandii* Franch. 或绣球藤 *Clematis montana* Buch.-Ham. 野生品的干燥藤茎。小木通主产于四川、湖南、陕西、贵州、湖北等地亦产。绣球藤主产于四川,陕西等地。春、秋二季均可采收,截取茎干,除去粗皮,晒干,或趁新鲜切片晒干。

【化学成分】 α-香树脂醇(α-amyrin),β-香树脂醇,无羁萜(friedelin),绣红藤苷 A、B、C(clementanoside A,B,C),齐墩果烷型五环三萜类化合物及其多糖苷,二十八醇(n-octacosanol)等。

【性状鉴别】

1. 小木通 药材呈长圆柱形,略扭曲,直径1～3.5cm。表面黄棕色或黄褐色,有纵向棱线,粗皮多已除去,残余皮部易撕裂,节膨大。圆柱形或斜切片长 20～40cm,边缘不整齐,残存皮部黄棕色,木部浅棕色或浅黄色,宽广,小孔排列成若干同心环状,射线类白色放射状;髓位于中央,类白色或黄棕色,有时中心有空洞。体轻,难折断,断面不整齐。无臭,味淡。

2. 绣球藤 断面大小木部相间排列。

一般以切面色黄白、无黑心者为佳。

【显微鉴别】

组织特征

(1) 小木通横切面:皮层纤维束呈波状环。韧皮纤维束 1～2 层,外层多连成波状环,均木化,筛管群部分颓废压扁。木质部细胞均木化,髓射线较宽,木质部束大小相间排列;髓部细胞类圆形,排列疏松。

(2) 绣球藤 横切面:韧皮部波状纤维束环有 2 层。髓射线将木质部分成20 多束,大小相间排列,而大束又被次生射线分隔成 2 小束。

本品饮片:性寒,味淡、微苦;清热行水,通利血脉。用量 4.5～9g。

大 血 藤

Caulis Sargentodoxae(拉)

Stem of Sargentgloryvine(英)

本品为木通科(Lardizabalaceae)植物大血藤 Sargentodoxa cuneata (Oliv.) Rehd. et Wils. 野生品的干燥藤茎。主产江西、湖北、河南、江苏等地。

【化学成分】 含鞣质约 7.7%。大黄素（emodin），大黄素甲醚（physcion），胡萝卜苷（daucosterol），β-谷甾醇，硬脂酸，毛柳苷（salidroside）等。

【性状鉴别】 药材呈圆柱形，略弯曲，直径 1～3 cm。表面灰棕色或棕色，粗糙，有浅纵沟、明显的横裂纹及疣状突起；栓皮剥落处露出暗棕色或红棕色内皮，有膨大的节及略凹陷的枝痕或叶痕。平整的横断面皮部呈红棕色环状，有六处向内嵌入木部，木部黄白色，细孔（导管）排列不规则。质坚体轻，折断面裂片状。气微，味微涩。

一般以身干、条匀、粗如拇指、色棕红或片厚均匀者为佳。

本品饮片：性平，味苦；清热解毒，祛风活血，消瘀散结。用量 9～15g。

海 风 藤

Caulis Piperis Kadsurae(拉)

Stem of Kadsura Pepper(英)

本品为胡椒科(Piperaceae)植物海风藤 Piper kadsura (Choisy) Ohwi 野生品的干燥藤茎。主产于福建、广东、台湾、浙江等地。

【化学成分】 细叶青蒌藤素（futoxide），细叶青蒌藤烯酮（futoenone），细叶青蒌藤醌醇（futoquinol），细叶青蒌藤酰胺（futoamide），挥发油，甾醇等。

【性状鉴别】 药材呈扁圆柱形，直径 0.3～2cm。表面灰褐色或褐色，有纵纹理及明显膨大的节，节上生不定根。质轻而脆，易折断，断面纤维状；横断面皮部窄，灰白色。木部灰黄色，有许多小孔；髓部灰褐色。气清香，味微苦、辛。

一般以香气浓者为佳。

本品饮片：性微温，味辛、苦；祛风湿，通经络，止痛。用量 6～15g。

苏 木*

Lignum Sappan(拉)　　Sappan Wood(英)

本品始载于《南方草木状》，名"苏枋"；《唐本草》，名"苏枋木"。

【来源】 本品为豆科(Leguminosae)植物苏木 Caesalpinia sappan L. 野生品的干燥心材。

【植物形态】 落叶小乔木或灌木，高 5～10m。幼枝被细柔毛，有短刺，皮孔圆形凸出。叶互生，二回偶数羽状复叶，小叶 9～17 对，密生；有锥刺状托叶，叶轴有棘刺；小叶片长圆形，长 2.5～2cm，尖端圆或微凹，基部偏斜，全缘，两面近无毛，有腺点；无柄。圆锥花序顶生或腋生，宽大；花黄色，花瓣 5，其中 4 片等大，最下一片较小；雄蕊 10，分离，下半部被绵毛；子房卵状披针形，上位，密生棕色绒毛。荚果扁斜状倒卵形，顶端有尾尖，红棕色。花期 4～6 月，果期 8～11 月(图 9-2)。

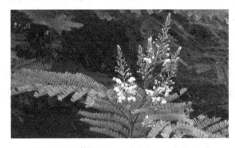

图 9-2 苏木 Caesalpinia sappan L.

【产地】 主产于我国台湾、广东、广西、贵州、云南等地。

【采收加工】 全年均可采收，一般多在 5～7 月间将树砍下，取其黄红色或红棕色的心材，晒干。用时刨成薄片或劈成小块片。

【化学成分】 含巴西苏木素（brasilin）约 2%，在空气中易氧化成红色色素成分巴西苏木色素（brasilein）；还含苏木酚（sappnin），苏木黄素（sappanol），表苏木黄素，苏木查尔酮（sappachalcone），槲皮素，鼠李素，商陆素（ombuin），原苏木素 A、B、C(protosappanin A,B,C)，鞣质，挥发油等。

【性状鉴别】 药材多呈圆柱形，连接根部的则呈不规则稍弯曲的长条状或疙瘩状，长 8～

70cm,直径 3～10cm。表面暗红棕色或黄棕色,有刀削痕、红黄相间的纵条纹及细小油孔。质坚硬,沉重,致密;断面纤维性强,横断面可见明显年轮,中央色最深,髓部有点状的闪光结晶物。气微,味微涩(图9-3)。

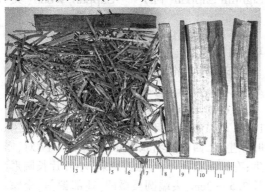

图9-3 苏木

一般以粗大、质坚而重、色黄红者为佳。

【显微鉴别】 粉末特征 黄红色。木纤维及晶纤维极多,成束,橙黄色或无色,细长,有稀疏的单斜孔;晶纤维的含晶细胞壁不均匀地增厚,木化。射线细胞长方形,细胞壁连珠状增厚,木化,单纹孔较密,切向纵断面射线宽1～2列细胞,细胞类圆形。具缘纹孔导管大小不一,纹孔排列紧密,导管中常含棕色块状物。薄壁细胞长方形或狭长方形,壁稍厚,木化,纹孔明显。草酸钙结晶类方形、长方形或双锥形。可见棕色块(图9-4)。

【理化鉴别】

1. 物理定性 取本品碎片投于热水中,水染成桃红色,加酸变成黄色,再加碱液仍变成红色。

2. 荧光检查 取本品粉末 10g,置于带塞子的试管中,加水 50mL,密塞,反复振摇并放置4h,滤过,滤液显橘红色,置紫外灯下观察,显黄绿色荧光。

取滤液加氢氧化钠试液 2 滴,显猩红色,置紫外灯下观察,显蓝色荧光,再加盐酸使成酸性后,溶液变为橙色,置紫外灯下观察,显黄绿色荧光。

3. 薄层色谱 取本品乙醇溶液,用对照药材对照,用同一硅胶 G-CMC-Na 薄层板,以三氯甲烷-丙酮-甲酸(8∶4∶1)为展开剂。供试品色谱在与对照药材色谱相应的位置上,显相同颜色的斑点。

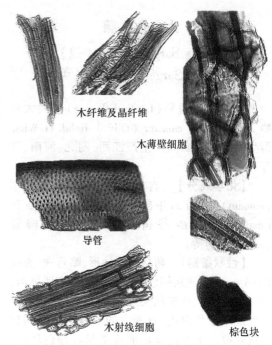

木纤维及晶纤维

木薄壁细胞

导管

木射线细胞

棕色块

图9-4 苏木粉末特征

【饮片】

性味功能:性平,味甘、咸。行血祛瘀,消肿止痛。

用法用量:3～9g。

鸡 血 藤*

Caulis Spatholobi(拉)

Stem of Suberect Spatholobus(英)

本品始载于《本草备要》。

【来源】 本品为豆科(Leguminosae)植物密花豆 Spatholobus suberectus Dunn 野生品的干燥藤茎(图9-5)。

【植物形态】 木质大藤本,长达数十米。老茎扁圆柱形,稍扭转,砍断后有红色汁液流出,横断面呈数个偏心环。三出复叶互生,有长柄,托叶早落;顶端小叶宽卵形,长 10～30cm,宽 7～15cm,先端短尾尖,基部圆形或浅心形,两面沿叶脉疏被短硬毛,叶背面脉腋间常有黄色簇毛;侧生小叶叶基不对称,小托叶针状。大型圆锥花序顶生叶腋,花无柄,单生或 2～3 朵簇生于花序轴的节上成穗状;花萼肉质筒状,被白毛;蝶形花冠白色,肉质;雄蕊10,子房密被白色短毛。荚果扁平,刀状,长 8～10.5cm,宽 2.5～3cm,被绒毛,仅顶部有 1 粒种子。花期 6～7

月,果期8～10月(图9-5)。

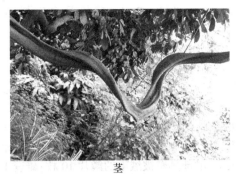

茎

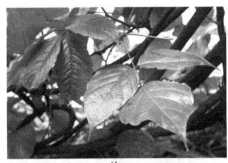

枝

图9-5 密花豆 *Spatholobus suberectus* Dunn

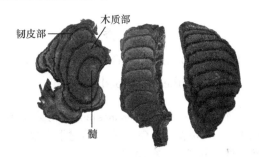

图9-6 鸡血藤

个切向排列成层状;纤维束较多,非木化至微木化;周围细胞含草酸钙方晶形成晶鞘纤维,含晶细胞壁木化;石细胞群散在。木射线有时含红棕色物。导管多单个散在,类圆形,直径约400μm(图9-7)。

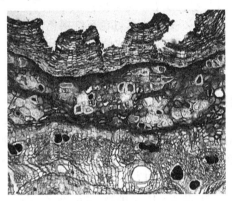

图9-7 鸡血藤横切面组织特征

【产地】 主产于广东、广西、云南等地。

【采收加工】 秋、冬二季割取藤茎,除去枝叶,切片,晒干。

【化学成分】 异黄酮和查耳酮类:大豆黄素(daidzein)、刺芒柄花素(formononetin)、芒柄花素(biochanin B)、阿佛罗莫辛(afromosin)、四羟基查尔酮(tetrahydroxychalcone)及甘草查尔酮甲(licochalcone A)等。此外,还含有甾醇类和三萜类化合物。

【性状鉴别】 药材呈扁圆柱形。表面灰棕色,栓皮脱落处呈红褐色,有近平行的纵沟。横切面可见小型的髓偏向一侧,木部淡红色,小孔洞(导管)不规则排列,皮部内侧有树脂状分泌物,红褐色或黑棕色,与木部相间排列呈偏心性的半圆形环。质坚实,难折断,折断面呈裂片状。气微,味涩(图9-6)。

一般以红褐色分泌物多者为佳。

【显微鉴别】 组织特征 横切面:木栓层为数列细胞,内含棕红色物质。皮层较窄,散有石细胞群,细胞内充满棕红色物。中柱维管束异型,正常维管束柱位于中央,异形维管束数轮,偏心性;韧皮部最外侧为石细胞群与纤维束组成的厚壁细胞层;分泌细胞甚多,充满棕红色物,常数

【理化鉴别】 薄层色谱 取本品粉末1g,加乙醇100mL,加热回流1h,滤过,滤液蒸干,残渣加甲醇20mL使其溶解,加入硅胶1g拌匀,挥干溶剂,至硅胶柱中(100～200目,2g,内径1cm,干法装柱),依次用石油醚(60～90℃)30mL、三氯甲烷40mL洗脱,收集三氯甲烷洗脱液,蒸干,残渣加三氯甲烷0.5mL使溶解,作为供试品溶液。另取芒柄花素对照品,加甲醇制成1mL含1mg的溶液,作为对照品溶液。吸取上述供试品溶液5～10μL、对照品溶液5μL点于同一硅胶G薄层板上,以三氯甲烷-甲醇(30:1)为展开剂,展开后,置荧光灯(254nm)下观察。供试品色谱在与对照品相应的位置上,显相同颜色的荧光斑点。

【饮片】

性味功能:性温,味苦、甘。补血,活血,通络。

用法用量:9～15g。

降 香

Lignum Dalbergiae Odoriferae(拉)
Dalbergia Wood(英)

本品为豆科(Leguminosae)植物降香檀 *Dalbergia odorifera* T. Chen 野生品树干和根的干燥心材。主产于广东、海南。

【化学成分】 挥发油 1.76%～9.70%: β-没药烯(β-bisalolene)、反式-β-合欢烯[(E)-β-farnesene]、反式-苦橙油醇[(E)-herolidol]、β-欧白芷内酯、白檀油醇等；黄酮类成分有芒柄花素(formononetin)、3'-甲基黄豆苷元(3'-methoxy-daidzein)、甘草素、降香紫檀素等。

【性状鉴别】 药材呈长条形或不规则碎块，大小不一。表面紫红色至红褐色，有致密纹理。质坚硬，富油性。火烧有黑烟及油冒出，残留白色灰烬。气香，味微苦。

一般以色紫红、质坚实、富油性、香气浓者为佳。

【显微鉴别】 粉末特征 棕紫色。具缘纹孔导管大多破碎，完整者直径 56～300μm，含红棕色块状物。晶纤维成束，淡紫棕色，直径 8～26μm，周围薄壁细胞含草酸钙方晶。射线宽1～2 列细胞，高 2～15 个细胞，壁稍厚，有纹孔。草酸钙方晶边长 6～22μm。

【理化鉴别】

荧光检查 取本品粉末约 1g，加石油醚 10mL，浸渍 15min，时时振摇，滤过，取滤液滴于滤纸上，置紫外光灯下观察，显浅蓝色荧光。

本品饮片：性温、味辛；行气活血，止痛，止血。用量 3～15g。

沉 香*

Lignum Aquilariae Resinatum(拉)
Wood of Chinese Eaglewood(英)

本品始载于《名医别录》，列为上品。苏颂引沈怀远《南越志》谓："交趾蜜香树，彼人取之，先断其积年老木根，经年其外皮干俱朽烂，木心与枝节不坏，坚黑沉水者，即沉香也。半浮半沉与水面平者，为鸡骨香。细枝坚实未烂者，为清桂香。其干为栈香，其根为黄熟香。其根节轻而大者，为马蹄香。此六物同出一树，有精粗之异尔。"

【来源】 本品为瑞香科(Thymelaeaceae)植物白木香 *Aquilaria sinensis*(Lour.) Gilg 及沉香 *Aquilaria agallocha* Roxb. 栽培品含有树脂的心材。

【植物形态】

1. 白木香 为常绿乔木。小枝被柔毛。单叶互生，革质，叶片椭圆形、倒卵形至长圆形，长 5～10cm，宽 2～4cm，先端渐尖，基部楔形，全缘，两面被疏毛，后渐脱落而光滑。伞形花序，被灰色柔毛；花梗长 4～12cm；花被钟状，5 裂，黄绿色，被柔毛，喉部具密被绒毛的鳞片 10 枚；雄蕊 10，二轮生于花被筒喉部；子房上位卵形，密被绒毛。蒴果木质，倒卵形，长 2.5～3cm，密被灰色绒毛，基部有宿存花被；种子 1 枚卵形，基部有长约 2cm 的尾状附属体，红棕色。花期 4～5 月，果期 7～8 月(图9-8)。

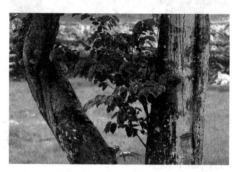

图9-8 白木香 *Aquilaria sinensis*(Lour.) Gilg

2. 沉香 叶椭圆状披针形或倒披针形，先端长渐尖。伞形花序无总梗或具短梗，花白色。蒴果长 3cm 以上(图9-9)。

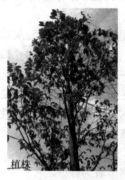 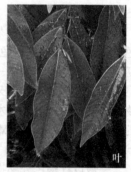

图9-9 沉香 *Aquilaria agallocha* Roxb.

【产地】 白木香主产于广东、广西、福建等地。沉香主产于印度尼西亚、马来西亚、柬埔寨及越南等国。

【采收加工】 本品全年均可采收，割取含

有树脂的心材。选择树干直径在 30cm 以上的壮龄白木香树,在距地面 1.5～2m 处顺砍数刀,刀距 30～50cm,深 3～4cm,待其分泌树脂(系伤口受曲霉菌感染而产生的防御性树脂物质)而呈棕黑色(经数年后),将变色的木部削下,即为沉香。削时所造成的新伤口附近仍会继续分泌树脂,可再继续削取。不用刀砍而凿数小孔于树干部,深 3～6cm,直径 3～10cm,然后用泥土封闭,小孔附近的木质部逐渐分泌树脂,数年后即成沉香。也有在已枯死的树干或根内觅取沉香,采得后,再用小刀剔除不含树脂的黄白色木质部及朽木部分,晒干。

【化学成分】 白木香含挥发油及树脂。挥发油中含沉香螺旋醇(agarospirol)、白木香酸(baimuxinic acid)及白木香醛(baimuxinal)、苄基丙酮(benzylacetone)、对甲氧基苄基丙酮、倍半萜烯醇等;残渣中有氢化桂皮酸(hydrocinnamic acid)、对甲氧基氢化桂皮酸。

沉香挥发油沉香螺旋醇、沉香萜醇(agarol)、α- 及 β- 沉香萜呋喃(α- 及 β-agarofuran)、去甲基沉香萜呋喃酮(norketoagarofuran)、4- 羟基二氢沉香呋喃(4-hydoxydihydroaga rofuran)及 3,4-二羟基二氢沉香呋喃(3,4-dihydroxydihydroagarofuran)等。

【性状鉴别】

1. 白木香 药材呈不规则块片状或长条状,有的为小碎块。表面凹凸不平,有加工的刀痕,间有黑褐色微显光泽的斑块或与黄白色不含树脂部分交互形成的斑纹,并有树脂渗出固结面、凹凸状裂纹和蜂窝状小洞。质较坚硬,断面刺状。气芳香,味微苦,燃烧时发浓烟及强烈香气,并有黑色油状物渗出(图 9-10)。

一般以体重、色棕黑油润、燃之有油渗出、香气浓烈者为佳。

2. 沉香 药材呈圆柱状或不规则棒状,长约 10cm,宽 2～4cm 的条块,两端及表面有刀削痕。表面黄棕色或灰黑色,密布断续棕黑色的细纵纹,有时可见黑棕色树脂斑痕。质坚硬而重,能沉水或半沉水,气味较浓,燃之发浓烟,香气浓烈(图 9-10)。

一般以色黑、质坚硬、油性足、香气浓而持久、能沉水者为佳。

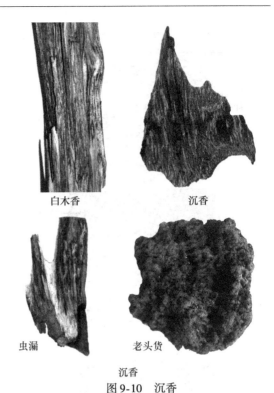

白木香　　　沉香

虫漏　　　老头货

沉香

图 9-10　沉香

【显微鉴别】

1. 组织特征 白木香 ①横切面:木射线宽 1～2 列细胞,呈径向延长,壁非木化或微木化,有的具壁孔,含棕色树脂状物质。导管呈圆形或多角形,直径 42～128μm,常 2～10 个成群,偶有单个散在,有的含棕色树脂状物质。木纤维多角形,直径 20～45μm,壁稍厚,木化。木薄壁细胞壁薄,非木化,大多十数个成群,多在导管四周,内含棕色树脂状物质,或含草酸钙柱晶。内涵韧皮部组织常呈长椭圆状或条带状,细胞非木化,内含树脂状物及丝状物(菌丝)。②切向纵切面:射线梭形,宽 1～2 列细胞,高 4～20 个细胞。具缘纹孔导管,长短不一,多为短节状,两端平截,具缘纹孔互列,排列紧密,导管直径约 128μm,内含黄棕色树脂块。韧型纤维细长,直径 20～30μm,壁较薄,有壁孔。内涵韧皮部薄壁细胞长方形。③径向纵切面:木射线排列成横向带状,高 4～20 个细胞,细胞为方形或长方形。有时可见韧型纤维,径向壁有单纹孔(图 9-11)。

2. 粉末特征

(1) 白木香 具缘纹孔导管多见,直径可达 128μm,导管内黄棕色树脂块常破碎脱出。纤维管胞长梭形,多成束,直径 20～30μm,壁较薄。

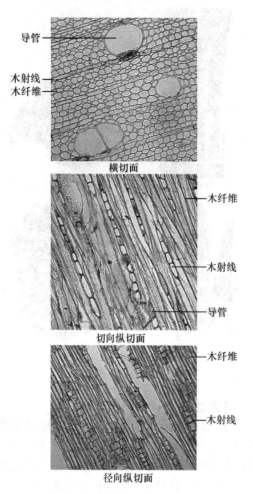

图 9-11　白木香组织特征

（图中标注：导管、木射线、木纤维、横切面；木纤维、木射线、导管、切向纵切面；木纤维、木射线、径向纵切面）

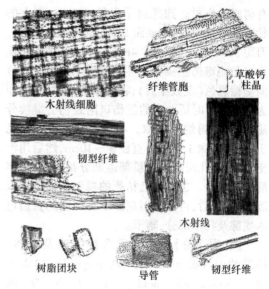

图 9-12　白木香粉末特征

（图中标注：木射线细胞、纤维管胞、韧型纤维、草酸钙柱晶、木射线、树脂团块、导管、韧型纤维）

韧型纤维少见，多散离，直径 25～45μm，径向壁有单斜纹孔。木射线细胞单纹孔较密。内涵韧皮部薄壁细胞含黄棕色物质，细胞壁非木化，有时可见纵斜交错纹理及菌丝。草酸钙柱晶长 68μm，直径 9～15μm。

（2）沉香　木射线宽大多为 1 列细胞，高以 5 个细胞为多见。具缘孔纹导管直径至 150μm。韧型纤维较细，直径 6～40μm。草酸钙柱晶极少，长至 80μm（图 9-12）。

【理化鉴别】

1. 化学定性　取以上乙醇浸出物，进行微量升华，得黄褐色油状物，于油状物上加盐酸 1 滴与香草醛颗粒少量，再滴加乙醇 1～2 滴，渐显樱红色，放置后颜色加深。

2. 醇溶性浸出物的含量测定　按《中国药典》热浸法测定，用 95% 乙醇为溶剂，不得少于 10.0%。

3. 沉香四醇的含量测定　高效液相色谱法。按干燥品计算，含沉香四醇不得小于 0.10%。

【饮片】

性味功能：性微温，味辛、苦。行气止痛，温中止呕，纳气平喘。

用法用量：1.5～4.5g，入煎剂宜后下。

通　草

Medulla Tetrapanacis（拉）
Rice Paperplant Pith（英）

本品为五加科（Araliaceae）植物通脱木 *Tetrapanax papyriferus*（Hook.）　K. Koch 野生品的干燥茎髓。主产于贵州、云南、四川、湖北、湖南、广西、台湾等地区。

【化学成分】　三萜皂苷：齐墩果酸-3α-l-呋喃阿拉伯糖基-(1-4)-β-l-吡喃葡萄糖醛苷、竹节人参皂苷Ⅳ、I_b 等。另含肌醇（inositol）、多聚戊糖（约 14.3%）、多聚甲基戊糖（约 3%）等。

【性状鉴别】　药材呈圆柱形，长短粗细不等，一般长 20～40cm，直径 1～2.5cm。表面白色，有浅纵沟纹。体轻，质松软，稍有弹性，易折断；断面平坦，有银白色光泽，中央有直径为 0.3～1.5cm 半透明圆形的薄膜分隔开的空洞；纵剖面隔膜呈梯状排列。商品“方通”系将通草做纵向刨成厚约 0.5mm 的薄片，再切成约 1cm 见方的片状物，表面白色微有光泽;"丝通"则呈细长碎纸片状,宽3~5mm,长短不等。无臭,无味。

一般以条粗、色白者为佳。

本品饮片:性寒,味甘、淡;清热,利尿,通乳。用量3~6g。

【附注】 小通草(Medulla Stachyuri seu Helwingiae) 为旌节花科植物喜马山旌节花 *Stachyurus himalaicus* Hook. f. et Thoms.、中国旌节花 *Stachyurus chinensis* Franch. 或山茱萸科植物青荚叶 *Helwingia japonica* (Thunb.) Dietr. 的干燥茎髓。①旌节花主产于西南地区及陕西、甘肃、湖南、福建、广西等地区。药材呈细圆柱形,长30~50cm,直径0.5~1cm;表面白色或淡黄色,平滑,附有胶样发亮物质。体轻,质松软,捏之能变形,稍有弹性。易折断,断面平坦、实心,显银白色光泽。水浸后有黏滑感。无臭,无味。②青荚叶主产于湖南、湖北、四川、云南等地。药材直径5~7mm,表面淡黄色,有浅纵条纹,质较硬,捏之不易变形,水浸后无黏滑感。

钩 藤*

Ramulus Uncariae cum Uncis(拉)
Stem with Hooks of Gambirplant(英)

本品始载于《名医别录》,名钩藤,列为上品。李时珍谓:"其刺曲如钓钩,故名。"又谓:"状如葡萄藤而有钩,紫色,古方多用皮,后世多用钩,取其力锐尔。"

【来源】 本品为茜草科(Rubiaceae)植物钩藤 *Uncaria rhynchophylla* (Miq.) Miq. ex Havil.、无柄果钩藤 *Uncaria sessilifructus* Roxb.、大叶钩藤 *Uncaria macrophylla* Wall.、华钩藤 *Uncaria sinensis* (Oliv.) Havil. 和毛钩藤 *Uncaria hirsute* Havil. 野生品的干燥带钩茎枝。

【植物形态】

1. 钩藤 常绿攀援状灌木。长可达10m。嫩枝圆柱形或四棱形,光滑无毛。在叶腋处着生向下弯曲的钩状变态枝,对生或单生,长1.2~2cm,淡褐色至褐色,光滑无毛。单叶对生,叶片卵状披针形或椭圆形,长6~11cm,宽3~6.5cm,先端渐尖,基部楔形,全缘,上面光滑无毛,下面脉腋处有短毛;托叶1对,2深裂,裂片线形。头状花序,直径2~2.5cm;花萼管状,先端5裂,花冠黄色,漏斗状,上部5裂;子房2室,花柱伸出花冠外。蒴果倒卵状椭圆形,被疏柔毛,具宿萼。花期5~7月,果期10~11月(图9-13)。

2. 大叶钩藤 小叶背面有黄褐色粗毛。叶

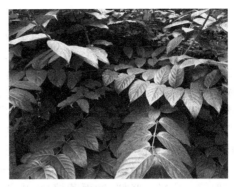

图9-13 钩藤 *Uncaria rhynchophylla*(Miq.)Jacks.

柄较长,叶宽椭圆形或长方椭圆形。托叶2裂,裂片窄卵形。蒴果有明显的柄,被粗毛。

3. 华钩藤 托叶较大,全缘不裂,反卷。叶较大,长9~14cm,两面无毛。花序较大,直径达4cm。蒴果棒状。

4. 无柄果钩藤 叶无毛,叶背常有角质光泽,干时常被白粉。蒴果纺锤形,无柄。

5. 毛钩藤 枝、叶、花和果实均被粗毛。

【产地】 主产于广西、广东、湖北、湖南、浙江、江西等地区。

【采收加工】 秋、冬二季采收有钩的嫩枝,剪成短段,晒干或蒸后晒干。

【化学成分】 含生物碱2%,主为钩藤碱(rhynchophylline),异钩藤碱(isorhynchophylline),约占总碱的14.7%。此外,还有去氢钩藤碱(corynoxeine)、去氢异钩藤碱(isocorynoxeine)、毛钩藤碱(hirsutine)、去氢毛钩藤碱(hirsuteine)、兜花木碱(corvnantheine)、帽柱木碱(mitraphylline)等。

钩藤碱 (rhynchophylline)

异钩藤碱 (isorhynchophylline)

【性状鉴别】

1. **钩藤** 药材为带单钩或双钩的小段茎枝,茎枝呈圆柱形或类方柱形,长 2 ~ 3cm,直径 2 ~ 5mm。表面红棕色至紫红色,具有细纵纹,光滑无毛。枝节上对生 2 个向下弯曲的钩,或仅一侧有钩,另一侧为突起的疤痕;钩略扁或稍圆,基部较阔,先端细尖;钩基部的枝上可见叶柄脱落后的痕迹和环状托叶痕。钩与茎生成 110° ~ 140°角,长 1 ~ 2cm,形如船锚。质轻而坚韧;断面黄棕色,皮部纤维性,髓部黄白色,疏松似海绵或髓萎缩成空洞。无臭,味淡(图 9-14)。

2. **无柄果钩藤** 茎枝呈方柱形,茎上有时有全缘的托叶宿存,表面黄绿色或黄棕色;断面髓部黄白色。钩长 1.2 ~ 1.8cm;断面略呈长方椭圆形(图 9-14)。

3. **大叶钩藤** 茎枝方柱形,四面均有纵沟,表面绿棕色至棕色,被褐色柔毛,节部及钩端较多;钩长可达 3.5cm,钩端有的膨大如珠;断面椭圆形。质坚韧,茎断面髓部常中空(图 9-14)。

4. **华钩藤** 茎枝呈方柱形,四面微有纵沟。表面棕褐色或棕黄色,被疏毛,茎部及钩端较多;断面髓部淡黄白色。钩长 1.3 ~ 2.8cm,断面略呈长方椭圆形(图 9-14)。

5. **毛钩藤** 茎枝呈方柱形或近圆柱形,表面灰棕色,被长粗毛,以钩端为多;断面髓部淡棕色。钩长 1.2 ~ 2cm;断面呈长方椭圆形(图 9-14)。

一般以双钩、茎细、钩结实、光滑、色紫红,无枯枝钩者为佳。

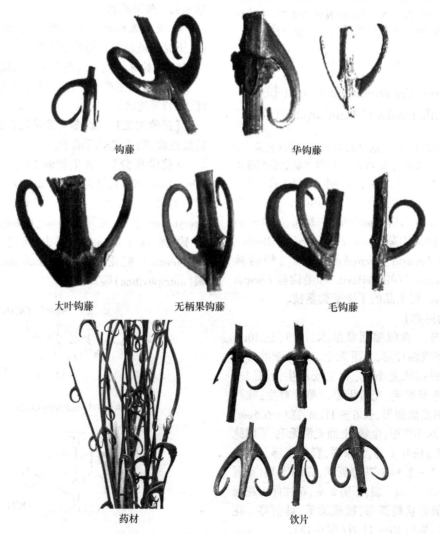

钩藤　　　　　　　　华钩藤

大叶钩藤　　无柄果钩藤　　　　毛钩藤

药材　　　　　　　　饮片

图 9-14　钩藤

【显微鉴别】

1. 组织特征 钩藤茎枝横切面:表皮细胞外侧角质层厚。皮层细胞内含棕色物质及少数淀粉粒。中柱鞘由纤维连成间断的环。韧皮部有厚壁性纤维及薄壁性纤维两种,常单个或2~3个成束;韧皮薄壁细胞含草酸钙砂晶。形成层明显。木质部导管类圆形,多单个散在,偶有2~4个相连;纤维细胞壁薄,与木薄壁细胞不易区别。髓部宽阔,约占切面直径的1/2,髓周有1~2列环髓厚壁细胞,具有明显的孔沟(图9-15)。

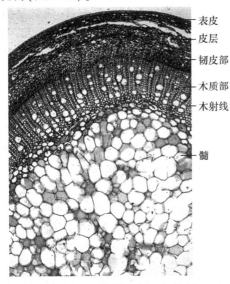

图9-15 钩藤横切面组织特征

钩藤钩的横切面:与茎枝基本相同,唯组织排列致密,钩尖端的木质部较宽,髓部狭窄。

2. 粉末特征 淡红棕色。表皮细胞棕黄色,类方形、多角形或稍延长,直径达32μm,壁稍增厚,细胞内有油滴状物,断面观可见较厚的角质层。韧皮纤维大多成束,直径16~42μm,非木化或微木化,孔沟不明显。韧型纤维直径15~24μm,壁稍厚,木化,有明显的单斜纹孔。螺纹、网纹、梯纹及具缘纹孔导管,后者直径至68μm。薄壁细胞中含有草酸钙砂晶(图9-16)。

【理化鉴别】

1. 化学定性 取本品1g,加浓氨试液使其湿润,加三氯甲烷30mL,振摇提取30min,滤过,滤液蒸干,残渣加1%盐酸溶液5mL使其溶解,滤过,滤液分别装在3支试管中,一管中加碘化铋钾试液1~2滴,即生成黄色沉淀;一管中加碘化汞钾试液1~2滴,即生成白色沉淀;一管

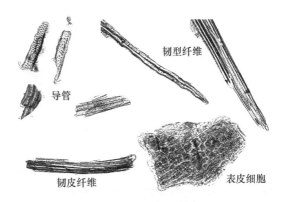

图9-16 钩藤粉末特征

加硅钨酸试液1~2滴,即生成白色沉淀。

2. 薄层色谱 取本品粉末20g,加氨试液20mL,研匀湿润,然后装入滤纸筒,置索氏提取器内,加三氯甲烷于水浴上回流提取3h,提取液浓缩至10~20mL,转移至装有氧化铝20g的层析柱中,任其自然流下,以三氯甲烷-乙醇(8∶2)冲洗,收集冲洗液8~120mL,于水浴上蒸发,浓缩至50mL左右,转移至125mL分液漏斗中,用0.25mol/L硫酸溶液振摇提取,每次20mL,提5~6次,每次30mL。将各次所得的三氯甲烷提取液,用10mL蒸馏水洗涤,合并三氯甲烷摄取液,在水浴蒸干,残渣加无水乙醇2mL再次蒸干,然后加入三氯甲烷2mL溶解,精密加入0.01mol/L硫酸溶液20mL稍加振摇,于水浴上挥去三氯甲烷,冷却后加入甲基红-亚甲蓝混合指示液2滴,用0.02mol/L氢氧化钠溶液滴定,由棕红至黄绿色,达到终点,以此作为供试液。点于硅胶G薄层板上,以饱和三氯甲烷-乙醇(85∶15)为展开剂,展开后,置荧光灯下观察后,喷以改良的碘化铋钾试剂或氨基苯甲醛试剂,于110℃烘5min,显色。

3. 醇溶性浸出物的含量测定 按《中国药典》热浸法测定,用95%乙醇为溶剂,不得少于6.0%。

【饮片】

性味功能:性凉,味甘。清热平肝,息风定惊。

用法用量:3~12g,入煎剂宜后下。

(都晓伟 王晶娟)

第10章 皮类中药

第1节 概 述

皮(cortex)类中药通常是以裸子植物或被子植物(主要为双子叶植物)的茎干、枝和根形成层以外部分入药的药材。它由内向外包括韧皮部、皮层和周皮3部分,主要为木本植物茎干皮、枝皮或根皮,少数药用除去栓皮的内皮(韧皮部)。

一、性状鉴别

皮类中药性状鉴别主要应注意观察其形状、内表面、外表面、质地、断面、气味等。其中,表面和断面特征、气味等,对于区别皮类药材较为重要。

1. 形状　由粗大老树上剥的皮,大多粗大而厚,呈长条状或板片状;枝皮则呈细条状或卷筒状;根皮多数呈短片状或短小筒状(图10-1)。描述的术语常有平坦、弯曲等;皮片多数向内弯曲,取自枝干或较小茎干的皮,易收缩而成向内弯曲状,由于弯曲的程度不同,又分为槽状或半管状、管状或筒状、单卷状、双卷筒状、复卷筒状、反曲等。

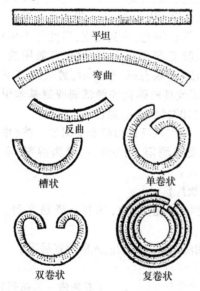

平坦

弯曲

反曲

槽状　　　单卷状

双卷状　　　复卷状

图10-1　皮类药材的形状类型

2. 外表面　一般较粗糙。外表颜色多为灰黑色、灰褐色、棕褐色或棕黄色等,有的药材外表面常有地衣、苔藓等植物附生,呈现灰白颜色的斑块,习称"地衣斑"。有的外表面常有片状剥离的落皮层和纵横深浅不一的裂纹,有时也有各种形状的突起物而使树皮表面显得不平坦;多数皮类中药尚可见到皮孔,通常是横向的,也有纵向延长的,皮孔的边缘略突起,中央略向下凹,皮孔的形状、颜色、分布的密度,常是鉴别皮类中药的特征之一。如中药合欢皮的皮孔呈红棕色,椭圆形;牡丹皮的皮孔呈灰褐色,横长的凹陷状;杜仲的皮孔呈斜方形。少数皮类中药的外表面有刺毛,如红毛五加皮;有的有钉刺状物,如海桐皮等。部分皮类中药,木栓层已除去或部分除去而较光滑,如桑白皮、黄柏等。

3. 内表面　一般较外表面平滑或具粗细不等的纵向皱纹,有的显网状纹理,如椿皮。呈各种不同的色泽,如肉桂呈红棕色,杜仲呈紫褐色,黄柏呈黄色,苦楝皮呈黄白色。有些含挥发油的皮类药材,内表面经刻划,出现油痕,可根据油痕的情况结合气味等,判断该药的品质,如肉桂、厚朴等。

4. 折断面　皮类中药横向折断面的特征和皮的各组织的组成和排列方式有密切关系,因此是皮类中药的重要鉴别特征,描述折断面性状的术语主要有平坦、颗粒状、纤维状、层状等。

有些皮类中药的断面外层较平坦或颗粒状,内层纤维状,说明纤维主要存在于韧皮部,如厚朴。有的皮类中药在折断时有胶质丝状物相连,如杜仲。有些在折断时有粉尘出现,这些皮的组织较疏松,含有较多的淀粉,如白鲜皮。

5. 气味　气味和所含成分有密切关系,有些皮类中药外形很相似,但其气味却完全不同。如香加皮和地骨皮,前者有特殊香气,味苦而有刺激感,后者气味较微弱。

二、显微鉴别

1. 组织特征 皮类中药的横切面组织一般可分为周皮、皮层、韧皮部 3 部分。首先观察各部分组织的界限和比例,然后再进行详细的观察和描述。

(1) **周皮** 包括木栓层、木栓形成层和栓内层 3 部分。木栓层细胞多呈扁平长方形,切向延长,径向排列成行,黄棕色或含红棕色物质。有的木栓细胞壁均匀地或不均匀地增厚并木化,如杜仲木栓细胞内壁较厚,肉桂最内 1 列木栓细胞的外壁增厚。木栓层的厚薄随植物的种类有较大的区别。木栓形成层细胞常为扁平而薄壁的细胞,在一般的皮类药材中不易区别。栓内层存在于木栓形成层的内侧,细胞壁不栓化,也不含红棕色物质,少数含叶绿体而显绿色,又称绿皮层或次生皮层。栓内层发达时,距木栓形成层较远的细胞与皮层细胞不易区别。

(2) **皮层** 细胞大多是薄壁性的,略切向延长,有细胞间隙,靠近周皮部分常分化成厚角组织。皮层中常可见到纤维、石细胞和各种分泌组织,如油细胞、乳汁管、黏液细胞等,常见的细胞内含物为淀粉粒和草酸钙结晶。

(3) **韧皮部** 包括韧皮束和射线两部分。韧皮束外方为初生韧皮部,其筛管群常呈颓废状而皱缩,其外方常有厚壁组织如纤维束、石细胞群,或纤维束和石细胞群形成的环带或续断环(也称为中柱鞘纤维)。次生韧皮部占大部分,除筛管、伴胞和薄壁细胞外,常有厚壁组织、分泌组织,有些薄壁细胞内常可见到各种结晶体或淀粉粒。射线可分为髓射线和韧皮射线两种。髓射线较长,常弯曲,外侧渐宽成喇叭口状;韧皮射线较短,两者都由薄壁细胞构成,非木化,细胞中常含有淀粉粒和草酸钙结晶。射线的形状和宽度也应注意观察。

2. 粉末特征 主要注意木栓细胞、筛管(或筛胞)、韧皮纤维(常形成晶纤维和嵌晶纤维)、石细胞、分泌组织、草酸钙晶体、淀粉粒等特征。其中,筛管(或筛胞)是皮类中药粉末鉴别的主要标志之一。

第 2 节 各 论

杜 仲*

Cortex Eucommiae(拉)
Eucommia Bark(英)

本品始载于《神农本草经》,列为上品。陶弘景谓:"状如厚朴,折之多白丝者为佳。"

【来源】 本品为杜仲科(Eucommiaceae)植物杜仲 *Eucommia ulmoides* Oliv. 栽培品的干燥树皮。

【植物形态】 落叶乔木,高达 20m。树皮、叶折断后均具有银白色细丝。叶椭圆形或椭圆状卵形,长 6～18cm,宽 3～7.5cm,先端长渐尖,基部圆形或宽楔形,边缘有锯齿,下面脉上有毛;叶柄长 1～2cm。花单性,雌雄异株,无花被,与叶同时开放或先叶开放,单生于小枝基部,雄花具短梗,雄蕊 5～10;雌花,子房狭长,柱头 2 裂,向下反曲。翅果卵状长椭圆形而扁,长约 3.5cm,先端下凹,种子 1 枚。花期 4～5 月,果期 9～10 月(图 10-2)。

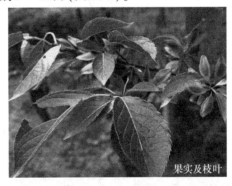

果实及枝叶

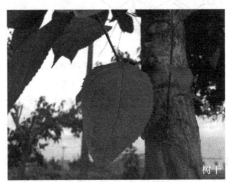

树干

图 10-2 杜仲 *Eucommia ulmoides* Oliv.

【产地】 主产于湖北、四川、贵州、云南、陕西等地。多为栽培。

【采收加工】 春、夏二季剥取栽培近十年的树皮,趁鲜刮去粗皮,晒干;或将剥下树皮内表面相对层层叠放堆置于铺好草垫的平地上,使之"发汗"至内皮变紫褐色时,取出晒干。

【化学成分】 木脂素类:d-丁香树脂素(d-syringaresinol),松脂素(pinoresinol),松脂醇二葡萄糖苷(pinoresinol-di-β-d-glucoside),杜仲素A(eucommin A,medioresinol-4'-O-β-d-glucopyranoside)。环烯醚萜类:桃叶珊瑚苷(aucubin),杜仲苷(ulmpside),京尼平(genipin),京尼平苷,杜仲醇(eucommiol)等。另外,含有一种硬性橡胶,称杜仲胶,其结构与固塔波橡胶(gattapercha)相似,为反式异戊烯聚合体。还含有绿原酸,白桦脂醇,熊果酸,咖啡酸,氨基酸等。

桃叶珊瑚苷 (aucubin)

松脂素 (pinoresinol)

【性状鉴别】 药材为扁平的板片状或两边稍内卷的块片,厚3～7mm。外表面淡灰棕色或灰褐色,未刮去粗皮者有不规则纵裂纹,并有斜方形皮孔,有时可见淡灰色地衣斑,较厚的皮大多已刮去部分栓皮,显淡棕色而较平滑;内表面红紫色或紫褐色,光滑。质脆,易折断,断面有细密银白色富弹性的胶丝相连,一般可拉至1cm以上才断。气微、味稍苦,嚼

之有胶状感(图10-3)。

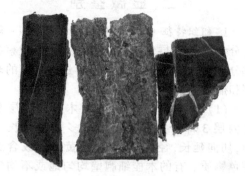

图10-3 杜仲

一般以皮厚、块大、去净粗皮、断面丝多、内表面暗紫色者为佳。

【显微鉴别】

1. 组织特征

(1)横切面 木栓组织2～7个层带,每层带由2～5列木栓细胞组成,细胞内壁增厚,木化,在木栓层之间有颓废皮层和韧皮部组织,散有石细胞群。次生韧皮部有5～7条石细胞环带,每环带有3～5列石细胞,并伴有少数纤维,近石细胞环处可见胶丝团块;射线2～3列细胞,穿过石细胞环向外辐射(图10-4)。

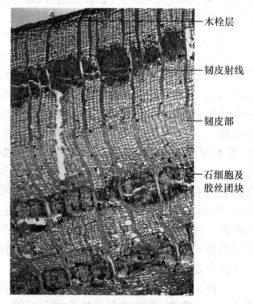

——木栓层

——韧皮射线

——韧皮部

——石细胞及胶丝团块

图10-4 杜仲横切面组织特征

(2)纵切面 胶丝存在于乳汁细胞(lactiferous cell)中。

2. 粉末特征 呈棕色。石细胞众多,成群或单个散在,单个呈类长方形、类圆形、长条形或不

规则形,直径20～40μm,长约180μm,壁厚,孔沟明显,有的胞腔中含有胶丝团块。木栓细胞表面观呈多角形,直径15～40μm,壁不均匀增厚,木化;侧面观呈长方形,细胞壁三面增厚,孔沟明显。胶丝条状或扭曲成团,表面颗粒状。淀粉粒极少,类球形(图10-5)。

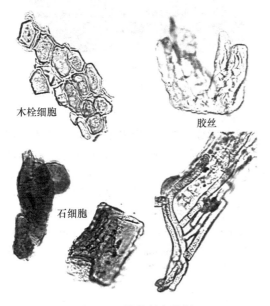

木栓细胞

胶丝

石细胞

图10-5 杜仲粉末特征

【理化鉴别】

1. 化学定性 取本品粉末2g,加蒸馏水20mL,在50～60℃水浴上加热1h,滤过,滤液滴在滤纸上,喷洒三氯化铁-铁氰化钾试液,显蓝色斑点。

取本品粉末2g,加20mL乙醇,在水浴上回流30min后,滤过,滤液滴在滤纸上,喷洒20%氢氧化钠水溶液,显浅黄色斑点。

取本品粉末1g,加三氯甲烷10mL,浸渍2h,滤过,滤液挥干,加乙醇1mL,产生具有弹性的胶膜。

2. 醇溶性浸出物的含量测定 按《中国药典》热浸法测定,用75%乙醇为溶剂,不得少于11.0%。

3. 松脂醇二葡萄糖苷的含量测定 高效液相色谱法。本品含松脂醇二葡萄糖苷($C_{32}H_{42}O_{16}$)不得少于0.10%。

【饮片】

性味功能:性温,味甘。补肝肾,强筋骨,安胎。

用法用量:6～9g。

桑 白 皮

Cortex Mori(拉)　　Root-bark of White Mulberry(英)

本品为桑科(Moraceae)植物桑 Morus alba L. 野生或栽培品除去栓皮的干燥根皮。全国各地均产。

【化学成分】 桑根皮素(morusin),环桑根皮素(cyclomorusin),桑根酮A～P(sanggenone A～P),桑素(mulberrin),桑色烯(mulberrochromene),环桑素(cyclomulberrin),环桑色烯(cyclomulberrochromene),桦皮酸(betulinic acid),东莨菪素(东莨菪内酯,scopoletin),伞形花内酯、挥发油等。

【性状鉴别】 药材呈扭曲的卷筒状、槽状或板片状,厚1～4mm。外表面白色或淡黄白色,平坦,偶有未除净的橙黄色或棕红色鳞片状栓皮;内表面黄白色,有细纵纹,有时纵向裂开,露出纤维。体轻,质韧,纤维性强,难折断,易纵向撕裂成片,撕裂时有粉尘飞扬。气微,味微甜。

一般以色白、粉性强者为佳。

【理化鉴别】 东莨菪内酯的含量测定 高效液相色谱法。用外标法以峰面积计算。本品含东莨菪内酯一般在0.002%以上。

本品饮片:性寒,味甘;泻肺,利水。用量6～15g。

(张贵君)

厚 朴 *

Cortex Magnoliae Officinalis(拉) Bark of Official Magnolia(英)

本品始载于《神农本草经》,列为中品。李时珍谓:"其木质朴而皮厚,味辛烈而色紫,故有厚朴、烈、赤诸名。"

【来源】 本品为木兰科(Magnoliaceae)植物厚朴 Magnolia officinalis Rehd. et Wils. 及凹叶厚朴 Magnolia officinalis Rehd. et Wils. var. biloba Rehd. et Wils. 栽培品的干燥干皮、枝皮和根皮。

【植物形态】

1. 厚朴 为落叶乔木,高7～15m。树皮紫褐色,冬芽由托叶包被,开放后托叶脱落。单叶互生,集生于小枝顶端,叶片椭圆状倒卵形,长20～45cm,宽10～25cm,先端钝圆或具短尖,基部楔形或圆形,全缘或微波状,嫩叶背面被灰白色短绒毛,老时呈白粉状。花与叶同时开放,单生枝顶,白色,有香气,直径约15cm,花梗粗壮,被棕色毛;花被片9～12;雄蕊多数,雌蕊心皮多数,排列于延长的花托上。聚合果卵状椭圆形,木质,每室具种子1枚。花期4～5月,果期9～10月(图10-6)。

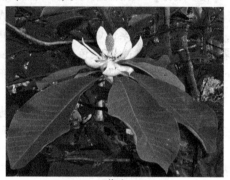

花叶

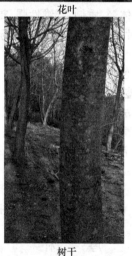

树干

图10-6　厚朴 *Magnolia officinalis* Rehd. et Wils.

2. 凹叶厚朴　叶片因先端凹缺成2钝圆浅裂片,裂深2～3.5cm,嫩叶片先端圆形(图10-7)。

【产地】　主产于四川、湖北、浙江、江西等地。

【采收加工】　4～6月剥取生长15～20年的树干皮,置沸水中微煮后,堆置土坑里,上盖青草使之"发汗",待水分自内部渗出,内表面变紫褐色或棕褐色时,取出,再蒸软,卷成筒状或双卷筒状,晒干或烘干。根皮及枝皮剥下后直

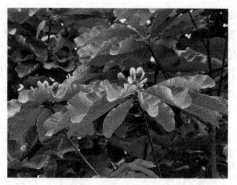

图10-7　凹叶厚朴 *Magnolia officinalis* Rehd. et Wils. var. *biloba* Rehd. et Wils.

接阴干。

【化学成分】　含挥发油约1%,油中主要含α-、β-桉油醇(α-,β-eudesmol),荜澄茄醇(cadinol),对聚伞花素(p-cymene),丁香烯(caryophellene)等。另外含厚朴酚(magnolol)约5%及其异构体和厚朴酚(honokiol),四氢厚朴酚(tetrahydromagnolol),异厚朴酚(isomagnolol),厚朴三醇(magnatriol),厚朴木脂素(magnolignan),木兰箭毒碱和鞣质等。

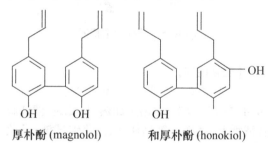

厚朴酚(magnolol)　　和厚朴酚(honokiol)

【性状鉴别】

1. 干皮　呈卷筒状或双卷筒状,长30～35cm,厚2～7mm,习称"筒朴",近根部的干皮一端展开如喇叭口,长13～25cm,厚3～8mm,习称"靴朴"。外表面灰棕色或灰褐色,粗糙;栓皮有时呈鳞片状剥落,有明显的椭圆形皮孔和纵皱纹。内表面较平滑,紫棕色或深紫褐色,具有细密纵纹,划之显油性。质坚硬,油润,不易折断。断面外部灰棕色,颗粒性。内部紫褐色或棕色;纤维性,富油性,有时可见多数发亮的细小结晶(厚朴酚)。气香,味苦、辛辣(图10-8)。

2. 根皮(根朴)　呈单筒状或不规则块片,有的呈劈破状,有的弯曲似"鸡肠",习称"鸡肠朴",长18～32cm,厚1～3mm。表面灰棕色,有横纹及纵皱纹,劈破处呈纤维状。质硬,易折断。

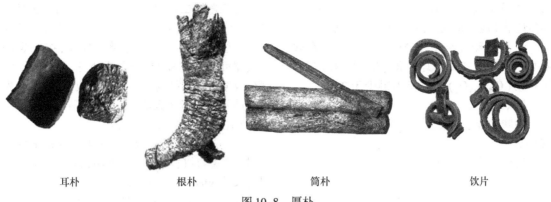

耳朴　　　　　　　　根朴　　　　　　　　筒朴　　　　　　　　饮片

图 10-8　厚朴

3. 枝皮(枝朴)　皮薄呈单筒状,长 10～20cm,厚 1～2mm。表面灰棕色,具皱纹。质脆,易折断,断面纤维性。

一般以皮厚、油性足、内表面色紫棕而有发亮结晶状物、香气浓者为佳。

【显微鉴别】

1. 组织特征　横切面:木栓层细胞多列,木栓形成层细胞含黄棕色物质;栓内层为石细胞环层。皮层散有多数石细胞群,纤维束少见;靠内层有切向延长的椭圆形油细胞散在,壁稍厚。韧皮部占大部分,射线宽 1～3 列细胞,向外渐宽;纤维束众多,壁极厚。油细胞颇多,单个散在或 2～5 个相连。薄壁细胞含淀粉粒,多已糊化,另含少数草酸钙方晶(图 10-9)。

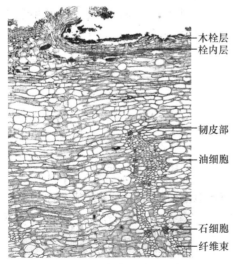

——木栓层
——栓内层

——韧皮部

——油细胞

——石细胞
——纤维束

图 10-9　厚朴横切面组织特征

2. 粉末特征

(1) 厚朴　棕黄色。石细胞众多,呈长圆形、类方形者,直径 11～65μm;不规则分支者则较大,分支短而钝圆或长而锐尖,有时可见层纹。纤维直径 15～32μm,壁甚厚,平直,木化。油细胞呈圆形或椭圆形,直径 50～85μm,含黄棕色油状物,细胞壁木化。木栓细胞呈多角形,壁薄微弯曲(图 10-10)。

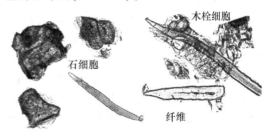

木栓细胞

石细胞

纤维

图 10-10　厚朴粉末特征

(2) 凹叶厚朴　纤维一边呈齿状凹凸;油细胞直径 27～75μm,壁非木化或木化。木栓细胞壁菲薄而平直,常多层重叠。淀粉粒圆形,直径 3～10μm。

【理化鉴别】

1. 化学定性　取本品粗粉 3g,加三氯甲烷 30mL,回流 30min,滤过。取 15mL 三氯甲烷提取液,蒸去三氯甲烷,残渣加 10mL 乙醇溶液,取滤液各 1mL,分别加 5% 三氯化铁的甲醇溶液(1∶1)1 滴,显棕黑色或蓝黑色;加米伦(Millon)试剂 1 滴,产生棕色沉淀;加间苯三酚-盐酸溶液 1 滴,呈红色。

2. 荧光检查　取本品粗粉 3g,加三氯甲烷 30mL,回流 30min,滤过。取滤液,在紫外光灯(365nm)下观察,顶面观显紫色,侧面观上层黄绿色、下层呈棕色荧光。

3. 薄层色谱　取本品甲醇溶液,用厚朴酚与和厚朴酚对照,用同一硅胶 G 薄层板,以苯-甲醇(27∶1)为展开剂,喷以 1% 香草醛-硫酸溶液,在

100℃加热至斑点显色清晰。供试品色谱在与对照品色谱相应的位置上,显相同颜色的斑点。

4. 厚朴酚与和厚朴酚的含量测定 高效液相色谱法。本品含厚朴酚($C_{18}H_{18}O_2$)与和厚朴酚($C_{18}H_{18}O_2$)的总量不得少于2.0%。

【饮片】

性味功能:性温,味苦、辛。燥湿消痰,下气除满。

用法用量:3～9g。

肉　桂*

Cortex Cinnamomi(拉)

Cinnamon Bark , Cassia Bark(英)

本品始载于《神农本草经》,名箘桂,列为上品。李时珍谓:"……桂即牡桂之厚而辛烈者,牡桂即桂之薄而味淡者。"

【来源】 本品为樟科(Lauraceae)植物肉桂 Cinnamomum cassia Presl 栽培品的干燥干皮、枝皮和根皮。

【植物形态】 常绿乔木,高 12～17m。树皮灰褐色,幼枝略呈四棱,被褐色短茸毛,全株有芳香气。叶互生或近对生,革质,长椭圆形或近广披针形,长 8～16cm,宽 3～6cm,全缘;上面绿色,平滑而有光泽;下面粉绿色,微被柔毛,三出脉于下面隆起,细脉横向平行。圆锥花序被短柔毛;花小,两性,黄绿色;花托肉质;花被6;雄蕊9,花药四室;子房上位。浆果椭圆形,直径9mm,熟时黑紫色,基部有浅杯状宿存花被。花期 6～8月,果期10～12月(图10-11)。

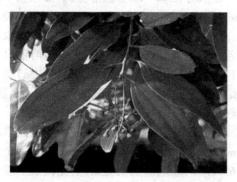

图 10-11 肉桂 Cinnamomum cassia Presl

【产地】 主产于广东、广西、云南、福建等地亦产。

【采收加工】 每年分两期采收,4～5月第1期,9～10月第2期;以第2期产量大,香气浓,质佳。采收时选取适龄肉桂树,按一定的长、宽度剥下树皮,放于阴凉处,按各种规格修整,或置于木制的"桂夹"内压制成型,阴干或先放置阴凉处2～3天后,于弱光下晒干。根据采收加工方法不同,加工品有:

(1)桂通 为剥取 5～6年生的树干皮和粗枝皮或老树枝皮,不经压制,自然卷曲成筒状,长约30cm,直径2～3cm。

(2)企边桂 为剥取 10 龄以上的树干皮,将两端削成斜面,突出桂心,夹在木制的凹凸板中间,压成两侧向内卷曲的浅槽状。长约40cm,宽 6～10cm。

(3)板桂 剥取老年树最下部近地面的干皮,夹在木制的桂夹内,晒至九成干,经纵横堆叠,加压,约 1 个月完全干燥,成为扁平板状。

(4)桂碎 是肉桂加工过程中剩下的碎块,多做香料用。

【化学成分】 含挥发油1%～2%。油中主要成分为桂皮醛(cinnamaldehyde,高达 90%),乙酸桂皮酯(cinnamyl acetate),另含苯甲醛、桂皮酸、水杨酸、苯甲酸香兰素、乙酸苯丙酯、反式桂皮酸(trans- cinnamic acid)、谷甾醇、胆碱、原儿茶酸(protocatechuic acid)、香草酸(vanillic acid)、紫丁香酸(syringic acid)、d-葡萄糖、肉桂醇、肉桂苷等。

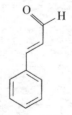

桂皮醛(cinnamaldehyde)

【性状鉴别】 药材呈槽状或卷筒状,长30～40cm,直径为 3～10cm,厚 2～8mm。外表面灰棕色,有不规则的细皱纹及横向突起的皮孔,有时可见灰白色的地衣斑;内表面红棕色,较平滑,有细纵纹,用指甲刻划可见油痕。质硬而脆,易折断;断面不平坦,外侧呈棕色而较粗糙,内侧红棕色而油润,交界处有 1 条黄棕色的线纹(石细胞环带)。有浓烈的特殊香气,味微甜、辣(图10-12)。

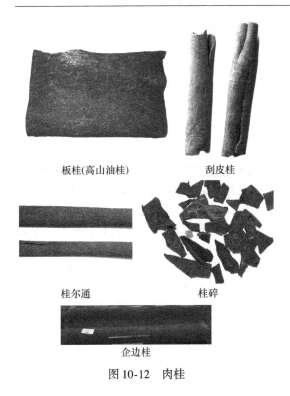

板桂(高山油桂) 刮皮桂

桂尔通 桂碎

企边桂

图 10-12 肉桂

一般以不破碎、体重、外皮细、肉厚、断面色紫、油性大、香气浓厚、味甜辣、嚼之渣少者为佳。

【显微鉴别】

1. 组织特征 横切面:木栓细胞数列,最内一层细胞的外壁和侧壁增厚,木化。皮层,散有石细胞、油细胞及黏液细胞。中柱鞘部位有石细胞群,排列成近于连续的环层,石细胞的外壁较薄,具壁孔及孔沟;石细胞层外侧时有纤维束存在。韧皮部约占皮厚的1/2,射线细胞宽1～2列,细胞内散在多数细小针晶;厚壁纤维常单个散在或2～3个成群;油细胞随处可见(图10-13)。

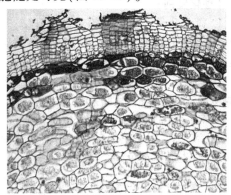

图 10-13 肉桂横切面组织特征

2. 粉末特征 红棕色。纤维多单个散在,长梭形,平直或波状弯曲,长195～650μm,直径24～50μm,壁极厚,木化。石细胞类圆形、类方形或多角形,直径32～88μm,常有一面菲薄三面增厚的细胞壁。油细胞类圆形或长圆形,直径45～108μm,含黄色油滴。射线细胞中草酸钙针晶细小,散在。木栓细胞多角形,一边壁较薄,含红棕色物质,细胞壁木化。淀粉粒圆球形或多面形,直径10～20μm(图10-14)。

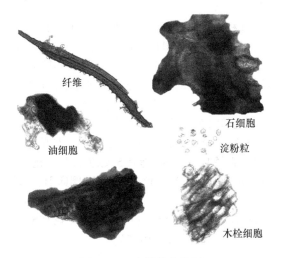

纤维

石细胞

油细胞 淀粉粒

木栓细胞

图 10-14 肉桂粉末特征

【理化鉴别】

1. 化学定性 取本品粉末少许,加三氯甲烷振摇后,吸取三氯甲烷溶液2滴于载玻片上,待干,再滴加10%的盐酸苯肼溶液1滴,加盖玻片镜检,可见桂皮醛苯腙的杆状结晶。

2. 薄层色谱 取本品乙醇溶液,用桂皮醛对照,用同一硅胶G薄层板,以石油醚(60～90℃)-乙酸乙酯(85:15)为展开剂,喷以二硝基苯肼乙醇试液。供试品在与对照品色谱相应的位置上,显相同颜色的斑点。

3. 挥发油的含量测定 按《中国药典》法测定,不得少于1.2%(mL/g)。

4. 桂皮醛的含量测定 高效液相色谱法。本品含桂皮醛(C_9H_8O)不得少于1.5%。

【饮片】

性味功能:性大热,味甘、辛。补火助阳,引火归源,散寒止痛,活血通经。

用法用量:1～4.5g。

牡 丹 皮 *

Cortex Moutan(拉)

Bark of Tree Peony(英)

本品始载于《神农本草经》,列为中品,原名"牡丹"。李时珍谓:"牡丹以色丹为上,虽结子而根上生苗,故谓之牡丹。"

【来源】 本品为毛茛科(Ranunculaceae)植物牡丹 *Paeonia suffruticosa* Andr. 栽培品的干燥根皮。

【植物形态】 落叶小灌木,高 1～2m。主根粗而长,外皮灰褐色或棕色,有香气。茎短而粗壮,有分枝。叶互生,通常为二回三出复叶,叶柄长 6～10cm,小叶卵形或广卵形,顶生小叶片长达 10cm,通常 3 裂,侧生小叶较小,斜卵形,亦有呈掌状 3 裂或 2 浅裂,上面绿色无毛,下面粉白色,中脉上有疏柔毛或近无毛。花单生于茎顶,直径 12～20cm,萼片 5,绿色,宿存;花瓣 5 或为重瓣,白色、红紫色或黄红色,倒卵形,先端常二浅裂;雄蕊多数;心皮 5,密生柔毛。蓇葖果卵形,绿色,表面密被黄褐色短毛。花期 5～7 月,果期 7～8 月(图 10-15)。

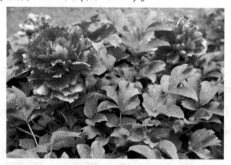

图 10-15 牡丹 *Paeonia suffruticosa* Andr.

【产地】 主产于安徽、河南、四川、湖南、陕西、山东、湖北、甘肃、贵州等地。

【采收加工】 在 10～11 月挖取 3～5 年生的牡丹根部,除去须根及茎基,剖开皮部,抽去木部,晒干,称原丹皮;若先用竹刀刮去粗皮后,再剥取皮部晒干者,称为刮丹皮或粉丹皮。

【化学成分】 丹皮酚原苷(paeonolide),丹皮酚(paeonol),芍药苷(paeoniflorin),羟基芍药苷(oxypaeoniflorin),苯甲酰芍药苷(benzoyl paeoniflorin),苯甲酰羟基芍药苷(benzoyl oxypaeonolide),丹皮酚苷(paeonoside),丹皮酚新苷(apiopaeonoside),挥发油 0.15%～0.4%,

苯甲酸,植物甾醇等。

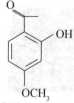

丹皮酚(paeonol)

【性状鉴别】 药材呈筒状或半圆筒状,有纵剖开的裂缝,向内卷曲或略外翻,通常长 5～20cm,直径 0.5～1.4cm,皮厚 1～4mm。原丹皮外表面灰褐色或黄褐色;刮丹皮外表面淡灰黄色、粉红色或淡红棕色,有多数略凹陷的皮孔及细根痕;内表面淡灰色或棕色,有明显的细纵纹理及白色结晶(针状、片状或柱状牡丹酚结晶)。质硬,折断面较平坦,粉性,粉白色至粉红色。有特殊香气,味苦而涩,有麻舌感(图 10-16)。

一般以条粗长、皮厚、无木心、断面色白、粉性足、结晶多、香气浓者为佳。

【显微鉴别】

1. 组织特征 横切面:木栓层由多列细胞组成,细胞壁棕色。皮层菲薄,皮层和韧皮部薄壁细胞以及细胞间隙中含草酸钙簇晶淀粉粒(图 10-17)。

2. 粉末特征 淡红棕色。淀粉粒众多,单粒呈类球形、半球形或多面形,直径 3～16μm,脐点点状、裂缝状、三叉状或星状;复粒由 2～6 分粒组成。草酸钙簇晶甚多,直径 9～30～45μm,在含晶薄壁细胞中排列成行,常见 1 个薄壁细胞中含有数个簇晶或于 1 个细胞间隙中充塞数个簇晶。木栓细胞长方形,壁稍厚,浅红色(图 10-18)。

【理化鉴别】

1. 微量升华 取本品粉末微量升华,升华物在显微镜下观察,可见长柱形、针状或羽状结晶。

2. 化学定性 取本品升华物,滴加三氯化铁醇溶液,结晶溶解而呈暗紫色。

取本品粉末 2g,加乙醚 20mL,振摇 2min,滤过,取滤液 5mL,置水浴上蒸干,放冷,残渣中加硝酸数滴,先显棕黄色,后变鲜绿色。

取本品粉末 2g,置 50mL 的小烧瓶中,加蒸馏水 15mL,瓶口插有一玻璃导管的橡皮塞,加热煮沸,产生的蒸汽导入盛有氯亚胺基 2,6-二

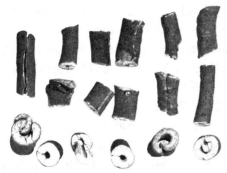

段片(原丹皮)

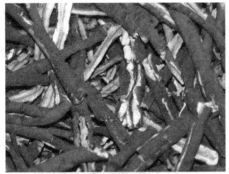

药材(菏泽牡丹皮)

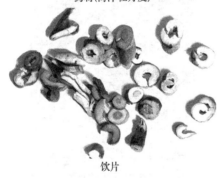

饮片

图 10-16 牡丹皮

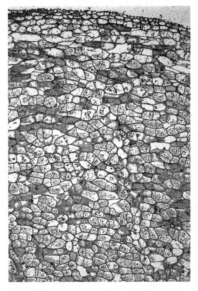

图 10-17 牡丹皮横切面组织特征

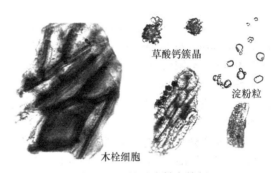

草酸钙簇晶

淀粉粒

木栓细胞

图 10-18 牡丹皮粉末特征

氯苯醌试剂 0.1g 的蒸馏水 1mL 中,2min 内溶液呈蓝色。

3. 薄层色谱 取本品乙醚溶液,用丹皮酚对照,用同一硅胶 G 薄层板,以环己烷-乙酸乙酯(3∶1)为展开剂,喷以酸性 5% 三氯化铁乙醇溶液,热风吹至斑点显色清晰。供试品在与对照品相应的位置上,显相同的蓝褐色斑点。

4. 丹皮酚的含量测定 高效液相色谱法。本品含丹皮酚($C_9H_{10}O_3$)不得少于 1.2%。

【饮片】

性味功能:性微寒,味苦、辛。清热凉血,活血化瘀。

用法用量:6~12g。

合 欢 皮

Cortex Albiziae(拉)
Bark of Silktree Albizia(英)

本品为豆科(Leguminosae)植物合欢 *Albizia julibrissin* Durazz. 野生或栽培品的干燥树皮。我国大部分地区均产。

【化学成分】 合欢苷(allibiside),合欢苷元,刺囊酸(echinocyctic acid),木质素及其糖苷,金合欢皂苷元 B(acacigenin B),鞣质,美基豆酸(machaerinic acid),美基豆酸内酯(machaerinic acid lactone),3′,4′,7-三羟基黄酮,α-菠菜甾醇-*d*-葡萄糖苷等。

【性状鉴别】 药材呈浅槽状或筒状,长 40~80cm,厚 1~3mm。外表面灰绿色或灰棕色,稍有纵皱纹;横向皮孔众多,呈椭圆形,棕或棕红色;偶有突起较大的圆形疤痕(侧枝痕)。内表面淡黄棕色或黄白色,平滑,有细纵纹。质硬而脆,易折断,断面呈纤维性裂片状。气微,味微涩,稍刺舌或喉部有不适感。

一般以皮细嫩、皮孔明显者为佳。

本品饮片:性平,味甘;安神,解郁,活血,止痛,续筋骨。用量6~12g。

【附注】 同属植物山合欢 *Albizia kalkora* (Roxb.) Prain 的树皮,在四川、湖北、浙江部分地区及上海等地作合欢皮使用。药材外表面较粗糙,有细密皱纹及不规则纵向棱纹,有不规则纵裂口,木栓层厚,易剥落,剥落处显棕色;气微,味淡。化学成分:鞣质(约36%),皂苷等。

海 桐 皮

Cortex Erythrinae(拉)　　　Bark of Oriental
Variegated Coralbeum(英)

本品为豆科(Leguminosae)植物刺桐 *Erythrina variegata* L. var. *orietalis* (L.) Merr. 或刺木通(乔木刺桐)*Erythrina arborescens* Roxb. 野生或栽培品的干燥茎皮。刺桐产于广东、广西、云南及贵州等地;刺木通产于云南、四川及贵州等地。

【化学成分】 刺桐含刺桐碱(erythraline),海帕刺桐碱(hypaphorine),甜菜碱(betaine),有机酸等。

【性状鉴别】 药材呈板片状,两边略卷曲,厚0.3~1cm。外表面淡棕色,常有宽窄不同的纵裂纹,并散布钉刺;钉刺长圆锥形,高5~8mm,顶端锐尖,刺尖稍下弯,基部直径0.5~1cm。内表面黄棕色,较平坦,有细密网纹。质硬而韧,断面裂片状。气微香,味微苦。

一般以皮薄、带钉刺者为佳。

本品饮片:性平,味苦;祛风湿,通络,止痛。用量6~12g。

黄　柏*

Cortex Phellodendri(拉)
Bark of Chinese Corktree(英)

本品始载于《神农本草经》,列为上品,原名檗木。苏颂谓:"处处有之,以蜀中出者肉厚色深为佳。"

【来源】 本品为芸香科(Rutaceae)植物黄皮树 *Phellodendron chinense* Schneid. 及黄檗 *Phellodendron amurense* Rupr. 野生品除去栓皮的干燥树皮(内皮)。前者习称"川黄柏",后者习称"关黄柏"。

【植物形态】

1. 黄皮树　为落叶乔木,高10~12m。表面开裂,内层黄色。单数羽状复叶,对生;小叶7~15枚,叶片矩圆状披针形至矩圆状卵形,长9~15cm,宽3~5cm,顶端长渐尖,基部宽楔形或圆形,不对称,上表面仅中脉密被短毛,下面密被长柔毛。花单性,雌雄异株,排成顶生圆锥花序,花序轴密被短毛;萼片5;花瓣5~8;雄花有雄蕊5~6,退化雌蕊钻形;雌花有退化雄蕊5~6。浆果状核果球形,熟时黑色,果核5~6。花期5~6月,果期10月(图10-19)。

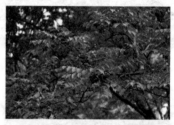
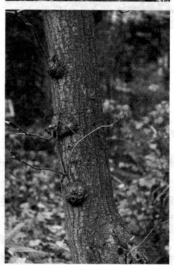

图10-19　黄皮树 *Phellodendron chinense* Schneid.

2. 黄檗　树高10~25m。树皮淡黄褐色,有厚而软的木栓层,外表有不规则深纵裂沟,内皮鲜黄色。小叶5~13片,叶下表面仅中脉基都有长柔毛(图10-20)。

【产地】 黄皮树主产于四川、贵州等地。黄檗主产于吉林、辽宁、黑龙江等地。

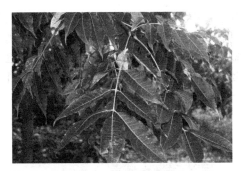

图 10-20　黄檗 *Phellodendron amurense* Rupr.

【采收加工】　3～6 月间采收,选 10 年左右的树,剥去一部分树皮,留下部分树皮,可待新树皮生长后再剥。剥下的树皮晒至半干,压平,刮净粗皮至鲜黄色,不可伤及内皮,刷净晒干,置干燥通风处,防霉变。

【化学成分】　小檗碱(berberine),黄柏碱(phellodendrine),木兰碱(magnoflorine),巴马汀(palmatine),黄柏酮(obacunone),黄柏内酯(即柠檬苦素,limonin),白鲜内酯(dictamnolide),青荧光酸(lumicaeruleic acid),β- 谷甾醇,豆甾醇等。

黄柏碱 (phellodendrine)

黄柏酮 (obacunone)

【性状鉴别】

1. 川黄柏　药材呈板片状或浅槽状,长宽不等,厚 3～7mm。外表面黄棕色或黄褐色,较

平坦,有不规则的纵向浅裂纹,偶有残存的灰褐色粗皮。内表面暗黄色或棕黄色,具细密的纵棱纹。体轻,质较硬,断面深黄色,纤维性,裂片状分层。气微,味苦,口尝黏液性,可使唾液染成黄色(图 10-21)。

2. 关黄柏　厚 2～4mm。外表面深黄棕色,具不规则的纵裂纹,时有暗灰色的栓皮残留,内表面绿黄色或黄棕色。体轻,质硬,断面鲜黄色或绿黄色(图 10-21)。

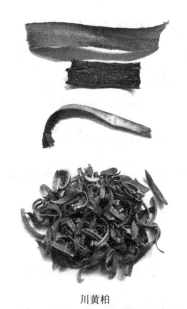

川黄柏

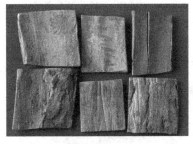

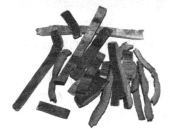

关黄柏

图 10-21　黄柏

一般均以皮厚、断面色黄者为佳。

【显微鉴别】

1. 组织特征

（1）川黄柏横切面　木栓层偶见,内含棕色物质。皮层散有纤维群及石细胞群,石细胞大多分枝状,壁极厚,层纹明显。韧皮部外侧有少数石细胞,纤维束切向排列呈断续的层带（硬韧部）,纤维束周围薄壁细胞中常含草酸钙方晶。射线常弯曲,宽 2 ～ 4 列细胞。薄壁细胞中含有细小的淀粉粒,黏液细胞随处可见（图 10-22）。

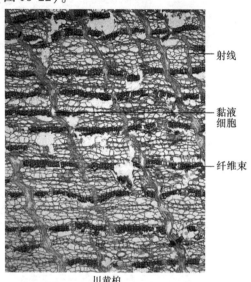

川黄柏

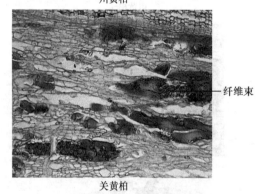

关黄柏

图 10-22　黄柏横切面组织特征

（2）关黄柏横切面　皮层比较宽广,石细胞较川黄柏少,射线较平直,石细胞和纤维束不形成层带（图 10-22）。

2. 粉末特征

（1）关黄柏　绿黄色或黄色。石细胞众多,鲜黄色,长圆形、纺锤形、长条形或不规则分支状,长径 35 ～ 240μm,分枝端钝尖,壁厚,层纹

明显。纤维鲜黄色,直径 16 ～ 38μm,常成束,周围细胞含草酸钙方晶,形成晶纤维。草酸钙方晶极多,直径 12 ～ 30μm。淀粉粒呈球形,直径不超过 10μm。黏液细胞多见,呈类球形,直径 32 ～ 42μm（图 10-23）。

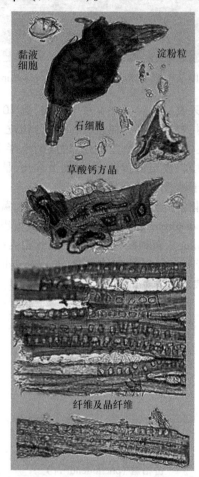

图 10-23　关黄柏粉末特征

（2）川黄柏　石细胞大多呈分支状,直径 40 ～ 128μm,孔沟可见。

【理化鉴别】

1. 荧光检查　取本品断面,置紫外光灯下观察,显亮黄色荧光。

2. 化学定性　取本品粉末 1g,加乙醚 10mL,振摇后,分出浸出液,蒸出乙醚,残渣加冰乙酸 1mL 使其溶解,再加盐酸 1 滴,放置,溶液呈紫棕色。

取本品粉末 0.1g,加乙醇 10mL,振摇数分钟,滤过,滤液加硫酸 1mL,沿管壁滴加氯气饱和溶液 1mL,在两液接界面显红色环。

3. 薄层色谱　取本品甲醇溶液,用对照

药材和盐酸小檗碱对照,用同一硅胶 G 薄层板,以甲苯-乙酸乙酯-甲醇-异丙醇-水(6:3:2:1.5:0.3)为展开剂,置氨蒸气饱和的色谱缸内,预平衡 15min,置紫外光灯(365nm)下观察。供试品色谱在与对照品和对照药材色谱相应的位置上,显相同颜色的荧光斑点。

4. 醇溶性浸出物的含量测定 按《中国药典》冷浸法测定,用稀乙醇为溶剂,不得少于 14.0%。

5. 盐酸小檗碱的含量测定 高效液相色谱法。本品含盐酸小檗碱($C_{20}H_{18}ClNO_4$)不得少于 3.0%。

6. 黄柏碱的含量测定 高效液相色谱法。按干燥品计算,含黄柏碱以盐酸黄柏碱计不得少于 0.34%。

【饮片】

性味功能:性寒,味苦。清热燥湿,泻火除蒸,解毒疗疮。

用法用量:3～12g,外用适量。

五 加 皮

Cortex Acanthopanacis(拉)
Root-bark of Slenderstyle Acanthopanax(英)

本品为五加科(Araliaceae)植物细柱五加 *Acanthopanax gracilistylus* W. W. Smith 野生或栽培品的干燥根皮。主产于湖北、河南、四川、湖南、安徽等地。

【化学成分】 含挥发油及树脂,油中主要成分为 4-甲氧基水杨醛等。尚含紫丁香苷(syringin)、d-芝麻素、刺五加苷、鞣质、棕榈酸、亚麻酸及维生素 A、B_1 等。

【性状鉴别】 药材呈不规则卷筒状,长 5～15cm,直径 0.4～1.4cm,厚约 2mm。外表面灰棕色或灰褐色,有稍扭曲的纵纹及横向的长圆形皮孔。质轻而脆,易折断;断面略平坦,淡灰白色,于放大镜下观察可见多数淡黄棕色小油点(树脂道),并有横长的裂隙。气微香,味微辣而苦。

一般以肉厚、气香、断面色灰白者为佳。

本品饮片性温,味辛、苦;祛风湿,强筋骨,益气。用量 4.5～9g。

秦 皮

Cortex Fraxini(拉)   Ash Bark(英)

本品为木犀科(Oleaceae)植物苦枥白蜡树(大叶白蜡树)*Fraxinus rhynchophylla* Hance 及白蜡树 *Fraxinus chinensis* Roxb.、尖叶白蜡树 *Fraxinus szaboana* Lingelsh. 或宿柱白蜡树 *Fraxinus stylosa* Lingelsh. 野生品的干燥树皮,主产于东北、河北及河南、内蒙古、陕西、山西等地。

【化学成分】 秦皮甲素(aesculin,七叶苷,在 pH 大于 5.8 的水液中呈蓝色荧光)、秦皮乙素(aesculetin,七叶素,在碱液中显蓝色荧光)、秦皮亭(fraxetin)、秦皮苷(fraxin)、宿柱白蜡树苷(stylosin)、丁香苷(syringin)等香豆精类成分。

【性状鉴别】 药材干皮为长条状块片,厚 3～6mm;外表面灰棕色,有灰白色地衣斑,具龟裂纹及红棕色圆形或横长的皮孔;枝皮呈卷筒状或槽状,长 10～60cm,直径约 3cm,厚 2.5～3mm。外表面绿灰色至黑灰色,密布细斜皱纹和多数细小的圆点状皮孔,或具枝痕;内表面黄白色或棕色。质坚硬,断面纤维性较强,易层状剥离而呈裂片状。无臭,味苦。

秦皮甲素 (aesculin)

秦皮乙素 (aesculetin)

一般以条长、外皮薄而光滑者为佳。

【理化鉴别】

1. 荧光检查 取本品少许浸入水或乙醇中,浸出液在日光下呈碧蓝色荧光。

2. 薄层色谱 取本品乙醇溶液,用秦皮甲素与秦皮乙素对照,用同一硅胶 G 薄层板,以甲苯-乙酸乙酯-乙醇-甲酸(3:4:2:1)为展开剂,置紫外光灯(365nm)下观察。供试品色谱在与对照品色谱相应的位置上,显相同颜色的荧光斑点。

3. 秦皮甲素的含量测定 薄层-紫外分光光度法。本品含秦皮甲素($C_{15}H_{16}O_6$)不得少于1.36%。

本品饮片:性微寒,味苦;清热,燥湿,止痢。用量6~12g。

【附注】 易混品种胡桃科植物核桃楸 *Junglans mandshurica* Maxim. 的树皮。树皮厚1~2mm,呈卷筒状或扭曲成绳状;外表面平滑,灰棕色,皮孔少,有大型叶痕;内表面暗棕色。不易横断,易纵裂。味微苦、涩。薄壁细胞含草酸钙簇晶。水浸液无荧光。

香 加 皮

Cortex Periplocae Radicis(拉)
Root-bark of Chinese Silkvine(英)

本品为萝藦科(Asclepiadaceae)植物杠柳 *Periploca sepium* Bge. 野生品的干燥根皮。主产于山西、河南、河北、山东、甘肃、湖南等地。

【化学成分】 杠柳毒苷(periplocin),杠柳皂苷 K、H_1、E,香气成分4-甲氧基水杨醛(4-methoxysalicyladehyde),β-香树精及其乙酸酯,β-谷甾醇及其葡萄糖苷等。

4-甲氧基水杨醛 (4-methoxysalicyladehyde)

【性状鉴别】 药材呈卷筒状、槽状或不规则块片状,长3~10cm,直径1~2cm,厚2~4mm。外表面灰棕色或黄棕色,栓皮易成片状脱落;内表面黄白色或淡红棕色,有细纵纹。质地疏松而脆,易折断;断面黄白色,不整齐。有浓厚香气,味苦,稍有麻舌感。

一般以块大、皮厚、香气浓者为佳。

【理化鉴别】

1. 荧光检查 本品的水或乙醇浸出液,在紫外光灯(365nm)下显紫色荧光,加稀盐酸,荧光不变,加氢氧化钠试液,产生黄绿色荧光。

2. 显微化学定性 本品横切片加1%氢氧化钾溶液,立即镜检,皮层及射线细胞均显黄色。

3. 4-甲氧基水杨醛的含量测定 高效液相色谱法。本品于60℃干燥4h,含4-甲氧基水杨醛($C_8H_8O_3$)不得少于0.20%。

本品饮片:性温,味辛、苦,有毒;祛风湿,壮筋骨,强腰膝。用量3~6g。

地 骨 皮

Cortex Lycii(拉)　　Root-bark of
Chinese Wolfberry(英)

本品为茄科(Solanaceae)植物枸杞 *Lycium chinense* Mill. 或宁夏枸杞 *Lycium barbarum* L. 栽培品的干燥根皮。枸杞主产于河北、天津一带。宁夏枸杞主产于宁夏、甘肃等地。

【化学成分】 枸杞苷(lyciumosides)Ⅰ、Ⅱ、Ⅲ,东莨菪素(scopoletin),枸杞甾 A、B(lyciumsubstance A,B),枸杞酰胺,苦柯胺 A,肉桂酸,酚性物质,亚油酸,亚麻酸,维生素 B 等。

【性状鉴别】 药材呈筒状、槽状或不规则卷片,长8~10cm,直径0.5~1.5cm,厚1~3mm。外表面灰黄色至棕黄色,粗糙,具纵横皱纹或裂纹,易成鳞片状剥落;内表面黄白色或灰黄色,有细纵纹。体轻,质脆,易折断;断面不平坦,外层黄棕色,内层灰白色。气微,味微甜而后苦。

一般以块大、肉厚、无木心、身干者为佳。

【理化鉴别】 荧光检查 取本品药材断面置紫外灯(365nm)下观察,木栓层呈棕色,韧皮部呈淡蓝色荧光(陈旧的药材呈淡黄色荧光)。

取本品粉末的5%水浸液或碱性水浸液,紫外灯(365nm)下观察,均显深污绿色荧光。

取本品粉末的70%乙醇提取液,在紫外灯(365nm)下观察,显淡蓝色荧光。

本品饮片:性寒,味甘、淡;清虚热,凉血。用量9~15g,外用适量。

(罗 容 李素丽 毛 莹 张贵君)

第11章 叶类中药

第1节 概 述

叶类(folia)中药是以植物叶入药的药材总称,多数为成熟的叶(folium),少数是嫩叶。叶类中药绝大多数采自双子叶植物的叶。药用部位有单叶、复叶的小叶片、带叶的枝梢(cacumen)、叶柄(petiolus)等。

一、性状鉴别

完整叶片的形状因植物的种类不同而异,常见的有披针形、椭圆形、卵形等20余种形状。叶的表面特征多样,有的具角质层(cuticle),光滑无毛;有的仅下表面被毛茸或上下表面均被毛茸;有的对光透视可见深色的条纹、透明的叶脉或腺点;有的叶脉凸起或凹下;有的在放大镜下可察见凹陷的点状腺鳞(glandular scale)。叶片一般呈暗绿色或灰绿色,常因加工方法、储藏等因素而使其颜色变黄或呈绿棕色等;少数叶片呈紫色、蓝紫色等特殊颜色。

叶类中药性状鉴别主要应观察其状态、类型、叶片和叶柄等特征。叶类中药常皱缩卷曲、易碎,在观察形态时应将叶片用水浸泡后展开观察。观察和描述时尤其要注意叶片的形状、大小、颜色、表面特征、质地、叶缘、叶端、叶基、叶脉,叶片分裂情况以及叶柄有无、形状、长短、平直、扭曲、槽状、鞘状或叶片状、有无托叶等特征。

二、显微鉴别

(一) 组织特征

叶的组织构造可分为表皮(epidermis)、叶肉和叶脉(vein)3部分。

1. 双子叶植物叶片的构造特点(图11-1)

(1) 表皮 表皮分为上表皮(upper epidermis)和下表皮(lower epidermis),通常为1层扁平的细胞,少数由多层细胞组成,如夹竹桃叶等。表皮细胞的外壁较厚,常有角质层、蜡被

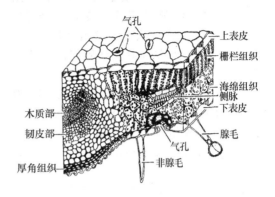

图 11-1 双子叶植物叶近中脉部分叶片组织特征

或毛茸。上下表皮的构造较相似,但下表皮的气孔(stoma)较上表皮为多。表皮细胞一般不含叶绿体(chloroplast)。

(2) 叶肉 叶肉是含有叶绿体的薄壁组织,位于上下表皮之间,常分栅栏组织和海绵组织两部分。栅栏组织(palisade tissue)位于表皮之下,由1列或数列排列紧密的长柱形细胞构成,其细胞的长径和表皮垂直排列。海绵组织(spongy tissue)位于栅栏组织下方,由近圆形或不规则长圆球形的薄壁细胞组成,有较大的细胞间隙。叶的上下表皮之下都有栅栏组织的称为"等面叶",如番泻叶。

(3) 叶脉 叶脉是叶片中的维管束,主脉最发达,常向叶片下方突出,其构造和茎的维管束基本相同;维管束的木质部在上方,略成半月形,由导管和管胞等组成。在木质部和韧皮部的外侧,常有厚壁组织围绕,表皮下方常有厚角组织。

2. 单子叶植物叶片的构造特点 以禾本科植物药的叶片为例。

(1) 表皮 表皮细胞的形状比较规则,多呈长方形,排列成行,长径沿叶的纵轴方向排列。细胞壁常角质化,并含有硅质;在表皮上常有乳头状突起、刺或毛茸;上表皮有特殊的大型"运动细胞",横切面观略呈扇形排列。

(2) 叶肉 叶肉没有栅栏组织和海绵组织

的分化。

3. 裸子植物叶片的构造特点

(1) 条形叶 表皮为1列类方形细胞,外被角质层。上下表皮均有内陷式气孔。上表皮下方有下皮纤维,常排列成断续的环。栅栏组织为1列圆柱形细胞,位于上表皮下方;海绵细胞切向延长,壁呈念珠状增厚,壁孔明显。主脉维管束外韧型,外方有薄壁细胞组成的维管束鞘。

(2) 针叶 以松针为例:表皮细胞1列,壁厚,外被角质层;下皮为厚壁细胞。四面均具内陷式气孔。叶肉组织不分化,有树脂道。内皮层明显。维管束(vascular bundle)外韧型,有维管束鞘。

4. 叶类中药组织鉴定要点 表皮部分应注意其细胞形状、气孔类型、角质层厚度、毛状物的类型及其特征。叶肉部分注意观察栅栏组织下有无结晶细胞层、石细胞和油室分布。维管束应注意其形状及类型。少数单子叶植物叶,鉴别时应重点观察表皮细胞的组成及气孔,如禾本科植物叶表皮由长细胞和短细胞(栓质细胞及硅质细胞)组成。

(二) 粉末特征

根据叶的种类,叶类中药粉末在显微镜下常可见碎断的毛茸、纤维、分泌组织、异细胞、厚角组织、导管等。若为叶柄或带有小枝的叶,可见较多的纤维、导管。鉴别叶类中药时,应以毛茸、气孔、表皮细胞为重点。

叶类中药粉末的显微鉴定一般应注意下列特点。①表皮:注意其细胞的形状、大小、垂周壁的弯曲程度、增厚情况、突起等。②气孔:注意其形状、大小、型式、保卫细胞等。③毛茸:非腺毛(nonglandular hair)应注意其细胞的数目、形状、大小、细胞壁的厚薄,木化程度及疣状突起等;腺毛(glandular hair)要注意头部的形状、大小、细胞的数目及排列情况、内含物,柄的细胞数目及排列状态等。④厚壁组织:纤维(fiber)常存在于叶脉碎片中,有的为晶纤维(crystal fiber),如番泻叶等。石细胞较少见。⑤叶肉组织:如有栅状细胞存在,应注意其列数,有无晶细胞层,是否有特异细胞等。⑥分泌组织:注意分泌组织的有无及其类型。

(三) 显微常数

叶类中药常见的显微常数主要有栅表细胞比、气孔数、气孔指数、脉岛数和脉端数等,这些显微数据常因中药原植物种类不同而异,因而具有较为重要的鉴别意义。

1. 栅表细胞比 栅表细胞比(palisade ratio)是指叶片的1个表皮细胞下方平均栅栏细胞数。来源于不同科属植物的叶类中药其栅表细胞比相差较大,同属的则相差较小。栅表细胞比的测定可以应用于完整和破碎的叶类药材。

2. 气孔数与气孔指数 气孔数(stomatal number)是指每平方毫米叶表皮面积上的气孔数目。气孔指数(stomatal index)是指叶单位面积上表皮细胞与气孔总数中气孔数所占的百分比。同种植物叶子的气孔数虽有较大的差异,但气孔指数则较恒定,常用来鉴别形态相似的叶类中药。

3. 脉岛数 脉岛数(vein islet number)是指叶片每平方毫米面积中脉岛的数目。此数值因植物种类而异,且不随叶片的大小或植物的年龄而变化,因此可用来帮助鉴定。其测定时需要叶片的面积较大,故适用于表面制片的样品。

此外,也可以测量脉端数,即叶的完全游离小脉或小脉分枝末端的数目。

第2节 各 论

侧 柏 叶

Cacumen Platycladi(拉)

Leaf and Twig of Chinese Arborvitae(英)

本品为柏科(Cupressaceae)植物侧柏 *Platycladus orientalis* (L.) Franco 栽培品的干燥嫩枝梢及叶。主产于江苏、广东、海南、河北、山东等地。

【化学成分】 挥发油约0.26%:α-侧柏酮(α-thujone)、小茴香酮(l-fenchone)、侧柏烯(thujene)等。黄酮类:槲皮苷(quercitrin)、槲皮素(quercetin)、杨梅树素(myricetin)、山奈酚(kaempferol)、扁柏双黄酮(hinokiflavone)、穗花杉双黄酮(amentoflavone)、新柳杉双黄酮(neocryptomerin)、香橙素(aromadendrin)等。

【性状鉴别】 药材多分枝,小枝扁平。叶呈细小鳞片状,交互对生,贴伏于枝上;深绿色或黄绿色。质脆,易折断。气清香,味苦、涩、微辛。

一般以枝嫩、色深绿者为佳。

【理化鉴别】 槲皮苷的含量测定 高效液相色谱法。本品含槲皮苷($C_{21}H_{20}O_{11}$)不得少于0.10%。

本品饮片:性微寒,味苦、涩;凉血止血,生发乌发。用量6~12g。

蓼 大 青 叶

Folium Polygoni Tinctorii(拉)

Indigoplant Leaf(英)

本品为蓼科(Polygonaceae)植物蓼蓝 *Polygonum tinctorium* Ait. 野生品的干燥叶。主产于辽宁、河北、山西、江苏、安徽、山东、陕西等地。

【化学成分】 含靛苷(indican),酸水解生成吲哚醇(indxyl),在空气中氧化成靛蓝(indigotin $C_{16}H_{10}O_2N_2$),全草能产生靛蓝4%~5%;另含靛玉红(indirubin)、n-苯基-α-萘胺、β-谷甾醇(β-sitosterol)等。

靛蓝(indigotin)

【性状鉴别】 药材多皱缩,有时破碎。完整叶片展开后,呈长椭圆形,长3~8cm,宽2~5cm;蓝绿色或黑蓝色,先端钝,基部渐狭,全缘;叶脉浅黄棕色,于下表面略突起。叶柄扁平,长约1cm,基部有膜质托叶鞘。托叶鞘透明,灰白色,其边缘有稀疏长毛。质脆易碎。气微,味微涩、稍苦。

一般以叶厚、蓝绿色者为佳。

【显微鉴别】 粉末特征 蓝绿色。叶表皮细胞多角形,垂周壁平直或微波状弯曲。气孔平轴式,少数不等式。腺毛头部4~8个细胞,柄2个细胞并列,亦有多细胞构成多列的。非腺毛多列式,壁木化。叶肉组织含大量蓝色至蓝黑色色素颗粒。草酸钙簇晶多见,直径12~80μm。

【理化鉴别】 靛蓝的含量测定 高效液相色谱法。本品含靛蓝($C_{16}H_{10}N_2O_2$)不得少于0.50%。

本品饮片:性寒,味苦;清热解毒,凉血消斑。用量9~15g;外用鲜品适量,捣烂敷患处。

大 青 叶*

Folium Isatidis(拉)

Indigowoad Leaf(英)

本品始载于《神农本草经》,列为上品,原名"蓝实"。大青叶之名始载于《名医别录》。菘蓝一名最早见于《唐本草》。

【来源】 本品为十字花科(Cruciferae)植物菘蓝 *Isatis indigotica* Fort. 栽培品的干燥叶。

【植物形态】 二年生草本植株高40~90cm。主根圆柱形,稍弯曲,长8~16cm,直径3~8mm,外皮灰黄色。茎直立,上部多分枝,光滑无毛,多少带白粉状。单叶互生,基生叶较大,叶片长椭圆形,具柄;茎生叶长圆形至长圆状倒披针形,下部的叶稍大,长3.5~11cm,宽0.5~3cm,先端钝尖,基部箭形,半抱茎,全缘或有不明显的细锯齿。复总状花序,花黄色,萼片和花瓣4,花瓣倒卵形;雄蕊6,4强;雌蕊1。角果扁平长圆形,有中肋,先端楔形或微凹,基部渐狭,长约1.5cm,宽约4mm。种子1枚。花期4~5月,果期6月(图11-2)。

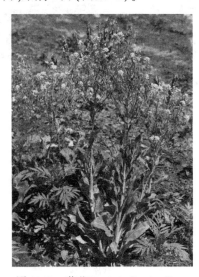

图11-2 菘蓝 *Isatis indigotica* Fort.

【产地】 主产于河北、江苏、浙江、安徽、河南、湖北等地。

【采收加工】 夏、秋二季分2~3次收割,拣去杂质,晒干。

【化学成分】 菘蓝苷（大青素 B，isatan B），靛玉红（indirubin），靛蓝（indigotin），色胺酮（tryptanthrin），芥苷（glucobrassicin），新芥苷（neoglucobrassicin），l-磺基芥苷（l-supho-3-indolylmethyl glucosinolate），β-谷甾醇（β-sitosterol），多种氨基酸等。

靛玉红(indirubin)

【性状鉴别】 药材多皱缩卷曲，有的破碎。完整叶片展平后呈长椭圆形至长圆状倒披针形，长 5 ～20cm，宽 2 ～6cm；上表面暗灰绿色，有时可见色较深稍突起的小点；先端钝，全缘或微波状，基部狭窄下延至叶柄呈翼状。叶柄长 4 ～10cm，淡棕黄色。质脆，气微，味微酸、苦、涩（图 11-3）。

一般以叶完整、色暗灰绿者为佳。

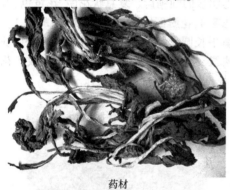
药材

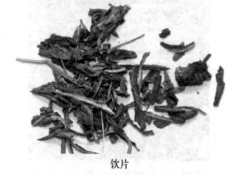
饮片

图 11-3 大青叶

【显微鉴别】

1. 组织特征 叶中脉横切面：上表皮细胞外被角质层。栅栏细胞与海绵细胞区别不明显，细胞略呈长圆形。主脉维管束 4 ～9 个，外韧型，中间 1 个较大。分泌细胞类圆形，分布于主脉薄壁组织和叶肉组织中，较周围的薄壁细胞小，直径 10 ～40μm，内含棕黑色颗粒状物质（图 11-4）。

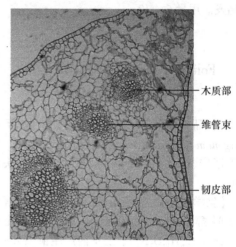

图 11-4 大青叶中脉横切面组织特征

2. 粉末特征 绿褐色。下表皮细胞垂周壁稍弯曲，略成连珠状增厚。气孔不等式，副卫细胞 3 ～4 个。叶肉组织断面的栅栏细胞与海绵细胞无明显区别。可见螺纹和网纹导管（图 11-5）。

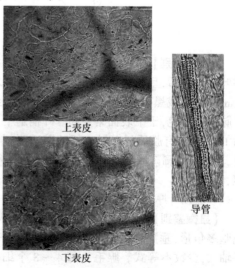
上表皮
下表皮
导管

图 11-5 大青叶粉末特征

【理化鉴别】

1. 薄层色谱 取本品三氯甲烷溶液，用靛蓝、靛玉红对照，用同一硅胶 G 薄层板，以苯-三氯甲烷-丙酮（5：4：1）为展开剂。供试品色谱在与对照品色谱相应的位置上,分别显相同的蓝色(靛蓝)和浅紫红色(靛玉红)斑点(图11-6)。

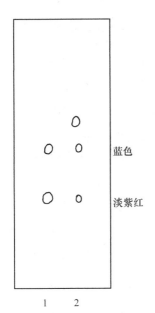

图 11-6 大青叶 TLC
1. 靛玉红,靛蓝 2. 大青叶

2. 醇溶性浸出物的含量测定 按《中国药典》热浸法测定,用 95% 乙醇为溶剂,不得少于 16.0% 。

3. 靛玉红的含量测定 高效液相色谱法。本品含靛玉红($C_{16}H_{10}N_2O_2$)不得少于 0.020% 。

【饮片】

性味功能:性寒,味苦。清热解毒,凉血消斑。

用法用量:9～15g。

枇 杷 叶

Folium Eriobotryae(拉)

Loquat Leaf(英)

本品为蔷薇科(Rosaceae)植物枇杷 *Eriobotrya japonica*(Thunb.)Lindl. 栽培品的干燥叶。主产于江苏、浙江、广东等地。

【化学成分】 挥发油:反式苦橙油醇(*trans*-nerolidol)、反-反式麝子油醇(*trans*-*trans*-farnesol)、橙花椒醇(nerolidol)、金合欢醇(farnesol)、α- 蒎烯(α- pinene)、β- 蒎烯(β-pinene)、莰烯(camphene)、月桂烯(myrcene)、对聚伞花素(p- cymene)、芳樟醇(linalool)、樟脑(camphor)、芳樟醇氧化物等。尚含枇杷苷 I(eriobotroside I),苦杏仁苷(amygdalin),熊果酸(ursolic acid),齐墩果酸(oleanolic acid),酒石酸(tartaric acid),苹果酸(malic acid)等。

【性状鉴别】 药材叶片呈长圆形或倒卵形,长 12～30cm,宽 4～9cm;先端渐尖,基部楔形,边缘有疏锯齿,近基部全缘;上表面灰绿色、黄棕色或红棕色,较光滑,有光泽;下表面密被黄色茸毛,主脉于下表面显著突起,羽状网脉。叶柄极短,被棕黄色茸毛。叶片革质,脆,易折断。无臭,味微苦。

一般以叶完整、色灰绿者为佳。

【显微鉴别】

组织特征 叶横切面:上表皮细胞扁方形,外被厚角质层;下表皮有多数单细胞非腺毛,常弯曲,近主脉处多弯成人字形,气孔可见。栅栏组织为 3～4 列细胞,海绵组织疏松,均含草酸钙方晶及簇晶。主脉维管束外韧型,近环状;中柱鞘纤维束排列成不连续的环,壁木化,其周围薄壁细胞含草酸钙方晶,形成晶纤维。薄壁组织中散有黏液细胞及草酸钙方晶。

【理化鉴别】 水溶性浸出物的含量测定用热浸法测定,不得少于 10.0% 。

本品饮片:性微寒,味苦;清肺止咳,降逆止呕。用量 6～9g。

番 泻 叶*

Folium Sennae(拉) Senna Leaf(英)

本品为进口药材,译名那叶、辛拿叶。古代本草未见收载。番泻叶的名称主要是根据产地和功能而来。

【来源】 本品为豆科(Leguminosae)植物狭叶番泻 *Cassia angustifolia* Vahl 及尖叶番泻 *Cassia acutifolia* Delile 野生品的干燥小叶。

【植物形态】

1. 狭叶番泻 草本状小灌木,高达 1m。偶数羽状复叶,小叶 5～8 对;叶柄极短,托叶卵状披针形,长 2～4mm;小叶片卵状披针形至条状披针形,先端急尖而有锐刺,基部稍不对称,全缘,无毛或几无毛。总状花序腋生,有 6～14 朵;花梗基部有 1 卵形易落的苞片,花略不整齐;萼片 5 枚,长卵形,略不等长;花瓣 5,倒卵形,黄色,下面 2 瓣较大;雄蕊 10,上部 3 枚小形,不育,中央 4 枚等长,最下面 3 枚向下弯曲,两侧的最长,中央的稍短,花药基部箭形,4 室;雌蕊弯曲如镰,子房有柄,被疏毛。荚果扁平长方形,长 4～6cm,宽 1～1.7cm,背缝顶端有清楚的尖突,果皮厚膜质,栗棕色,边缘带绿色,幼时被白毛,其后脱落。种子 4～7 粒,有细线状种柄,略呈长方形而扁,顶端平截而微凹,有疣点状皱纹,棕绿色。花期 9～12 月,果期翌年 3 月。

2. 尖叶番泻 与狭叶番泻叶大致相似,唯叶多为长卵形,长 2～4cm,宽 7～12mm,先端急尖,或有棘尖,基部不对称,叶下面灰绿色;花较小;荚果宽 2～2.5cm,先端的尖突微小不明显 (图 11-7)。

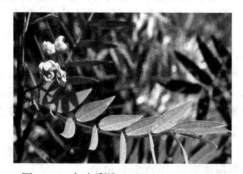

图 11-7 尖叶番泻 *Cassia acutifolia* Delile

【产地】 狭叶番泻叶主产于红海以东至印度一带,以印度南端丁内未利(Tinnevelly)产量最大;尖叶番泻叶主产于埃及尼罗河上游。

【采集与加工】 狭叶番泻在花开放前摘取叶片,阴干后用水压机打包;尖叶番泻在 9 月果实将成熟时剪取枝条,分别摘取叶片,晒干,按全叶、碎叶分别包装。

【化学成分】 番泻叶苷 A、B、C、D (sennoside A,B,C,D;A 和 B、C 和 D 分别互为立体异构),芦荟大黄素双蒽酮苷(aloe-emodin dianthrone glucoside),大黄酸葡萄糖苷(rhein monoglucoside),芦荟大黄素葡萄糖苷(aloe-emodin monoglucoside),少量的大黄酸(rhein)和芦荟大黄素(aloe-emodin),番泻叶山柰苷,蜂花醇(myricyl alcohol),水杨酸(salicylic acid),棕榈酸(palmitic acid),硬脂酸(stearic acid)等。

番泻苷A(sennoside A):R=COOH
番泻苷C(sennoside C):R=CH₂OH

番泻苷B(sennoside B):R=COOH
番泻苷D(sennoside D):R=CH₂OH

【性状鉴别】

1. 狭叶番泻叶 叶片多完整平坦,呈长卵形或卵状披针形,长 1.5～5cm,宽 0.4～2cm。叶端急尖,并有锐刺,全缘,叶基部稍不对称;上表面黄绿色,下表面浅黄绿色,无毛或近无毛,下表面主脉稍突出,有叶脉、叶片压叠线纹;革质;气微弱而特异,味微苦,稍有黏性(图 11-8)。

2. 尖叶番泻叶 叶片呈披针形或长卵形,叶片边缘略反卷,叶端短尖或微凸,全缘,叶基不对称;上表面浅绿色,下表面灰绿色,微有细短毛茸;质地较薄、脆(图 11-8)。

一般以干燥、叶片大而完整、色绿、枝梗少、无黄叶、碎叶、杂质等为佳。

【显微鉴别】

1. 组织特征 叶片横切面:表皮细胞 1 列,部分细胞内含黏液质;上、下表面均有气孔,下表面非腺毛较多。叶肉组织等面型,上表面的栅栏组织通过主脉。海绵组织中常含草酸钙簇晶。主脉维管束外韧型,上、下两侧均有纤维束,纤维外方薄壁细胞含草酸钙方晶,形成晶鞘纤维(图 11-9)。

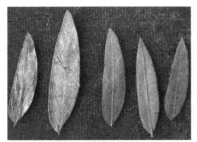

尖叶番泻叶

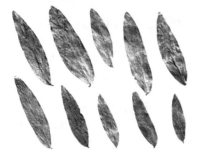

狭叶番泻叶

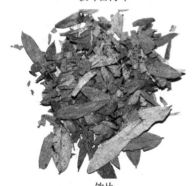

饮片

图 11-8 番泻叶

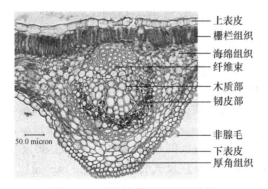

图 11-9 番泻叶横切面组织特征

2. 粉末特征 淡绿色或黄绿色。表皮细胞呈多角形,垂周壁平直。气孔主为平轴式,副卫细胞大多为 2 个,少数有 3 个。非腺毛单细胞,长 100～350μm,直径 12～25μm,壁厚,具有疣状突起,木化,基部稍弯曲。晶纤维多,草酸钙

方晶边长 12～15μm。薄壁细胞含草酸钙簇晶(图 11-10)。

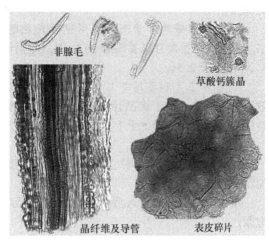

图 11-10 番泻叶粉末特征

3. 显微常数测定

(1) 栅表细胞比 尖叶番泻叶上表面为 4.5～9.5～18.0,下表面为 3.5～7.0～14.5;狭叶番泻叶上表面为 4.0～7.5～12.1,叶下表面为 2.5～5.1～10.5。

(2) 气孔指数 尖叶番泻叶下表面为 11.4～12.2～13.0。

【理化鉴别】

1. 化学定性 取粉末 0.1g,加 50% 硫酸溶液 10mL,沸水浴上加热水解 15min,放冷,用三氯甲烷或乙醚提取,分出三氯甲烷层或乙醚层,加 4% 的氢氧化钠溶液提取,碱液加 3% 的过氧化氢溶液 2 滴,沸水浴上加热 4min,出现明显的红色。

取本品粉末 25mg,加水 50mL 及盐酸 2mL,置水浴中加热 15min,放冷,加乙醚 40mL,振摇提取,分出乙醚层,通过无水硫酸钠层脱水,滤过,取滤液 5mL,蒸干,放冷,加氨试液 5mL,滤液显黄色或橙色,置水浴中加热 2min 后,变紫红色。

2. 荧光检查 取本品粉末的稀醇浸出液滴于滤纸上,干后置紫外灯(365nm)下观察,显棕红色荧光。

3. 薄层色谱 取本品乙醇溶液,用对照药材对照,用同一硅胶 G 薄层板,以乙酸乙酯-正丙醇-水(4∶4∶3)为展开剂,置紫外灯(365nm)下观察。供试品色谱在与对照药材色谱相应的位置上,呈相同颜色的荧光斑点;或喷以 20% 硝酸溶液,在 120℃加热约 10min,放冷,

再喷以 5% 氢氧化钾的稀乙醇溶液,供试品色谱在与对照药材色谱相应的位置上,显相同颜色的斑点。

4. 总番泻苷的含量测定　可见分光光度法。本品含总番泻苷以番泻苷 B($C_{42}H_{38}O_{20}$)计算,不得少于 2.5%。

5. 番泻苷 A 和番泻苷 B 的含量测定　高效液相色谱法。按干燥品计算,含番泻苷 A 和番泻苷 B 的总量不得少于 1.1%。

【饮片】

性味功能:性寒,味甘、苦。泻热行滞,通便,利水。

用法用量:2~6g,入煎剂宜后下,或开水泡服。

枸 骨 叶

Folium Ilicis Cornutae(拉)

Leaf of Chinese Holly(英)

本品为冬青科(Aquifoliaceae)植物枸骨 *Ilex cornuta* Lindl. ex Paxt. 栽培品的干燥叶。主产于河南、安徽、湖北、江苏等地。

【化学成分】　苦丁茶苷(cornutaside)A、B、C、D,地榆苷(ziguglucoside)Ⅰ、Ⅱ,冬青苷(ilexside)A、B,咖啡因(caffeine),齐墩果酸苷,鞣质(tannins),苦味素等。

【性状鉴别】　药材呈类长方形或矩圆状长方形,偶有长卵圆形,长 3~8cm,宽 1.5~4cm;基部平截或宽楔形,顶端宽,有 3 枚硬而尖的刺,顶端 1 枚常反曲,两侧有同样尖刺 1~3 枚,边缘稍反卷;长卵圆形叶常无刺齿;羽状网脉,主脉向下凸出,叶柄较短;上表面黄绿色或绿褐色,有光泽,下表面灰黄或灰绿色。厚革质,坚硬,易折断。气无,味微苦。

一般以叶大、色绿者为佳。

本品饮片:性凉,味苦;清热养阴,平肝,益肾。用量 9~15g。

罗 布 麻 叶

Folium Apocynii Veneti(拉)

Dogbane Leaf(英)

本品为夹竹桃科(Apocynaceae)植物罗布麻 *Apocynum venetum* L. 野生品的干燥叶。主产于

河北、陕西、山西、甘肃、内蒙古、辽宁、吉林、黑龙江、江苏、山东、安徽等地。

【化学成分】　芸香苷(rutin),槲皮素(quercetin),异槲皮苷(isoquercitrin),金丝桃苷(hyperoside),儿茶素(catechin),氨基酸,东莨菪内酯(scopoletin),异秦皮定,多糖等。

金丝桃苷(hyperoside)

【性状鉴别】　药材多皱缩卷曲或破碎,完整叶片展开后呈椭圆状披针形或卵圆状披针形,长 2~5cm,宽 0.5~2cm。淡绿色或灰绿色,先端有小芒尖,基部钝圆或楔形,边缘具细齿,常反卷,无毛,叶脉于下表面突起。叶柄细,长约 4mm。质脆易碎。气微,味淡。

一般以叶完整、色绿者为佳。

本品饮片:性凉,味甘、苦;平肝安神,清热利水。用量 6~12g,可泡茶饮用。

艾 叶

Folium Artemisiae Argyi(拉)

Leaf of Argy Wormwood(英)

本品为菊科(Compositae)植物艾 *Artemisia argyi* Levl. et Vant. 野生品的干燥叶。全国各地均产。5~7 月花未开时采叶,晒干为"艾叶";取嫩叶晒干,敲打或轧碾为粗粉,即为"艾绒"。

【化学成分】　挥发油 0.02%:1,8-桉油精(1,8-cineole)、α-侧柏酮(α-thujone)、α-水芹烯(α- phellandrene)、β- 石竹烯(β-caryophyllene)、反式香芹醇(*trans*-carveol)、α-

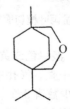

1,8-桉油精(1,8-cineole)

萜品烯醇(α-terpineol),异龙脑等。

【性状鉴别】

1. 药材 多皱缩、破碎,具短叶柄,有时带嫩枝。叶片展开后呈卵状椭圆形,羽状深裂,裂片椭圆状披针形,叶缘有不规则的粗锯齿;上表面灰绿色或深黄绿色,被稀疏的柔毛和腺点,下表面有密集的灰白色丝状绒毛。质柔软。气清香,味苦。

2. 艾绒 呈棉絮状,绿白色。

一般以质柔软、香气浓者为佳。

【显微鉴别】 粉末特征 绿褐色。非腺毛众多,一种呈"T"字形,顶端细胞长而弯曲,两臂不等长,臂细胞横生,柄细胞2~4个;另一种为单列性非腺毛,3~5个细胞,顶端细胞特长而扭曲,常断落。腺毛由4、6个细胞相对叠合而成,无柄,表面观呈鞋底形,长20~45μm,宽9~23μm,侧面观呈成对叠生状。表皮细胞不规则形;气孔不定式,副卫细胞3~6个。草酸钙簇晶直径4~14μm,方晶边长2~7μm。有螺纹和网纹导管。

本品饮片:性温,味辛、苦,有小毒;散寒止痛,温经止血,外治皮肤瘙痒。醋艾炭用于虚寒性出血。用量3~9g。外用适量,供灸治和熏洗用。

（张贵君 杜 娟）

第12章 花类中药

第1节 概 述

花类(floris)中药是以植物的花入药的药材总称,药用部位主要包括干燥的单花(flos)、花序和花的一部分。完整的花多数药用花蕾,少部分为开放的花和花序;花的一部分包括柱头(stigma)、花粉(pollen)、雄蕊(stamen)、花冠、花萼(calyx)、总苞(involucrum)、花托(receptaculum)等。

一、性状鉴别

花类中药常因干燥、破碎等而改变了原有的形状,但一般均较特异,常呈圆锥状、棒状、团簇状、丝状和粉末状等,水浸后展开可恢复原有的形态,并有明显的颜色和香气。鉴别时主要注意下列特征:

首先注意其是单花、花序或花的一部分等药用部位。单花要注意一般特征,包括整齐或不整齐、完全或不完全、单性花还是两性花、离瓣花还是合瓣花等;特别要注意花萼、花冠、雄蕊群、雌蕊群等特征。花序应注意其类别、形状、中轴、苞片、小花的数目等。花类中药多具有香气和鲜艳的颜色,其形状、大小、表面特征和质地等,也应特别注意观察。

二、显微鉴别

花类中药显微鉴别方法与叶类相似。重点观察各组成部分的表面特征,如花粉粒、花粉囊内壁细胞、表皮细胞、毛茸和分泌组织等。

(一)组织特征

花各组成部分的组织鉴别特点如下。

1. 苞片 基本与叶的构造相同,分为表皮、叶肉和主脉。花瓣化的苞片与花瓣构造类同。少数苞片可见厚壁纤维状细胞或全部由厚壁性纤维状细胞组成。

2. 花萼 构造与叶相似。有上下表皮,叶肉组织分化不明显;维管组织不发达,机械组织不如叶的发达;质薄的萼片通常下表皮与表皮层紧贴无间隙。

3. 花冠 构造与叶近似。有上下表皮、叶肉组织和维管组织。上表皮细胞常呈乳头状或绒毛状突起,下表皮细胞壁有时作波状弯曲,偶有少数气孔存在。有时有毛茸,一般和同一植物叶上毛茸的形态一致。有的可见到分泌组织。

4. 雄蕊 包括花药与花丝。花丝由表皮、薄壁组织及贯穿其中的维管束组成。花药有药室和药隔。成熟药室的横切面可见周壁为表皮及药室内壁细胞,室内充满成熟的花粉粒。药室(即花粉囊)内壁细胞在不与表皮接触的各面壁上有条状、网状或脊状纹理,且多木化。药隔由表皮、薄壁组织及维管束组成。

5. 雌蕊 包括子房、花柱及柱头。柱头表皮细胞常突起呈乳头状,如红花;有的呈绒毛状;也有的乳头平滑,细胞不作毛茸状突起的,如洋金花。花柱表皮细胞表面常有各种纹理,有的分化为表皮毛。花柱的内部常为薄壁细胞所组成。子房壁有内外表皮,注意其表面观的形态及细胞内有无结晶等。

(二)粉末特征

花类中药的粉末的鉴别一般应以花粉粒、毛茸为主要鉴别依据,并应注意有无草酸钙结晶、花粉囊内壁细胞、分泌组织、色素细胞、花冠表皮细胞。维管组织常细小,有时仅有少数螺纹导管。极少数花的粉末中可见石细胞或厚壁细胞。若带有花梗,粉末中可见茎的特征。

花粉粒是花类中药显微鉴别的标志性特征之一。其形态多种多样,不同的植物花粉形态不同。正确观察和分析花粉形态是鉴别花类中药的关键。观察花粉粒的形态主要类别包括其极性和对称性、形状、大小、萌发孔情况、外壁构造及纹饰。

(1)注意是单花粉、复合花粉还是花粉块,一般绝大多数为单花粉,少数为复合花粉。具有极性的花粉,可分为等极的、亚等极的和异极的 3 种类型。在等极花粉中,远极面和近极面相似或基本相似,大多数双子叶植物花粉都属于这种类型。

(2)对称性 大多数花粉是对称的,主要分辐射对称和左右对称 2 种类型,还有一种完全对称的,这种花粉呈圆球形,无萌发孔。

(3)花粉粒的形态 可以从它们的立体形状或分别从极面观(极面位置)或赤道面观(赤道面位置)的轮廓来描述,辐射对称的花粉有超扁球形、扁球形、近扁球形、圆球形、近长球形、长球形、超长球形;单子叶植物的左右对称花粉可用椭圆体形、舟形等来表示它们的立体形状。

(4)花粉粒的大小 一般以花粉最长轴的长度来表示,分为 6 个等级:很小花粉($<10\mu m$)、小花粉($10\sim25\mu m$)、中等花粉($25\sim50\mu m$)、大花粉($50\sim100\mu m$)、很大花粉($100\sim200\mu m$)、巨大花粉($>200\mu m$)。

(5)萌发孔 常很复杂,除极少数花粉粒外,绝大多数有萌发孔。萌发孔的形状、结构、位置、数目及大小,因植物科属而异,有的同科属不同种间的花粉也有一定变化。但也有同科属的花粉形态很一致的,如伞形科花粉萌发孔的形状有沟(萌发沟)及孔(萌发孔)2 种。沟是长形的萌发孔,其长轴为短轴的 2 倍以上;孔是短萌发孔,其长轴为短轴的 2 倍或更小,呈圆形。各种植物花粉的萌发孔不同,有具孔、具沟、具孔及沟、具孔及孔,其中具孔及孔者极少。少数种类的萌发孔为 1 至数个螺旋形萌发孔,如谷精草;有的呈与赤道平行的环状,叫环形萌发孔;还有合沟及副合沟,如丁香。萌发孔的分布位置有 3 种情况:一是分布在极面,有远极孔、近极孔及远极沟(如辛夷、厚朴花、裸子植物及单子叶植物为具沟的种类);二是分布在赤道面,为双子叶植物的主要类型,沟的长轴常与赤道轴相垂直;三是散布在整个球面,有散孔及散沟。

(6)花粉壁 通常分为外壁和内壁 2 层。外壁较厚,坚硬,又分为外壁外层和外壁内层。外壁外层的结构复杂,与花粉壁的纹理有关,外壁内层一般为同质的。内壁较薄,柔软而富弹性,经酸碱处理后一起被溶解。

(7)花粉纹饰 常见的类型有光滑、粗糙($<0.5\mu m$ 的颗粒)、颗粒状($\geqslant0.5\mu m$ 的颗粒)、瘤状、疣状、穴状、刺状、棍棒状、鼓槌状、绉波状

(包括脑纹状)、网状、条纹状等。

第 2 节 各 论

松 花 粉

Pollen Pini(拉)   Pine Pollen(英)

本品为松科(Pinaceae)植物马尾松 Pinus massoniana Lamb. 及油松 Pinus tabulaeformis Carr. 或同属数种植物野生品的干燥花粉。主产于浙江、江苏、山东、辽宁、吉林、四川、湖北等地。每年 4～5 月份花刚开时采摘雄球花,晒干,收集花粉,过筛,除去杂质。本品不宜直接在屋外操作,因为易被风吹散;不能在日光下晒,否则变成白色(走油);在室内阴干要铺薄层,否则发热变色。

【化学成分】 含油脂及色素等。

【性状鉴别】 药材为鲜黄色或淡黄色细粉。体轻,易飞扬,手捻之有滑润感,入水不沉。气微,味淡。

一般体轻、色淡黄者为佳。

【显微鉴别】 粉末特征 残存的花粉囊内壁细胞橙黄色,表面呈长条形,垂周壁连珠状,有的可见条状增厚。花粉粒椭圆形,一侧稍压扁,长 $48\sim60\mu m$,宽 $24\sim53\mu m$;表面光滑,两侧各有翼状膨大的气囊 1 个,气囊壁有明显均匀的多角形网状纹理。

本品饮片:性温,味甘;燥湿,收敛止血。外用适量,撒敷患处。

辛 夷

Flos Magnoliae(拉)
Flower Bud of Biond Magnolia(英)

本品为木兰科(Magnoliaceae)植物望春花 Magnolia biondii Pamp. 玉兰 Magnolia denudata Desr. 或武当玉兰 Magnolia sprengeri Pamp. 栽培品的干燥花蕾。主产于河南、湖北、安徽、浙江、陕西、四川等地。

【化学成分】 望春花含 d-乌药碱 0.01%、d-纲状番荔枝碱(d-reticuline),挥发油 3%～5%,油中化学成分为 1,8-桉油精(1,8-cineole)、胡椒酚甲醚(chavicol methylether)、丁香酚(eugenol)、樟脑(camphor)、β-蒎烯(β-pinene)、α-松油醇(α-terpineol)等,松树脂素二甲醚、鹅掌楸素二甲醚(lirioesinol-β-dimethyl ether)、木兰脂素(望春花素,magnolin)、法氏玉兰素(fargesin)等。玉兰花蕾主含1,8-桉油精、香桧烯,β-石竹烯(β-caryophyllene)等。

【性状鉴别】

1. 望春花 药材呈长卵形,似毛笔头,长1～2.5cm,直径0.8～1.5cm;基部常有短梗,长约5mm,梗上有类白色点状皮孔。苞片2～3层,每层2片,层间有小鳞芽,苞片外表面密被灰白色或灰绿色茸毛,内表面类棕色,无毛;花被片9,3轮,每轮3片,类棕色;外轮花被片条形,内两轮花被片呈萼片状;雄蕊和雌蕊多数,呈螺旋状排列于花托上。体轻,质脆。气芳香,味辛凉而稍苦。

2. 玉兰 药材长1.5～3cm,直径1～1.5cm。花被片9,内外轮同型。基部枝梗较粗壮,皮孔浅棕色。

3. 武当玉兰 药材长2～4cm,直径1～2cm。基部枝梗粗壮,皮孔红棕色。苞片外表面密被淡黄色或淡黄绿色茸毛,有的最外层苞片茸毛已脱落而呈黑褐色;花被片10～12～15,内外轮无显著差异。

一般以花蕾完整、内瓣紧密、身干、色绿、无枝梗杂质、香气浓者为佳。

【理化鉴别】 木兰脂素的含量测定 高效液相色谱法。本品含木兰脂素($C_{23}H_{28}O_7$)不得少于0.40%。

本品饮片:性温,味辛;散风寒,通鼻窍。用量3～9g,外用适量。

槐 花

Flos Sophorae(拉) Flower of Japanese Pagodatree(英)

本品为豆科(Leguminosae)植物槐 Sophora japonica L. 栽培品的干燥花及花蕾。前者习称"槐花",后者习称"槐米"。主产于河北、天津、北京、山东、河南、江苏、广西、辽宁等地。

【化学成分】 赤豆皂苷(azukisaponic)Ⅰ、Ⅱ、Ⅲ、Ⅳ、Ⅴ,大豆皂苷(soyasaponin)Ⅰ、Ⅱ,芸香苷(rutin),白桦脂醇(betulin),槐二醇(sophoradiol),异鼠李素(isorhamnetin),槐花皂苷(kaikasaponin),鞣质,槲皮素(quercetin)等。

【性状鉴别】

1. 槐花 皱缩而卷曲,花瓣多散落。完整者花萼钟状,黄绿色,先端5浅裂,花瓣5,黄色或黄白色,1片较大,近圆形,先端微凹,其余4片长圆形。雄蕊10枚,其中9枚基部连合,花丝细长;雌蕊圆柱形,弯曲。体轻。无臭,味微苦。

2. 槐米 呈卵形或椭圆形,长2～6mm,直径约2mm。花萼下部有数条纵纹。萼的上方为黄白色未开放的花瓣。花梗细小。体轻,手捻即碎。无臭,味微苦、涩(图12-2)。

一般以色黄者为佳。

【理化鉴别】

1. 醇溶性浸出物的含量测定 用热浸法测定,30%甲醇溶液作溶剂。槐花不得少于37.0%,槐米不得少于43.0%。

2. 芸香苷的含量测定 可见分光光度法。本品于60℃干燥6h,开放的花含芸香苷不得少于8.0%,槐米中芸香苷含量不得少于20.0%。

本品饮片:性微寒,味苦;凉血止血,清肝泻火。槐花炭止血。用量5～9g。

芫 花

Flos Genkwa(拉)
Flower Bud of Lilac Daphne(英)

本品为瑞香科(Thymelaeaceae)植物芫花 Daphne genkwa Sieb. et Zucc. 野生品的干燥花蕾。主产于安徽、江苏、四川、河南、山东等地。

【化学成分】 芫花素(genkwanin),羟基芫花素(hydroxygenkwanin),.芫花萜(yuanhuacine),芫花酯乙(yuanhuacine Ⅱ),二萜原酸酯芫花酯丙(yuanhuafine),二芫花瑞香宁(genkwadaphnin),芹菜素(apigenin),淡黄木犀草苷-7-甲醚,谷甾醇,苯甲酸,黄嘌呤氧化酸及刺激性有毒油状物等;毒性成分为二萜原酸酯-12-苯甲酰氯基瑞香毒素(12-benzoxydaphne-toxin)。

【性状鉴别】 药材常3～7朵花簇生,基部有卵形苞片1～2片,多脱落为单朵。花呈棒槌状,常弯曲,长1～1.7cm,直径约1.5mm。花被筒表面淡紫色或灰绿色,密被短柔毛,先端4裂,呈花冠状,裂片淡紫色或黄棕色。质软。气微,味甜、微辛辣。

一般以花完整、色淡紫者为佳。

本品饮片:性温,味苦、辛;泻水逐饮,解毒杀虫。外治疥癣秃疮、冻疮。用量1.5~3g。

丁　香*

Flos Caryophylli(拉)　　Clove(英)

本品始载于《名医别录》,原名"鸡舌香"。丁香之名始见于唐代《药性论》。丁香自古就有雌(母)、雄(公)之说,并沿用至今即丁香(公丁香)、母丁香(鸡舌香)。因其形象丁字,又有香气,故名。

【来源】　本品为桃金娘科(Myrtaceae)植物丁香 *Eugenia caryophyllata* Thunb. 栽培品的干燥花蕾。

【植物形态】　常绿乔木,高达10m。叶对生,叶柄细长,向上渐短;叶片长方倒卵形或椭圆形,长5~10cm,宽2.5~5cm,先端渐尖,基部渐窄下延至柄,全缘。聚伞圆锥花序顶生,花茎约6mm;花萼肥厚,绿色后转紫红色,管状,先端4浅裂,裂片三角形,肥厚;花冠白色稍带淡紫,基部管状,较萼稍长,先端有4裂片;雄蕊多数;子房下位,顶端有粗厚花柱,柱头不明显。浆果红棕色,稍有光泽,长方椭圆形,先端有肥厚宿存花萼裂片,有香气。种子数粒,长方形(图12-1)。

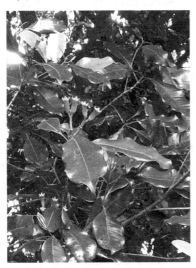

图12-1　丁香 *Eugenia caryophyllata* Thunb.

【产地】　主产于坦桑尼亚、马达加斯加等国。

【采收加工】　当花蕾由绿色转红时采摘,晒干。

【化学成分】　挥发油15%~20%:丁香酚(eugenol)、乙酰丁香酚(acetyleugenol)、葎草烯(humulene)、丁香酚乙酸酯(eugenolacetate)、β-丁香烯(β-caryophyllene)、甲基戊基甲酮(methyl-n-amylketone)、丁香酮(eugenone)、香草醛、糠醛等,还含番樱桃素、番樱桃素亭、齐墩果酸、豆甾醇、谷甾醇等。

丁香酚(eugenol)

【性状鉴别】　药材略呈研棒状,长1~2cm。花冠圆球形,直径3~5mm,花瓣4枚,覆瓦状抱合,棕褐色至褐黄色,花瓣内为雄蕊和花柱,搓碎后可见众多黄色细粒状的花药。萼筒圆柱状,略扁,有的稍弯曲,长0.7~1.4cm,直径3~6mm,红棕色或棕褐色。上部有4枚三角状的萼片,十字状分开。质坚实,富油性。气芳香浓烈,味辛辣有麻舌感(图12-2)。

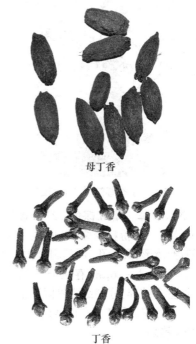

母丁香

丁香

图12-2　丁香及母丁香

一般以个大、粗壮、色红棕、油性足、能沉于水、香气浓郁、无碎末者为佳。

【显微鉴别】

1.组织特征　丁香萼筒中部横切面:表

皮细胞 1 列,外被角质层。皮层外侧散有 2 ~ 3 列径向延长的椭圆形油室,长 150 ~ 200μm;内侧有 20 ~ 50 个周韧型维管束,断续排列成环;维管束周围伴生少数纤维,壁厚,木化。维管束环内侧为数列薄壁细胞组成的通气组织,有大的细胞间隙。中心轴柱薄壁组织间散有多数细小维管束,薄壁细胞含众多细小草酸钙簇晶(图 12-3)。

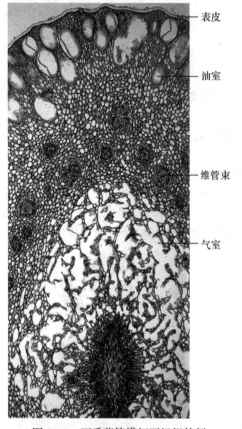

图 12-3　丁香萼筒横切面组织特征

2. 粉末特征　暗红棕色。纤维梭形,顶端钝圆,壁较厚。花粉粒众多,极面观三角形,赤道面观双凸镜形,具 3 孔,可见副合沟。草酸钙簇晶众多,直径 4 ~ 26μm,存在于较小的薄壁细胞中。油室多破碎,分泌细胞界限不清,含黄色油状物。可见螺纹导管(图 12-4)。

【理化鉴别】

1. 化学定性　取本品粉末 1g,置小试管中,加三氯甲烷 3mL,浸渍 5min,吸取三氯甲烷浸液 2 ~ 3 滴于载玻片上,速加 3% 氢氧化钠-氯化钠饱和溶液 1 滴,加盖玻片,片刻即有簇状细针形丁香酚钠结晶产生。

2. 薄层色谱　取本品乙醚溶液,用丁香酚对

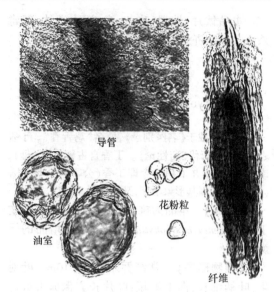

图 12-4　丁香粉末特征

照,用同一硅胶 G 薄层板,以石油醚(60 ~ 90℃)-乙酸乙酯(9∶1)为展开剂,喷以 5% 香草醛硫酸溶液,于 105℃烘干。供试品色谱在与对照品色谱相应的位置上,显相同颜色的斑点。

3. 丁香酚的含量测定　气相色谱法。本品含丁香酚($C_{10}H_{12}O_2$)不得少于 11.0%。

【饮片】

性味功能:性温,味辛。温中降逆,补肾助阳。

用法用量:1 ~ 3g。

【附注】　母丁香(Fructus Caryophylli Anthophylli)　为丁香的干燥近成熟果实,呈长倒卵形至矩圆形,类似两端钝圆的榄核状,长 2 ~ 2.5cm,直径 6 ~ 8mm。顶端有齿状萼片 4 枚,向内略弯曲,基部有果柄残痕。表面棕褐色或带有土红色粉末,粗糙,多细皱纹。果皮与种皮为薄壳状,易脱落,种仁倒卵形,暗棕色,由 2 片肥厚的子叶抱合而成,子叶形如鸡舌,故又称"鸡舌香"。质坚硬难破碎。气香,味辛(图 12-2)。

密　蒙　花

Flos Buddlejae(拉)

Flower of Pale Butterflybush(英)

本品为马钱科(Loganiaceae)植物密蒙花 Buddleja officinalis Maxim. 野生品的干燥花蕾及花序。主产于湖北、四川、河南、陕西、云南等地。

【化学成分】　含蒙花苷(即刺槐苷 acaciin

linarin),水解后得刺槐素（acacetin，linarigenin. buddleoflauonol）及鼠李糖，芹菜素（apigenin）、木犀草素（luteolin）、密蒙花新苷（neobudofficide）。并含有密蒙皂苷 A、B（minmengosides A、B）和梓苷（catalposide）、梓醇（catalpol）桃叶珊瑚苷（aucubin）和洋丁香酚苷（acteoside）等。

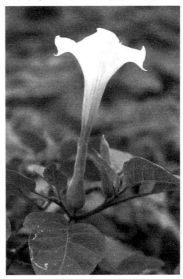

刺槐苷(密蒙花苷acaciin):R＝—rha—glu,

刺槐素(acacetin):R＝—glu

密蒙花新苷(neobudofficide): R=—glu $\begin{smallmatrix}6-1 & rha \\ 2-1 & rha\end{smallmatrix}$

【性状鉴别】 药材多为花蕾密聚的花序小分枝，呈不规则圆锥状，长 1.5～3cm。表面灰黄色或棕黄色，密被茸毛。花蕾呈短棒状，上端略大，长 3～10mm，直径 1～2mm；花萼钟状，先端 4 齿裂，内面暗绿色；花冠筒状，与萼等长或稍长，内表面紫棕色，先端 4 裂，裂片卵形，毛茸极疏；雄蕊 4，着生在花冠管中部。质柔软。气微香，味微苦、辛。

一般以花蕾密聚、色灰黄、茸毛多者为佳。

【理化鉴别】

1. 薄层色谱 取本品粉末 1g，加乙醇 15mL，冷浸 4h，滤过，滤液浓缩近干，作为供试品溶液。取供试品溶液点于硅胶 G 薄层板上，以三氯甲烷-甲醇-水（8：2：0.1）为展开剂，展距 15cm，喷 10% 磷钼酸乙醇试液显色。在 R_f 0.80、0.64 处有 2 个蓝色斑点。

2. 蒙花苷的含量测定 高效液相色谱法。本品含蒙花苷（$C_{28}H_{32}O_{14}$）不得少于 0.50%。

本品饮片：性微寒，味甘；清热养肝，明目退翳。用量 3～9g。

洋 金 花*

Flos Daturae（拉）   Datura Flower（英）

本品始见于《法华经》，原名曼陀罗花。

【来源】 本品为茄科（Solanaceae）植物白曼陀罗 *Datura metel* L. 栽培品的干燥花。药材

习称"南洋金花"。

【植物形态】 一年生草本。全体近于无毛，高 0.5～2m。幼枝通常四棱形，略带紫色，茎木质化。叶互生，上部近于对生，具长柄；叶片卵形至宽卵形，长 5～13cm，宽 4～6cm，先端尖，基部楔形，不对称，边全缘，有时微波状。花单生于叶腋或枝的分叉间；花萼筒状，先端 5 裂；花冠漏斗状，白色，长 2～7cm，裂片 5；雄蕊 5；雌蕊 1，柱头棒状；子房球形，外疏生细短刺。蒴果生于斜倾的果梗上，扁球形，被较稀疏的短刺，熟时上部不规则开裂；种子淡褐色(图 12-5)。

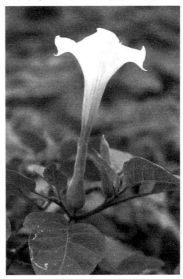

图 12-5 白曼陀罗 *Datura metel* L.

【产地】 主产于江苏、浙江、福建、广东等地。

【采收加工】 花初开时采收。北方多在 7～8 月份采摘，南方全年均可采集，阴干、晒干或低温干燥。

【化学成分】 总生物碱 0.12%～0.82%：东莨菪碱（scopolamine，hyoscine）即天仙子碱、莨菪碱（hyoscyamine），还含有去甲莨菪碱（norhyoscyamine）、阿托品（atropine）、东莨菪素（scopoletin）等。

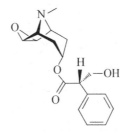

东莨菪碱（scopolamine）

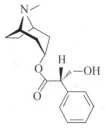

莨菪碱（hyoscyamine）

【性状鉴别】 药材一般除去花萼,常数朵捆成直径约7cm大小的花把。多皱缩成条状,完整者长9～15cm。花萼呈筒状,长为花冠的2/5,先端5裂,基部具纵脉纹5条,表面灰绿色或灰黄色,微有茸毛。花冠喇叭状,先端5浅裂,裂片有短尖,短尖下有明显的纵脉纹3条,裂片之间稍有凹陷;表面淡黄色或黄棕色,皱缩,陈旧者深棕色。雄蕊5枚,花丝着生于花筒的基部,长为花冠的3/4,约1/2长贴生于花冠筒内,花药盾形或"个"字形。雌蕊1枚,柱头棒状,稍低于花药不露出花冠。烘干品质柔韧,气特异;晒干品质脆。气微,味微苦(图12-6)。

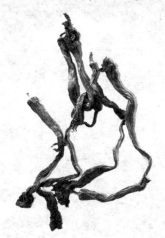

图12-6 洋金花

一般以朵大、不破碎、花冠肥厚者为佳。

【显微鉴别】 粉末特征 淡黄色。花粉粒类球形或长圆形,直径42～65μm,表面有条状雕纹。非腺毛1～3个细胞,壁有疣状突起。腺毛头部1～5个细胞,柄1～5个细胞。花冠裂片边缘非腺毛1～10个细胞,壁微具疣状突起。花丝基部非腺毛粗大,1～5个细胞,基部直径约128μm,顶端钝圆。花萼、花冠薄壁细胞中含有草酸钙砂晶。

【理化鉴别】

1. 化学定性 取本品粉末5g,加碳酸钠2g,混匀,加水湿润。用乙醚提取3次,每次10mL,合并醚提取液,水浴蒸干,加稀硫酸5mL溶解残渣,分出酸液,以碳酸钠碱化至pH8,再用乙醚提取3次,每次5mL,合并醚液,水浴上浓缩至2～3mL,备用。取上述醚提取液5滴,水浴蒸干,加发烟硝酸4滴,继续蒸干,残渣加无水乙醇1mL及氢氧化钾1小粒,显紫红色。

2. 薄层色谱 取本品粉末1g,加浓氨试液1mL,混匀,再加三氯甲烷25mL,摇匀,放置过夜,滤过,滤液蒸干,残渣加三氯甲烷1mL使溶解,作为供试品溶液。取硫酸阿托品、氢溴酸东莨菪碱对照品,分别加甲醇制成对照品溶液(4mg/mL)。吸取上述2种溶液各10μL分别点于同一硅胶G薄层板上,用乙酸乙酯-甲醇-浓氨试液(17:2:1)为展开剂,展开,取出,晾干,喷以稀碘化铋钾试液显色。供试品色谱在与对照品色谱相应的位置上,显相同颜色的斑点(图12-7)。

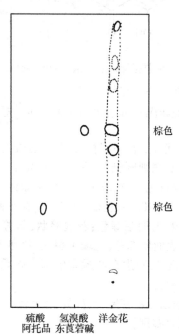

棕色

棕色

硫酸　氢溴酸　洋金花
阿托品　东莨菪碱

图12-7 洋金花 TLC

3. 醇溶性浸出物的含量测定 按《中国药典》热浸法测定,用95%乙醇为溶剂,不得少于9.0%。

4. 东莨菪碱的含量测定 高效液相色谱法。本品含东莨菪碱($C_{17}H_{21}NO_4$)不得少于0.15%。

【饮片】

性味功能:性温,味辛;有毒。平喘止咳,镇痛,解痉。

用法用量:0.3～0.6g,宜入丸散;也可作卷烟分次燃吸,1日剂量不超过1.5g;外用适量。

【附注】

1. 北洋金花 为同属植物毛曼陀罗 *Datura innoxia* Mill. 的干燥花。其花冠形状与南洋金花类似而较短,筒状5裂,长9～10.5cm,淡棕色,裂片先端丝状,裂片间稍突起如三角状;花萼往往留存,萼长 7～9cm,纸质,密被毛茸;雄蕊 5 枚,花丝长 7～9cm,约 3/5 长贴生于花冠筒上,花药长条形,长 11～12cm,雌蕊长 6.5～7cm,柱头个字形或不定形 (图 48-2)。化学成分:含总生物碱 0.19%～0.53%,主要含东莨菪碱,含量为 0.17%～0.51%,莨菪碱含量为 0.01%～0.14%。据报道,北洋金花尚含去甲基莨菪碱(demethyl hyoscyamine)。显微鉴别:花粉粒表面有放射状雕纹,直径 54～61μm。长腺毛较多,有分枝状非腺毛。簇晶直径 6～16μm。

2. 野洋金花 为同属植物曼陀罗 *Datura stramanium* L. 的干燥花。花较小,长 5～8cm。花冠裂片先端有短尖或呈细丝状,二裂片间微凹陷。花冠上常有紫色脉纹,柱头头状。花粉粒表面有疣状雕纹,直径 31～56μm。无长腺毛,无分枝状非腺毛。簇晶直径 8～26μm。

金 银 花

Flos Lonicerae(拉)   Honeysuckle Flower(英)

本品始载于《名医别录》,列为上品,原名"忍冬"。金银花一名在《本草纲目》忍冬项下论及。李时珍曰:"……花初开者,蕊瓣俱色白;经二三日,则色变黄,新旧相掺,黄白相映,故呼金银花,气甚芳香。"

【来源】 本品为忍冬科(Caprifoliaceae)植物忍冬 *Lonicera japonica* Thunb. 栽培品的干燥花蕾。

【植物形态】 半常绿缠绕灌木。茎细,左缠,中空,多分枝,长可达 9m。皮棕褐色,呈条状剥裂,幼时密被短柔毛。叶对生,叶片卵形至长卵形,长 3～8cm,宽 1.5～4cm,先端钝或急尖乃至渐尖,并有小短尖,基部圆形乃至近心形,全缘;嫩叶有短柔毛,下面灰绿色。花成对生于叶腋,初开时白色,后变黄色;苞片叶状,宽卵形至椭圆形,小苞片近圆形;花萼 5 裂,无毛或有疏毛;花冠长 3～4cm,外被疏柔毛和腺毛,稍呈二唇形,管部和瓣部近相等,上唇 4 裂,下唇不裂;雄蕊 5 枚;子房无毛,花柱和雄蕊长于花冠。浆果球形,熟时黑色,有光泽(图 12-8)。

【产地】 主产于河南、山东等地。

【采收加工】 夏初开花前采收,干燥。

【化学成分】 绿原酸(chlorogenic acid),异绿原酸(isochlorogenic acid),木犀草素(luteolin),木犀草苷(luteolin-7-*O*-glucoside),5-

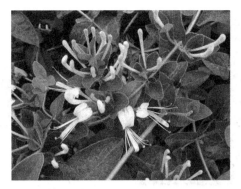

图 12-8 忍冬 *Lonicera japonica* Thunb.

羟基-3′,4′,7-三甲氧基黄酮,可刘伯辛(corymbosin);挥发油类成分有芳樟醇(linalool),双花醇,香叶醇(geraniol);三萜皂苷类成分有马钱素(loganin)等。

绿原酸 (chlorogenic acid)

木犀草苷 (luteolin-7-*O*-glucoside)

【性状鉴别】 花蕾呈棒状,上粗下细,略弯曲,长 2～3cm,上部直径约 3mm,下部直径约 1.5mm。表面黄白色或绿白色,久储色渐深,密被短柔毛。偶见叶状苞片。花萼绿色,先端 5 裂,裂片有毛。开放的花花冠呈筒状,二唇形,上唇 4 裂,下唇不裂。雄蕊 5 枚,黄色;雌蕊 1 枚,子房无毛。气清香,味淡、微苦(图 12-9)。

一般以花蕾肥壮、色泽青绿微白、无枝叶、无黑头和油条、身干、有香气者为佳。

【显微鉴别】 粉末特征 腺毛较多,有 2 种类型。一种头部倒圆锥形,顶端平坦,侧面观 10～33 个细胞排成 2～4 层,直径 40～108μm;柄部 2～5 个细胞,与头部相接处偶尔 2 个细胞并列。另一种头部类圆形或略扁圆形,4～20

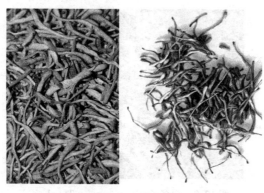

图 12-9 金银花

个细胞,直径 24～80μm,柄 2～4 个细胞。非腺毛极多;单细胞或 2 个细胞,平直或稍弯曲,表面有微细疣状突起,有的有角质螺旋纹。草酸钙簇晶散在,直径 6～45μm,棱角细尖。花粉粒类圆形,直径 60～92μm,外壁表面有细密短刺及圆形细颗粒状雕纹,有 3 孔沟(图 12-10)。

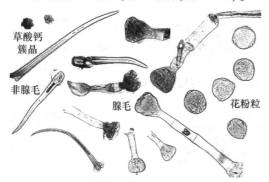

草酸钙簇晶

非腺毛

腺毛

花粉粒

图 12-10 金银花粉末特征

【理化鉴别】

1. 薄层色谱 取本品甲醇溶液,用绿原酸对照,用同一硅胶 H-CMC-Na 薄层板,以乙酸丁酯-甲酸-水(7∶2.5∶2.5)的上层溶液为展开剂,在紫外灯(365nm)下观察。供试品色谱在与对照品色谱相应的位置上,显相同颜色的荧光斑点。

2. 重金属及有害元素的测定 按《中国药典》法测定,本品含铅不得过百万分之五,镉不得过千万分之三,砷不得过百万分之二,汞不得过千万分之二,铜不得过百万分之二十。

3. 绿原酸的含量测定 高效液相色谱法。本品按干燥品计算,含绿原酸($C_{16}H_{18}O_9$)不得少于 1.5%。

4. 木犀草苷的含量测定 高效液相色谱法。本品含木犀草苷($C_{21}H_{20}O_{11}$)不得少于 0.050%。

【饮片】

性味功能:性寒,味甘。清热解毒,凉散风热。

用法用量:6～15g。

菊 花

Flos Chrysanthemi(拉)
Chrysanthemum Flower(英)

本品为菊科(Compositae)植物菊 *Chrysanthemum morifolium* Ramat. 栽培品的干燥头状花序。主产于安徽、河南、浙江等地。安徽亳县、涡阳产者,习称"亳菊";安徽滁县产者,习称"滁菊";安徽歙县(微菊)、浙江德清(清菊)产者,习称"贡菊";浙江嘉兴、桐乡等地产者,习称"杭菊花(白茶菊、黄甘菊)";河南产者,习称"怀菊"。一般在 9～11 月花盛开时分批采摘,阴干、焙干或熏、蒸后晒干。

【化学成分】 含挥发油,油中主含菊花酮(chrysanthenone)、龙脑(borneol)、龙脑乙酸酯、樟脑(camphor),并含菊油环酮(chrysanthemon),菊苷(chrysanthemin A,B),菊花萜二醇(chrysandiol)矢车菊苷,氯原酸,木犀草素-7-葡萄糖苷(luteolin-7-O-glucoside),大波斯菊苷(cosmosiin),刺槐苷(acaciin),丁二酸二甲基酰肼(aminozide),胆碱,水苏碱(stachydrine),腺嘌呤(adenine),α-香树脂醇、β-香树脂醇,烃类($C_{24}H_{50}$,$C_{26}H_{54}$),微量维生素 A 样物质,维生素 B_1 等。

【性状鉴别】

1. 亳菊 药材呈倒圆锥形或圆筒形,有时稍压扁呈扇形,直径 1.5～3cm,离散。总苞碟状,总苞片 3～4 层,卵形或椭圆形,草质,黄绿色或褐绿色,外面被柔毛,边缘膜质。花托半球形,无托片或托毛。舌状花数层,雌性,位于外围,类白色,劲直上举,纵向折缩,散生金黄色腺点;管状花多数,两性,位于中央,为舌状花所隐藏,黄色,顶端 5 齿裂。体轻,质柔润,干时松脆。气清香,味甜、微苦。

2. 滁菊 呈不规则球形或扁球形,直径 1.5～2.5cm。舌状花类白色,不规则扭曲,内卷,边缘皱缩,有时可见淡褐色腺点;管状花大多隐藏。

3. 贡菊 呈扁球形或不规则球形,直径

1.5～2.5cm。舌状花白色或类白色,斜升,上部反折,边缘稍内卷而皱缩,通常无腺点;管状花少,外露。

4. 杭菊 呈碟形或扁球形,直径2.5～4cm,常数个相连成片。舌状花类白色或黄色,平展或微折叠,彼此粘连,通常无腺点;管状花多数,外露。

一般以身干、色白(黄)、花朵完整不散瓣、香气浓郁、无杂质者为佳,通常认为亳菊和滁菊品质最优。

【理化鉴别】 绿原酸的含量测定 高效液相色谱法。本品含绿原酸($C_{16}H_{18}O_9$)不得少于0.20%。

本品饮片:性微寒,味甘、苦;散风清热,平肝明目。用量5～9g。

【附注】 野菊花(Flos Chrysanthemi Indici) 为菊科植物野菊花 Chrysanthemum indicum L. 的干燥头状花序。主要特征:头状花序直径1.5～2.5cm。舌状花1轮,雌性,黄色,管状花基部无鳞片。本品性寒,味苦;清热解毒,平肝。

红　花*

Flos Carthami　　Safflower

本品始载于《开宝本草》,原名"红蓝花"。《本草图经》载:"其花红色,叶颇似蓝,故有蓝名"。

【来源】 本品为菊科(Compositae)植物红花 Carthamus tinctorius L. 栽培品的干燥花。

【植物形态】 一年生草本。茎直立,高30～100cm,全株光滑无毛,上部有分枝。叶互生,几无柄,抱茎,长椭圆形或卵状披针形,长4～9cm,宽1～3.5cm,先端尖,基部渐窄,边缘有不规则的锐锯齿,齿端有刺;上部叶渐小,呈苞片状,围绕头状花序。头状花序顶生,直径3～4cm;总苞近球形,总苞片多列,外侧2～3列披针形,上部边缘有不等长锐刺;内侧数列卵形,边缘为白色透明膜质,无刺;最内列为条形,鳞片状透明薄膜质;花托扁平。花两性,全为管状花,长2～2.5cm,有香气,先端5深裂,裂片条形,初开放时为黄色,渐变橘红色,成熟时变成深红色;雄蕊5,合生成管状,位于花冠口上,基部箭形,花丝线形;雌蕊1,伸出于花冠之上;子房下位,花柱细长,丝状,柱头2裂,裂片舌状。瘦果类白色,卵形,无冠毛(图12-11)。

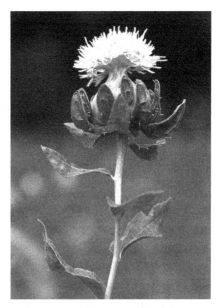

图 12-11　红花 Carthamus tinctorius L.

【产地】 主产于河南、四川、云南、浙江、新疆等地。

【采收加工】 于5～6月间,花冠由黄变红时采收,通常于早晨日出不久露水未干时摘取管状花。注意勿伤基部的子房,以便继续结籽。将摘取的花在弱阳光下晒干、阴干或微火烘干。

【化学成分】 红花苷(carthamin),新红花苷(neocarthamin),红花醌苷(carthamone),红花黄素 A(safflomin A,safflor yellow A),山奈素(kaempferol),槲皮素,芸香苷,棕榈酸(palmitic acid),肉豆蔻酸(myristic acid),月桂酸(lauric acid),二棕榈酸甘油酯(dipalmitin),油酸(oleic acid),亚油酸(linoleic acid),β-谷甾醇-3-O-葡萄糖苷(β-sitosterol-3-O-glucoside),多糖,红花胺(tinctormine)等。

红花苷 (carthamin)

新红花苷（neocarthamin）

红花黄素A（safflomin A）

山柰素（kaempferol）

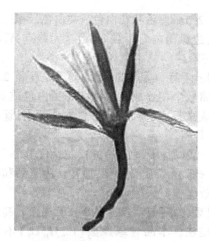

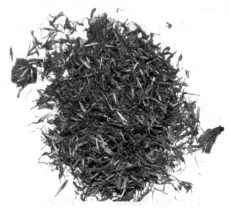

图 12-12 红花

【性状鉴别】 药材为不带子房的管状花，黄红色或红色，花筒呈细管状；先端 5 裂，裂片狭条形，长 5～8mm。雄蕊 5，花药聚合成筒状，黄白色，常见有雄蕊高出花冠筒之上。柱头长圆柱形，顶端微分叉。质柔软。气微香，味微苦（图 12-12）。

一般以质干、花冠长、色红、质柔软、无枝刺者为佳。

【显微鉴别】 粉末特征 橙黄色。花粉粒类圆形、椭圆形或橄榄形，直径约 28～70μm，鲜黄色，有 3 个萌发孔，外壁有刺齿及疣状雕纹。分泌管碎片可见，分泌细胞长管道状纵向连接，细胞中充满黄棕色至红棕色分泌物，分泌细胞宽 14～30μm，分泌管旁常有螺纹导管。花瓣顶端表皮细胞外壁突起呈短绒毛状。花瓣碎片上表皮细胞多为狭长方形，壁呈波状弯曲。柱头

及花柱上部表皮细胞分化成圆锥形单细胞毛，先端尖或稍钝（图 12-13）。

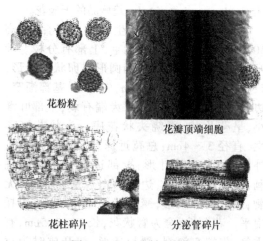

花粉粒

花瓣顶端细胞

花柱碎片

分泌管碎片

图 12-13 红花粉末特征

【理化鉴别】

1. 化学定性 取本品 1g，加 70% 的乙醇 10mL，浸渍 15min，滤过。将滤液置于 10～20mL 小烧杯中，剪一宽 5～10mm 的滤纸条，将

其下端浸入烧杯中3～5min,取出滤纸条放入水中,随即取出,滤纸条上部显淡黄色,下部显淡红色。

2. 薄层色谱 取本品80%的丙酮溶液,用对照药材对照,用同一硅胶H-CMC-Na薄层板,以乙酸丁酯-甲酸-水-甲醇(7：2：3：0.4)为展开剂。供试品色谱在与对照药材色谱相应的位置上,显相同颜色的斑点。

3. 紫外光谱

(1) 黄色素吸收度测定 取本品置硅胶干燥器中干燥24h,研成细粉,精密称取0.1g,置锥形瓶中,加水150mL,浸泡1h,时时振摇,用滤纸滤过,滤液置500mL容量瓶中,用水分数次洗涤滤纸上的残渣,至洗液无色,加水至刻度,摇匀,用分光光度法在401nm的波长处测吸收度,不得低于0.40。

(2) 红色素吸收度测定 取上述细粉约0.25g,精密称定,置锥形瓶中,加80%的丙酮溶液50mL,置50℃水浴上温浸90min,放冷,用3号垂熔玻璃漏斗过滤,收集滤液于100mL容量瓶中,用80%丙酮溶液25mL分次洗涤,洗液并入容量瓶中,加80%的丙酮溶液至刻度,摇匀,用分光光度法测定在518nm的波长处测吸收度,不得低于0.20。

4. 水溶性浸出物的含量测定 按《中国药典》冷浸法测定,不得少于30.0%。

5. 羟基红花黄色素A的含量测定 高效液相色谱法。本品含羟基红花黄色素A($C_{27}H_{30}O_{15}$)不得少于1.0%。

6. 山奈素的含量测定 高效液相色谱法。本品含山奈素($C_{15}H_{10}O_6$)不得少于0.050%。

【饮片】

性味功能:性温,味辛。活血通经,散瘀止痛。

用法用量:3～9g。

西 红 花

Stigma Croci(拉)　　　Saffron(英)

本品为鸢尾科(Iridaceae)植物番红花 *Crocus sativus* L. 栽培品的干燥柱头(图12-14)。主产于西班牙、西藏、浙江、江苏、上海等地有栽培。开花期早晨采集花朵,然后摘下柱头,在55～60℃烘干,习称"干红花"(生晒西红花);

若再进行加工使油润光亮,习称"湿红花"。

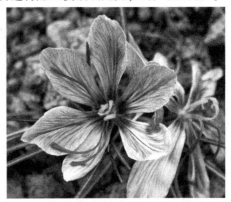

图12-14　番红花 *Crocus sativus* L.

【化学成分】 西红花苷(crocin 1～4),西红花单甲酯(β-crocetin),西红花二甲酯(γ-crocetin),α-胡萝卜素(α-carotene),西红花苦苷(picrocrocin),西红花酸(crocetin),挥发油等。挥发油中主要成分为西红花醛(safranal),其次为蒎烯等。

【性状鉴别】 药材呈线形,先端三分枝,长约3cm。暗红色,上部较宽而略扁平,在放大镜下观察,顶端边缘显不整齐的齿状,内侧有一短裂隙,下端偶有残留一小段橙黄色花柱。体轻,质脆易断。气特异,微有刺激性,味微苦(图12-15)。

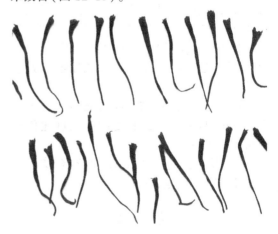

图12-15　西红花

(1) 湿红花 全体有油润光泽,手摸有油腻感,易黏结成团;柱头常单一或2～3个与一短花柱相连。

(2) 干红花 无光泽及油润感,柱头不粘连。

一般以条长、色紫红、油润而有光泽、黄色花柱少、味辛凉者为佳。

【显微鉴别】 粉末特征 橙红色。表皮细胞表面观长条形,壁薄,微弯曲,有的外壁凸出呈乳头状或绒毛状,表面隐约可见纤细纹理。柱头顶端表皮细胞绒毛状,直径 $26 \sim 56\mu m$;表面有稀疏纹理。花粉粒圆球形,外壁近于光滑,内含颗粒状物质。草酸钙结晶聚集于薄壁细胞中,呈颗粒状、圆簇状、梭形或类方形,直径 $2 \sim 14\mu m$。

【理化鉴别】

1. 物理定性 取本品少许置于水中,放置后则柱头膨胀,开口呈长喇叭状,水被染成黄色,无沉淀物和漂浮物。

2. 荧光检查 取本品粉末 $0.5g$,加甲醇 $5mL$,冷浸过夜,滤过,滤液浓缩为 $1mL$。取浓缩浸液 2 滴点于滤纸上,待溶剂挥干后,置紫外光灯($365nm$)下观察,显橘红色荧光。

3. 化学定性 取本品少量,置白瓷板上,加硫酸 1 滴,酸液显蓝色、紫色,缓缓变为红褐色或棕色。

4. 吸收度的测定 取本品置硅胶干燥器中,减压干燥 $24h$,研成细粉,精密称取 $30mg$,置索氏提取器中,加甲醇 $70mL$,加热回流至提取液无色,放冷,提取液移至 $100mL$ 量瓶中(必要时滤过),用甲醇分次洗涤提取器,洗液并入同一量瓶中,加甲醇稀释至刻度,摇匀。精密量取 $5mL$,置 $50mL$ 量瓶中,加甲醇稀释至刻度,摇匀,用分光光度计在 $432nm$ 的波长处测吸收度,不得低于 0.50。

取上述溶液,在 $458nm$ 的波长处测吸收度,$458nm$ 与 $432nm$ 波长处的吸收度比值应为 $0.85 \sim 0.90$。

本品饮片:性平,味甘;活血化瘀,凉血解毒,解郁安神。用量 $3 \sim 9g$。

蒲 黄

Pollen Typhae(拉)　　Cattail Pollen(英)

本品为香蒲科(Typhaceae)植物水烛香蒲 *Typha angustifolia* L.、东方香蒲 *Typha orientalis* Presl 栽培品的干燥花粉。主产于浙江、江苏、山东、安徽、湖北等地。夏季采收蒲棒上部的黄色雄花序,晒干后碾轧,筛取花粉。剪取雄花后,晒干,成为带有雄花的花粉,即为"草蒲黄"。

【化学成分】 异鼠李素-3-O-新橙皮糖苷(isorhamnetin-3-O-neohesperidoside),香蒲新苷(typhanoside),异鼠李素(isorhamnetin),槲皮素(quercetin),芸香苷(rutin),α-香蒲甾醇,β-谷甾醇(β-sipeimine),香草酸(anillic acid),原儿茶酸(protocatechuic acid),琥珀酸(succinic acid),反式对羟基肉桂酸(p-coumaril acid),氨基酸等。

异鼠李素(isorhamnetin)

异鼠李素-3-O-新橙皮糖苷
(isorhamnetin-3-O-neohesperidoside)

【性状鉴别】 药材为黄色粉末,体轻,放水中则飘浮水面。手捻有滑腻感,易附着手指上。气微,味淡。

一般以粉细、体轻、色鲜黄、滑腻感强者为佳。

【显微鉴别】 粉末特征 花粉粒类圆形或椭圆形,直径 $17 \sim 29\mu m$;表面有网状雕纹,周边轮廓线光滑,呈凸波状或齿轮状;具单孔,不甚明显。

【理化鉴别】 异鼠李素-3-O-新橙皮糖苷的含量测定 高效液相色谱法。本品含异鼠李素-3-O-新橙皮糖苷($C_{28}H_{32}O_{16}$)不得少于 0.10%。

本品饮片:性平,味甘;止血,化瘀,通淋。用量 $5 \sim 9g$,包煎;外用适量。

(杨晶凡　张贵君　张延萍)

第13章 果实、种子类中药

第1节 概 述

果实(fructus)及种子(semen)类中药是以植物的果实或其一部分入药的药材总称。药用部位包括果穗、完整果实和果实的一部分。完整果实有成熟和近成熟果实、幼果之分,果实的一部分包括果皮、果核、带部分果皮的果柄、果实上的宿萼、中果皮的维管束、种子等;药用的种子均为成熟品,包括完整的种子及假种皮、种皮、种仁、去掉子叶的胚等种子的一部分,有的种子发芽后或经发酵加工后入药。果实在组织构造上包含种子,有的果实又仅以种子入药,故将果实类中药及种子类中药共列入本章叙述。

一、性状鉴别

完整果实依参加果实形成的器官不同分为真果和假果,根据其来源、结构和果皮性质的不同又可分为单果、聚合果和聚花果3类。完整的果实一般顶端可见宿存花被、花柱或疤痕,基部可见宿萼、果柄或果柄痕,有的还有宿存花被,内含成熟或未成熟的种子,少数种子不发育。果实类中药大多为干燥品,表面常有皱纹,以肉质果尤为明显。有些果实常有特殊的香气。

完整的种子包括种皮和种仁两部分,种仁部分包括胚乳(分外胚乳和内胚乳,包被于胚之外)和胚(分为胚根、胚茎、胚芽和子叶四部分)。种子的胚乳发达、子叶不发达的,称为有胚乳种子;种子的子叶发达、胚乳不发达的,称为无胚乳种子。种子因来源不同其子叶数目也不同,可作为鉴别的依据。单子叶植物的种子,常有子叶1枚;双子叶植物的种子,常有子叶2枚;裸子植物的种子,常有子叶2至多枚。完整的种子一般呈圆球形、类圆形、扁圆形等,少数呈线形、纺锤形、肾形等。表面一般颜色较深,并有各种纹理,常可见种脐、合点、种脊等特征,少数种子有种阜存在,还有的具毛茸。种子剖面可见种仁部分有发达的白色胚乳或肥厚的子叶,一般无胚乳种子的内胚乳仅为1层透明膜状物,子叶富油质或粉性;有胚乳种子的内胚乳有的富油质,有的呈角质样。

果实及种子类中药性状鉴别首先要确定是果实还是果实的一部分,注意区分果实的类型和一般特征,如成熟或未成熟,真果或假果,单果、聚合果或聚花果,浆果、柑果或瘦果等。无论果实还是种子,主要应注意观察其形状、大小、颜色、表面特征、气、味等。其中,要特别注意其表面特征,如表面的颜色、皱纹、有无附属物等。种子的表面要注意种脐、种脊、合点、种阜、假种皮等特征。果实的外部通常有些附属物,如宿存的花被、花柱和果柄等。

二、显微鉴别

(一) 组织特征

完整的果实可分为果皮和种子2部分。

1. 果皮 果皮的构造包括外果皮、中果皮和内果皮3部分。

(1) 外果皮 相当于叶的下表皮,通常为1列表皮细胞,外被角质层,偶见气孔。表皮细胞有时具毛茸,多数为非腺毛,少数为腺毛或腺鳞。表皮细胞中有的含有草酸钙结晶或橙皮苷结晶,有的含有色素或其他有色物质,有时细胞中又嵌有油细胞。有的外果皮由表皮及下皮层组成。下皮层有的为厚角组织,薄壁组织间夹杂石细胞、厚壁细胞,有的下皮细胞内含棕色、紫棕色物。

(2) 中果皮 相当于叶肉组织,通常较厚,大多由薄壁细胞组成。薄壁细胞中有时含淀粉粒。中部有细小的维管束散在,有时可能有石细胞、油细胞、油室或油管等。

(3) 内果皮 相当于叶的上表皮,大多由1列薄壁细胞组成;也有为1列或多层石细胞组成;伞形科植物果实的内果皮由5~8个狭长的薄壁细胞相互并列为一群,各群以斜角联合呈镶嵌状,称为"镶嵌细胞"。

2. 种子　种子的构造包括种皮、胚乳和胚。

（1）种皮　种皮的构造因植物的种类而异。种皮通常仅有1层，但有的种子有内、外种皮2层。种皮通常由下列一种或数种组织组成。①表皮层：多数种子的种皮表皮细胞由1列薄壁细胞组成。有的表皮细胞充满黏液质；有的表皮细胞部分或全部分化成非腺毛；有的表皮细胞中单独或成群地散列着石细胞；有的表皮层由石细胞组成；有的表皮细胞为狭长的栅状细胞，细胞壁常不同程度地木化增厚；也有的表皮细胞中含有色素等。②栅状细胞层：某些种子的表皮下方，有1～3列狭长细胞排列而成的栅状细胞，壁多木化增厚，有的仅内壁和侧壁增厚，有时在栅状细胞的外缘处可见一条折光率较强的光辉带。③油细胞层：某些种子的表皮层下有1层较大的含挥发油细胞。④色素层：有颜色的种子，除表皮层外，内层细胞或内表皮细胞中也可含有色素物质。⑤石细胞层：有的种子表皮的内层几乎全由石细胞组成，或内种皮为石细胞层。⑥营养层：多数种子的种皮中，常有数列储存淀粉粒的薄壁细胞，称为"营养层"。成熟种子的营养层往往因种子发育过程中淀粉的消耗而成为扁缩颓废的薄层，紧附在种皮其他各层的内侧，在横切面上不易观察。

（2）胚乳　分为外胚乳和内胚乳。由薄壁细胞组成，内储大量脂肪油和糊粉粒，注意糊粉粒的形状、大小及有无拟球体、拟晶体；有时还含淀粉粒或草酸钙结晶。胚乳细胞的细胞壁大多为纤维素，少数为半纤维素的增厚壁，其上具明显的微细纹孔，新鲜时可见胞间连丝。外胚乳组织大多颓废，少数种子有发达的外胚乳。大多数种子有内胚乳，无胚乳种子中，也残存1～2列内胚乳细胞。个别种子外胚乳或外胚乳与种皮的合层不规则地伸入内胚乳中，形成错入组织。

（3）胚　子叶通常占胚的较大部分，其构造与叶大致相似，表皮下方常可见明显的栅栏组织。胚的其他部分一般全由薄壁细胞组成。

（二）粉末特征

1. 果实类中药　主要观察果皮表皮碎片、中果皮薄壁细胞及纤维、石细胞、结晶、种皮、胚乳及胚的组织碎片。注意外果皮的形状、大小。有时外果皮表皮细胞的垂周壁增厚，呈念珠状。外果皮上可能有非腺毛、腺毛或腺鳞。注意内果皮表皮碎片、有无镶嵌状细胞等。外果皮表皮碎片的表面观及断面观可见。石细胞常成群或单个散在，纤维常成束或上下层交错排列。结晶以簇晶及方晶为多见，砂晶极少见。含有种子的果实类药材，在粉末中还含有种皮、胚乳细胞及胚的组织碎片。

2. 种子类中药　糊粉粒是种仁中储藏蛋白质的特殊形式，是种子类中药粉末的主要标志之一。糊粉粒存在于胚及胚乳薄壁组织中，一般均较细小，其形状、大小及构造通常依植物的种类而异。种皮表皮碎片的表面观及断面观均可见，注意其形态特征。淀粉粒较少见，一般细小，偶尔可见较大的。不同的种子粉末中还可能出现栅状细胞、杯状细胞、支持细胞、色素细胞、网状细胞、硅质块、纤维及分泌组织等。

第2节　各　　论

王　不　留　行
Semen Vaccariae（拉）
Cowherb Seed（英）

本品为石竹科（Caryophyllaceae）植物麦蓝菜 *Vaccaria segetalis*（Neck.）Garcke 栽培品的干燥成熟种子。主产于江苏、河北、河南、陕西等地。

【化学成分】　王不留行皂苷（vacsegoside A、B、C、D），水解得王不留行次皂苷（vaccaroside），另含萨其皂苷C（segetoside C）、王不留行环肽（segetalin）A、B、C、D、E，棉籽糖（raffinose），王不留行黄酮苷（vaccarin）等。

【性状鉴别】　药材呈球形，直径约2mm。表面黑色，少数红棕色，略有光泽，有细密颗粒状突起，一侧有1条凹陷的纵沟。质硬，胚乳白色，胚弯曲成环，子叶2枚。气微，味微涩、苦。

一般以粒饱满、色黑者为佳。

本品性平，味苦；活血通经，下乳消肿。用量4.5～9g。

五 味 子*

Fructus Schisandrae Chinensis

Fruit of Chinese Magnolcavine

本品始载于《神农本草经》,列为上品。苏恭谓:"五味,皮肉甘、酸,核中辛、苦,都有咸味,此则五味俱也",故名。

【来源】　本品为木兰科(Magnoliaceae)植物五味子 Schisandra chinensis (Turcz.) Baill. 野生品的干燥成熟果实,习称"北五味子"。

【植物形态】　多年生落叶木质藤本,长达8m。茎皮灰褐色,皮孔明显;幼枝红褐色,稍具棱角。单叶互生,膜质,卵形、宽倒卵形至宽椭圆形,先端急尖或渐尖,基部楔形或宽楔形,边缘疏生有腺体的细齿,上面有光泽,无毛,下面脉上嫩时有短柔毛。花黄白色而带粉红色,芳香;雌雄异株;单生或簇生于叶腋,花被片6～9,外轮较小;雄蕊5,花丝合生成短柱,花药有较宽药隔,花粉囊两侧着生;雌花心皮17～40,螺旋状排列。花后花托逐渐伸长,至果实成熟时呈长穗状,其上疏生小球形不开裂的肉质果,熟时深红色,内含种子1(～2)粒。花期5～7月,果期7～10月(图13-1)。

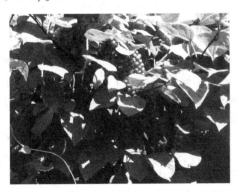

图 13-1　五味子 Schisandra chinensis (Turcz.) Baill.

【产地】　主产于吉林、辽宁、黑龙江、河北、内蒙古等地。

【采收加工】　秋季果实成熟时采摘,晒干或蒸后晒干,除去果梗及杂质。

【化学成分】　挥发油主含倍半蒈烯(sesquicarene)及其衍生物、β-恰本烯(β-chamigrene)及α-衣兰烯(α-ylangene)等。木脂素类成分主要为五味子醇甲(schizandrin)、伪-γ-五味子素(pseudo-γ-schizandrin)、去氧五味子素(de-oxyschizandrin)、新五味子素(neoschizandrin)、五味子醇(schizandrol)、β-五味子素、γ-五味子素、δ-五味子素、ε-五味子素、五味子酯甲、戈米辛(gomisin)等。另含枸橼酸(citric acid)、苹果酸(malic acid)、酒石酸(tartaric acid)、琥珀酸(succinic acid)、维生素 C 等有机酸以及脂肪油等。

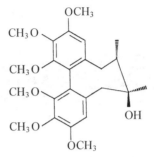

五味子醇甲(schizandrin)

【性状鉴别】　药材呈不规则的球形或扁球形,直径5～8mm。表面红色、紫红色、暗红色或黑红色,皱缩,油润,有的表面出现"白霜"。果肉柔软。种子1(～2)粒,肾形,棕黄色,有光泽,种皮薄而脆。果肉气微,味酸;种子破碎后有香气,味辛、微苦(图13-2)。

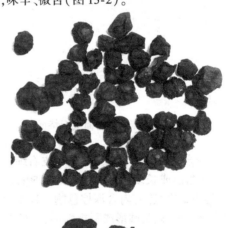

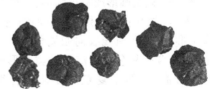

图 13-2　五味子

一般以色紫红、肉厚、柔润光泽、气味浓者为佳。

【显微鉴别】

1. 组织特征　横切面:外果皮为1列方形

或长方形细胞,壁稍厚,外被角质层,散有油细胞。中果皮薄壁细胞 10 余列,含淀粉粒,散有小型外韧型维管束。内果皮为 1 列小方形薄壁细胞,纹孔较大。种皮石细胞层下为数列薄壁细胞,种脊部位有维管束。油细胞层为 1 列长方形细胞,含棕黄色油滴。油细胞下为 3 ～ 5 列小形细胞。种皮内表皮层为 1 列小细胞,壁稍厚。胚乳细胞含脂肪油滴及糊粉粒(图 13-3)。

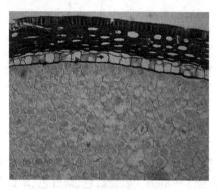

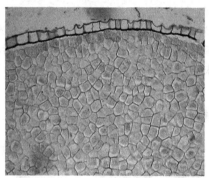

图 13-3　五味子横切面组织特征

2. 粉末特征　暗紫色。种皮表皮石细胞表面观呈多角形或长多角形,直径 18 ～ 50μm,壁厚,孔沟极细密,胞腔内含深棕色物。种皮内层石细胞呈多角形、类圆形或不规则形,直径 32 ～ 83μm,壁稍厚,纹孔较大。果皮表皮油细胞表面观类多角形,可见角质线纹向四周射出。中果皮细胞皱缩,含暗棕色物。淀粉粒类圆形或多角形,可见脐点,偶见复粒。可见胚乳细胞(图 13-4)。

【理化鉴别】

1. 化学定性　将本品压成饼,称取 1g,加

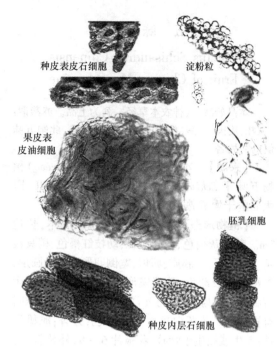

图 13-4　五味子粉末特征

水 100mL,时时振摇,浸 10min,滤过,滤液浓缩至小体积,加 5 倍量 95% 乙醇,强烈搅拌 5min,滤过,滤液回收乙醇,加水之 100mL,加活性炭过滤,得无色或浅粉红色澄明溶液。取上述溶液 1mL,加甲红指示剂 1 滴,溶液即变为红色。取上述溶液 1mL,加高锰酸钾试液 1 滴,紫色立即消退,溶液变成浅橙黄色,放置 1h 后,溶液渐变为无色。取上述溶液 2mL,加氢氧化钠试剂中和后,加硫酸汞试液 1 滴,加热至沸,再加高锰酸钾试液 1 滴,紫色立即消退,并发生白色沉淀。

2. 紫外光谱　称取本品粉末(阴干,水分 10%～15%,过 20～40 目筛)8 份,每份约 1g,分置于碘量瓶中,分成 4 组,各加水、无水乙醇、三氯甲烷和石油醚(60～90℃)20.0mL,室温浸泡 2h,振摇,滤过,作为样品原试液。将原试液上机扫描测试,吸收度上限超过 3.0 时,应将原试液用相同溶剂稀释至吸收度上限不超过 3.0。用切线法测算出谱图上每条谱线上的所有最大吸收峰位置,以及组成本品的四溶剂浸液紫外谱线组图谱的全部最大吸收峰位置数据(表 13-1)。

表 13-1　五味子紫外谱线组测试数据

溶剂	吸收度上限	原试液浓度/(g/mL)	稀释倍数	测试液浓度/(g/mL)	λ_{max}/nm				
H_2O	2.0	1.0×10^{-1}	100	1.0×10^{-3}	285.0sh	208.5			
EtOH	3.0	1.0×10^{-1}	12.5	8.0×10^{-3}	285.0sh	240.0			
$CHCl_3$	3.0	1.0×10^{-1}	6.25	1.6×10^{-2}	371.0sh	324.5sh	259.0		
Pet	3.0	1.0×10^{-1}	6.25	1.6×10^{-2}	382.5	362.0	314.0sh	263.5	258.5
					252.0	246.0	241.0	216.0	211.0

3. 薄层色谱　取本品三氯甲烷溶液,用对照药材和五味子醇甲对照,用同一硅胶 GF_{254} 薄层板,以石油醚(30～60℃)-甲酸乙酯-甲酸(15：5：1)的上层液为展开剂,置紫外光灯(254nm)下观察。供试品色谱在与对照药材、对照品色谱相应的位置上,显相同颜色的斑点。

4. 五味子醇甲的含量测定　高效液相色谱法。本品含五味子醇甲($C_{24}H_{32}O_7$)不得少于0.40%。

【饮片】

性味功能:性温,味甘、酸。收敛固涩,益气生津,补肾宁心。

用法用量:1.5～6g。

【附注】　南五味子(Fructus Schisandrae Sphenantherae)　为同属华中五味子 S. sphenanthera Rehd. et Wils. 的干燥成熟果实。主产于湖北、河南、陕西、山西、甘肃等地。药材呈球形或扁球形,直径4～6mm。表面棕红色至暗棕色,肉质果皮较薄,干瘪。种子稍小,呈肾形,黄棕色。含五味子醇甲,五味子酯甲、乙、丙、丁、戊等成分。

肉 豆 蔻

Semen Myristicae(拉)　　Nutmeg(英)

本品为肉豆蔻科(Myristicaceae)植物肉豆蔻 Myristica fragrans Houtt. 栽培品的干燥种仁。主产于马来西亚、印度尼西亚、斯里兰卡、西印度群岛等地。

【化学成分】　含挥发油5%～15%,油中主含 α-蒎烯(α-pinene)、d-莰烯(d-camphene)、肉豆蔻醚(myristicin)、丁香油酚(eugenol)、异丁香酚、甲基丁香酚、甲氧基丁香酚、黄樟醚、榄香脂素、多种萜烯类化合物等。另含齐墩果酸、脂肪油、多种双芳丙烷类化合物等。

【性状鉴别】　药材呈卵圆形或椭圆形,长2～3cm,直径1.5～2.5cm。表面灰棕色或灰黄色,有时外被白粉;全体有浅色纵行沟纹及不规则网状沟纹;种脐位于宽端,呈浅色圆形突起,合点凹陷;种脊呈纵沟状,连接两端。质坚;断面显棕、黄色相杂的大理石样花纹,宽端可见干燥皱缩的胚,富油性。气香浓烈,味辛。

一般以个大、体重、坚实、破开后香气强烈者为佳。

【理化鉴别】　挥发油的含量测定　取本品粗粉约20g,精密称定,测定挥发油,不得少于6.0%(mL/g)。

本品饮片:性温,味辛;温中行气,涩肠止泻。用量1～3g。

荜 澄 茄

Fructus Litseae(拉)

Fruit of Chinese Cubels(英)

本品为樟科(Lauraceae)植物山鸡椒 Litsea cubeba(Lour.) Pers. 野生品的干燥成熟果实。主产于广西、浙江、四川等地。

【化学成分】　枸橼醛-b、-a(citral),甲基庚烯酮(methylheptenone),香茅醛(citronellal),香叶醇(geraniol),芳樟醇(linalool),α-蒎烯(α-pinene),苧烯,莰烯,α-松油醇,木兰箭毒碱,脂肪油等。

枸橼醛-b(citral)

【性状鉴别】　药材呈类球形,直径4～6mm。表面棕褐色至黑褐色,有网状皱纹;基部偶有宿萼及细果梗。除去外皮可见硬脆的果核,种子1粒;子叶2枚,黄棕色,富油性。气芳香,味稍辣、微苦。

一般以粒大、油性足、香气浓者为佳。

本品饮片:性温、味辛;温中散寒,行气止痛。用量1.5～3g。

荜 茇

Fructus Piperis Longi(拉)

Long Pepper(英)

本品为胡椒科(Piperaceae)植物荜茇 *Piper longum* L. 栽培品的干燥近成熟果穗。主产于印度尼西亚、菲律宾、越南以及我国的云南、海南等地。果穗由绿变黑时采收,除去杂质,晒干。

【化学成分】 含挥发油,油中含丁香烯(caryophylene),胡椒碱(piperine),荜茇酰胺(piper-longumine),芝麻脂素(segamin),n-异丁基癸二烯[反2,反4]酰胺,哌啶,荜茇宁酰胺,棕榈酸,四氢胡椒碱等。

胡椒碱(piperine)

【性状鉴别】 药材呈圆柱形,稍弯曲,由多数小浆果集合而成,长1.5～3.5cm,直径3～5mm。表面黑褐色或棕色,有斜向排列整齐的小突起,基部有果穗梗残存或脱落。质硬而脆,易折断;断面不整齐,颗粒状。小浆果球形,直径约1mm;有特异香气,味辛辣。

一般以肥大、饱满、坚实、色黑褐、气味浓者为佳。

【理化鉴别】

1. 化学定性 取粉末少量,加1滴硫酸,显红色,渐变红棕色,后转棕褐色。

2. 胡椒碱的含量测定 高效液相色谱法。本品含胡椒碱($C_{17}H_{19}NO_3$)不得少于2.5%。

本品饮片:性热,味辛;温中散寒,下气止痛。用量1.5～3g。

马 兜 铃

Fructus Aristolochiae(拉)

Dutchmanspipe Fruit(英)

本品为马兜铃科(Aristolochiaceae)植物北马兜铃 *Aristolochia contorta* Bge. 或马兜铃 *Aristolochia debilis* Sieb. et Zucc. 栽培品的干燥成熟果实。北马兜铃主产于东北、河北、山东、陕西、山西、河南等地;马兜铃主产于江苏、安徽、浙江、江西、湖北、河南等地。秋季果实由绿变黄时采收,干燥。

【化学成分】 马兜铃酸A、B、C(aristolochic acid A,B,C),马兜铃次酸(aristolochinic acid),木兰碱(magnoflorine),挥发油等。

【性状鉴别】 药材呈卵圆形或长圆形,长3～7cm,直径2～4cm。表面黄绿色、灰绿色或棕褐色,有纵棱线12条,由棱线分出多数横向平行的细脉纹;顶端平钝,基部有细长果梗。果皮轻而脆,易裂为6瓣,同时果梗也分裂为6条;果皮内表面平滑而带光泽,有较密的横向脉纹;果实分6室,每室种子多数,分层平叠,四面延伸成不透明或半透明的翅,呈扁平三角形或扇形,边缘淡棕色,中心棕色。气特异,味微苦。

一般以完整、色黄绿、种子充实者为佳。

本品饮片:性微寒,味苦;清肺降气,止咳平喘,清肠消痔。用量3～9g。

葶 苈 子

Semen Lepidii,Semen Descurainiae(拉)

Pepperweed Seed(英)

本品为十字花科(Cruciferae)植物播娘蒿 *Descurainia sophia* (L.) Webb ex Prantl 或独行菜 *Lepidium apetalum* Willd. 野生品的干燥成熟种子,前者称"南葶苈子",后者称"北葶苈子"。南葶苈子主产于江苏、山东、河南、安徽、山西、陕西、浙江等地;北葶苈子主产于河北、辽宁、吉林、内蒙古、山西、甘肃等地。

【化学成分】 南葶苈子含异硫氰酸苄酯(benzylisothiocyanate)、异硫氰酸烯丙酯(allylisothiocyanate)、丁烯腈(butene-[3]-cyanide)、双硫烯丙酯(allyldisylphide)、毒毛花苷元(strophanthidine)、卫矛苷(evomonoside)、葶苈苷

(helveticoside)、卫矛双糖苷(evobioside)、糖芥苷(erysimoside)、油酸、亚麻酸、白芥酸、β-谷甾醇等。北葶苈子含芥子苷(sinigrin)、脂肪油、蛋白质、糖类、生物碱、挥发油及强心成分。

【性状鉴别】

1. 北葶苈子　呈扁卵形,长约1.5mm,宽0.5～1mm;一端钝圆,另端渐尖而微凹,凹处有一白色点状种脐;表面具细微颗粒状突起及两纵列的浅槽。味微辛辣,黏性较强,遇水黏滑。

2. 南葶苈子　呈长圆形而略扁,长约1mm,宽约0.5mm。外表棕色或红棕色;一端钝圆,另端微凹或近楔形。味微辛、苦,略带黏性。

一般以籽粒饱满均匀、表面黄棕色、有光泽、黏性较强者为佳。

【显微鉴别】

组织特征

(1) 北葶苈子　表皮细胞壁向外特化成黏液层,厚可达216μm,基部未液化的纤维素条呈乳头状突起。栅栏细胞层侧壁及内壁木化增厚。色素层细胞颓废,色深。胚乳细胞1列,内含糊粉粒。子叶及胚根细胞壁厚,呈不规则多边形,内含糊粉粒。

(2) 南葶苈子　黏液细胞层较薄,宽约100μm,基部的乳头状突起较大,木化成红色。

【理化鉴别】

1. 黏液层观察　取本品少量,加水浸泡后,用放大镜观察。北葶苈子透明状黏液层较厚,厚度可超过种子宽度的1/2以上;南葶苈子透明状黏液层薄,厚度约为种子宽度的1/5以下。

2. 膨胀度测定　取本品0.6g,按《中国药典》法测其膨胀度。北葶苈子不得低于12,南葶苈子不得低于3。

本品饮片:性寒,味苦、辛;泻肺定喘,利水消肿。用量3～6g。

芥　子

Semen Sinapis(拉)
Mustard Seed(英)

本品为十字花科(Cruciferae)植物白芥 *Sinapis alba* L. 或芥 *Brassica juncea* (L.) Czern. et Coss. 栽培品的干燥成熟种子,前者习

称"白芥子",后者习称"黄芥子"。白芥子主产于安徽、河南、四川、陕西、浙江等地;黄芥子全国各地均产。夏末秋初果实成熟时采割植株,晒干,打下种子,除去杂质。

【化学成分】　白芥子含白芥子苷(sinalbin)[水解后生成异硫氰酸对羟基苄酯(*p*-hydroxybenzyl isothiocyanata)、重硫酸芥子碱(sinapine bisulphate)及葡萄糖]、芥子酶(myrosin)、芥子碱(sinapine)、脂肪油等。黄芥子含芥子苷(sinigrin)[水解后生成芥子油、硫酸氢钾及葡萄糖]、芥子酸(sinapic acid)等。

【性状鉴别】

1. 白芥子　呈圆球形,直径1.5～2.5mm。表面灰白色至黄白色,放大镜下可见表面细微的网纹,有明显的点状种脐。子叶黄白色折叠,富油性。气微,味辛辣。

2. 黄芥子　直径1.2～1.8mm。表面黄至棕黄色,少数暗红棕色。气微,味极辛辣,与水共研后尤其明显。

一般白芥子以粒大、饱满、色黄白、纯净者为佳;黄芥子以饱满、均匀、鲜黄色、无杂质者为佳。

【理化鉴别】　化学定性　取白芥子水提取液滴加硝酸汞试液,放置片刻,液体转为红色。

本品饮片:性温,味辛;温肺豁痰利气,散结通络止痛。用量3～6g。

木　瓜

Fructus Chaenomelis(拉)
Fruti of Common Floweringquince(英)

本品为蔷薇科(Rosaceae)植物贴梗海棠 *Chaenomeles speciosa* (Sweet) Nakai 栽培品的干燥近成熟果实。主产于安徽、湖北、四川、浙江等地。夏、秋二季果实绿黄时采收,置沸水中烫至外皮灰白色,对半纵剖,晒干。

【化学成分】　苹果酸(malic acid),酒石酸(tartaric acid),枸橼酸(citric acid),反丁烯二酸(fumaric acid),过氧化酶(catalase),过氧化物酶(peroxidase),酚氧化酶(phenol oxidase),维生素C,氰氢酸,齐墩果酸,鞣质,果胶,皂苷,黄酮类等。

【性状鉴别】　药材呈长圆形,多纵剖成两半,长4～9cm,宽2～5cm,厚1～2.5cm。外表

面紫红色或红棕色,有不规则的深皱纹(习称皱皮木瓜)。剖面边缘向内卷曲,果肉红棕色,中心部分凹陷,棕黄色;种子扁长三角形,多脱落;质坚硬。气微清香,味酸。

一般以质实、肉厚、色紫红、味酸者质佳。

【理化鉴别】

1. 荧光检查 取本品粉末1g,加70%乙醇溶液10mL,回流1h,滤过,滤液备用。取滤液滴于滤纸上,待干,喷三氯化铝试液,干燥后,置紫外光灯下观察,显蓝色荧光。

2. 酸度测定 本品水溶液(0.5g/mL)用酸度测定法测定,pH应为3~4。

本品饮片:性温,味酸;平肝舒筋,和胃化湿。用量6~9g。

山 楂
Fructus Crataegi(拉)
Hawthorn Fruit(英)

本品为蔷薇科(Rosaceae)植物山里红 *Crataegus pinnatifida* Bge. var. *major* N. E. Br. 或山楂 *Crataegus pinnatifida* Bge. 栽培或野生品的干燥成熟果实。主产于山东、河北、河南、辽宁等地。

【化学成分】 山楂酸(crataegic acid),酒石酸(tartaric acid),枸橼酸(citric acid),熊果酸,齐墩果酸、牡荆素(vitexin)、槲皮素(quercetin),金丝桃苷(hyperoside),黄烷聚合物(flavan polymers),表儿茶精(epicatechin),绿原酸(chlorogenic acid)等。

枸橼酸(citric acid)

【性状鉴别】 药材呈圆形片,皱缩不平,直径1~2.5cm,厚2~4mm。外皮红色,具皱纹和灰白色小斑点。果肉深黄色至浅棕色;中部横切片具5粒浅黄色果核,但果核多脱落而中空,有的片上可见短而细的果梗或花萼残迹。气微清香,味酸、微甜。

一般以片大(山楂片)、皮红、肉厚者为佳。

【理化鉴别】

1. 有机酸的含量测定 取本品粉末约1g(同时应另取本品粉末用烘干法测定水分),精密称定,精密加水100mL,室温下浸泡4h,时时振摇,滤过,精密量取滤液25mL,加水50mL,加酚酞指示液2滴,用0.1mol/L氢氧化钠滴定液滴定。每1mL 0.1mol/L氢氧化钠滴定液相当于6.404mg的枸橼酸($C_6H_8O_7$)。本品含有机酸以枸橼酸($C_6H_8O_7$)计,不得少于5.0%。

2. 金丝桃苷的含量测定 高效液相色谱法。本品含金丝桃苷($C_{21}H_{20}O_{12}$)一般在0.02%以上。

本品饮片:性微温,味酸、甘;消食健脾,行气散瘀。用量9~12g。

(张贵君)

苦 杏 仁*
Semen Armeniacae Amarum(拉)
Bitter Apricot Seed(英)

本品始载于《名医别录》,列为下品。李时珍谓:"杏字篆写象子在木枝之形,因其果仁又味苦,故名。"

【来源】 本品为蔷薇科(Rosaceae)植物山杏 *Prunus armeniaca* L. var. *ansu* Maxim.、西伯利亚杏 *Prunus sibirica* L.、东北杏 *Prunus mandshurica* (Maxim.)Koehne 或杏 *Prunus armeniaca* L. 野生品的干燥成熟种子。

【植物形态】

1. 山杏 乔木,高可达10m。叶互生,宽椭圆形或宽卵形,长4~5cm,宽3~4cm,先端渐尖,基部阔楔形或截形,叶缘具细锯齿。叶柄光滑或上侧有毛,近叶基部有2腺体;先花后叶,花单生于短枝顶,无柄,萼筒钟形,带暗红色,5裂,花后反折;花瓣5,白色或淡粉红色;雄蕊多数,略短于花瓣;子房1室,密被短柔毛。核果近球形,肉薄,种子味苦。花期3~4月,果期4~6月(图13-5)。

2. 西伯利亚杏 小乔木或灌木。叶卵形或近圆形。花较小。果肉薄,质较干,种子味苦。

3. 东北杏 乔木。叶宽卵形至宽椭圆形,先端渐尖至尾尖,基部圆形,有时心形,边缘有不整齐的细长尖锐重锯齿。花梗长于萼筒,花萼带红褐色,常无毛。核边缘圆钝,种子味苦。

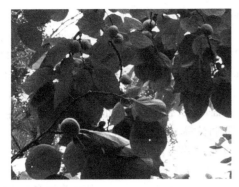

图 13-5　山杏 *Prunus armeniaca* L. var. *ansu* Maxim.

　　4. 杏　与山杏基本相似,但叶较大,长 5～10cm,宽 4～8cm,基部近心形或圆形。核果较大,肉厚,种子味甜或苦。

　　【产地】　山杏主产于辽宁、河北、内蒙古、山东、江苏等地,多野生,也有栽培;西伯利亚杏主产于黑龙江、辽宁、吉林、河北等地,野生;东北杏主产于东北各地,野生;杏主产于内蒙古、吉林、辽宁、河北、山西、陕西等地,栽培。

　　【采收加工】　夏季采收成熟果实,除去果肉及核壳,取出种子,晒干。燀或炒后用。

　　【化学成分】　苦杏仁苷(amygdalin),苦杏仁酶(emulsin),Δ^{24}-胆甾醇,雌酮,α-雌二醇,脂肪油(杏仁油),蛋白质,氨基酸以及 β-紫罗兰酮等挥发性成分。苦杏仁酶包括苦杏仁苷酶(amygdalase)及樱苷酶(prunase),在热水或醇中煮沸即被破坏。苦杏仁苷经水解后产生氢氰酸(约 0.2%)、苯甲醛及葡萄糖。

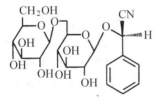

苦杏仁苷(amygdalin)

　　【性状鉴别】　药材呈扁心形,长 1～1.9cm,宽 0.8～1.5cm,厚 5～8mm。表面黄棕色至深棕色,一端尖,另端钝圆,肥厚,左右不对称。尖端一侧有短线形种脐,圆端合点处向上有多数深棕色的脉纹。种皮薄,子叶 2 枚,乳白色,富油性。气微,味苦(图 13-6)。

　　一般以颗粒均匀、饱满、整齐不碎者为佳。

　　【理化鉴别】

　　1. 物理定性　取本品数粒,加水共研,即产

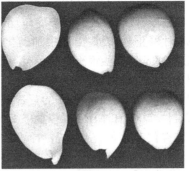

燀苦杏仁

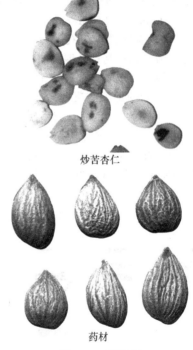

炒苦杏仁

药材

图 13-6　苦杏仁

生苯甲醛的特殊香气。

　　2. 化学定性　取本品数粒,捣碎,取约 0.1g 置试管中,加水湿润,试管中悬 1 条三硝基苯酚试纸,加塞,温浴 10min,试纸显砖红色。

　　3. 薄层色谱　取本品乙醚溶液,用苦杏仁苷对照,用同一硅胶 G 薄层板,以三氯甲烷-乙酸乙酯-甲醇-水(15：40：22：10)为展开剂,喷磷钼酸硫酸溶液(磷钼酸 2g,加水 20mL 使溶解,再缓缓加入硫酸 30mL,混匀),在 105℃ 加热约 10min。供试品色谱在与对照品色谱相应位置上,显相同颜色的斑点。

　　4. 苦杏仁苷的含量测定　取本品粗粉约 15g,精密称定,置凯氏烧瓶中,加水 150mL,立即密塞,置 37℃ 水浴中保温 2h,连接冷凝管,通水

蒸气蒸馏,馏出液导入含有10mL水与2mL氨试液的吸收液中,接收瓶置水浴中冷却,至馏出液达60mL时停止蒸馏,馏出液中加碘化钾试液2mL,用0.1mol/L硝酸银滴定液缓缓滴定,至溶液现出的黄白色浑浊不消失。每1mL 0.1mol/L硝酸银滴定液相当于91.48mg的苦杏仁苷。本品含苦杏仁苷($C_{20}H_{27}NO_{11}$)不得少于3.0%。

燀苦杏仁和炒苦杏仁含苦杏仁苷($C_{20}H_{27}NO_{11}$)不得少于3.0%。

【生物鉴别】 聚丙烯酰胺凝胶电泳检测取本品粉末约1.0g,加入25%浓缩胶缓冲液1mL,超声提取30min,3 500r/min离心20min,吸取上清液,加入40%蔗糖溶液(1∶1),混匀,作为供试品溶液。同法制备易混药材桃仁和山桃仁的对比溶液。吸取上述3种溶液各20μL,分别点样于同一聚丙烯酰胺凝胶胶片上,用溴酚蓝示踪,电泳(初始电流15mA,稳流25mA),取出胶片,用考马斯亮蓝R_{250}溶液染色,脱色至谱带清晰。供试品与对比品比较,具有3个特征性主谱带;2个对比品之间也有明显的区别(图13-7)。

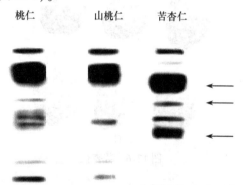

图13-7 苦杏仁聚丙烯酰胺凝胶电泳

【饮片】
性味功能:性微温,味苦;有小毒。降气止咳平喘,润肠通便。
用法用量:4.5~9g,生品入煎剂宜后下。

桃 仁
Semen Persicae(拉)
Peach Kernel,Peach Seed(英)

本品为蔷薇科(Rosaceae)植物桃 *Prunus persica*(L.)Batsch 或山桃 *Prunus davidiana*(Carr.)Franch. 栽培品的干燥成熟种子。主产

于四川、陕西、河北、山东、贵州、湖北等地。

【化学成分】 三酰甘油酯(triacylglycerol),1,2-二酰甘油酯(1,2-biacylglycerol),单酰甘油酯(monoacylglycerol),磷脂酰胆碱(phosphatidylcholine),苦杏仁苷(amygdalin),尿囊素酶(allontoinase),苦杏仁酶(emulsin),乳糖酶,维生素B_1,脂肪油等。

【性状鉴别】
1. 桃仁 呈扁长卵形,长1.2~1.8cm,宽0.8~1.2cm,厚2~4mm。表面黄棕色至红棕色,密布颗粒状突起,一端尖,中部膨大,另端钝圆稍偏斜,边缘较薄,尖端一侧有短线形种脐,圆端有颜色略深不甚明显的合点,自合点处散出多数纵向维管束;种皮薄,易剥。子叶2枚,类白色,富油性。气微,味微苦。
2. 山桃仁 呈类卵圆形,较小而肥厚,长0.9~1.5cm,宽约7mm,厚约5mm。

一般以粒饱满、完整、外皮色棕红、内仁色白者为佳。

【生物鉴别】 聚丙烯酰胺凝胶电泳检测按照苦杏仁项下电泳检测方法,桃仁与山桃仁的聚丙烯酰胺凝胶电泳谱带比较,具有2个特征性谱带(图13-7)。

本品饮片:性平,味苦、甘;活血祛瘀,润肠通便。用量4.5~9g。

乌 梅
Fructus Mume(拉)   Smoked Plum(英)

本品为蔷薇科(Rosaceae)植物梅 *Prunus mume*(Sieb.)Sieb. et Zucc. 栽培品的干燥近成熟果实。主产于四川、浙江、福建、广东、湖南、贵州等地。夏季果实近成熟时采收,低温烘干后闷至色变黑。

【化学成分】 苯甲醛(benzaldehyde),熊果酸,天门冬素(asparagine),多糖(polysaccharide P-1),中性糖,枸橼酸(citric acid),苹果酸(malic acid),琥珀酸(succinic acid),苦杏仁苷(amygdalin),齐墩果酸,β-谷甾醇,蜡醇,脂肪油等。

【性状鉴别】 药材呈类球形或扁球形,直径1.5~3cm。表面黑色或棕黑色,皱缩不平,基部有圆形果梗痕。果核坚硬,椭圆形,棕黄色,表面有凹点。种子扁卵形,淡黄色。气微,

味极酸。

一般以个大、肉厚、柔润、味酸者为佳。

【理化鉴别】 有机酸的含量测定 酸碱滴定法。本品含有机酸以枸橼酸（$C_6H_8O_7$）计,不得少于15.0%。

本品饮片:性平,味酸、涩;敛肺,涩肠,生津,安蛔。用量6～12g。

金 樱 子
Fructus Rosae Laevigatae（拉）
Fruit of Cherckee Rose（英）

本品为蔷薇科（Rosaceae）植物金樱子 Rosa laevigata Michx. 栽培或野生品的干燥成熟果实。主产于广东、江西、浙江、广西、江苏等地。10～11月果实成熟变红时采收,干燥,除去毛刺。

【化学成分】 苹果酸（malic acid）,枸橼酸（citric acid）,金樱子素 A、B、C、D、E、F、G（laevigatins A、B、C、D、E、F、G）,仙鹤草素（agrimonin）,赤芍素（pendunculagin）,树脂,维生素 C,果糖,蔗糖,皂苷等。

【性状鉴别】 药材呈倒卵形,长 2～3.5cm,直径1～2cm。表面红黄色或红棕色,有突起的棕色小点,顶端有盘状花萼残基,中央有黄色柱基,下部渐尖。质硬;切开后,花托壁厚1～2mm,内有多数坚硬的小瘦果,内壁及瘦果均有淡黄色绒毛。气微,味甜、微涩。

一般以个大、肉厚、色红、有光泽、去净刺者为佳;金樱子肉以个大、肉厚、色红、去净毛刺、毛茸及核者为佳。

本品性平,味酸、甘、涩;固精缩尿,涩肠止泻。用量6～12g。

沙 苑 子
Semen Astragali Complanati（拉）
Seed of Flatstem Milkvetch（英）

本品为豆科（Leguminosae）植物扁茎黄芪 Astragalus complanatus R. Br. 栽培品的干燥成熟种子。主产于陕西、河北、辽宁、山西、内蒙古等地。秋季冬初果实成熟尚未开裂时采割植株,晒干,打下种子。

【化学成分】 沙苑子苷（complanatoside）,黄芪苷（astragalin）,大豆苷甲（soyasaponin I）,杨梅皮素（myricetin）,鼠李柠檬素-3-O-$β$-d-葡萄糖苷,紫云英苷,山奈素-3-O-$α$-l-阿拉伯吡喃糖苷,山奈素、鼠李柠檬-3-O-$β$-d-6-乙酰化葡萄糖苷,杨梅皮素-3'-甲醚-5'-O-$β$-d-葡萄糖苷,$β$-谷甾醇等。

【性状鉴别】 药材略呈肾形而稍扁,长2～2.5mm,宽1.5～2mm,厚约1mm。表面光滑,绿褐色至灰褐色,近缘一侧微凹处具圆形种脐。质坚硬,不易破碎;除去种皮,可见淡黄色子叶2枚,胚根弯曲,长约1mm。气微,味淡,嚼之有豆腥味。

一般以籽粒饱满者为佳。

本品饮片:性温,味甘;益肾固精,补肝明目。用量9～15g。

决 明 子
Semen Cassiae（拉）
Cassia Seed（英）

本品为豆科（Leguminosae）植物决明 Cassia obtusifolia L. 或小决明 Cassia tora L. 栽培品的干燥成熟种子。主产于安徽、江苏、广东、广西、四川等地。

【化学成分】 含大黄酚（chrysophanol）、大黄素（emodin）、大黄素甲醚（physcion）、钝叶素（obtusifolin）、决明苷（cassiaside）、钝新素（obtusin）、大黄素-6-葡萄糖苷（emodin-6-glucoside）、金黄决明素（chryso-obtuisin）、决明素、甾醇、脂肪酸、糖类、蛋白质等。

【性状鉴别】

1. 决明种子 药材略呈菱方形或短圆柱形,两端平行倾斜,形似马蹄,长3～7mm,宽2～4mm。表面绿棕色或暗棕色,平滑有光泽,一端较平坦,另端斜尖,背腹面各有1条突起的棱线,棱线两侧各有1条斜面对称而色较浅的线形凹纹。质坚硬,不易破碎;横切面可见种皮薄,中间有"S"形折曲的黄色子叶,2枚重叠。气微,味微苦。

2. 小决明种子 呈短圆柱形,较小,长3～5mm,宽2～3mm。表面棱线两侧各有1条宽广的浅黄棕色带。

一般以颗粒均匀、饱满、色绿棕者色为佳。

本品饮片:性微寒,味甘、苦、咸;清肝,明目,通便。用量 9～15g。

补　骨　脂[*]

Fructus Psoraleae(拉)

Fruit of Malaytea Scurfpea(英)

本品始载于《开宝本草》。李时珍曰:"补骨脂言其功也……胡人呼为婆固纸,而俗讹为破故纸也。"

【来源】　本品为豆科(Leguminosae)植物补骨脂 *Psoralea corylifolia* L. 野生或栽培品的干燥成熟果实。

【植物形态】　一年生草本,全体被黄白色毛及黑褐色腺点。茎直立,枝坚硬,高 0.5～1.5m。单叶互生,有时枝端叶有 1 枚长约 1cm 的侧生小叶,叶片阔卵形或三角状卵形,长 6～9cm,宽 5～7cm,先端稍尖,基部截形或微心形,边缘有粗锯齿,近无毛,两面均有显著黑色腺点,叶柄长 2～4cm,侧生小叶柄甚短。叶腋抽出总状花序,总梗甚长,小花多数,密集上部而呈头状,花梗短,花萼钟状,上面 2 枚萼齿连合,有黄棕色腺点;蝶形花冠淡紫色,长约 4mm,旗瓣宽倒卵形,雄蕊 10,连成一束。荚果椭圆形,长约 5mm,黑色,熟后不开裂。种子 1 枚,扁圆形,棕黑色,粘贴果皮,有香气。花期 7～8 月,果期 9～10 月(图 13-8)。

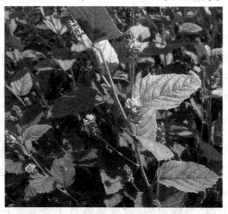

图 13-8　补骨脂 *Psoralea corylifolia* L.

【产地】　主产于华北、华中、华南各地。

【采收加工】　秋季果实成熟时,割取果穗,晒干,打下果实。

【化学成分】　挥发油:柠檬烯、萜品醇-4、芳樟醇(linalool)、β-石竹烯、乙酸香叶酯等。香豆素类:补骨脂素(psoralen)、异补骨脂素(isopsoralen)、补骨脂定(psoralidin)、异补骨脂定(isopsoralidin)、双羟异补骨脂定(corylidin)、8-

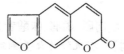

补骨脂素 (psoralen)

异补骨脂素 (isopsoralen)

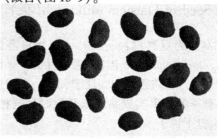

补骨脂定(psoralidin)

甲氧基补骨脂素(8-methoxypsoralen)等。黄酮类:补骨脂甲素(coryfolin,bavachin)、补骨脂乙素(corylifolinin,sobavachalcone)、补骨脂甲素甲醚(bavachinin)、异补骨脂甲素(isobavachin)、新补骨脂异黄酮(neobavaisoflavone)、补骨脂色烯素(bavachromene)、补骨脂宁(corylin)、补骨脂查尔酮(bavachalcone)、新补骨脂查尔酮(neobavachalcone)、异补骨脂乙素甲醚等。单萜酚类:补骨脂酚(bakuchiol)等。脂类:三酰甘油、二酰甘油、单酯等。另外,还含非酯化脂肪酸、豆甾醇(stigmasterol)、胡萝卜苷(daucosterol)、三十烷(triacontane)、葡萄糖以及皂苷等。

【性状鉴别】　药材呈肾形,略扁,长 3～5mm,宽 2～4mm,厚约 1.5mm。表面黑色、黑褐色或灰褐色,有细微网状皱纹。顶端圆钝,有一小突起,凹侧有果梗痕。质硬,果皮薄,与种子不易分离。种子 1 枚,黄棕色,光滑,种脐位于凹侧的一端,呈突起的点状;另一端有微突起的合点。子叶 2 枚,黄白色,富油质。微有香气,味辛、微苦(图 13-9)。

图 13-9　补骨脂

一般以身干、颗粒饱满、黑褐色者为佳。

【显微鉴别】

1. 组织特征　果实中部横切面：果皮波状弯曲，表皮细胞 1 列，凹陷处表皮下有众多扁圆形壁内腺(intramural gland)。中果皮薄壁组织中有小形外韧维管束；薄壁细胞含有草酸钙小柱晶。种皮外表皮为 1 列栅状细胞，其内为 1 列哑铃状支持细胞。种皮薄壁组织种有小形维管束。色素细胞 1 列，与种皮内表皮细胞相邻。子叶细胞充满糊粉粒与油滴(图 13-10)。

2. 粉末与表面特征　壁内腺类圆形，直径 110～285μm，表皮细胞多达数十至百个，中心细胞较小，多角形，周围细胞径向延长，辐射状排列，腺体腔内有众多油滴。非腺毛长 280～350μm，直径 15～22μm，顶端细胞特长，胞壁密布疣点。腺毛多呈梨形，长 30～50μm，直径 20～30μm。腺柄短，多单细胞，腺头多细胞或单细胞。气孔平轴式，表皮细胞具条状角质纹。果皮细胞含草酸钙小柱晶，两端及中央突出，长 13～25μm，宽 1.5～3μm。另有草酸钙小方晶。种皮栅状细胞众多，长 33～56μm，宽 6～15μm，细胞壁成 V 字形增厚。支持细胞哑铃状，长 20～45μm，中部细胞壁增厚。另有子叶细胞与非腺毛碎片(图 13-11)。

【理化鉴别】

1. 化学定性　取本品粉末 1g，加乙醇 10mL，温浸 30min，滤过。取滤液 1mL，加新配制的 7% 盐酸羟胺-甲醇溶液 2～3 滴，20% 氢氧化钾醇溶液 1～2 滴，水浴加热 1min，加 10% 盐酸溶液使呈酸性，再加入 1% 三氯化铁-乙醇溶液 1～2 滴，溶液显红色。

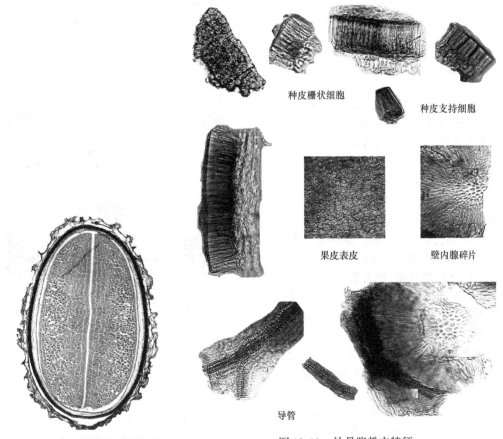

种皮栅状细胞　　种皮支持细胞

果皮表皮　　壁内腺碎片

导管

图 13-10　补骨脂横切面组织特征　　　　图 13-11　补骨脂粉末特征

2. 荧光检查 取本品乙醇浸出液点于滤纸上,挥干,置紫外灯(254nm)下观察,可见斑点边缘为蓝紫色,中央为暗红色;氨熏后,边缘亮蓝色,中央灰棕色。

3. 薄层色谱 取本品乙酸乙溶液,用补骨脂素、异补骨脂素对照,用同一硅胶 G 薄层板,以正己烷-乙酸乙酯(4∶1)为展开剂,喷 10% 氢氧化钾-甲醇溶液,置紫外光灯下观察。供试品色谱在与对照品色谱相应的位置上,显 2 个相同的蓝白色荧光斑点。

4. 补骨脂素和异补骨脂素的含量测定 高效液相色谱法。本品含补骨脂素($C_{11}H_6O_3$)和异补骨脂素($C_{11}H_6O_3$)的总量不得少于 0.70%。

【饮片】

性味功能:性温,味辛、苦。温肾助阳,纳气,止泻。

用法用量:6 ~ 9g,外用 20% ~ 30% 酊剂涂患处。

猪 牙 皂
Fructus Gleditsiae Abnormalis(拉)
Abnormal Fruit of Chinese Honeylocust(英)

本品为豆科(Leguminosae)植物皂荚 *Gleditsia sinensis* Lam. 野生品的干燥不育果实。主产于四川、山东、陕西、河南等地。

【化学成分】 皂苷[水解生成皂荚苷元(gledigenin)苷元为合欢酸(echinocysticacid)],多糖,黄酮苷等。

【性状鉴别】 药材呈圆柱形,略扁而弯曲,长 5 ~ 11cm,宽 7 ~ 15mm。顶端有鸟喙状花柱残基,基部具果梗残基;表面紫棕色或紫褐色,被灰白色蜡质粉霜,擦去后有光泽,并有细小的疣状突起及线状或网状的裂纹。质硬而脆,易折断;断面棕黄色,中间疏松,有淡绿色或淡棕黄色的丝状物与斜向网纹,纵向剥开可见有排列整齐的凹窝,偶有发育不全的种子。气微,有刺激性,多闻则打喷嚏,味先甜而后辣。

一般以个小、饱满、色紫褐、有光泽者为佳。

本品饮片:性温,味辛、咸,有小毒;祛痰开窍,散结消肿,外治痈肿。用量 1 ~ 1.5g,多入丸散用;外用适量,研末吹鼻取嚏或研末调敷患处。

巴 豆*
Fructus Crotonis   Croton Seed

本品始载于《神农本草经》,列为下品。李时珍曰:"此物出巴蜀,而形如菽豆,故以名之。"

【来源】 本品为大戟科(Euphorbiaceae)植物巴豆 *Croton tiglium* L. 栽培品的干燥成熟果实。

【植物形态】 常绿灌木或小乔木,高 2 ~ 7m。树皮深灰色,平滑,稍呈细线纵裂;新枝绿色,被稀疏的星状毛。单叶互生,叶片卵形或椭圆状卵形,长 7 ~ 17cm,宽 3 ~ 7cm,先端长渐尖,基部圆形或阔楔形,叶缘有疏浅细锯齿,上面深绿色,下面较淡,初时两面疏被星状毛,基部具 3 脉,近叶柄两侧各有 1 无柄腺体。总状花序顶生,花绿色,单性,雌雄同株,雌花在下,雄花在上;雄花花萼 5 深裂,花瓣 5,反卷,雄蕊 15 ~ 20 枚;雌花花萼 5 裂,花瓣 5,有无花瓣者,花柱 3,柱头深 2 裂。蒴果倒卵形或卵形,有 3 个钝棱,密被星状毛,3 室,每室含种子 1 粒。种子略呈椭圆形或卵形,稍扁;种阜在种脐的一端,为一细小突起,易脱落。花期 3 ~ 5 月,果期 7 ~ 9 月(图 13-12)。

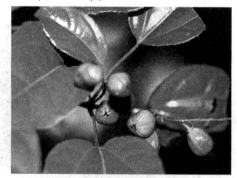

图 13-12 巴豆 *Croton tiglium* L.

【产地】 主产于四川、云南、广西、广东、福建等地。习惯认为产于四川者质优,称为"川巴豆"。

【采收加工】 果实成熟、果皮未开裂时采收,堆置 2 ~ 3 天,摊开,干燥。

【化学成分】 种子含巴豆油 40% ~ 60%,主要为巴豆油酸(crotonic acid)及巴豆酸(tiglic acid)、油酸、亚油酸、肉豆蔻酸、花生酸、棕榈酸、硬脂酸、月桂酸等的甘油酯;油中还含有十余种亲水性的巴豆醇(phorbol)双酯化合物,有强刺

OH OH

HO H

O OH

巴豆醇(Phorbol)

巴豆苷(crotonoside)

激性(泻下)和促致癌作用。此外,含蛋白质约18%,其中巴豆毒素(crotin)为一种毒性球蛋白,结构类似蓖麻子毒蛋白;还含有 2 种外源凝集素(lectins)、巴豆苷(crotonoside)、β-谷甾醇、氨基酸及酶等。

【性状鉴别】　果实呈卵圆形,一般具 3 棱,长 1.8～2.2cm,直径 1.4～2cm。表面灰黄色或稍深,粗糙,有纵线 6 条,顶端平截,基部有果梗痕。破开果壳,可见 3 室,每室含种子 1 粒。种子呈略扁的椭圆形,长 1.2～1.5cm,直径 7～9mm;表面棕色或灰棕色,一端有小点状种脐及种阜的疤痕,另端有微凹的合点,其间有隆起的种脊;外种皮薄而脆,内种皮呈白色薄膜状;种仁黄白色,油质;子叶 2 片,菲薄。气微,味辣(图 13-13)。

一般以个大、饱满、种仁黄白色者为佳。

【显微鉴别】

1. 组织特征　横切面:外果皮为 1 列表皮细胞,具气孔及厚壁性多细胞的星状毛。中果皮外侧为 10 余列薄壁细胞,有单个或成群散在的石细胞;维管束周围细胞中有草酸钙方晶或簇晶;中部有 4～7 列纤维状石细胞,呈带状环列;内侧有 6～8 列径向延长的长圆形厚壁细胞,壁孔少。内果皮为 3～5 层纤维状厚壁细胞交叠排列。种皮表皮细胞为 1 列径向延长的长方形细胞,径向壁呈不规则锯齿状弯曲;其下有 1 列厚壁性栅状细胞,胞腔线形;向内为数列切向延长的不规则薄壁细胞,其间散在螺纹导管;内表皮细胞呈颓废状。胚乳细胞类圆形,充满脂肪油及糊粉粒,有草酸钙簇晶。子叶细胞类多角形。

2. 粉末特征　浅黄棕色。厚壁性多细胞星状毛,直径 129～525μm,由 6～15 个厚壁细胞呈放射状排列,细胞层纹明显,胞腔线形,基部膨大,具孔沟。石细胞类圆形、长方形或纤维状,壁孔和层纹均明显。种皮细胞表面观为多角形,内含黄棕色物质。栅状细胞棕红色,壁厚,胞腔线形,一端略膨大。纤维状厚壁细胞,直径约 20μm,壁孔和层纹均明显。胚乳细胞类圆形,内含糊粉粒、脂肪油滴及草酸钙簇晶(图 13-14)。

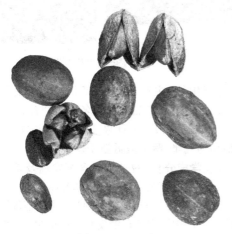

图 13-13　巴豆

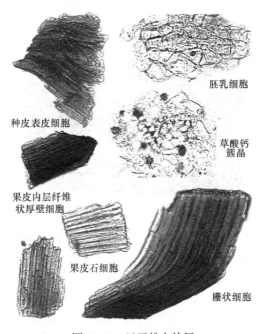

胚乳细胞

种皮表皮细胞

草酸钙簇晶

果皮内层纤维状厚壁细胞

果皮石细胞

栅状细胞

图 13-14　巴豆粉末特征

【理化鉴别】

1. 化学定性 取本品约0.5g,研碎,加乙醚10mL,浸泡2h,并时时振摇,滤过,滤液置试管中挥干,加盐酸羟胺饱和的甲醇溶液0.5mL及麝香草酚酞指示液1滴,再加氢氧化钾饱和的甲醇溶液至显蓝色,再多加4滴,加热至沸腾,冷却,加稀盐酸调节pH 2～3,加三氯化铁试液3滴及三氯甲烷1mL,振摇,上层溶液显紫红色。

2. 薄层色谱 取本品种仁石油醚(30～60℃)溶液对照药材对照,用同一硅胶G薄层板,以三氯甲烷-石油醚(60～90℃)(2:1)为展开剂,喷10%的硫酸-乙醇溶液,在105℃加热至斑点显色清晰。供试品色谱在与对照药材色谱相应的位置上,显相同颜色的斑点。

3. 脂肪油的含量测定 取本品粗粉1g,精密称定,置索氏提取器中,加乙醚适量,回流提取(8h)至脂肪油提尽,收集提取液,置已干燥至质量恒定的蒸发皿中,在水浴上低温去溶剂,在100℃干燥1h,移至干燥器中,冷却30min,精密称定,计算,即得。本品含脂肪油不得少于22.0%。

4. 巴豆霜脂肪油的含量测定 取巴豆霜(图13-15)约5g,精密称定,置索氏提取器中,加乙醚100mL,回流提取(6～8h)至脂肪油提尽,收集提取液,置已干燥至质量恒定的蒸发皿中,在水浴上低温挥去溶剂,在100℃干燥1h,放冷,精密称定。巴豆霜含脂肪油应为18.0%～20.0%。

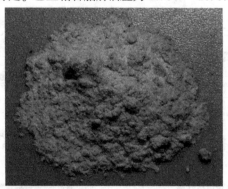

图13-15 巴豆霜

5. 巴豆苷的含量测定 高效液相色谱液。按干燥品计算,含巴豆苷不得少于0.80%。

【饮片】

性味功能:性热,味辛;有大毒。生品外用蚀疮;制霜用峻下积滞,逐水消肿,豁痰利咽。

用法用量:生品外用适量。巴豆霜0.1～0.3g,多入丸散用。

枳　壳*

Fructus Aurantii(拉)

Bitter Orange(英)

本品始载于《开宝本草》。《本草纲目》将枳实与枳壳合并,总称为"枳",列于木部灌木类。李时珍谓:"枳乃木名,壳为果皮,故名枳壳。"

【来源】 本品为芸香科(Rutaceae)植物酸橙 *Citrus aurantium* L. 及其变种栽培品的干燥近成熟果实。

【植物形态】 常绿小乔木。茎枝三棱形,光滑,有长刺。单身复叶,互生;叶柄有狭长形的或倒心脏形的叶片状翅,长0.8～1.5cm,宽3～6mm;叶片革质,卵形或倒卵形,长5～10cm,宽2.5～5cm,全缘或有不明显的锯齿,两面无毛,下面具半透明腺点。花白色,芳香,单生或簇生于当年枝顶端或叶腋;花萼5裂,浅钟状,花瓣5,长椭圆形;雄蕊约25枚,花丝基部部分愈合;子房上位,约12室,每室内含胚珠多数,柱头头状。果圆形而稍扁,橙黄色,果皮粗糙。花期4～5月,果期6～11月(图13-16)。

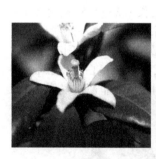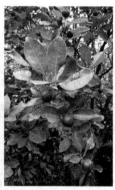

图13-16 酸橙 *Citrus aurantium* L.

【产地】 主产于江西、四川、湖北、贵州等地。以江西清江产品最为闻名,习称"江枳壳"。

【采收加工】 7月果皮尚绿时采收,自中部横切为两半,晒干或低温干燥。

【化学成分】 酸橙枳壳含挥发油及黄酮类成分。油中主要为 *d*-柠檬烯(*d*-limonene)、柠檬醛(citral)、*d*-芳樟醇(*d*-linalool)和邻氨基苯甲酸甲酯等。黄酮类成分有橙皮苷(hesperidin)、新橙皮苷(neohesperidin)、柚皮苷(即异橙苷,naringin)、川陈皮素(neobiletin)、喹诺啉

（quinoline）、酪胺（tyramine）及苦味成分苦橙苷（aurantiamarin）、5-邻去甲基川橙皮素、苦橙酸。尚含辛弗林（synephrine）和 N-甲基酪胺（N-methyltyramine）。

柚皮苷（naringin）

【性状鉴别】　药材呈半圆球形，翻口似盆状，直径 3～5cm。外果皮棕褐色至褐色，有颗粒状突起，突起的顶端有凹点状油室；顶端有明显的花柱基痕，基部有果柄痕。切面中果皮黄白色，光滑而稍隆起，厚 0.4～1.3cm，边缘散有 1～2 列油室；瓤囊 7～12 瓣，少数可达 15 瓣，干缩呈棕色至棕褐色，内藏种子。质坚硬，不易折断。气清香，味苦而后微酸（图 13-17）。

一般以个大、果皮青绿色、切面呈盆口状外翻、果肉厚而呈白色、质坚实、气清香者为佳。

【显微鉴别】

1. 组织特征　横切面：果皮表皮有 1 列极小的细胞组成，外被角质层，并具气孔。中果皮发达，有大型油室不规则排列成 1～2 列，油室呈卵形或椭圆形，径向径 410～1 330μm，切向径 250～790μm。中果皮外侧细胞散有较多草酸钙方晶或棱晶；内侧细胞排列极疏松，维管束纵横散布。

2. 粉末特征　黄白色或棕黄色。果皮表皮细胞表面观多角形、方形或狭长，直径 13μm；气孔近环式，副卫细胞 5～9 个；侧面观外被角质层。中果皮细胞类圆形或形状不规则，壁大多呈不均匀增厚。汁囊组织淡黄色或无色，薄膜状，表面观表皮细胞狭长，皱缩，并与下层细胞交错排列。草酸钙方晶存在于果皮和汁囊细胞中，呈多面体形、类双锥形或类斜方形，直径 6～30μm。可见油室碎片。螺纹、网纹导管（图 13-18）。

【理化鉴别】

1. 化学定性　取本品粉末 0.2g，置试管中，加乙醇 5mL，在沸水上煮沸 3min，取上清液，加盐酸 2 滴及镁粉适量，置沸水浴中加热数分钟，

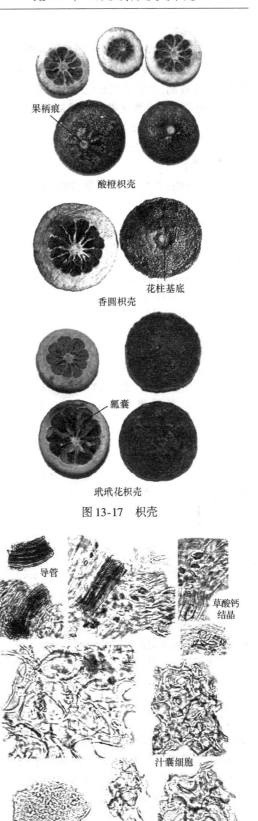

果柄痕

酸橙枳壳

花柱基底

香圆枳壳

瓤囊

玳玳花枳壳

图 13-17　枳壳

导管

草酸钙结晶

汁囊细胞

表皮细胞及气孔

中果皮细胞

图 13-18　枳壳粉末特征

溶液即呈红色。

取本品粉末 0.5g，加甲醇 10mL，加热回流 10min，滤过，取滤液 1mL，加四氢硼钾约 5mg，摇匀，加盐酸数滴，溶液显樱红色至紫红色。

2. 柚皮苷和新橙皮苷的含量测定　高效液相色谱。本品含柚皮苷（$C_{27}H_{32}O_{14}$）不得少于 4.0%，新橙皮苷不得少于 3.0%。

【饮皮】

性味功能：性温，味苦、辛、酸。理气宽中，行滞消胀。

用法用量：3～9g。

【附注】　枳实（Fructus Aurantii Immaturus）为芸香科植物酸橙 Citrus aurantium L. 及其变种或甜橙 Citrus sinensis Osbeck 栽培品的干燥幼果。药材呈半球形，少数为球形，直径 5～25mm。外果皮黑绿色或暗棕绿色，具颗粒状突起或皱纹，有明显的花柱残基或果柄痕。切面中果皮略隆起，黄白色或黄褐色，厚 0.3～1.2cm，边缘有 1～2 列油室，瓤囊棕褐色。质坚硬。气清香，味苦、微酸（图 3-18）。化学成分：辛弗林、N-甲基酪胺、橙皮苷（hesperidin）、新橙皮苷（neohesperidin）、柚皮苷（naringin）、野漆树苷（rhoifolin）和忍冬苷（lonicerin）等黄酮苷类化合物以及维生素 C 等。本品 70% 乙醇浸出物（热浸法）不得少于 12.0%。用高效液相色谱法测定，本品饮片：含辛弗林（$C_9H_{13}NO_2$）不得少于 0.3%。本品饮片性温，味苦、辛、酸。破气消积，化痰散痞。用量 3～9g。

陈　皮 *

Pericarpium Citri Reticulatae（拉）
Tangerine Peel（英）

本品始载于《神农本草经》，原名"橘"，列为上品。传统认为橘皮以陈久者入药最佳，故名。

【来源】　本品为芸香科（Rutaceae）植物橘 Citrus reticulata Blanco 及其变种栽培品的干燥成熟果皮。药材分为"陈皮"（杂陈皮）和"广陈皮"。

【植物形态】　小乔木或灌木。单叶互生，革质，长披针形至卵状披针形，长 5～8cm，宽 2～4cm，先端渐尖而有凹口，全缘或有小而钝的浅锯齿。花小，黄白色，单生或簇生于叶腋；花萼 5 裂，花瓣 5，雄蕊 18～24，花丝 3～5 枚合生，子房 9～15 室。柑果扁球形，熟时橙黄色或淡红黄色。种子卵圆形。花期 3 月，果期 12 月（图 13-19）。

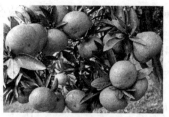

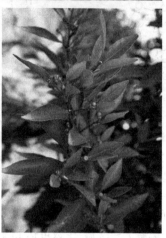

图 13-19　橘 Citrus reticulata Blanco

【产地】　主产于广东、福建、四川、江苏、浙江、江西、湖南、云南、贵州等地。

【采收加工】　采摘成熟果实，剥取果皮，晒干或低温干燥。

【化学成分】　d-柠檬烯（d-limonene），柠檬醛（citral），α-蒎烯（α-pinene），β-月桂烯（β-myrcene），α-水芹烯（α-phellandrene），α-罗勒烯（α-ocimene），橙皮苷（hesperidin），橘皮素（tangeretin），新橙皮苷（neohesperidin），川陈皮素（neobiletin），二氢川陈皮素（citromitin），5,6,7,8,4'-五甲氧基黄酮（5,6,7,8,4'-pentamethoxyflavone），对羟福林（synephrine），肌醇，β-谷甾醇等。

橙皮苷（hesperidin）

【性状鉴别】

1. 杂陈皮　多剥成数瓣，基部相连，或为不规则的碎片,厚 1～4mm。外表面橙红色或红棕色,有细皱纹及凹下的点状油室;内表面黄白色,粗糙,附黄白色或黄棕色筋络状维管束。质稍硬而脆。味辛、微苦(图 13-20)。

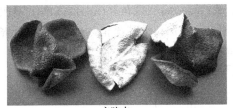
广陈皮

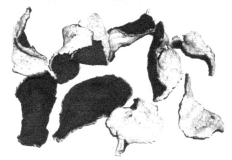
杂陈皮

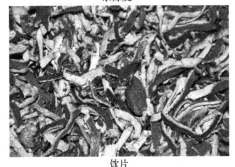
饮片

图 13-20　陈皮

2. 广陈皮　常 3 瓣相连,形状整齐,厚度均匀,约 1mm;点状油室较大,对光照视,透明清晰。质较柔软。

一般均以外色深红、内面白、外表面油润、以手握之有弹性者为佳。

【显微鉴别】　粉末特征　黄白色至黄棕色。中果皮薄壁组织众多,细胞形状不规则,壁不均匀增厚,有的作连珠状。果皮表皮细胞表面观多角形、类方形或长方形,垂周壁增厚。气孔不定式,类圆形,直径 18～26μm,副卫细胞不清晰;侧面观外被角质层,靠外方的径向壁增厚。草酸钙方晶成片存在于中果皮薄壁细胞中,呈多面形、菱形或双锥形,直径 3～34μm,长 10～20μm,有的 1 个细胞内含有由 2 个多面体构成的平行双晶或 3～5 个方晶。橙皮苷结晶

大多存在于薄壁细胞中,黄色或无色,圆形或无定形团块,有的可见放射状条纹。螺纹、孔纹和网纹导管及管胞较小(图 13-21)。

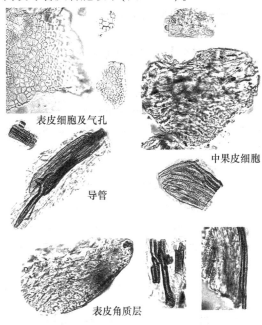
表皮细胞及气孔
中果皮细胞
导管
表皮角质层

图 13-21　陈皮粉末特征

【理化鉴别】

1. 薄层色谱　取本品甲醇溶液,用橙皮苷对照,用同一用 0.5% 氢氧化钠溶液制备的硅胶 G 薄层板,以乙酸乙酯-甲醇-水(100∶17∶13)为展开剂,展至约 3cm,取出,晾干;再以甲苯-乙酸乙酯-甲酸-水(20∶10∶1∶1)为展开剂,展至约 8cm,取出,晾干,喷三氯化铝试液,置紫外灯(365nm)下观察。供试品色谱在与对照品色谱相应的位置上,显相同颜色的荧光斑点。

2. 橙皮苷的含量测定　高效液相色谱法。本品含橙皮苷($C_{28}H_{34}O_{15}$)不得少于 3.5% 。

【饮片】

性味功能:性温,味苦、辛、温。理气健脾,燥湿化痰。

用法用量:3～9g。

化　橘　红

Exocarpium Citri Grandis(拉)
Pummelo Peel(英)

本品为芸香科(Rutaceae)植物化州柚 *Citrus grandis* 'Tomentosa' 或 柚 *Citrus grandis*(L.)Osbeck 栽培品的干燥未成熟或近成熟的干燥外

层果皮。前者习称"毛橘红",后者习称"光橘红""光七爪"。主产于广东、广西等地。夏季果实未成熟时采收,置沸水中略烫后,将果皮割成5或7瓣,除去果瓤及部分中果皮,压制成形,干燥。

【化学成分】 柠檬醛(citral),牻牛儿醇(geraniol),柚皮苷(naringin),新橙皮苷(neohespridin),枸橘苷(poncirin),野漆树苷(roifolin),葡萄内酯(aurepten),异前胡素,蛋白质,脂肪,胡萝卜素,维生素 B_1,维生素 B_2,维生素 C 等。

【性状鉴别】

1. 毛橘红 呈对折的七角或展平的五角星状,单片呈柳叶形;完整者展平后直径 15 ～ 28cm,厚 2 ～ 5mm。外表面黄绿色,密布绒毛,有皱纹及小油室;内表面黄白或淡黄棕色,有脉络纹。质脆,易折断;断面不整齐,外缘有 1 列不整齐的下凹的油室,内侧稍柔而有弹性。气芳香,味苦、微辛。

2. 光橘红 外表面黄绿色至黄棕色,无毛。

一般毛橘红以毛绒细密、色青、果皮薄者为佳,光橘红以色青或黄色、果皮厚薄均匀者为佳。切片均以片薄均匀、气味浓者为佳。

【理化鉴别】

柚皮苷的含量测定 高效液相色谱法。本品含柚皮苷($C_{27}H_{32}O_{14}$)不得少于 1.5%。

本品饮片:性温,味苦、辛;散寒,燥湿,利气,消痰。用量 3 ～ 6g。

吴 茱 萸

Fructus Evodiae(拉)　　Fruit of Medicinal Evodia(英)

本品为芸香科(Rutaceae)植物吴茱萸 *Evodia rutaecarpa* (Juss.) Benth.、石虎 *Evodia rutaecarpa* (Juss.) Benth. var. *officinalis* (Dode) Huang 或疏毛吴茱萸 *Evodia rutaecarpa* (Juss.) Benth. var. *bodinieri* (Dode) Huang 野生或栽培品的干燥近成熟果实。主产于长江流域以南各地。

【化学成分】 吴萸烯(evodene),罗勒烯(ocimene),吴萸内酯(evodin),吴茱萸碱(吴茱萸胺,evodiamine),吴茱萸次碱(rutaecarpine),羟基吴茱萸碱(hydroxyevodiamine),吴茱萸喹酮

碱(evocarpine),吴茱萸素(wuchuyine),N,N-二甲基-5-甲氧基色胺(N, N- dimethyl-5- methoxytryptamine),N-甲基氨茴香酰胺(N-methylan-thranylamide),柠檬苦素(limonin),吴茱萸苦素(rutaevine),花色苷(arachidoside),吴茱萸啶酮(evodinone),吴茱萸精(evogin)等。石虎另含 dl-去甲基衡州乌药碱(dl-demethylcoclaurine)、石虎甲素等。

吴茱萸碱(evodiamine)

吴茱萸次碱(rutaecarpine)

【性状鉴别】 药材呈球形或五角状扁球形,直径 2 ～ 5mm。表面暗黄绿色至褐色,粗糙,有多数点状突起或凹下的油点;顶端有五角星状的裂隙,基部有残留被有黄色绒毛的果梗。质硬而脆。横切面可见子房 5 室,每室有淡黄色种子 1 粒。气芳香浓郁,味辛辣而苦。

一般以粒大、色棕黑、无枝梗、芳香气浓郁者为佳。

【理化鉴别】 吴茱萸胺、吴茱萸次碱的含量测定 高效液相色谱法。本品含吴茱萸胺($C_{19}H_{17}N_3O$)和吴茱萸次碱($C_{18}H_{13}N_3O$)的总量不得少于 0.20%。

本品饮片:性大热,味辛、苦;有小毒。散寒止痛,降逆止呕,助阳止泻。用量 1.5 ～ 4.5g。

鸦 胆 子

Fructus Bruceae(拉)

Fruit of Java Brucea(英)

本品为苦木科(Simaroubaceae)植物鸦胆子

Brucea javanica（L.）Merr. 野生品的干燥成熟果实。主产于广西、广东等地。

【化学成分】　鸦胆子苦味素 A、B、C、D、E、F、G（bruceine A，B，C，D，E，F，G），鸦胆子苦醇（brusatol），鸦胆子苷（bruceoside），鸦胆子毒素（brutoxin），鸦胆子碱（brucamarin），鸦胆子酸（brucedic acid），油酸，亚油酸甘油酯，亚油酸，棕榈酸，硬脂酸，二十六烷酸等。

【性状鉴别】　药材呈卵形，长 6～10mm，直径 4～7mm。表面黑色或棕色，有隆起的网状皱纹，网眼呈不规则的多角形，两侧有明显的棱线，顶端渐尖，基部有凹陷的果梗痕；果壳质硬而脆。种子卵形，长 5～6mm，直径 3～5mm；表面类黄白色，具网纹；种皮薄，子叶乳白色，富油性。气微，味极苦。

一般以粒大、饱满、种仁色白、油性足者为佳。

【显微鉴别】　粉末特征　果皮粉末棕褐色。表皮细胞多角形，含棕色物。薄壁细胞多角形，含草酸钙簇晶及方晶，簇晶直径约 30μm。石细胞类圆形或多角形，直径 14～38μm。种皮细胞略呈多角形，稍延长。胚乳和子叶细胞含糊粉粒。

本品饮片：性寒，味苦，有小毒；清热解毒，截疟，止痢，腐蚀赘疣。用量 0.5～2g。用龙眼肉包裹或装入胶囊吞服。外用适量。

酸 枣 仁

Semen Ziziphi Spinosae（拉）
Seed of Spine Date（英）

本品为鼠李科（Rhamnaceae）植物酸枣 *Ziziphus jujuba* Mill. var. *spinosa*（Bunge）Hu ex H. F. Chou 栽培或野生品的干燥成熟种子。主产于河北、陕西、辽宁、河南等地。

【化学成分】　酸枣仁皂苷（jujuboside）A、B、B$_1$［苷元均为酸枣仁皂苷元（jujubogenin）］，白桦脂酸（betulic acid），白桦脂醇（betulin），胡萝卜苷（daucosterol），当药素（swertisin），阿魏酸，植物甾醇，脂肪油，维生素 C 等。

【性状鉴别】　药材呈扁圆形或扁椭圆形，长 5～9mm，宽 5～7mm，厚约 3mm。表面紫红色或紫褐色，平滑有光泽，有的有裂纹；一面较平坦，中间有 1 条隆起的纵线纹，另一面稍凸

起；一端凹陷，可见线形种脐，另一端有细小凸起的合点。种皮较脆，胚乳白色，子叶 2 枚，浅黄色，富油性。气微，味淡。

一般以粒大、饱满、外皮色紫红、光滑油润、种仁色黄白、无核壳者为佳。

【显微鉴别】　粉末特征　种皮栅状细胞红棕色，表面观多角形，直径约 15μm，壁厚、木化、胞腔小。内种皮细胞棕黄色，表面观长方形或类方形，壁连珠状增厚，木化。子叶细胞含糊粉粒、并可见含细小拟晶体。

本品饮片：性平，味甘、酸；补肝，宁心，敛汗，生津。用量 9～15g。

瓜 蒌

Fructus Trichosanthis（拉）
Snakegourd Fruit（英）

本品为葫芦科（Cucurbitaceae）植物栝楼 *Trichosanthes kirilowii* Maxim. 或双边栝楼 *Trichosanthes rosthornii* Harms. 栽培品的干燥成熟果实。主产于山东、河北、山西、陕西等地。

【化学成分】　栝楼酸（trichosanic acid），三萜皂苷，有机酸及其盐类，树脂，糖类，色素，油脂，甾醇等。

【性状鉴别】　药材呈类球形或宽椭圆形，长 7～15cm，直径 6～10cm。表面橙红色或浅棕色，皱缩或较光滑，顶端有圆形的花柱残基，基部略尖，有残存的果柄；轻重不一；剖开后内表面黄白色，有红黄色丝络，果瓤橙黄色，黏稠，与多数种子黏结成团。具焦糖气，味微酸、甜。

一般以整齐、皮厚柔韧、皱缩、杏黄色或红黄色、糖性足、不破皮者为佳。

本品饮片：性寒，味甘、微苦；清热涤痰，宽胸散结，润肺滑肠。用量 9～15g。

使 君 子

Fructus Quisqualis（拉）
Rangooncreeper Fruit（英）

本品为使君子科（Combretaceae）植物使君子 *Quisqualis indica* L. 野生品的干燥成熟果实。主产于四川、广东、广西等地。

【化学成分】　使君子氨酸［（quisqualic acid）在种子中以钾盐形式存在，即使君子酸

钾,为驱蛔有效成分],胡芦巴碱(trigonelline),苹果酸(malic acid),枸橼酸(citric acid),琥珀酸(succinic acid),精氨酸等多种氨基酸,脂肪油等。

【性状鉴别】 药材呈椭圆形或卵圆形,有5条纵棱,偶有4~9棱,长2.5~4cm,直径约2cm。表面黑褐色至紫黑色,平滑,微具光泽;顶端狭尖,基部钝圆,有明显圆形的果梗痕;质坚硬,横切面多呈五角星形,棱角处壳较厚,中间呈类圆形空腔。种子长椭圆形或纺锤形,长约2cm,直径约1cm;表面棕褐色或黑褐色,有多数纵皱纹;种皮薄,易剥离;子叶2枚,黄白色,有油性,断面有裂隙;气微香,味微甜。

一般以个大成熟、种仁饱满、子叶黄白色者为佳。

本品饮片:性温,味甘;杀虫消积。用量9~12g,捣碎入煎剂;使君子仁6~9g,多入丸散用或单用,作1~2次分服;服药时忌饮浓茶。

诃 子

Fructus Chebulae(拉)

Fruit of Medicine Terminalia(英)

本品为使君子科(Combretaceae)植物诃子 *Terminalia chebula* Retz. 或绒毛诃子 *Terminalia chebula* Retz. var. *tomentella* Kurt. 栽培品的干燥成熟果实。原产于印度、缅甸等地。主产于广东、广西、云南等地。

【化学成分】 诃子酸(chebulinic acid),诃黎勒酸(chebulagic acid),1,3,6-三没食子酰葡萄糖(1,3,6-trigalloyl-β-glucose),1,2,3,4,6-五没食子酰葡萄糖,鞣云实素(corilagin),原诃子酸(terchebin),没食子酰葡萄糖(glucogallin),鞣花酸(ellagic acid),没食子酸(gallic acid),诃子醇(chebupentol),毒八角酸(shikimic acid),去氢毒八角酸(dehydroshikimic acid),奎宁酸(quinic acid),糖类,氨基酸,番泻苷A,诃子素,维生素P等。

【性状鉴别】

1. **诃子果实** 呈长圆形或卵圆形,长2~4cm,直径2~2.5cm。表面黄棕色或暗棕色,略具光泽,有5~6条纵棱线及不规则的皱纹,基部有圆形果梗痕。质坚实。果肉厚2~4mm,黄棕色或黄褐色;果核长1.5~2.5cm,直径1~1.5cm,浅黄色,粗糙,坚硬;种子狭长纺锤形,长约1cm,直径0.2~0.4cm,种皮黄棕色,子叶2枚,白色,相互重叠卷旋。气微,味酸、涩后甜。

诃子酸 (chcbulinic acid)

诃黎勒酸 (chebulagic acid)

2. **绒毛诃子果实** 纵棱线不明显。味酸、涩,后微甜。

一般以肉厚、质坚实、个大、表面色黄棕色有光泽、味酸涩者为佳。

本品饮片:性平,味苦、酸、涩;涩肠敛肺,降火利咽。用量3~9g。

(张贵君)

山茱萸

Fructus Corni(拉)
Fruit of Asiatic Cornelian Cherry(英)

本品为山茱萸科(Cornaceae)植物山茱萸 *Cornus officinalis* Sieb. et Zucc. 栽培或野生品的干燥成熟果肉。主产于浙江、河南、陕西、安徽等地。秋末冬初果皮变红时采收果实，用文火烘或置沸水中略烫后，及时除去果核，干燥。

【化学成分】 马钱苷，熊果酸，莫诺苷(morroniside)，7-*O*-甲基莫诺苷(7-*O*-methylmorroniside)，番木鳖苷(loganin)，獐牙菜苦素及山茱萸鞣质(cornustannin)等。

熊果酸(ursolic acid)

【性状鉴别】 药材呈不规则片状或扁筒状，长1～1.5cm，宽0.5～1cm。果皮常破裂或皱缩；紫红色(或)紫黑色。质柔润不易碎，内表面色较浅。气微，味酸、涩、微苦。

一般以肉肥厚、色紫红、油润、柔软者为佳。

【显微鉴别】 粉末特征 果皮表皮细胞多角形或类长方形，直径16～30μm，垂周壁连珠状增厚，外平周壁颗粒状角质增厚，胞腔含淡橙黄色物。石细胞类方形、卵圆形或长方形，纹孔明显，胞腔大(存在于果柄附近的中果皮内)。果皮细胞经水合氯醛或乙醇处理，可见菊糖结晶。

【理化鉴别】 熊果酸的含量测定 薄层扫描法。本品含熊果酸($C_{30}H_{48}O_3$)不得少于0.20%。

本品饮片：性微温，味酸、涩；补益肝肾，涩精固脱。用量6～12g。

小茴香*

Fructus Foeniculi(拉)
Fennel Fruit(英)

本品始载于《唐本草》，原名"𦬣香"。《唐本草》中载："调食味用之。"所述均指本品。因其物香气扑鼻，有辟恶瘴气，人们念之，故名𦬣香，后人称为茴香，声相近也。又有，陶弘景曰："煮臭肉下少些(茴香)，即无臭气。臭酱入(茴香)末易香，故曰茴香。"

【来源】 本品为伞形科(Umbelliferae)植物茴香 *Foeniculum vulgare* Mill. 栽培品的干燥成熟果实。

【植物形态】 多年生草本。全株有粉霜和强烈香气。茎直立，高0.6～2m，有沟纹。叶互生，三至四回羽状分裂，最终裂片线形至丝状，长0.4～4cm，宽约1mm；下部叶具长柄，基部鞘状，上部的叶柄一部分或全部成鞘状。复伞形花序顶生，伞幅8～30个，无总苞和小总苞；花梗5～30枚，长0.4～1cm；花小，金黄色，无花萼，花瓣5，中部以上向内卷曲；雄蕊5；雌蕊1，子房下位，2室。双悬果卵状长圆形，黄绿色，有8条隆起的纵棱。花期7～9月，果期8～10月(图13-22)。

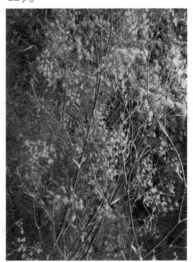

图13-22 茴香 *Foeniculum vulgare* Mill.

【产地】 全国各地均产。

【采收加工】 秋季果实初熟时采割植株，晒干，打下果实，除去杂质。

【化学成分】 果实中含挥发油 3%～8%,称为茴香油。油中主要成分为反式茴香脑(*trans-anethole*)50%～78%、α-茴香酮(α-*fenchone*)18%～20%、甲基胡椒酚(methylchavicol)约10%及α-蒎烯(α-*pinene*)、茴香醛(anisaldehyde)、双戊烯、柠檬烯、莰烯等;还含脂肪油12%～18%,其中有多种天然抗氧化剂;并含黄酮类化合物槲皮素(quercetin)、7-羟基香豆素、6,7-二羟基香豆素、齐墩果酸和甾类化合物等。胚乳中含脂肪油约15%,蛋白质约20%。

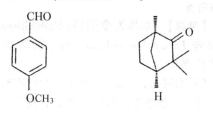

茴香醛 (anisaldehyde)   茴香酮 (fenchone)

【性状鉴别】 药材呈长圆柱形,有的稍弯曲,长 4～8mm,直径 1.5～2.5mm。表面黄绿色或淡黄色,两端略尖,顶端残留有黄棕色突起的柱基,基部有时有细小的果梗。分果呈长椭圆形,背面有纵棱 5 条,接合面平坦而较宽。横切面略呈五边形,背面的四边约等长。有特异香气,味微甜、辛(图 13-23)。

一般以果实饱满、色黄绿、香气浓者为佳。

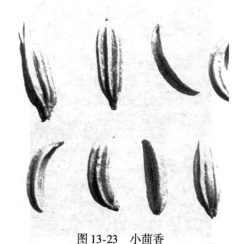

图 13-23 小茴香

【显微鉴别】

1. 组织特征 分果横切面:略呈五边形。外果皮为 1 列呈切向延长的扁平细胞,外被角质层。中果皮背面纵棱间各有大的椭圆形油管 1 个,接合面有油管 2 个,共 6 个,油管呈椭圆形,切向径 150～250μm,四周为多数红棕色的扁小分泌细胞。纵棱处有维管束柱,由 2 个外韧型维管束及纤维束连接而成,木质部为少数细小导管,韧皮部细胞位于束的两侧,维管束柱的内外两侧有多数大型而特异的木化网纹细胞。内果皮为 1 列扁平薄壁细胞,细胞长短不一,呈镶嵌状排列。种皮细胞扁长,含棕色物质。内胚乳细胞多角形,含众多细小糊粉粒,其中含有小晶体。种脊维管束位于接合面的内果皮和种皮之间,由若干细小导管等组成(图 13-24)。

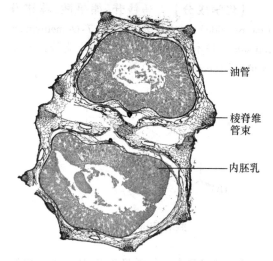

図 13-24 小茴香横切面组织特征

2. 粉末特征 绿黄色或黄棕色。网纹细胞棕色,类长方形或类圆形,壁颇厚,木化,具卵圆形网状壁孔。油管碎片呈黄棕色至深红棕色,分泌细胞呈扁平多角形,内含深色分泌物。内果皮细胞狭长形,由 5～8 个细胞为 1 组,以其长轴相互作不规则方向嵌列(镶嵌状细胞)。内胚乳细胞呈类多角形,无色,壁颇厚,含多数糊粉粒,每一糊粉粒中含有细小簇状结晶。可见果皮表皮碎片和木薄壁细胞(图 13-25)。

【理化鉴别】

1. 化学定性 取粉末 0.5g,加适量乙醚冷浸 1h,滤过,浓缩滤液至 1mL,加 7% 盐酸羟胺甲醇液 2～3 滴,20% 氢氧化钾的乙醇溶液 3 滴,水浴微热,冷却后以盐酸调 pH 3～4,再加 1% 三氯化铁的乙醇溶液 1～2 滴,显紫色。

2. 薄层色谱 取本品乙醚溶解,用茴香醛对照,用同一硅胶 G-CMC-Na 薄层板,以石油醚(60～90℃)-乙酸乙酯(17:2.5)为展开剂,喷

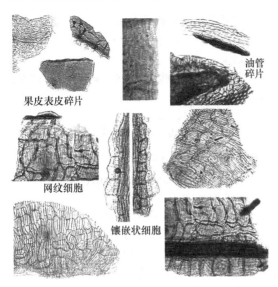

果皮表皮碎片

油管碎片

网纹细胞

镶嵌状细胞

图 13-25 小茴香粉末特征

二硝基苯肼试液。供试品色谱在与对照品色谱相应的位置上,显相同的橙红色斑点。

3. 挥发油的含量测定 按《中国药典》法测定,不得少于 1.5% (mL/g)。

【生物鉴别】 聚丙烯酰胺凝胶电泳检测取本品粉末约 1.0g,加入 25% 浓缩胶缓冲液1mL,超声提取 30min,离心 20min(3 500r/min),吸取上清液,加入 40% 蔗糖溶液(1:1),混匀,作为供试品溶液。同法制备易混药材莳萝子溶液。吸取上述 2 种溶液各 20μL,分别点样于同一聚丙烯酰胺凝胶胶片上,用溴酚蓝示踪,电泳(初始电流 15mA,稳流 25mA),取出胶片,用考马斯亮蓝 R_{250} 溶液染色,脱色至谱带清晰。供试品与易混品比较,具有 4 个特征性谱带(图 13-26)。

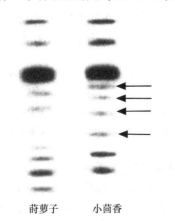

莳萝子   小茴香

图 13-26 小茴香聚丙烯酰胺凝胶电泳

4. 反式茴香脑的含量测定 气相色谱法。含反式茴香脑不得少于 1.4%。

【饮片】

性味功能:性温,味辛。散寒止痛,理气和胃。

用法用量:3～6g。

【附注】 莳萝子 为同科植物莳萝 Anethum graveolens L. 的干燥成熟果实。本品果实较小而圆,分果呈扁平广椭圆形,长 3～4mm,宽 2～3mm,厚约1mm,背棱不明显,侧棱延展成翅。含挥发油,主要成分为香芹酮(carvone)、柠檬烯(limonene)、莳萝油脑(dillapiole)等。莳萝子与小茴香也可用聚丙烯酰胺凝胶电泳鉴别(图 13-26)。

蛇 床 子

Fructus Cnidii(拉)

Fruit of Common Cnidium(英)

本品为伞形科(Umbelliferae)植物蛇床 Cnidium monnieri (L.) Cuss. 野生品的干燥成熟果实。全国各地均产,主产于河北、山东、广西、浙江、江苏、四川等地。

【化学成分】 蛇床子素(osthol),哥伦比亚绿草素(columbianadin),佛手柑内酯(bergapten),白芷素(edultin),异茴芹内酯(isopimpinellin),圆当归素(archangelicin),o-乙酰二氢欧山芹素(o-acetylcolumbianetin),o-异戊酰二氢欧山芹素(o-isovalerylcolumbianetin),3′-异丁酰氧-O-乙酰二氢欧山芹素(3′-isobutrylcoxy-O-acetylcolumbian-etin),o-异丁酰二氢欧山芹素(o-iso-butrylcolumbianetin),花椒毒内酯(xanthotoxin),花椒毒酚(xanthotoxol),欧芹属素乙(imperatorin),别欧芹属素乙(alloimperatorin),1-蒎烯,1-莰烯,异戊酸龙脑酯等。

【性状鉴别】 药材呈椭圆形,长 2～4mm,直径约 2mm。表面灰黄色或灰褐色,顶端有 2 枚向外弯曲的柱基,基部偶有细梗;分果的背面有薄而突起的纵棱 5 条,接合面平坦,有 2 条棕色略突起的纵棱线。果皮松脆,揉搓易脱落,种子细小,灰棕色,显油性。气香,味辛凉,有麻舌感。

一般以黄绿色、手搓之有辛辣香气、颗粒饱满者为佳。

【理化鉴别】

1. 荧光检查　取本品粉末 2g,加乙醇 20mL,回流 30min,滤过。取滤液数滴,点于白瓷板上,置紫外光灯(365nm)下观察,显蓝紫色荧光。

2. 蛇床子素的含量测定　薄层扫描法。本品含蛇床子素($C_{15}H_{16}O_3$)不得少于 1.0%。

本品饮片:性温,味辛、苦,有小毒;温肾壮阳,燥湿,祛风,杀虫。用量 3～9g。

（石俊英）

连　翘
Fructus Forsythiae(拉)
Weeping Forsythia Capsule(英)

本品为木犀科(Oleaceae)植物连翘 *Forsythia suspensa* (Thunb.) Vahl 栽培品的干燥果实。主产于山西、陕西、河南等地。秋季当果实初熟、颜色尚带绿色时采收。除去杂质,蒸熟,晒干,习称"青翘";采收熟透的果实,晒干,除去杂质,习称"老翘"。

【化学成分】　连翘酚(forsythol),齐墩果酸,6,7-二甲氧基香豆精,甾醇类化合物,白桦脂醇酸(betulinic acid),连翘苷(phillyrin),连翘苷元(phillygenin),松脂素(pinoresinol),牛蒡子苷,牛蒡子苷元,黄酮醇苷,表连翘醇,芸香苷,白桦脂酸,蒎烯,香叶醛等。

连翘苷(phillyrin)

【性状鉴别】　药材呈长卵形式卵圆形,稍扁,长1.5～2.5cm,直径 0.5～1.3cm,顶端锐尖。表面有不规则的纵皱纹及多数凸起的小斑点,两面各有 1 条明显的纵沟;青翘多不开裂,绿褐色,表面突起的小斑点较少;种子多数,黄绿色,细长,一侧有翅。老翘自尖端开裂或裂成两瓣;表面黄棕色或红棕色,内表面多为浅黄棕色;种子棕色,多已脱落。气微香,味苦。

一般以果实成熟者为佳。

本品饮片:含连翘苷($C_{29}H_{36}O_{15}$)不得少于 0.15%。

本品性微寒,味苦;清热解毒,消肿散结。用量 6～15g。

女 贞 子
Fructus Ligustri Lucidi(拉)
Fruit of Glossy Privet(英)

本品为木犀科(Oleaceae)植物女贞 *Ligustrum lucidum* Ait. 栽培品的干燥成熟果实。主产于浙江、江苏、福建、湖南、四川、广西等地。冬季果实成熟时采收,除去枝叶,稍蒸或置沸水中略烫后干燥;或直接干燥。

【化学成分】　齐墩果酸,乙酰齐墩果酸,熊果酸,女贞子苷(nuzhenide),甘露醇,葡萄糖等。

【性状鉴别】　药材呈椭圆形、肾形或倒卵形,长 6～8.5mm,直径 3.5～5.5mm。表面灰黑或黑紫色,皱缩不平,外果皮薄,中果皮稍疏松,内果皮木质,黄棕色,内有种子 1～2 枚。种子略呈肾形,紫黑色,两端尖;断面类白色,油性。气微,味甜而微苦、涩。

一般以粒大、饱满、质坚实、色灰黑为佳。

【理化鉴别】　齐墩果酸的含量测定　薄层扫描法。本品含齐墩果酸($C_{30}H_{48}O_3$)不得少于 0.60%。

本品饮片:性凉,味甘、苦;滋补肝肾,明目乌发。用量 6～12g。

马 钱 子*
Semen Strychni(拉)
Nux-vomica Seed(英)

本品始载于《本草纲目》,原名番木鳖,别名马钱子。李时珍谓:"状如马之连钱,故名。"

【来源】　本品为马钱科(Loganiaceae)植物马钱 *Strychnos nux-vomica* L. 栽培品的干燥成熟种子。

【植物形态】　乔木,高 10～13m。叶对生,革质,广卵形或近于圆形,长 6～15cm,宽 3～8.5cm,全缘,主脉 5 条。聚伞花序顶生;花萼先端 5 裂;花冠筒状,白色,先端 5 裂;雄蕊 5,无花丝。浆果球形,直径 6～13cm,成熟时橙色,表面光滑。种子呈圆盘形(图13-27)。

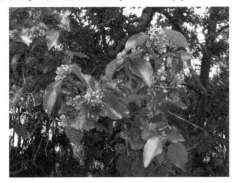

图13-27 马钱 *Strychnos nux-vomica* L.

【产地】 主产于印度、越南、泰国等国。

【采收加工】 冬季采收成熟果实取出种子,洗净附着的果肉,晒干。

【化学成分】 含总生物碱2%～5%,主要为 番木鳖碱(士的宁,strychnine)、马钱子碱(brucine)、番木鳖次碱(vomicine)、伪番木鳖碱(pseudostrychnine)、伪马钱子碱(pseudobrucine)、α- 及 β-可鲁勃林(α-,β-colubrine)等。此外,还含番木鳖苷(loganin)、绿原酸等。

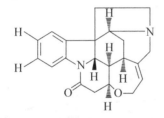

番木鳖碱 (strychnine)

马钱子碱 (brucine)

【性状鉴别】 药材呈扁圆纽扣状,通常一面微凹,另一面微隆起,直径1.5～3cm,厚3～6mm。表面灰绿色或灰黄色,密生匍匐的丝状毛,自中央向四周射出,底面中心有圆点状突起的种脐,边缘有微尖凸的珠孔,有的种脐与珠孔间隐约可见稍隆起的线条。质坚硬,沿边缘剖开,胚乳肥厚,淡黄白色,近珠孔处小凹窝内有细小菲薄子叶2枚,有叶脉5～7条及短小的胚根。无臭,味极苦,有毒(图13-28)。

一般以个大、饱满、灰棕微带绿色、有细密毛茸者为佳。

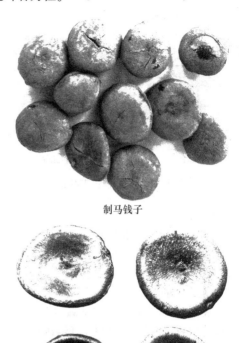

制马钱子

药材

图13-28 马钱子

【显微鉴别】

1. 种子表皮 毛茸:单细胞,壁厚,强烈木化,有纵条纹,基部膨大略似石细胞样,毛干平直不扭曲,毛肋不分散(图13-29)。

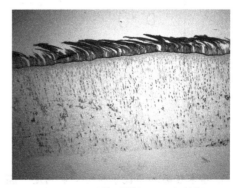

图13-29 马钱子横切面组织特征

2. 粉末特征 灰黄色。单细胞非腺毛,大多断裂,多纵裂成裂片,形如纤维,单个裂片直径39μm。内胚乳细胞壁较厚或甚厚,隐约可见极细密的孔沟,有的胞间层呈细波状弯曲,内含脂肪油滴和糊粉粒。此外,有色素层(种皮内层细胞)碎片(图 13-30)。

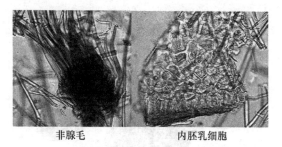

非腺毛　　　　　内胚乳细胞

图 13-30　马钱子粉末特征

【理化鉴别】

1. 化学定性　取本品的胚乳部分作切片,加 1% 钒酸铵-硫酸溶液 1 滴,胚乳即显紫色;加发烟硝酸 1 滴,胚乳即显橙红色。

2. 薄层色谱　取本品三氯甲烷-乙醇(10∶1)混合液,用番木鳖碱和马钱子碱对照,用同一硅胶 G 薄层板,以甲苯-丙酮-乙醇-浓氨(4∶5∶0.6∶0.4)为展开剂,喷碘化铋钾试液。供试品色谱在与对照品色谱相应的位置上,显相同的棕色斑点(图 13-31)。

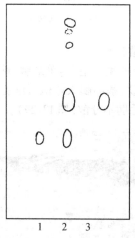

图 13-31　马钱子 TLC
1. 马钱子碱　2. 马钱子　3. 番木鳖碱

3. 番木鳖碱和马钱子碱的含量测定　高效液相色谱法。本品含番木鳖碱($C_{21}H_{22}N_2O_2$)应为 1.20% ～ 2.20%,马钱子碱($C_{23}H_{26}N_2O_4$)不得少于 0.80%。

【饮片】

性味功能:性温,味苦;有大毒。通络止痛,散结消肿。

用法用量:0.3 ～ 0.6g,炮制后入丸散用。

栀　子*

Fructus Gardeniae(拉)

Capejasmine(英)

本品始载于《神农本草经》,列为中品。

【来源】　本品为茜草科(Rubiaceae)植物栀子 *Gardenia jasminoides* Ellis 栽培品的干燥成熟果实。

【植物形态】　常绿灌木,高达 2m。叶对生或 3 叶轮生,革质,长椭圆形或长圆状披针形,全缘;托叶鞘状,膜质。花单生于枝端,芳香;萼管倒圆锥形,有棱,裂片线形;花瓣成旋卷形排列,花开时成高脚杯状或碟状,5 ～ 6 裂,初为白色,后变为乳黄色;雄蕊与花冠裂片同数;子房 1 室。果实卵形,黄色,为肉质果;有翅状纵棱 5 ～ 8 条;种子多数。花期 5 ～ 7 月,果期 8 ～ 11 月(图 13-32)。

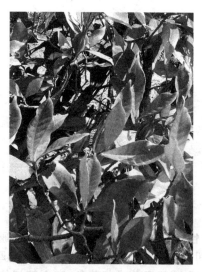

图 13-32　栀子 *Gardenia jasminoides* Ellis

【产地】　主产于湖南、江西、湖北、福建等地。

【采收加工】　9 ～ 11 月间摘呈红黄色的成熟果实,入沸水中烫,随即捞出,晒干;也可蒸熟后晒干。

【化学成分】　含栀子苷（geniposide）、羟异栀子苷（gardenoside）、山栀苷（shanzhiside）、栀子新苷（gardoside）、栀子酸（geniposidic acid）等多种环烯醚萜苷类，绿原酸等有机酸类，栀子素（gardenin）、西红花素（crocin）、西红花酸（crocetin）等色素类。

栀子苷(geniposide)

【性状鉴别】　药材呈长卵形或椭圆形，长1.5～3.5cm，直径1～1.5cm。表面棕红色或红黄色，有6条翅状纵棱；顶端残留萼片，另一端稍尖，有果柄痕。果皮薄而脆，内表面呈鲜黄色，有光泽，具2～3条隆起的侧膜及假隔膜，内有多数种子，黏结成团。种子扁长圆形，深红色或红黄色，密具细小疣状突起。浸入水中可使水染成鲜黄色。气微，味微酸、苦（图13-33）。

一般以个小、完整、仁饱满、内外色红者为佳。

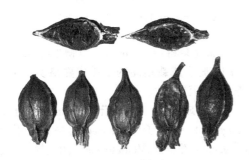

图13-33　栀子

【显微鉴别】　粉末特征　红棕色。果皮纤维直径约10μm，长约101μm，斜向镶嵌状排列。果皮石细胞及含晶石细胞类方形、类圆形或多角形，直径17～31μm，壁厚，胞腔内含草酸钙方晶，直径约8μm。种皮石细胞黄色或淡棕色，长多角形、长方形或不规则形，直径64～152μm，长至272μm，壁厚16～32μm，纹孔甚大，胞腔棕红色。草酸钙簇晶直径8～33μm（图13-34）。

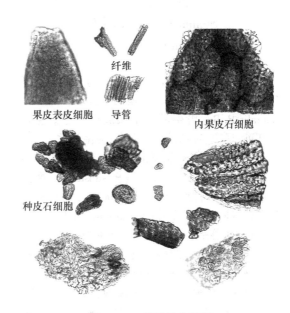

图13-34　栀子粉末特征

【理化鉴别】

1. 化学定性　取本品粉末1∶20的热水浸出液，滤过，取滤液1mL，滴于瓷蒸发皿上，蒸干，加浓硫酸1滴，即显蓝绿色，迅速变为褐色，渐转为紫褐色。

2. 荧光检查　取本品粉末0.2g，加水5mL，水浴加热3min，取上清液滴于滤纸上，挥干，置紫外光灯（365nm）下观察，显天蓝色荧光。

3. 薄层色谱　取本品50%乙醇溶液，用对照药材和栀子苷对照，用同一硅胶G薄层板，以乙酸乙酯-丙酮-甲酸-水（5∶5∶1∶1）为展开剂，供试品色谱在与对照药材色谱相应的位置上，显相同颜色的黄色斑点。再喷10%硫酸-乙醇溶液，在110℃加热至斑点显色清晰，供试品色谱在与对照品色谱相应的位置上，显相同颜色的斑点。

4. 栀子苷的含量测定　高效液相色谱法。本品含栀子苷（$C_{17}H_{24}O_{10}$）不得少于1.8%。

【饮片】

性味功能：性寒，味苦。泻火除烦，清热利尿，凉血解毒。

用法用量：6～9g；外用生品适量，研末调敷。

菟 丝 子

Semen Cuscutae(拉)

Dodder Seed(英)

本品为旋花科(Convolvulaceae)植物菟丝子 *Cuscuta chinensis* Lam. 或南方菟丝子 *Cuscuta australis* R. Br. 野生品的干燥成熟种子。主产于江苏、辽宁、吉林、河北、山东、河南等地。

【化学成分】 胆甾醇(cholesterol),菜油甾醇(campesterol),β-谷甾醇(β-sitosterol),槲皮素(quercetin),紫云英苷(astrgalin),金丝桃苷(hyperoside),菟丝子苷(cuscutinoside)等。

【性状鉴别】 药材呈类圆形或卵圆形,直径1～2mm。表面灰棕色或黄棕色,微粗糙,扩大镜观察表现有细密深色小点,一端有微凹的线形种脐。质坚硬;用开水浸泡,表面有黏性,加热煮至种皮破裂时露出白色卷旋状的胚,形如吐丝。气微,味微苦、涩。

一般以粒饱满者为佳。

本品性温,味甘;滋补肝肾,固精缩尿,明目,安胎,止泻。外治白癜风。用量6～12g。

牵 牛 子

Semen Pharbitidis(拉)

Pharbitis Seed(英)

本品为旋花科(Convolvulaceae)植物裂叶牵牛 *Pharbitis nil* (L.) Choisy 或圆叶牵牛 *Pharbitis purpurea* (L.) Voigt 野生或栽培品的干燥成熟种子。主产于辽宁等地,全国各地均产。

【化学成分】 牵牛子苷(牵牛子素, pharbitin),麦角醇(lysergol),裸麦角碱(chanoclavine)、麦角新碱(ergonovine)等。

【性状鉴别】 药材呈三棱状卵形,似橘瓣,两侧稍平坦,背面弓状隆起,长4～8mm,宽3～5mm。表面黑灰色(黑丑)或浅黄白色(白丑),背面正中有纵直凹沟,两侧凸起部凹凸不平,腹面为1棱线,棱线下端有类圆形浅色种脐。质坚韧;横切面可见淡黄色或黄绿色皱缩折叠的子叶,微显油性。本品加水浸泡后种皮呈龟裂状,手捻有明显的黏滑感。气微,味辛、苦,有麻舌感。

一般以粒大、饱满者为佳。

本品饮片:性寒,味苦,有毒;泻水通便,消

痰涤饮,杀虫攻积。用量3～6g。

枸 杞 子

Fructus Lycii(拉)

Ripe Fruit of Barbary Wolfberry(英)

本品为茄科(Solanaceae)植物宁夏枸杞 *Lycium barbarum* L. 栽培品的干燥成熟果实。主产于宁夏、甘肃、青海、新疆、内蒙古、河北等地。

【化学成分】 甜菜碱(betaine),胡萝卜素,烟酸,维生素 B_1、B_2、C,玉蜀黍黄素(zeaxanthin)东莨菪素(scopoletin),对羟基桂皮酸,枸杞多糖等。

【性状鉴别】 药材呈纺锤形或椭圆形,长0.6～2cm,直径3～10mm。表面鲜红色或暗红色,陈久者紫红色,具不规则皱纹,略有光泽;一端有白色果柄痕,另一端有小凸块状花柱痕迹。质柔软而滋润;内含种子多数,种子黄色,扁平似肾脏形。气微,味甜,嚼之唾液呈红黄色。

一般以粒大、色红、肉厚、质柔润、籽少、味甜者为佳。

本品饮片:性平,味甘;滋补肝肾,益精明目。用量6～12g。

牛 蒡 子

Fructus Arctii(拉)

Achene of Great Burdock(英)

本品为菊科(Compositae)植物牛蒡 *Arctium lappa* L. 野生或栽培品的干燥成熟果实。主产于东北及浙江等地。

【化学成分】 牛蒡苷(arctiin),蒡子素(arctigenin),牛蒡子酚(lappaol),牛蒡子苷元(arctigenin)、牛蒡子酮(arctinone A,B)、蜂斗菜酮(fukinone)、蒲公英甾醇等。

牛蒡苷(arctiin)

【性状鉴别】 药材呈倒长卵形,稍弯曲,长5～7mm,直径2～2.5mm。表面灰褐色或灰棕

色,散有不规则紫黑色斑点,具较明显的纵脊5~8条,中肋有时明显突出;两端平截,较粗大的一端圆盘状,有 1 凹窝,为果柄痕。果皮坚硬,种皮淡黄白色,中央的胚具肥厚的子叶 2枚,胚根位于子叶基部的接合面之间,富油性。无臭,味苦微辛,久嚼稍麻舌。

一般以粒大、饱满、色灰褐者为佳。

【理化鉴别】　牛蒡苷的含量测定　高效液相色谱法。本品含牛蒡苷($C_{27}H_{34}O_{11}$)不得少于 5.0% 。

本品饮片:性寒,味辛、苦;疏风散热,宣肺透疹,解毒利咽。用量 6~12g。

槟　　榔*

Semen Arecae(拉)
Betel Nut(英)

本品始载于《名医别录》,列为中品。

【来源】　本品为棕榈科(Palmae)植物槟榔 *Areca catechu* L. 栽培品的干燥成熟种子。

【植物形态】　乔木。羽状复叶,丛生于茎顶,长达 2m,光滑无毛,小叶线形或线状披针形,先端渐尖,或不规则齿裂。肉穗花序生于叶鞘束下,多分枝,排成圆锥花序式,外有佛焰苞状大苞片,花后脱落;花单性;雌雄同株,雄花小,着生于小穗顶端,排成 2 列,花萼 3,花瓣 3;雄蕊 6;雌花大,着生于小穗的基部,无柄,具退化雄蕊 6,子房上位,1 室。坚果卵圆形或长椭圆形,有宿序的花被片,熟时橙红色或深红色,中果皮厚,纤维质,内含大形种子 1 枚。每年开花 2 次,花期 3~8 月,冬花不结果,果期 11 月至次年 2 月(图 13-35)。

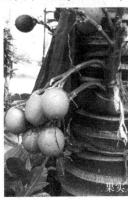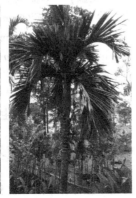

果实

图 13-35　槟榔 *Areca catechu* L.

【产地】　主产于海南。

【采收加工】　春末至秋初果实成熟时采收,用水煮后低温烘干,剥去果皮,取出种子。

【化学成分】　槟榔碱(arecoline),槟榔次碱(arecaidine),去甲基槟榔碱(guvacoline),去甲基槟榔次碱(guvacine),异去甲基槟榔次碱(isoguvacine),高槟榔碱(homoarecoline)等。此外,尚含有鞣质约15% ,脂肪油14%~18% ,槟榔红色素(areca red)等。

槟榔次碱(arecaidine):$R_1 = H$;
$R_2 = COOCH_3$, $R_3 = CH_3$
槟榔碱(arecoline):$R_1 = H$;
$R_2 = COOH$; $R_3 = CH_3$

【性状鉴别】　药材近圆锥形或扁圆球形,高 1.5~3.5cm,基部直径 1.5~3cm。外表淡黄棕色至淡红棕色,粗糙,具稍凹下的网状浅沟纹;表面常附着少量灰白色内果皮碎片,基底中央有一凹窝(珠孔),近珠孔之侧,有一新月形或三角形疤痕(种脐),常见清晰的维管束痕迹。质坚硬,不易破碎,断面呈棕白相间的大理石样花纹。气微,味涩、微苦(图 13-36)。

一般以个大、体重、质坚、无破裂者为佳。

【显微鉴别】

1. 组织特征　种皮组织分内、外层,外层为数列细小石细胞,呈长圆形,切向延长,含有棕色物质;内层为数列薄细胞含棕色物质(鞣质)。错入组织系种皮内层不规则伸入胚乳中形成,其中有维管束组织,导管非木化。胚乳为白色多角形细胞,壁厚,壁孔大,略作念珠状,细胞中含有油滴及糊粉粒(图 13-37)。

2. 粉末特征　红棕色至淡棕色。种皮石细胞形状不一,有为等径的、有呈长方形的,细胞壁不甚厚化。内胚乳碎片众多,细胞形状不规则,壁颇厚,有大的类圆形壁孔。糊粉粒直径 5~40μm,含拟晶体 1 粒。也可见外胚乳细胞、含硅质块细胞和内果皮细胞(图 13-38)。

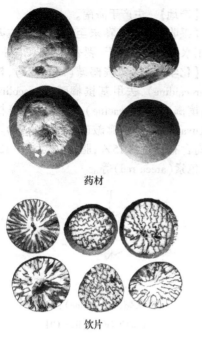

药材

饮片

图 13-36 槟榔

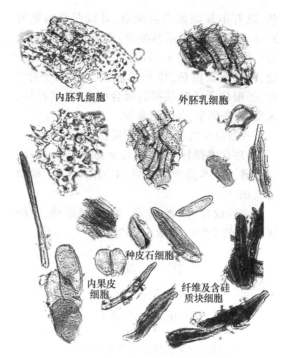

内胚乳细胞 外胚乳细胞

种皮石细胞

内果皮
细胞

纤维及含硅
质块细胞

图 13-38 槟榔粉末特征

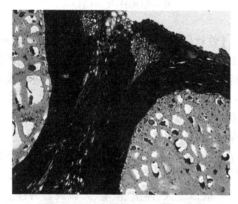

图 13-37 槟榔横切面组织特征

【理化鉴别】

1. 化学定性 取本品粉末 0.5g,加水 3 ～ 4mL,加 5% 硫酸溶液 1 滴,微热数分钟,滤过,取滤液 1 滴于载玻片上,加碘化铋钾试滴 1 滴,即显混浊,放置后,置显微镜下观察,有石榴红色的球晶或方晶产生。

2. 薄层色谱 取本品三氯甲烷溶液,用对照药材对照,用同一硅胶 G 薄层板,以环己烷-乙酸乙酯-浓氨试液(7.5:7.5:0.2)为展开剂,喷稀碘化铋钾试液。供试品色谱在与对照药材色谱相应的位置上,显相同的橘红色斑点。

3. 槟榔碱的含量测定 酸碱滴定法。本品含槟榔碱($C_8H_{13}NO_2$)不得少于 0.20%。

【饮片】

性味功能:性温,味苦、辛。杀虫消积,降气,行水,截疟。

用法与用量:3 ～ 9g;驱绦虫、姜片虫 30 ～60g。

砂 仁*

Fructus Amomi(拉)

Fruit of Villous Amomum(英)

本品始载于《本草拾遗》,原名"缩砂蜜"。李时珍谓:"此物实在根下,仁藏壳内,亦或此意欤。"

【来源】 本品为姜科(Zingiberaceae)植物阳春砂 *Amomum villosum* Lour.、绿壳砂 *Amomum villosum* Lour. var. *xanthioides* T. L. Wu et Senjen 或海南砂 *Amomum longiligulare* T. L. Wu 栽培品的干燥成熟果实。

【植物形态】

1. 阳春砂 多年生草本,高达 1.5m 或更高。茎直立。叶 2 列,叶片披针形,长 20 ～ 35cm,宽 2 ～5cm,上面无毛,下面被微毛;叶鞘开放,抱茎,叶舌短小。花茎由根茎上抽出;穗状花序呈球形,有 1 枚长椭圆形苞片,小苞片成管状,顶端 2 裂;萼管状,顶端 3 浅裂;花冠状细长,先端 3 裂,白色,裂片长圆形,先端兜状,唇瓣倒卵状,中部有淡黄色及红色斑点,先端 2 齿裂,外卷;发育雄蕊 1 枚,药隔顶端有宽阔的花瓣状附属物;雌蕊花柱细长,先端嵌生两药室之中,柱头漏斗状高于花药;子房下位,3 室。蒴果近球形,不开裂,直径约 1.5cm,具软刺,熟时棕红色。花期 3～6 月,果期 6～9 月(图 13-39)。

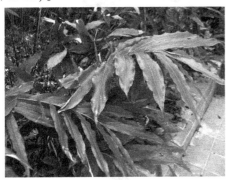

图 13-39 阳春砂 Amomum
villosum Lour.

2. 绿壳砂 叶线状披针形,两面无毛,叶舌长 4mm,多绿色;花茎上被绢毛,花药顶端的附属物呈半月形,两侧为耳状。蒴果坚硬,绿色,长椭圆形或球状三角形,直径约 2cm,具软刺。其果实入药称"缩砂"。

3. 海南砂 叶片线状披针形,两面无毛;叶舌披针形,棕黄色,膜质,无毛。蒴果卵圆形,较长,被片状、分枝的短软刺。

【产地】 阳春砂主产于广东、广西等地,以广东的阳春、阳江产品最为著名,多为栽培。绿壳砂主产于云南南部的临沧、文山、景洪等地,海南砂主产于海南等地。

【采收加工】 阳春砂、海南砂在 8～9 月果实成熟时采收,连壳低温焙干。绿壳砂在果实成熟时采收,晒干,即为"壳砂";剥除果皮,将种子团晒干,并上白粉,即为"砂仁"。

【化学成分】 阳春砂种子含挥发油 3% 以上。油的主要成分为龙脑,樟脑,乙酸龙脑酯(bornylacetate),芳樟醇(linalool),苦橙油醇(nerolidol),儿茶素,柠檬烯,莰烯等。另含黄酮类。绿壳砂(缩砂)种子含挥发油 1.7%～3.0%,油中成分与阳春砂种子相似。海南砂含 α-胡椒烯等。

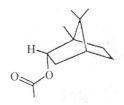

乙酸龙脑酯(bornylacetate)

【性状鉴别】

1. 阳春砂 呈卵圆形,有不明显的三钝棱,长 1.5～2cm,直径 1～1.5cm。外表棕褐色,有网状突起的纹理及密生短钝软刺,纵棱(维管束)隐约可见;顶端留有花被残基,基部具果柄断痕或带果柄,果皮薄,易纵向撕裂,内表面淡棕色,纵棱明显。种子团圆形或长圆形,分成 3 瓣,每瓣有种子 5～26 粒,紧密排成 2～4 行,互相黏结成团块。种子呈不规则多面体,长 2.5～4mm,宽 2～3mm,深棕色或黑褐色,外具膜质而粗糙的假种皮;背面平坦,在较小一端的侧面或斜面有明显凹陷(种脐),合点在较大的一端,种脊沿腹面而上,成一纵沟;质坚硬,种仁黄白色;气芳香浓烈,味辛凉、微苦(图 13-40)。

2. 绿壳砂 呈椭圆形或长卵形,长 1～1.5cm,直径 0.8～1cm。外表面黄棕色至棕色,密具刺片状突起。种子团(砂仁)形状较圆,表面灰棕色至棕色。气味较淡(图 13-40)。

3. 海南砂 呈长椭圆形或卵圆形,有明显的三棱,长 1.5～2cm,直径 0.8～1.2cm。表面被片状、分枝状的软刺,基部有果梗痕;果皮厚而硬;种子团较小,每瓣有种子 3～24 粒;种子直径 1.5～2mm。气味稍淡(图 13-40)。

一般以果实均匀、果皮紧贴种子团、种子团饱满棕褐色、有油润性、香气浓、味辛凉浓厚者为佳。

【显微鉴别】

1. 组织特征 种子横切面:假种皮为长形薄壁细胞,部分易脱落。表皮为 1 列径向延长的细胞,壁厚,外被有角质层。表皮下有 1 列含深红紫色色素物质的细胞。油细胞层为 1 列切向延长的薄壁细胞,内含油滴。薄壁组织由数层细胞组成,细胞切向延长,有网纹细胞,在种脊处可见维管束。内种皮为 1 列棕色石细胞径

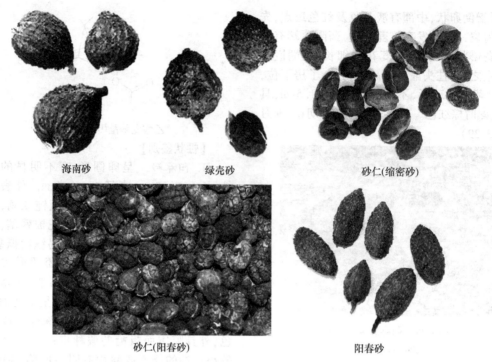

海南砂   绿壳砂   砂仁(缩密砂)

砂仁(阳春砂)   阳春砂

图 13-40   砂仁

向延长,内壁特厚,胞腔偏于上端。外胚乳细胞较大,略呈圆柱形,辐射状排列,内含淀粉粒。内胚乳细胞较小,呈多角形,排列不规则,内含糊粉粒。胚居内胚乳中央,细胞多角形且小,内含油状物。

2. **粉末特征**   灰棕色。内种皮厚壁细胞红棕色或黄棕色,表面观多角形,壁厚,非木化,胞腔内含硅质块;断面观为 1 列栅状细胞,内壁及侧壁极厚,胞腔偏外侧,内含硅质块。种皮表皮细胞淡黄色,表面观长条形,常与下皮细胞上下层垂直排列;下皮细胞含棕色或红棕色物。色素层细胞皱缩,界限不清楚,含红棕色或深棕色物。外胚乳细胞类长方形或不规则形,充满细小淀粉粒集结成的淀粉团,有的包埋有细小草酸钙结晶。内胚乳细胞含细小糊粉粒及脂肪油滴。油细胞无色,壁薄,偶尔可见油滴散在(图 13-41)。

【理化鉴别】

1. **薄层色谱**   取本品挥发油乙醇溶液,用乙酸龙脑酯对照,用同一硅胶 G 薄层板上,以环己烷-乙酸乙酯(22:1)为展开剂,喷以 5% 香草醛硫酸溶液,热风吹数分钟后观察。供试品色谱在与对照品应在相应的位置上,显相同的紫红色斑点。

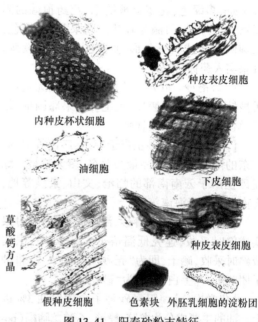

种皮表皮细胞

内种皮杯状细胞

油细胞

下皮细胞

草酸钙方晶

种皮表皮细胞

假种皮细胞   色素块   外胚乳细胞的淀粉团

图 13-41   阳春砂粉末特征

2. **气相色谱**   取本品挥发油,用无水硫酸钠脱水后,测定气相色谱(图 13-42)。色谱条件:不锈钢柱 2m×1.75mm,固定液为 9% OV-17,担体为 Gas Chrom CLH(80~100 目),检测器和温度:FID,270℃;柱温 100℃ →130℃(10℃/min)→240℃;载气 N_2 12,H_2 20。

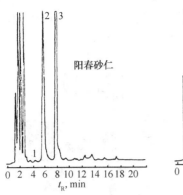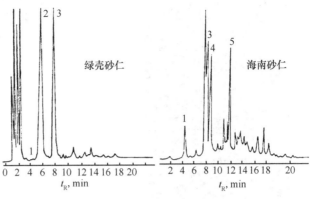

图 13-42　砂仁的气相色谱
1. 芳樟醇　2. 樟脑　3. 乙酸龙脑酯　4. α-胡椒烯　5. 苦橙油醇

3. 挥发油的含量测定　按《中国药典》法测定,阳春砂和绿壳砂种子团含挥发油不得少于 3.0%(mL/g),海南砂种子团含挥发油不得少于 1.0%(mL/g)。

4. 乙酸龙脑酯的含量测定　气相色谱法。本品以干燥品计算,含乙酸龙脑酯($C_{12}H_{20}O_2$)一般在 4.0mg/g 以上。

【饮片】

性味功能:性温,味辛。化湿开胃,温脾止泻,理气安胎。

用法用量:3～6g,入煎剂宜后下。

草　果

Fructus Tsaoko(拉)

Tsaoko,Tsaoko Cardamon(英)

本品为姜科(Zingiberaceae)植物草果 *Amomum tsao-ko* Crevost et Lemaire 栽培品的干燥成熟果实。主产于云南、广西、贵州等地。

【化学成分】　1,8-桉油精(1,8-cinole),对-伞花烃(*p*-cymene),牻牛儿醛(geranial),橙花叔醇(nerolidol),反-2-十一烯醛(*trans*-2-undecenol)等。

【性状鉴别】　药材呈椭圆形,长 2～4cm,直径 1～2.5cm,有三钝棱。顶端有 1 花柱残基,基部有果柄;表面灰棕色至红棕色,有显著纵沟及棱线;果皮可纵向撕裂;子房 3 室,中轴胎座,每室含种子 8～11 枚。种子多面形,长 5～7mm,表面红棕色,具灰白色膜质假种皮,在较狭的一端具凹窝(种脐);种子破碎后发出特异香气,味辛、微苦。

一般以个大、饱满、色棕红、气味浓者为佳。

本品饮片:性温,味辛;燥湿温中,除痰截疟。用量 3～6g。

豆　蔻*

Fructus Amomi Rotundus(拉)

Fruit of Round Cardamon(英)

本品始载于《开宝本草》,原名“白豆蔻”。《本草纲目》释其名曰:“盛多为蔻”,种子灰白色,形颇似豆,故名。

【来源】　本品为姜科(Zingiberaceae)植物白豆蔻 *Amomum kravanh* Pierre ex Gagnep. 或爪哇白豆蔻 *Amomum compactum* Soland ex Maton 栽培品的干燥成熟果实。

【植物形态】

1. 白豆蔻　多年生草本,高约 2m。叶披针形,长 40～60cm,宽 7.5～10cm;先端尾尖,基部窄,边缘近波状;两面光滑无毛;叶舌长达 7mm,先端 2 裂,叶鞘口及叶舌密被长硬毛。穗状花序近茎基部处的根茎上抽出,总花梗不分枝,长 8～11cm,苞片覆瓦状排列;花长 2.5～3cm;花萼管状,3 裂,白色带红,被长柔毛;花冠白色,唇瓣椭圆形,黄色,先端内凹,基部具有瓣柄;雄蕊 1 枚,药隔附属物 3 裂,子房下位,3 室,被长柔毛。蒴果扁球形,3 瓣裂(图 13-43)。

2. 爪哇白豆蔻　多年丛生草本,高 1.4～1.7m。叶片长 25～40cm,宽 3.5～5.5cm,叶舌先端圆形、无毛。花序从根茎上抽出,常半掩土中,花萼管状,白色,外被微毛,花冠唇瓣长圆形

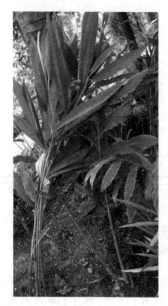

图 13-43　白豆蔻 *Amomum kravanh*
Pierre ex Gagnep.

至倒卵形,白色,先端圆形或近平截,2 浅裂,中肋略厚,有 2 条紫红色条纹,先端常呈橘黄色;子房被柔毛;蒴果土黄色或间有紫红色,近球形。

【产地】　白豆蔻多从柬埔寨、泰国、越南、缅甸等国进口;爪哇白豆蔻多从印度尼西亚进口。海南和云南南部有栽培。药材按产地不同分为常"原豆蔻"和"印尼白蔻"。

【采收加工】　于 7 ~ 8 月间采收未完全成熟果实,干燥后除去顶端的花萼及基部的果柄,晒干。

【化学成分】　含挥发油约 2.4% ,油中主要成分为桉油精(eucaltyptol)、莰烯、松油烯等。尚含皂苷、色素、脂肪油、淀粉等。

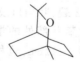

桉油精(eucaltyptol)

【性状鉴别】

1. 原豆蔻　近球形,直径 1.2 ~ 1.8cm,黄白色或淡黄棕色,略具钝三棱,有 7 ~ 9 条槽及许多纵线,顶端及基部有浅棕色毛茸;果皮薄,木质,易开裂,种子团 3 瓣,每瓣有种子 7 ~ 10 粒,纵向排成 2 ~ 3 行,附于中轴胎座上,易散碎。种子呈不规则多面体,背面略隆起,直径 3 ~ 4mm,暗棕色,外被膜质假种皮,种脐圆形、凹陷;质坚硬,断面白色,有油性;气芳香,味辛凉略似樟脑(图 13-44)。

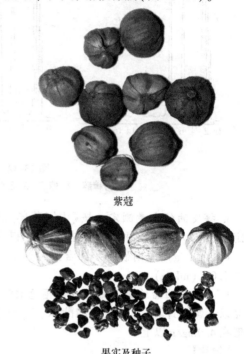

紫蔻

果实及种子

图 13-44　豆蔻

2. 印尼白蔻　略小,表面黄白色,有的微显紫棕色,果皮较薄,种子瘦瘪,气味较弱。

一般以个大、饱满、果皮薄而完整、皮色洁白、气味浓者为佳。

【显微鉴别】

1. 组织特征　原豆蔻种子:假种皮为长形薄壁细胞,部分已剥落。种皮表皮细胞径向延长,壁较厚;色素层在表皮之下,细胞壁厚,多为切向延长,常为两层;油细胞层由 1 列大型细胞组成,类方形,壁薄,径向长 32 ~ 104μm,切向长 16 ~ 96μm,内含油滴;在凹端有种脊维管束;色素层在油细胞层下,为数列压扁的细胞,内含红棕色物质;内种皮为 1 列石细胞,内壁较厚,胞腔偏靠外侧。外胚乳细胞径向延长,内含淀粉及少数草酸钙结晶。内胚乳细胞排列不规则,内含糊粉粒。胚位于内胚乳中央,细胞壁不明显。

2. 粉末特征　原豆蔻种子:淡棕色。表皮细胞甚长,直径 20 ~ 32μm,壁较厚。下皮细胞呈长方形,与表皮细胞垂直排列,内含深浅不一的红棕色色素。油细胞较大,略呈方形或长方形,常与表皮下皮细胞相重叠。内种皮碎片红棕色,细胞细小,呈多角形(顶面观),壁厚。外胚乳细胞呈长多角形,充满细小淀粉粒($2\sim5\mu m$);有细小菱形、方形或柱形结晶。假种皮细胞狭长,壁薄,含有细小颗粒状、球形或方形草酸钙结晶(图13-45)。

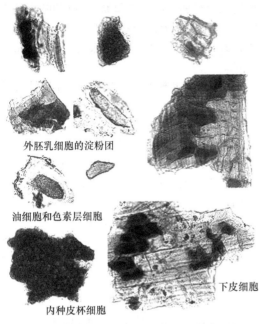

外胚乳细胞的淀粉团

油细胞和色素层细胞

内种皮杯细胞

图13-45　原豆蔻种子粉末特征

【理化鉴别】

1. 薄层色谱　取本品挥发油,用桉油精作对照(必要时可分别加乙醇适量稀释),用同一硅胶 G 薄层板,以苯-乙酸乙酯(19∶1)为展开剂,喷5% 香草醛-硫酸溶液,在105℃加热至斑点显色清晰,立即观察。供试品色谱在与对照品色谱相应的位置上,显相同颜色的斑点。

2. 挥发油的含量测定　取豆蔻仁适量,捣碎后称取 $30\sim50g$,按照《中国药典》法测定。原豆蔻仁含挥发油不得少于5.0% (mL/g),印尼白蔻仁含挥发油不得少于4.0% (mL/g)。

3. 桉油精的含量测定　气相色谱法。本品含桉油精($C_{10}H_{18}O$)不得少于3.0% 。

【饮片】

性味功能:性温,味辛。化湿消痞,行气温中,开胃消食。

用法用量:$3\sim6g$,入煎剂宜后下。

益　智

Fructus Alpiniae Oxyphyllae(拉)

Fruit of Sharpleaf Galangal(英)

本品为姜科(Zingiberaceae)植物益智 *Alpinia oxyphylla* Miq. 栽培品的干燥成熟果实。主产于海南等地。

【化学成分】　桉油精(cineole),姜烯(zingiberene),姜醇(zingiberol),月桂烯(myrcene),益智仁酮 A、B(yakuchinone A,B),益智新醇(neonootkarol),胡萝卜苷等。

【性状鉴别】　药材呈纺锤形或椭圆形,两端稍尖,长 $1\sim2cm$,直径约 1cm。表面棕色或灰棕色,有纵向断续状棱线 $13\sim20$ 条;花被残留痕短,果柄仅留痕迹;果皮薄而韧,与种子紧贴。种子团分 3 瓣,中有薄膜,每瓣有种子 $6\sim11$ 粒,$2\sim3$ 行纵向排列;种子不规则略呈扁圆形,略有钝棱,直径约 3mm,厚约 2mm,棕色,具淡棕色假种皮;腹面中央有凹陷的种脐,沟状的种脊经侧面而转向背面终于合点;破开面为白色,粉性。气芳香刺鼻,味辛、微苦。

一般以果实饱满、显油性、种子红棕色或灰棕色、断面红白色、质坚硬、气香、味辛苦者为佳。

本品饮片:性温,味辛;温脾止泻,摄唾涎,暖肾,固精缩尿。用量 $3\sim9g$ 。

(张贵君　龚力民　盛　萍)

第14章 全草类中药

全草(herba)类中药是以草本植物全草入药的总称,主要是由草本植物的全株或地上的某些器官直接干燥而成,大多为干燥的地上部分,如广藿香、淫羊藿、益母草等;也有少数带有根及根茎,如蒲公英等;或小灌木草质茎的枝梢,如麻黄等;或是草质茎,如石斛等。

全草类中药的鉴定,涉及所包括的器官如根、茎、叶、花、果实、种子,这6类中药的性状与显微鉴别特征已在前面各章中分别进行了详细的论述,所以对全草类中药的鉴别是一个综合性的鉴别。因此,对其进行原植物的分类鉴定尤为必要,原植物的特征一般反映了该药的性状特征。

石 韦

Folium Pyrrosiae(拉)
Leaf of Japanese Felt Fern(英)

本品为水龙骨科(Polypodiaceae)植物庐山石韦 *Pyrrosia sheareri* (Bak.) Ching、石韦 *Pyrrosia lingua* (Thunb.) Farwell 或有柄石韦 *Pyrrosia petiolosa* (Christ) Ching 野生品的干燥地上部分。前两者习称"大叶石韦",后者习称"小叶石韦"。庐山石韦主产于江西、湖南、贵州、四川。石韦主产于长江以南各省。有柄石韦主产于黑龙江、吉林、辽宁、河北、山东、浙江、江苏、江西、四川、湖北等地。四季均可采收。

【化学成分】 芒果苷(mangiferin),异芒果苷(isomangiferin),延胡索酸,咖啡酸和 β-谷甾醇。庐山石韦和石韦中含有里的烯(diploptene)。石韦中尚含绵马三萜,β-谷甾醇,槲皮素,山柰酚,异槲皮苷(isoquercitin),三叶草苷(trifolin),氯原酸和蔗糖。有柄石韦中含有木犀草素(luteolin),棉黄素(gossypetin),山柰酸,绵马三萜和蔗糖等。

【性状鉴别】

1. 庐山石韦 叶柄近方柱形,略扭曲,有纵槽,叶片略皱缩,展开后呈披针形,叶缘常向内卷曲,先端渐尖,基部楔形或耳形,且不对称,全缘。上表面黄绿色或灰绿色,散布有黑色圆形小凹点;下面密生红棕色星状毛,有的叶片具棕色圆点状的孢子囊群,在侧脉间排成多行,几布满叶背。厚革质,硬而脆,易破碎。气微,味微苦、涩。

2. 石韦 叶柄长 5～10cm,叶片披针形或长圆披针形,长 8～12cm,基部楔形,对称。孢子囊群在侧脉间,排列紧密而整齐。

3. 有柄石韦 叶柄长 3～12cm,叶片卷曲成筒形,展平后呈长圆形或卵长圆形,长 3～8cm,基部楔形,对称,侧脉不明显。孢子囊群布满叶背。

一般均以叶厚、完整者为佳。

本品饮片:性微寒,味甘、苦;利水通淋,清肺泄热。用量6～12g。

麻 黄*

Herba Ephedrae(拉)　　Ephedra(英)

本品始载于《神农本草经》,列为中品。

【来源】 本品为麻黄科(Ephedraceae)植物草麻黄 *Ephedra sinica* Stapf. 木贼麻黄 *Ephedra equisetina* Bunge 或中麻黄 *Ephedra intermedia* Schrenk et C. A. Mey. 野生品的干燥草质茎。

【植物形态】

1. 草麻黄 为草本状小灌木,茎高 20～40cm,分枝较少,木质茎短小,匍匐状。小枝圆,对生或轮生,节间长 2.5～6cm,直径约 2mm。叶膜质鞘状,上部 2 裂(稀3),裂片锐三角形,反曲。雌雄异株;雄球花有多数密集的雄花,苞片通常 4对,雄花有 7～8 枚雄蕊。雌球花单生枝顶,有苞片 4～5 对,上面 1 对苞片内有雌花 2 朵,雌球花成熟时苞片红色肉质;种子通常 2 粒。花期 5 月,种子成熟期 7 月(图 14-1)。

2. 木贼麻黄 为直立灌木,高达 1m,茎分枝较多,黄绿色,节间短而纤细,长 1.5～3cm。叶膜质鞘状,上部仅 1/4 分离,裂片 2,呈三角形,不反曲。雌花序常着生于节上成对,苞片内

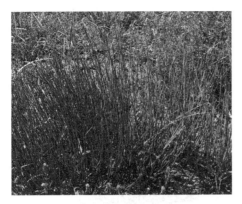

图 14-1　草麻黄 *Ephedra sinica* Stapf.

有雌花 1 朵,种子通常 1 粒(图 14-2)。

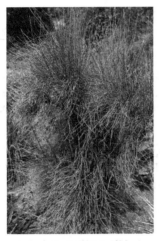

图 14-2　木贼麻黄 *Ephedra*
equisetina Bunge

3. 中麻黄　直立灌木,高达 1m 以上。茎分枝多,节间长 2～6cm。叶膜质鞘状,上部 1/3 分裂,裂片 3(少数 2),钝三角形或三角形。雄球花常数个密集于节上,呈团状;雌球花 2～3 朵生于茎节上,仅先端一轮苞片生有 2～3 朵雌花。种子通常 3 粒(少数 2 粒)。

【产地】　主产于吉林、辽宁、内蒙古、河北、山西、河南和陕西等地。

【采收加工】　秋季采割绿色的草质茎,晒干。

【化学成分】　草麻黄含生物碱约 1.32%,主要为 *l*-麻黄碱(*l*-ephedrine)、*d*-伪麻黄碱(*d*-pseudoephedrine),微量 *l*-甲基麻黄碱(*l*-N-methylephedrine)、*d*-甲基伪麻黄碱(*d*-N-methylpseudoephedrine)、*l*-去甲基麻黄碱(*l*-nor-ephedrine)、*d*-去甲基伪麻黄碱(*d*-nor-

pseudoephedrine)等。还含挥发性的苄甲胺(benzylmethylamine)、儿茶酚、鞣质以及少量挥发油,2,3,5,6-四甲基吡嗪和 *l*-α-萜品烯醇(平喘有效成分),麻黄噁唑烷酮(ephedroxane)等。

l-麻黄碱 (*l*-ephedrine)

d-伪麻黄碱 (*d*-pseudoephedrine)

木贼麻黄含生物碱 1.02%～3.33%,其中麻黄碱占 55%～75%,右旋伪麻黄碱占 25%～45% 及甲基麻黄碱等。中麻黄含生物碱 0.25%～0.89%。

【性状鉴别】

1. 草麻黄　药材呈细长圆柱形,少分枝,直径 1～2mm。表面淡绿色至黄绿色,有细纵脊,节明显,节间长 2～6cm,节上有膜质鳞叶,长 3～4mm,裂片 2(少数 3),锐三角形,先端灰白色,反曲,基部联合成筒状,红棕色。体轻,质脆,易折断;断面略呈纤维性,周边黄绿色,髓部红棕色。气微香,味涩、微苦(图 14-3)。

2. 木贼麻黄　较多分枝,直径 1～1.5mm,无粗糙感。节间长 1.5～3cm,膜质鳞叶长 1～2mm,裂片 2(少数为 3),上部为短三角形,灰白色,先端多不反曲,基部棕红色至棕黑色(图 14-3)。

3. 中麻黄　多分枝,直径 1.5～3mm,有粗糙感。节间长 2～6cm,膜质鳞叶长 2～3mm,裂片 3(少数为 2),先端锐尖,断面髓部呈三角状圆形(图 14-3)。

一般以干燥、茎粗、淡绿色、内心充实、味苦涩者为佳。

【显微鉴别】

1. 组织特征

(1) 草麻黄茎横切面　类圆形而稍扁,边缘有棱线而呈波状凸凹。表皮细胞类方形,外壁被较厚的角质层,两棱线间有下陷式气孔,保卫细胞壁木化。棱线处有非木化的下皮纤维

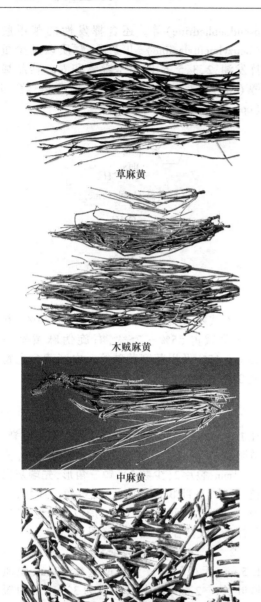

草麻黄

木贼麻黄

中麻黄

饮片

图 14-3 麻黄

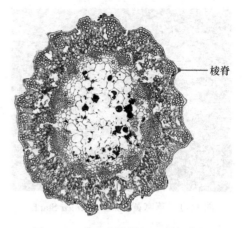

图 14-4 草麻黄茎横切面组织特征

束。皮层含叶绿体,有纤维束散在,外韧型维管束 8～10 个,老枝产生束间形成层。韧皮部狭小,其外有新月形纤维束。形成层环类圆形。木质部连接成三角形,细胞全部木化。髓部薄壁细胞常含棕红色块状物,可见少数环髓纤维。表皮、皮层细胞及纤维壁均有细小草酸钙方晶或砂晶(图 14-4)。

(2) 木贼麻黄茎横切面 维管束 8～10 个。形成层环类圆形。无环髓纤维。

(3) 中麻黄茎横切面 维管束 12～15 个。

形成层环类三角形。环髓纤维成束或单个散在。

2. 粉末特征 草麻黄粉末 棕色或绿色。表皮组织碎片甚多,细胞呈长方形,含颗粒状晶体;气孔内陷式,保卫细胞侧面观呈哑铃形或电话听筒形;角质层常破碎,呈不规则条块状。纤维多而壁厚,木化或非木化,狭长,胞腔狭小,常不明显,附有细小众多的砂晶和方晶(嵌晶纤维)。髓部薄壁细胞木化或非木化,常含红紫色或棕色物质,多散出。导管分子端壁有麻黄式穿孔板(图 14-5)。

【理化鉴别】

1. 荧光检查 取本品药材纵剖面,置紫外灯(365nm)下观察,边缘显亮白色荧光,中心显亮棕色荧光。

2. 化学定性 取本品粉末约 0.2g,加水 5mL 与稀盐酸 1～2 滴,煮沸 2～3min,滤过。滤液置分液漏斗中,加氨试液数滴使成碱性,再加三氯甲烷 5mL,振摇提取。分出三氯甲烷提取液,置 2 支试管中,一管加氨制氯化铜试液与二硫化碳各 5 滴,振摇,静置,三氯甲烷层显深黄;另一管为空白,以三氯甲烷 5 滴代替二硫化碳 5 滴,振摇后三氯甲烷层无色或显微黄色。

取本品酸性水浸液各 1mL,分别置于 2 支试管中,一管加碘化铋钾试液 1 滴,产生黄色沉淀;另一管加碘化汞钾试液 1 滴,不产生沉淀。

3. 薄层色谱 取本品三氯甲烷溶液,用盐酸麻黄碱对照,用同一硅胶 G 薄层板,以三氯甲烷-甲醇-浓氨试液(20：5：0.5)为展开剂,喷茚三酮试液,在 105℃加热至斑点显色清晰。供试品色谱在与对照品色谱相应的位置上,显相同的红色斑点。

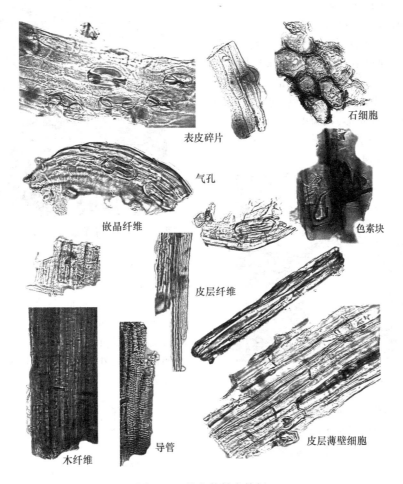

表皮碎片

石细胞

气孔

色素块

嵌晶纤维

皮层纤维

木纤维

导管

皮层薄壁细胞

图 14-5　草麻黄粉末特征

4. 盐酸麻黄碱和盐酸伪麻黄碱的含量测定
高效液相色谱法。本品含盐酸麻黄碱($C_{10}H_{15}$
$ON \cdot HCl$)和盐酸的麻黄碱的总量不得少
于 0.80%。

【饮片】

性味功能：性温；味辛，微苦。发汗散寒，宣
肺平喘，利水消肿。

用法用量：2～9g。

【附注】　麻黄根(Radix Ephedrae)　为草麻黄
和中麻黄的干燥根。呈圆柱形，略扭曲，长 8～
25cm，直径 0.5～1.5cm。表面红棕色或灰棕色，有
纵皱纹及支根痕。栓皮易成片剥落。体轻，质硬而
脆，断面皮部黄白色，木部淡黄色或黄色，有放射状纹
理，中心有髓。味微苦。功效止汗。化学成分：含有
弱降压作用的麻黄考宁(maokonine)和显著降压作用
的麻黄新碱 A、B、C(ephedradine A,B,C)等。

淫　羊　藿*

Herba Epimedii(拉)

Herb of Shorthorned Epimedium(英)

本品始载于《神农本草经》，列为中品。陶弘景
谓："服之使人好为阴阳，四川北部有淫羊，一日百遍
合，盖食此藿所致，故名淫羊藿。"

【来源】　本品为小檗科(Berberidaceae)植物
淫羊藿 *Epimedium brevicornum* Maxim.、箭叶淫羊
藿 *Epimedium sagittatum* (Sieb. et Zucc.) Maxim.、
柔毛淫羊藿 *Epimedium pubescens* Maxim.、或朝鲜
淫羊藿 *Epimedium koreanum* Nakai 野生品的干燥
地上部分。

【植物形态】

1. 淫羊藿　多年生草本，高 30～40cm。二

回三出复叶,叶柄长 3～4cm,小叶柄长 1.5～4cm,小叶片卵圆形或近圆形,长 2.5～3cm,宽 2～6cm,基部深心形,两侧小叶片不对称,表面无毛,有光泽,背面疏生直立短毛,主脉上尤为明显,边缘有锯齿。聚伞花序排成圆锥形,花序轴及花梗上有明显腺毛,花通常白色,内轮萼片卵状长圆形,外轮萼片卵形,花瓣的矩通常比萼片长 2 倍。蓇葖果,种子 1～2 枚,褐色。花期 6～7 月,果期 8 月(图 14-6)。

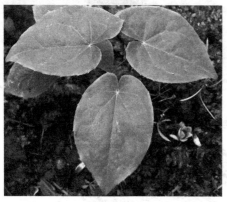

图 14-6　淫羊藿 *Epimedium brevicornum* Maxim.

2. 箭叶淫羊藿　一回三出复叶,小叶片卵状披针形,基部心形,两侧小叶的基部明显不对称,靠外一半较长,内侧一半较短,叶表面无毛,边缘有细刺毛。花较小,有短矩。

3. 柔毛淫羊藿　一回三出复叶,小叶片卵形或卵状披针形,下面灰色,密被白色网状茸毛,叶脉两侧密生整齐排列的长毛。花瓣矩较内轮萼片短。根茎发达。

4. 朝鲜淫羊藿　二回三出复叶,小叶片卵形,基部心形,边缘锯齿先端成刺毛状,纸质至薄革质,叶柄有关节,花较大,黄白色或乳白色,花序轴无毛或被少数腺毛(图 14-7)。

一般以梗少、叶多、色黄绿、不碎者为佳。

【产地】　淫羊藿主产于陕西、山西、四川、安徽等地;箭叶淫羊藿主产于湖北、浙江、四川;柔毛淫羊藿主产于四川;朝鲜淫羊藿主产于辽宁。

【采收加工】　夏、秋二季间茎叶茂盛时采割,除去粗梗及杂质,晒干或阴干,捆把。

【化学成分】　淫羊藿苷(icariin),淫羊藿次苷Ⅰ、Ⅱ(icariside Ⅰ、Ⅱ),淫羊藿新苷 A、B、C(epimedoside A,B,C),异槲皮素,淫羊藿 3-*O*-α-鼠李糖苷(icaritin-3-*O*-α-rhamnoside),金丝桃

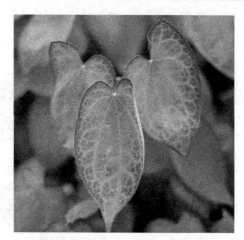

图 14-7　朝鲜淫羊藿 *Epimedium koreanum* Nakai

苷(hyperin),箭叶淫羊藿苷 A、B、C(sagitlatoside A,B,C),箭叶淫羊藿素 A、B(sagitlatin A,B),宝藿苷Ⅰ、Ⅵ(baohuoside Ⅰ,Ⅵ),柔藿苷,巫山淫羊藿苷(wushanicariin)。几种淫羊藿叶中的总黄酮及淫羊藿苷的含量均高于茎,有的可高达 10 倍以上。此外,还含挥发油、蜡醇、三十一烷、植物甾醇等。

淫羊藿苷(icariin):R$_1$=glu, R$_2$=rha, R$_3$=CH$_3$
淫羊藿次苷Ⅰ(icariside Ⅰ):R$_1$=glu, R$_2$=H, R$_3$=CH$_3$

【性状鉴别】

1. 淫羊藿　药材茎呈细圆柱形,长约 20cm。表面黄绿色或淡黄色,有光泽。茎生叶对生,二回三出复叶;小叶片卵圆形,长 3～8cm,宽 2～6cm;先端渐尖,顶生小叶基部心形,两侧小叶较小,偏心形,外侧较大,呈耳状,边缘具黄色刺毛状细锯齿;上表面黄绿色,下表面灰绿色,主脉 7～9 条,基部有稀疏长毛,细脉两面突起,网脉明显;小叶柄长 1～5cm;叶片近革质。气微,味微苦(图 14-8)。

2. 箭叶淫羊藿　三出复叶,小叶片长卵形至卵状披针形,长 4～12cm,宽 2.5～5cm,先端渐尖,两侧小叶基部明显偏斜,外侧呈箭形。下表面疏被粗短伏毛或近无毛。叶片革质,硬而

脆(图 14-8)。

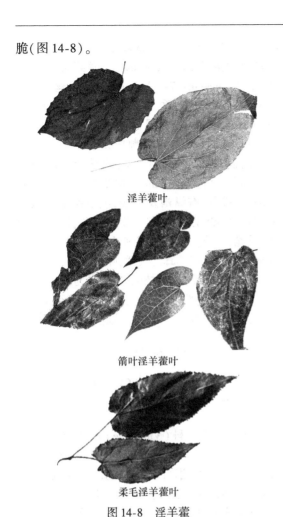

淫羊藿叶

箭叶淫羊藿叶

柔毛淫羊藿叶

图 14-8 淫羊藿

3. 柔毛淫羊藿 小叶片卵圆形或卵状披针形,下表面灰色,密被白色网状茸毛,叶脉两侧密生长毛,叶脉亦被柔毛(图 14-10)。

4. 朝鲜淫羊藿 小叶长 4～10cm,宽 3.5～7cm,先端长尖,叶片较薄,革质。

一般以色青绿、叶整齐不碎者为佳(图 14-10)。

【显微鉴别】

1. 组织特征

(1) 淫羊藿叶 横切面:表皮细胞类方形,细胞类方形,上表皮外侧有角质层,下表皮有气孔,可见非腺毛。栅栏细胞 2～3 列,细胞短小,排列不整齐;海绵细胞排列较疏松。主脉部分的薄壁细胞木化,上下表皮内侧数列细胞壁厚,维管束外韧型;支脉维管束周围异细胞中含草酸钙柱晶或方晶,长 9～24μm(图 14-9)。

(2) 箭叶淫羊藿 上表皮外侧角质层厚,主脉维管束 5 个,栅栏细胞 1 列,稀 2 列。

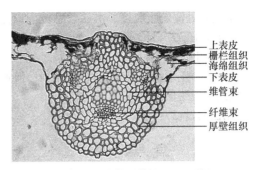

上表皮
栅栏组织
海绵组织
下表皮
维管束
纤维束
厚壁组织

图 14-9 淫羊藿叶横切面组织特征

2. 粉末特征

(1) 淫羊藿 灰绿色或棕绿色。上、下表皮细胞垂周壁深波状,不均匀增厚;下表皮有非腺毛和不定式气孔,副卫细胞 3～5 个。非腺毛 3～6 个细胞组成,长 170～180μm,最长达 1 000μm,直径 15～20μm,基部 2～4 个细胞,平直或弯曲,细胞内常含黄棕色物质。草酸钙柱晶或方晶多存在于异细胞中;也可见草酸钙簇晶,木纤维长达 450μm,壁厚,木化,可见环纹、螺纹、具缘纹孔导管。

(2) 箭叶淫羊藿 非腺毛细胞 2～10 个或 10 个以上,长 280～690μm,直径 10～19μm;顶端细胞与下面相接细胞常成直角状排列,除顶端细胞外,其余细胞内常含有黄色至棕色物。草酸钙柱晶或方晶长 7～35μm,直径 5～10μm;簇晶直径 10～30μm。

【理化鉴别】

1. 化学定性 取本品细粉 1g,加乙醇 20mL,温浸 30min,滤过。滤液蒸干,残渣加乙醇 2mL 溶解,作为供试品溶液。取 1mL 于试管中,加镁粉少许,摇匀,加盐酸数滴,水浴加热 1～2min,显红色。

2. 薄层色谱 取本品乙醇溶液,用淫羊藿苷对照品,用同一含 0.5% CMC-Na 的硅胶 H 薄层板,以乙酸乙酯-丁酮-甲酸-水(10:1:1:1)为展开剂,置紫外光灯(365nm)下观察。供试品色谱在与对照品色谱相应的位置上,显相同的暗红色斑点;喷 1% 三氯化铝-乙醇溶液,再置紫外灯(365nm)下观察,此斑点变为橙红色。

3. 醇溶性浸出物的含量测定 按《中国药典》冷浸法测定,用稀乙醇做溶剂,不得少于 15.0%。

4. 淫羊藿苷的含量测定 高效液相色谱法。本品含淫羊藿苷($C_{33}H_{40}O_{15}$)不得少于 0.50%。

5. 总黄酮的含量测定 用分光光度法在

270nm 波长处测定吸收度。本品含总黄酮以淫羊藿苷（C$_{33}$H$_{40}$O$_{15}$）计，不得少于 5.0%。

【饮片】

性味功能：性温；味辛、甘。补肾阳，强筋骨，祛风湿。用量：6～9g。

用法用量：3～9g。

鱼 腥 草

Herba Houttuyniae（拉）

Herb of Heartleaf Houttuynia（英）

本品为三白草科（Saururaceae）植物蕺菜 *Houttuynia cordata* Thunb. 野生品的干燥全草。主产长江以南各省。

【化学成分】　含挥发油约 0.05%，油中含癸酰乙醛（decanoylacetaldehyde）及月桂醛（clauraldehyde），二者均有特异臭气；并含有甲基壬酮、癸醛、癸酸、α-蒎烯、d-柠檬烯、莰烯、乙酸龙脑酯、芳樟醇、石竹烯。尚含阿福豆苷（afzerin）、金丝桃苷（hyperin）、槲皮素、芸香苷、绿原酸，并含蕺菜碱（cordarine），槲皮苷（quercitrin），氯化钾及硫酸钾，异槲皮苷（isoquercitrin）等。

【性状鉴别】　药材扁圆柱形，扭曲，长 20～35cm，直径 2～3mm。表面棕黄色，具纵棱数条，节明显，下部节上有残存须根。质脆，易折断。叶皱缩，展平后呈心形，长 3～5cm，宽 3～4.5cm，先端渐尖，全缘；上表面暗黄绿色至暗棕色，下表面灰绿色或灰棕色，叶柄长 1～3cm，基部与托叶合生成鞘状。穗状花序顶生，黄棕色。搓之有鱼腥气，味微涩。

一般以身干、茎叶完整、无杂质者为佳。

本品饮片：性微寒，味辛；清热解毒，消肿排脓，利尿通淋。用量 15～25g，鲜品用量加倍，外用适量。

仙 鹤 草

Herba Agrimoniae（拉）

Herb of Hairyvein Agrimonia（英）

本品为蔷薇科（Rosaceae）植物龙牙草 *Agrimonia pilosa* Ledeb. 野生品的干燥地上部分。全国各地均产。

【化学成分】　含间苯三酚缩合体的衍生物仙鹤草酚 A、B、C、D、E、G（agrimol A，B，C，D，E，G）、仙鹤草内酯（agrimonolide）、木犀草素-7-葡萄糖苷、大波斯菊苷（cosmosiin）、芹菜素-7-葡萄糖苷（apigenin-7-glucoside）、金丝桃苷（hyperoside）、芸香苷、儿茶素、香豆素（caumarin）、欧芹酚甲醚（oslhole）、鞣花酸（ellagic acid）、没食子酸、咖啡酸等。

【性状鉴别】　药材茎基部圆柱形，木质化，淡棕褐色，直径 4～6mm；上部茎方柱形，四面略凹陷，绿褐色，有纵沟及棱线，茎节明显；体轻，质硬；易折断，断面中空。叶灰绿色，皱缩而卷曲，质脆，易碎。总状花序细长，偶可见花及果。各部位表面常有毛茸。气微，味微苦。

一般以梗紫红色、枝嫩、叶多者为佳。

本品饮片：性平，味苦、涩；收敛止血，截疟，止痢，解毒；用量 6～12g，外用适量。

紫 花 地 丁

Herba Violae（拉）

Herb of Tokyo Violet（英）

本品为堇菜科（Violaceae）植物紫花地丁 *Viola yedoensis* Makino 野生品的干燥全草（图 14-15）。主产江苏、浙江及东北地区。春、秋二季挖取带花或果的全草，洗净泥土，晒干。

【化学成分】　含苷类、黄酮类及蜡等。

【性状鉴别】　药材多皱缩成团。主根圆锥形，直径 1～3mm。叶丛生，灰绿色，湿润展开后，叶片披针形或卵状披针形，长 1.5～6cm，宽 1～2cm，先端钝，基部截形或呈心形，边缘具钝锯齿；两面有毛；叶柄细长，长 2～6cm，上部具明显狭翅。花茎纤细；花瓣 5，花紫色或淡棕色，花距细管状。蒴果通常三角状裂开，内有多数淡黄色种子。气微，味微苦而带黏性。

一般以身干、色绿、叶整、茎叶及蒴果皆有茸毛者为佳。

本品饮片：性寒，味苦、辛；清热解毒，凉血消肿；用量 15～30g。外用鲜品适量。

绞 股 蓝

Herba Gynostemmatis（拉）

Herb of Fiveleaf Gynostemma（英）

本品为葫芦科（Cucurbitaceae）植物绞股蓝 *Gynostemma pentaphylla*（Thunb.）Makino 野生

或栽培品的干燥全草。主产于安徽、浙江、江西、福建、广东、贵州等地。阴干或在50～60℃烘干,不宜曝晒,以免影响色泽。

【化学成分】　绞股蓝皂苷(gypenoside);人参皂苷类成分,为四环三萜达玛烷型,糖基主要有β-d-吡喃葡萄糖基,α-l-吡喃鼠李糖基,β-d-吡喃木糖基和α-l-吡喃阿拉伯糖基,这些糖分子大多连在C_3或C_{20}上。还含有芸香苷、商陆苷、甜叶素(phyllodulcin)、黄酮类、氨基酸、甾醇磷脂、丙二酸、维生素C等。

【性状鉴别】　药材茎纤细,表面棕色或暗棕色,具纵沟,被稀疏毛茸,茎卷须2裂或不裂。叶鸟足状,小叶5～7片,少数9片,叶柄长2～7cm;小叶膜质,侧生小叶片呈卵状长圆形或披针形;中央小叶较大,长3～12cm,先端渐尖,基部楔形;表面深绿色,背面淡绿色,两面被粗毛,边缘有锯齿。果实球形,直径5mm;果柄长3～5mm。气微,味微甜。

本品饮片:性微寒,味苦、微甘;补气生津,清热解毒,止咳祛痰。用量6～10g。

金　钱　草*

Herba Lysimachiae(拉)

Herb of Christing Loosestrife(英)

本品始载于《本草纲目拾遗》。

【来源】　本品为报春花科(Primulaceae)植物过路黄 Lysimachia christinae Hance 栽培品的新鲜或干燥全草。

【植物形态】　多年生草本,无毛或微被毛:茎细长,匍匐地面生长,绿色或带紫红色。单叶对生,叶片心脏形或卵形,长1.5～3.5cm,宽1.3～3cm,全缘,仅主脉明显;叶柄长1～4cm。花单生于叶腋,花梗长达叶端;萼片线状披针形,花冠长约为萼片的2倍,黄色,5深裂,裂片披针形;雄蕊5,不等长,均短于花冠,花丝基部连合成筒。蒴果球形。种子小而多,边缘稍有膜翅。叶片、花萼、花冠及果实均有点状及条纹状的黑色腺体。花期4～5月(图14-10)。

【产地】　主产于四川。

【采收加工】　夏、秋二季采集,除去杂质泥土,鲜用或晒干。

【化学成分】　槲皮素(quercetin),槲皮素-3-O-葡萄糖苷(quercetin-3-O-glucoside),山奈酚

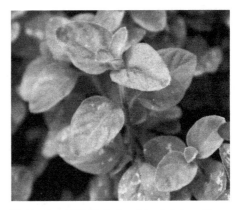

图14-10　过路黄 Lysimachia christinae Hance

(kaempferol),山奈酚-3-O-半乳糖苷(kaempferol-3-O-galactoside),3,2′,4′,6′-四羟基-4,3′-二甲氧基查尔酮(3,2′,4′,6′-tetrahydroxy-4,3′-dimethoxychalcone),甾醇,氨基酸,鞣质,挥发油,胆碱等。

槲皮素　(quercetin)

山奈酚　(kaempferol)

【性状鉴别】　药材皱缩成团。茎棕色或暗棕红色;表面具皱纹,扭曲。叶对生,卵形或心脏形,长1～4cm,宽1～5cm,全缘;表面灰绿色或棕褐色,背面色较浅,主脉1条,背面突起;叶片用水浸后,透光可见黑色或棕色条纹,叶柄长1～4cm;有的叶腋有长梗的花或果。质脆易碎。气微,味淡(图14-11)。

一般以色绿、叶完整、气清香者为佳。

【显微鉴别】

1. 组织特征

(1)茎横切面　表皮细胞1列,外被角质

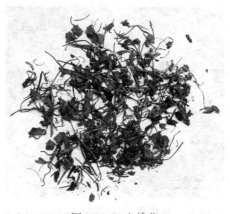

图 14-11 金钱草

层,可见单细胞头、单细胞柄的腺毛,偶尔有柄为 2 个细胞,细胞头内常含有淡黄色物质。皮层约占半径的 2/3,外侧有 1～2 列厚角细胞,皮层内分布有离生性分泌道,由 5～10 个分泌细胞组成,其内通常可见红棕色的球状或块状物质。纤维常 1～2 列成环,有时呈断续状。韧皮部甚狭,形成层不明显。木质部由导管和木薄壁细胞组成,导管 2～5 个径向排列,髓部长圆形。薄壁细胞中含淀粉粒。

(2) 叶横切面　上下表皮为 1 列切向延长的细胞,有单细胞头和单细胞柄组成的腺毛;非腺毛偶见,常 5～8 个细胞组成。上表皮无气孔,下表皮气孔较多。叶肉栅栏细胞通常 1 列,海绵组织中分布有离生性分泌道,其内常含有红棕色球状或块状物质。中脉维管束上下散生有纤维束,木质部导管呈放射状排列,韧皮部筛管群明显,内皮层细胞排列成环,凯氏点明显。

2. 粉末特征　灰黄色。淀粉粒众多,单粒类圆形、半圆形盔帽状,直径 4～13～22μm,脐点裂隙状,少数点状,复粒少数,多为 2～3 分粒组成。腺毛常破碎,单细胞头,或带有柄细胞的断片,细胞头中常充满红黄色分泌物,直径 18～42μm,偶尔可见非腺毛碎片。表皮细胞垂周壁弯曲,可见角质纹理和腺毛脱落后的圆形痕,含有红棕色物质。下表皮细胞垂周壁波状弯曲,气孔为不等式或不定式。薄壁细胞碎片中有的含有红棕色块状或长条状物质。纤维甚长,腔大,木化。多为螺纹、网纹或孔纹导管,直径15～28μm。

【理化鉴别】

1. 薄层色谱　取本品甲醇溶液,用槲皮素和山柰酚对照,用同一硅胶 G 薄层板,用甲苯-甲酸乙酯-甲酸(10：8：1)为展开剂,喷以 3% 三氯化铝-乙醇溶液,在 105℃ 加热数分钟,置紫外光灯(365nm)下观察。供试品在与对照品色谱相应的位置上,显相同颜色的荧光斑点。

2. 醇溶性浸出物的含量测定　按《中国药典》热浸法测定,用 75% 乙醇为溶剂,不得少于 8.0% 。

3. 槲皮素和山柰酚的含量测定　高效液相色谱法。本品含槲皮素($C_{15}H_{10}O_7$)和山柰酚($C_{15}H_{10}O_6$)的总量不得少于 0.10% 。

【饮片】

性味功能:性微寒,味甘、咸。清利湿热,通淋,消肿。

用法用量:15～60g。鲜品加倍。

白花蛇舌草

Herba Hedyoti Diffusae(拉)

Herb of Spreading Hedyotis(英)

本品为茜草科(Rubiacea)植物白花蛇舌草 *Hedyotis diffusa* Willd. [*Oldencandia diffusa* (Willd.) Roxb.]野生品的干燥或新鲜全草。

【性状鉴别】　药材扭缠成团状,灰绿色或灰棕色。主根 1 条,须根纤细,淡灰棕色。茎细而卷曲,质脆易折断,中央有白色髓部。叶多破碎,极皱缩,易脱落;有托叶,长 1～2mm。花腋生,多具梗。气微,味淡。

一般以果实饱满、茎叶绿褐色、叶小质嫩者为佳。

本品饮片:性凉,味甘、淡;清热解毒,利尿消肿,活血止痛。用量 15～60g。

广 藿 香*

Herba Pogostemonis(拉)

Herb of Cablin Potchouli(英)

本品始载于《异物志》。云:"藿香交趾有之。"

【来源】　本品为唇形科(Labiatae)植物广藿香 *Pogostemon cablin*(Blanco)Benth. 栽培品的干燥地上部分。

【植物形态】　多年生草本,揉之有香气。茎直立,高达 1m,上部多分枝。老枝粗壮,近圆形;幼枝方形,密被灰黄色柔毛。叶对生,叶片阔卵形、卵形或卵状椭圆形,长 5～10cm,宽 2～5cm,先端短尖或钝,基部阔楔形或近心形,边缘具不整齐钝锯齿,两面均被柔毛,沿叶脉处及背面尤甚,叶柄长 1～6cm。轮伞花序密集成穗状,密被短柔毛。花顶生或腋生,花萼筒状,5 齿裂;花冠唇形,淡紫红色;雄蕊 4,突出冠外,花丝中部有髯毛;子房上位,柱头 2 裂;小坚果 4,近球形或椭圆形,稍压扁。栽培品稀见开花(图 14-12)。

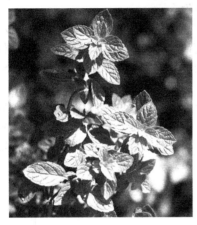

图 14-12　广藿香 *Pogostemon cablin*
(Blanco) Benth.

【产地】　主产于广东、海南、台湾。

【采收加工】　夏、秋二季枝叶繁茂时采收,将全株拔起,去根,晒 2～3 天,堆起,用草席覆盖,闷 2 天再晒,再闷,反复至干,扎把或半干时扎把,再晒至全干。

【化学成分】　含挥发油,油中的主要成分为百秋李醇(广藿香醇,patchoulialcohol),占油中含量 52%～57%。另含广藿香酮(pogostone)、广藿香吡啶碱(patchoulipyridin)、表愈创吡啶碱(epiguaipyridine)、苯甲醛、丁香酚、桂皮醛、α-及 β-广藿香萜烯、丁香烯、β-榄香烯、α-桉树烯、β-龙脑胶萜烯、γ-杜松烯、菖蒲烯等。

百秋李醇(patchoulialcohol)　　广藿香酮(pogostone)

【性状鉴别】　药材全长 30～60cm,多分枝。嫩茎略呈方柱形,枝条稍曲折,直径 2～

7mm,表面被柔毛,质脆易折断,断面有髓;老茎近圆柱形,直径 1～1.2cm,被灰褐色栓皮,质地坚实,不易折断。叶对生,下部常脱落,叶片皱缩成团,展平后呈卵形或椭圆形,长 4～9cm,宽 3～7cm,先端短尖或钝圆,基部楔形或近心形,边缘具不整齐钝锯齿,两面均被茸毛。叶柄细,长 2～5cm。香气特异,味微苦(图 14-13)。

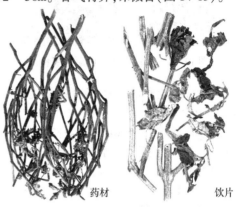

药材　　　　　　　饮片
图 14-13　广藿香

1. 石牌广藿香　枝条比较瘦小,表面较皱缩,灰黄色或灰褐色;节间长 3～7cm,叶痕较大而突出,中部以下被栓皮,纵皱较深;断面渐成类圆形。叶片较小而厚,暗绿褐色或灰棕色。

2. 海南广藿香　枝条较粗壮,表面较平坦,灰棕色至浅紫棕色,节间长 5～13cm,叶痕较小,不明显或稍凸出,枝条近下部始有栓皮,皱褶较浅,断面呈钝方形。叶片较大而薄,浅棕褐色或浅黄棕色。

一般以茎叶粗壮、不带须根、香气浓厚者为佳。

【显微鉴别】

1. 组织特征　茎纵切面:表皮为 1 列细胞,排列不整齐,具有非腺毛,由 1～5 个细胞组成。表皮下由 3～5 列木栓化细胞组成。皮层的外层为 4～10 列厚角细胞,内层为薄壁细胞,有大型细胞间隙,内有间隙腺毛;腺毛常纵向排列,腺头单细胞,长圆形或类圆形,长 25～195μm,内含黄色至黄绿色挥发油,薄壁细胞含草酸钙针晶,长约 15μm。纤维束断续环列。韧皮部狭窄。木质部四角处较发达。由导管、木薄壁细胞及木纤维组成,均木化。髓细胞微木化,含草酸钙针晶束及片状结晶,稀有淀粉粒(图 14-14)。

2. 粉末特征　叶片粉末:表皮细胞不规则

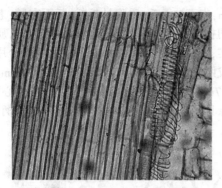

图 14-14 广藿香茎纵切面组织特征

形,壁薄弯曲,轮廓常模糊,毛茸基部表皮细胞清晰;气孔直轴式。非腺毛 1 ~ 6 个细胞组成。平直或弯曲,长 90 ~ 590μm,壁具疣状突起,有的细胞内含棕黄色物质。腺鳞头部扁球形,由 8 个细胞组成,直径 54 ~ 72μm,柄单细胞,极短。细胞间隙腺毛呈不规则囊状,存在于栅栏组织或薄壁组织的间隙中,头部单细胞直径 13 ~ 50μm,长 23 ~ 113μm,柄短,单细胞。可见小腺毛。草酸钙针晶细小,散在于叶肉细胞中,长约 27μm(图 14-15)。

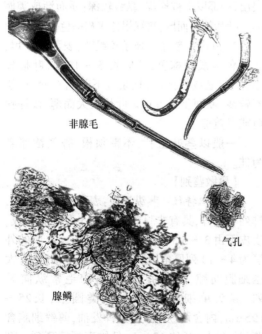

非腺毛

气孔

腺鳞

图 14-15 广藿香粉末特征

【理化鉴别】

1. 化学定性 取本品粗粉适量,照挥发油测定法提取挥发油,进行以下实验:取挥发油 1 滴,加三氯甲烷 0.5mL,滴加 5% 溴的三氯甲烷

溶液数滴,石牌广藿香褪色,继显绿色;海南广藿香褪色,继显紫色。

2. 显微化学定性 取本品挥发油 1 滴,加苯 0.5mL,再加 5% 乙酸铜少量,充分混合,放置分层,吸取上层苯液点于载玻片上,待苯挥发后,于残留物上加乙醇 1 ~ 2 滴,放置后,置显微镜下观察,石牌广藿香可见众多灰蓝色的针状结晶;海南广藿香可见少量灰蓝色结晶及绿色无定形物。

3. 薄层色谱 取本品挥发油乙酸乙酯溶液,用百秋李醇对照,用同一硅胶 G 薄层板,以石油醚(30 ~ 60℃)-乙酸乙酯-冰乙酸(95∶5∶0.2)为展开剂,喷 5% 三氯化铁-乙醇溶液。供试品色谱中显 1 黄色斑点(广藿香酮);加热至斑点显色清晰(或于 105℃ 加热),供试品在与对照品相应的色谱位置上显相同的紫蓝色斑点(图14-16)。

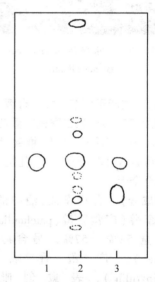

图 14-16 广藿香 TLC
1. 百秋李醇 2. 海南广藿香
3. 石牌广藿香

4. 醇溶性浸出物的含量测定 按《中国药典》冷浸法测定,用乙醇为溶剂,不得少于 2.5% 。

5. 百秋李醇的含量测定 气相色谱法。本品含百秋李醇($C_{15}H_{26}O$)不得少于 0.10% 。

【饮片】

性味功能:性微温,味辛。芳香化浊,开胃止呕,发表解暑。

用法用量:3 ~ 9g。

荆 芥

Herba Schizonepetae(拉)

Herb of Fineleaf Schizonepeta(英)

本品为唇形科(Labiatae)植物荆芥 *Schizonepeta tenuifolia* Briq. 野生品的干燥地上部分。主产于江苏、浙江、河南、河北、山东等地。多为栽培。8～9 月当花开到顶端,穗绿时割取地上部分,除去杂质晒干,为"荆芥"。北方将穗与梗分开,称为"荆芥穗"与"荆芥梗"。

【化学成分】 全草含挥发油 1%～2%,穗含挥发油约 4.11%,油中主要成分为右旋薄荷酮(*d*-menthone)约 42.9%、消旋薄荷酮、左旋胡薄荷酮(*l*-pulegone,约 33.9%),少量右旋柠檬烯(*d*-limonene)、α-蒎烯(α-pinene)、莰烯(camphence)、β-蒎烯(β-pinene)、3-辛酮(3-octanone)、对聚伞花烯(*p*-cymene)等。荆芥穗含单萜苷、荆芥苷(schizonepetoside A,B,C,D,E)、荆芥醇(schizonol)、芹黄素-7-*O*-葡萄糖苷(apigenin-7-*O*-glucoside)、木犀草素-7-*O*-葡萄糖苷(luteolin-7-*O*-glucoside)、橙皮苷(hesperidin)、香叶木素(diosmetin)、橙皮素和黄色黄素(luteolin)。

【性状鉴别】 药材茎方柱形,上部有分枝,长 50～80cm,直径 2～4mm;表面紫红或淡绿色,被短柔毛;体轻,质脆,断面类白色。叶片大多脱落或仅少数残留。枝顶端着生穗状轮伞花序,长 2～11cm,花冠多已脱落;宿萼钟形,顶端 5 齿裂;淡棕色或黄绿色,被短柔毛,内藏棕黑色小坚果。气芳香,味微涩、辛凉。

一般以浅紫色、茎细、穗多而密者为佳。

本品饮片:性温,微辛;解表,祛风,透疹。用量 4.5～9g。

益 母 草

Herba Leonuri(拉)

Motherwort Herb(英)

本品为唇形科(Labiatae)植物益母草 *Leonurus japonicus* Houtt. 野生品的干燥地上部分或鲜品。全国各地均产。

【化学成分】 益母草碱(leonurine)约

0.05%(开花初期仅含微量,中期逐渐增高),水苏碱(stachydrine),山柰酚,延胡索酸,前益母草素(prehiopanolone)等。

【性状鉴别】 药材茎方柱形,直径约 5mm;表面灰绿或黄绿色,上端有柔毛;体轻质韧,断面中部有白色髓。叶多皱缩、破碎,易脱落,灰绿色。轮伞花序腋生;苞片刺状;萼宿存,上端 5 尖齿;花冠常已脱落。气微,味微苦。

一般以质嫩、叶多、色灰绿为佳;质老、枯黄、无叶者不可供药用。

本品性微寒,味辛、苦;活血调经、利尿消肿。用量 9～30g,鲜品 12～40g。

薄 荷*

Herba Menthae(拉)

Herb of Wild Mint(英)

本品始载于《唐本草》。苏颂谓:"薄荷处处有之。茎叶似荏而尖长,经冬根不死,夏秋采茎叶曝干。"

【来源】 本品为唇形科(Labiatae)植物薄荷 *Mentha haplocalyx* Briq. 栽培品的干燥地上部分。

【植物形态】 多年生草本,高 10～80cm。茎方形,被逆生的长柔毛及腺点,单叶对生,叶片短圆状披针形或披针形,长 3～7cm,宽 0.8～3cm,两面有疏柔毛及黄色腺点。叶柄长 2～15mm。轮伞花序腋生;萼钟形,5 齿,外被白色柔毛及腺点。花冠淡紫色,4 裂,上裂片顶端微 2 裂;雄蕊 4,前对较长,均伸出花冠外。小坚果卵圆形,黄褐色。花期 7～9 月,果期 10 月(图 14-17)。

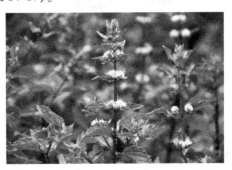

图 14-17 薄荷 *Mentha haplocalyx* Briq.

【产地】 主产于江苏的太仓、浙江、湖南

等地。

【采收加工】 7～8月割取地上部分(称头刀),供提取挥发油用;10～11月割取(称"二刀")供药用。选晴天,割后,晒干或晾干。

【化学成分】 含薄荷油,油中主含 *l*-薄荷脑(*l*-menthol)高达87%,其次为 *l*-薄荷酮(*l*-menthone)约12%,异薄荷酮约1.75%,胡薄荷酮(pulegone)约0.6%,乙酸薄荷酯(methylacetate)等;温度稍低时即析出大量无色薄荷脑晶体;还含有苏氨酸(threonine)等多种游离氨基酸。

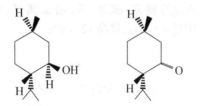

l-薄荷脑(*l*-menthol)　　*l*-薄荷酮(*l*-menthone)

【性状鉴别】 药材茎呈方形,表面紫棕色或淡绿色,有节和棱。质脆,易折断。断面白色,中空。叶对生,多卷缩或破碎,上表面深绿色,下面灰绿色,有时可见腋生的花序上残留花萼。气芳香,味辛、凉(图14-18)。

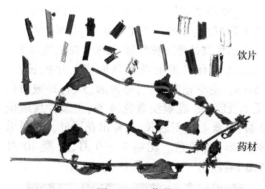

图14-18　薄荷

一般以叶多(不得少于30%)、色绿、气味浓者为佳。

【显微鉴别】

1. 组织特征

(1) 茎横切面　呈四方形。表皮为1列长方形细胞,外被角质层,有扁球形腺鳞、单细胞头的腺毛和非腺毛。皮层为数列薄壁细胞,排列疏松,四棱脊处有厚角细胞,内皮层明显。韧皮部细胞较小。形成层成环。木质部在四棱处发达,导管圆形,木纤维多角形,射线宽窄不一。髓部由大型薄壁细胞组成,中心常有空隙。薄壁细胞中含橙皮苷结晶(图14-19)。

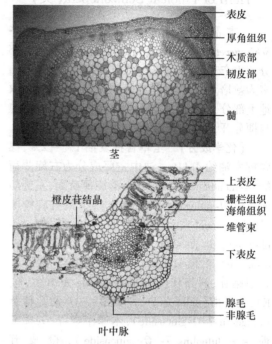

茎

叶中脉

图14-19　薄荷横切面组织特征

(2) 叶横切面　上表皮细胞长方形,下表皮细胞较小,均扁平,有气孔;表皮有腺鳞,头为多细胞,柄为单细胞,并有多细胞非腺毛。叶肉栅栏组织由1列薄壁细胞,少有2列的,海绵组织为4～5列不规则的薄壁细胞组成。主脉维管束外韧型,木质部导管常2～6个排列成行,韧皮部较小,细胞多角形,主脉上下表皮内侧有若干列厚角细胞。薄壁细胞和少数导管内有簇针状橙皮苷结晶。

2. 粉末特征　叶粉末:黄绿色。表皮细胞垂周壁呈波状弯曲,有众多直轴式气孔。腺鳞的腺头呈扁圆球形,由8个分泌细胞排列成辐射状,腺头外围有角质层,在分泌细胞的间隙处储有浅黄色油质,腺柄单细胞,极短,四周表皮细胞作辐射状排列。腺毛为单细胞头,单细胞柄。非腺毛由2～8个细胞组成,常弯曲,壁厚,有疣状突起(图14-20)。

【理化鉴别】

1. 化学定性　取本品粉末少许,经微量升华得油状物,加硫酸2滴及香草醛结晶少量,初显黄色至橙黄色,再加水1滴,即变紫红色。

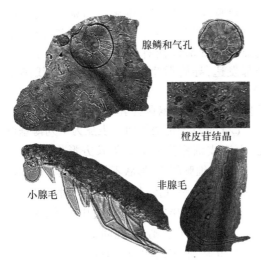

图 14-20　薄荷叶粉末特征

2. 薄层色谱　取本品石油醚(60～90℃)溶液,用薄荷脑对照,用同一块硅胶 G 薄层板,以苯-乙酸乙酯(19∶1)为展开剂,喷以 2% 香草醛硫酸试液-乙醇(2∶8)的混合溶液,在100℃加热至斑点显色清晰。供试品色谱在与对照品色谱相应的位置上,显相同颜色的斑点。

3. 挥发油的含量测定　按《中国药典》法测定。药材含挥发油不得少于 0.8% (mL/g);饮片含挥发油不得少于 0.40% (mL/g)。

【饮片】
性味功能:性凉,味辛。宣散风热,清头目,透疹。
用法用量:3～6g,入煎剂宜后下。

穿　心　莲*

Herba Andrographis(拉)
Herb of Common Andrographis(英)

本品始载于《印度药典》。20 世纪 50 年代在广东、福建民间有引种栽培。

【来源】　本品为爵床科(Acanthaceae)植物穿心莲 Andrographis paniculata (Burm. f.) Nees 栽培品的干燥地上部分。

【植物形态】　一年生草本。茎方柱形,对生,节稍膨大。叶对生,卵状披针形至披针形,纸质,叶面光亮,深绿色,叶柄短。圆锥花序顶生或腋生;花淡紫色,二唇形;花萼 5 深裂,外被腺毛;花冠唇瓣向外反卷,外面有毛,下唇3 裂,内面有紫色花斑;雄蕊 2;子房上位,2室。蒴果长椭圆形至线形,似橄榄状,2 瓣裂;种子多数。花期 5～9 月,果期 7～10 月(图 14-21)。

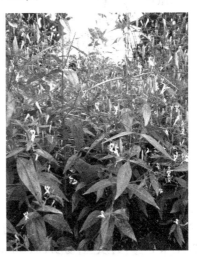

图 14-21　穿心莲 Andrographis paniculata
(Burm. f.) Nees

【产地】　主产于广东、广西、福建等地。
【采收加工】　当年开花初期采收,晒干。
【化学成分】　穿心莲内酯(andrographolide)1.5% 以上,新穿心莲内酯(neo-andrographolide),去氧穿心莲内酯(deoxyandrographolide),脱水穿心莲内酯(dehydroandrographolide),高穿心莲内酯(homoandrographolide),穿心莲酮(andrographon),穿心莲烷(andrographan),14-去氧-11-氧穿心莲内酯(14-deoxy-11-oxoandrographolide),14-去氧-11,12-二去氢穿心莲内酯(14-deoxy-11,12-didehydroandrographolide),穿心莲内酯苷(andrographoside),14-去氧穿心莲内酯苷(14-deoxyandrographoside),19-β-d-吡喃葡萄糖基脱氧穿心莲内酯 [(19-β-d-glucosyl-deoxyandrographolide),命名为宁穿心莲内酯(ninandrographolide)],5-羟基-7,8,2′,3′-四甲氧基黄酮(5-hydroxy-7,8,2′,3′-tetramethoxyflavone),汉黄芩素(wogonin),千层纸黄素 A(oroxylin A)、β-谷甾醇-d-葡萄糖苷、缩合性鞣质等。

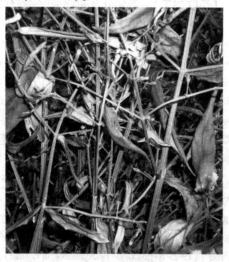

穿心莲内酯 (andrographolide)

脱水穿心莲内酯 (dehydroandrographolide)

【性状鉴别】 药材茎呈方形,多分枝,长50～70cm,节稍膨大;质脆,易折断。叶对生皱缩,易碎,展开后呈披针形或卵状披针形,长3～12cm,宽2～5cm,先端尖,基部楔形,全缘或波状,叶上面深绿色,下面灰绿色,两面光亮。气微,味极苦(图14-22)。

图 14-22 穿心莲

一般以色绿、叶多者为佳。

【显微鉴别】

1. 组织特征

(1) 茎横切面 呈方形,四角外凸。表皮细胞长方形或类圆形,外壁增厚,角质化;有的细胞内含碳酸钙结晶(钟乳体);腺鳞及

气孔可见。皮层甚薄,细胞切向延长,含叶绿体,外侧有厚角组织,于角隅处较多;内皮层明显。韧皮部外侧有纤维,多单个散在。木质部发达,导管散生,木纤维多,木射线细胞1列,内含淀粉粒。髓部薄壁细胞排列疏松,环髓部位有的细胞含钟乳体。

(2) 叶片中部横切面 表皮为1列薄壁细胞,上表皮细胞类方形或类长方形,多切向延长;下表皮细胞较小,形状不规则。上下表皮较大的细胞中含钟乳体,均被腺鳞,有时可见非腺毛。叶肉栅栏细胞1列,并通过中脉;海绵细胞4～5列,形状不规则,细胞间隙大。主脉上面突起三角形,上下表皮内侧有厚角组织。维管束外韧型;呈凹槽状;木质部导管3～5列,每列2～3个,上方薄壁细胞内含钟乳体(图14-23)。

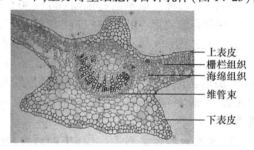

图 14-23 穿心莲叶中脉横切面组织特征

2. **粉末特征** 叶粉末:鲜绿色。含钟乳体晶细胞甚多,常多数散在,卵形、椭圆形或长圆形,长48～210μm,直径30～48μm;也有2个相接的双钟乳体。气孔直轴式,副卫细胞大小悬殊,少数为不定式。腺鳞头部扁球形,4、6或8个细胞,直径27～33μm,柄约3μm。非腺毛呈圆锥形1～3个细胞,长至144μm,先端钝圆,基部直径至40μm,有角质线纹。另有细尖的单细胞毛,平直或先端呈钩状,表面光滑(图14-24)。

【理化鉴别】

1. **薄层色谱** 取本品乙醇溶液,用对照药材和脱水穿心莲内酯、穿心莲内酯对照,用同一硅胶 GF_{254}-CMC-Na 薄层板,以三氯甲烷-乙酸乙酯-甲醇(4:3:0.4)为展开剂展开,置紫外灯(365nm)下观察。供试品色谱中,在与对照药材色谱和对照品色谱相应位置上,分别显相同颜色的斑点;喷以2% 3,5-二硝基苯甲酸乙醇溶

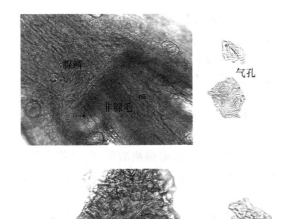

图 14-24　穿心莲叶粉末特征

液与 2mol/L 氢氧化钾溶液的等量混合液（临用时配制），立即在日光下观察。供试品色谱在与对照药材和对照品色谱相应的位置上,分别显相同颜色的斑点。

2. 醇溶性浸出物的含量测定　按《中国药典》热浸法测定,用乙醇作溶剂,不得少于 8.0%。

3. 脱水穿心莲内酯和穿心莲内酯的含量的测定　高效液相色谱法。本品按干燥品计算,含脱水穿心莲内酯（$C_{20}H_{28}O_4$）和穿心莲内酯（$C_{20}H_{30}O_5$）的总量不得少于 0.80%。

【饮片】

性味功能:性寒,味苦。清热解毒,凉血,消肿。

用法用量:6～9 g。外用适量。

肉　苁　蓉

Herba Cistanches（拉）

Herb of Desertliving Cistanche（英）

本品为列当科（Orobanchaceae）植物肉苁蓉 *Cistanche deserticola* Y. C. Ma 或管花肉苁蓉 *Cistanche tubulosa*（Schenk）Wight 野生品的干燥带鳞叶的肉质茎。主产于内蒙古、新疆、陕西、青海、甘肃等地。药材多于春季苗未出土或刚出土时采挖,除去花序,切段,晒干,通常将鲜品置沙土中半埋半露,较全部曝晒干得快,干后即为甜大芸（淡大芸）质量好;秋季采收者因水分大,不易干燥,故将肥大者投入盐湖中腌 1～3 年（盐大芸）,质量较次,药用时需洗去盐分。

【化学成分】　肉苁蓉苷 A、B、C、H（cistanoside A,B,C,H）,麦角甾苷（类叶升麻苷,acteoside）,松果菊苷（echinacoside）,十七烷,十九烷,二十一烷,N,N-二甲基甘氨酸甲酯（N,N-dimethyl glycine methyl ester）,甜菜碱（betaine）,胡萝卜苷（daucosterol）,毛蕊花糖苷,甘露醇,硬脂酸等。

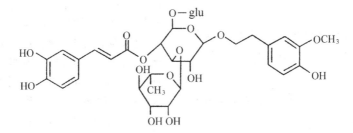

肉苁蓉苷A(cistanoside A)

【性状鉴别】

1. 肉苁蓉　药材呈扁圆柱形,稍弯曲,长 3～15cm,直径 2～8cm。表面棕色或黑棕色,密被覆瓦状排列的肉质鳞片,通常鳞片先端已断,各叶基间有纵槽纹。体重,质硬,微有柔性,不易折断;断面棕褐色,淡棕色点状维管束排列成放射状或波状,有时中空;表面和断面在亮处可见结晶样小亮点。气微,味甜、微苦(图 14-25)。

2. 管花肉苁蓉　药材呈类纺锤形、扁纺锤形或扁桂形,稍弯曲。

一般以肉质茎粗壮肥大、密被鳞叶、表面棕色、内碴棕黑色显油润者为佳。

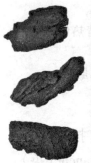
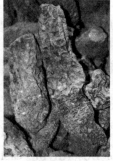
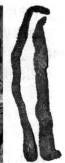

制肉苁蓉　　　　管花肉苁蓉　　　野生品

图 14-25　肉苁蓉

【理化鉴别】

1. 高效液相色谱　取本品粉末 1g（过 60 目筛），置 100mL 棕色量瓶中，加入甲醇 50mL，密塞，摇匀，浸泡 30min，超声处理（250W，40kHz）40min（50℃ 以下），取出，放冷，离心，取上清液用微孔滤膜（0.45μm）过滤至棕色量瓶中，作为供试品溶液。另取肉苁蓉苷 A 对照品，用乙腈-甲醇-1% 乙酸溶液（10：15：75）配制对照品溶液（0.2mg/mL）。色谱条件与系统适用性试验：用十八烷基硅烷键合硅胶为填充剂，乙腈-甲醇-1% 乙酸溶液（10：15：75）为流动相，测定波长 334nm。理论板数按麦角甾苷峰计算，应不低于 3 000。分别吸取对照品溶液 5μL 与供试品溶液 20μL，注入液相色谱仪测定。供试品色谱在与对照品色谱相应的保留时间上，呈现相同的色谱峰。

2. 麦角甾苷的含量测定　高效液相色谱法。本品含麦角甾苷（$C_{29}H_{36}O_{15}$）一般在 0.080% 以上。

本品饮片：性温，味甘、咸；补肾益精，润肠通便。用量 6～9g。

佩　兰

Herba Eupatorii（拉）

Herb of Fortune Eupatorium（英）

本品为菊科（Compositae）植物佩兰 *Eupatorium fortunei* Turcz. 野生品干燥地上部分。产于河北、山东、江苏、浙江、广东、广西、四川、湖南、湖北等地。

【化学成分】　含挥发油，油中含对-聚伞花烃（p- cymene）约 20%，橙花醇乙酯（neryl acetate）约 10%，5-甲基麝香草醚（5- methyl thymolether）约 5%，延胡索酸（反丁烯二酸 fumaric acid）、琥珀酸（succinic acid）及甘露醇等。前两者对流感病毒有直接抑制作用。叶含香豆精，邻香豆酸及麝香草氢醌（thymohydroquinone）；叶及花中含蒲公英甾醇棕榈酸酯、蒲公英甾醇乙酸酯、蒲公英甾醇等，尚含宁德洛非碱（lindelofine）等。

【性状鉴别】　药材茎平直，圆柱形，直径 2～5mm，少分枝；表面黄棕色、黄绿色或略带紫色，有细纵纹，节明显，节间长约 7 cm；质脆；断面纤维状，类白色，髓部约占直径 1/2，有时中空。叶对生，有柄，叶片多皱缩，完整叶片 3 裂，边缘有锯齿。气芳香，味微苦。

一般质嫩、叶多、色绿、香气浓者为佳。

本品饮片：性平，味辛；化湿醒脾，祛暑湿；用于湿浊中阻、脘痞呕恶、暑湿表证、头胀、胸闷。用量 3～9g。

豨　莶　草

Herba Siegesbeckiae（拉）

Herb of Glandularstalk St. Paulswort（英）

本品为菊科（Compositae）植物腺梗豨莶 *Siegesbeckia pubescens* Makino、豨莶 *Siegesbeckia orientalis* L. 及毛梗豨莶 *Siegesbeckia glabrescens* Makino 野生品的干燥地上部分。全国大部分地区有产，主产于湖南、福建、湖北、江苏等地。

【化学成分】　奇壬醇，豨莶含 9β- 羟基-8β- 异丁酰氧基木香烯内酯（9β- hydroxy- 8β- isobutyry-loxycostunolide）等多种内酯类化合物。腺梗豨莶含多种二萜及二萜苷类：右松脂 8（14）烯-6β，15，16，18-四醇［pimar-8（14）- ene-6β，15，16，18- tetraol］、腺梗豨莶二醇酸（16，17- dihydroxy-16β- kauran-19- oic acid）、豨莶苦味苷（darutoside）、苦味素、生物碱等。腺梗豨莶叶中挥发油的主要成分为吉马烷 D（germacene D）和 α-杜松烯（α- adinene）。豨莶尚含豨莶苦味苷等多种二萜及其苷类，豨莶苦味苷元为豨莶苦味三醇（darutigenol）、豨莶苦味四醇。毛梗豨莶含豨莶精醇（darutigenol）、豨莶苷（darutoside）、腺梗豨莶苷（siegesbeckoside）等。

【性状鉴别】　药材茎略呈方柱形,多分枝,长 30～110cm,直径 3～10mm;表面灰绿色或紫棕色,有纵沟及细纵纹,被灰色柔毛;节明显,略膨大;质脆,易折断,断面黄白色或略带绿色,髓部类白色,中空。叶对生,多皱缩,卷曲,呈灰绿色,边缘有钝锯齿,两面有柔毛,主脉 3 出。有的可见黄色头状花序,总苞片被柔毛。气微,味微苦。

一般以叶多、枝嫩、色深绿者为佳。

本品饮片:性寒,味苦;祛风湿,通络。用量9～12g。

茵　　陈

Herba Artemisiae Scopariae(拉)

Seeding of Virgate Wormwood(英)

本品为菊科 (Compositae) 植物茵陈蒿 *Artemisia capillaris* Thunb. 野生品的干燥地上部分。主产于陕西、山西、安徽等地。以陕西所产者质量最佳,习称"西茵陈"。春季幼苗高 6～10cm 采收,除去老茎及杂质,晒干,习称"绵茵陈"。秋季花蕾长成时采割,习称"花茵陈"。

【化学成分】　含蒿属香豆素[scoparone,即6,7- 二甲氧基香豆素（6,7- dimethoxy-coumrin）]、茵陈黄酮（arcapillin）、蓟黄素（cirsi-masritin）、芫花黄素（genkwanin）、茵陈色酮（capillarisin）、4′-甲基茵陈色酮、7-甲基茵陈色酮、6-去甲氧基-4′-甲基茵陈色酮、6-去甲氧基茵陈色酮、绿原酸、咖啡酸、挥发油等。

$$H_3CO \quad \quad$$
$$H_3CO \quad \quad O \quad O$$

蒿属香豆素(scoparone)

【性状鉴别】

1. 绵茵陈　药材多卷曲成团状,灰白色或灰绿色,全株密被灰白色茸毛,绵软如绒。茎上或基部着生多数有柄的叶,长 0.5～2cm,叶柔软,皱缩并卷曲,多为二至三回羽状深裂,裂片线形,全缘。茎细小,一般长 1.5～2.5cm,直径 1.5～3mm。质脆,易折断。气微香,味微苦。

2. 花茵陈　茎呈圆柱形,多分枝,长 30～100cm,直径 2～8mm;表面淡紫色或紫色,有纵条纹,被短柔毛;体轻,质脆,断面类白色。叶密集,或多脱落;下部叶二至三回羽状深裂,裂片条形或细丝形,两面密被白色柔毛;茎生叶一至二回羽状全裂,基部抱茎,裂片细条状。头状花序卵形,多数集成圆锥状,长 1.2～1.5mm,直径 1～1.2mm,有短梗;总苞片3～4层,卵形,苞片 3 裂;外层雌花 6～10 个,可多达 15 个,内层两性花 2～10 个。瘦果长圆形,黄棕色。气芳香,味微苦。

一般以质嫩、绵软、色灰白、香气浓者为佳。

【显微鉴别】　粉末特征　茵陈蒿叶粉末:灰绿色。上表皮细胞壁较平直,下表皮细胞壁波状弯曲;上下表皮均有不定式气孔。腺毛少,顶面观呈鞋底形, 由 6～8 个细胞上下成对叠合而成, 直径 15～22μm。"T"字形非腺毛众多,完整者顶端细胞极长,可至 2mm,左右两臂不等长,壁厚,木化;基部 1～3 个细胞,极扁短。

本品饮片:性微寒,味苦、辛;清湿热,利胆退黄。用量 6～15g。外用适量,煎汤熏洗。

青　　蒿*

Herba Artemisiae Annuae(拉)

Herb of Sweet Wormwood(英)

本品始载于《神农本草经》,列为下品。沈括《梦溪笔谈》谓:"青蒿一类,自有二种:一种黄色,一种青色。"

【来源】　本品为菊科 (Compositae) 植物黄花蒿 *Artemisia annua* L. 野生品的干燥地上部分。

【植物形态】　一年生草本。全株黄绿色,高达 1.5m,有臭气。茎直立,多分枝。茎基部及下部的叶在花期枯萎,中部叶卵形,二至三回羽状深裂,上面绿色,下面色较浅,两面被短微毛;上部叶小,常一次羽状细裂。头状花序极多数,球形,直径 1.5～2mm,有短梗,下垂,总苞球形,苞片 2～3 层,无毛,小花均为管状,黄色,边缘雌性,中央两性。瘦果椭圆形,长约 0.7mm,无毛。花期 7～10 月,果期 9～11 月(图 14-26)。

【产地】　主产于湖北、浙江、江苏、安徽等地。全国各地均产。

【采收加工】　夏季开花前枝叶茂盛时期割取地上部分,除出老茎,阴干。

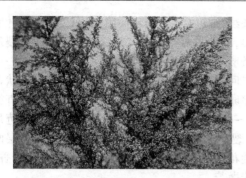

图 14-26 黄花蒿 *Artemisia annua* L.

【化学成分】 青蒿素（arteannuin, qinghaosu）及青蒿甲素、乙素、丙素、丁素、戊素, 3, 5, 3'- 三羟基- 6, 7, 4'- 三甲氧基黄酮（3, 5, 3'-trihydroxy-6, 7, 4'- trimethoxyflavonol）、猫眼草黄素（chrysosplenetin）, 泽兰黄素（eupatorin）, 鼠李黄素（rhamnetin）, 香豆素（coumarin）, 6- 甲氧基-7-羟基香豆素（6-methoxy-7-hydroxycoumarin）, 东莨菪素（scopoletin）, 扫帚黄素（scopartin）, 6, 8- 二甲基- 7- 羟基香豆素（6, 8- dimethoxy- 7- hydroxycoumarin）, 青蒿内酯（artemisilactone）, 青蒿酸（artemisic acid）, 青蒿醇（artemisinol）, 中国蓟醇（cirsilineol）, 挥发油等。挥发油中主含莰烯（camphene）、异蒿酮（isoartemisia ketone）、l-樟脑、β-蒎烯、β-丁香烯等。

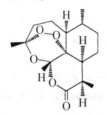

青蒿素(arteannuin, qinghaosu)

【性状鉴别】 药材茎呈圆柱形, 上部多分枝, 长 30 ~ 80cm, 直径 2 ~ 6mm。表面黄绿色或棕黄色, 具纵棱线。质略硬, 折断面黄白色, 中部有白色髓。叶互生, 暗绿色或棕绿色, 多皱缩或破碎, 完整者展平后为二至三回羽状深裂, 裂片及小裂片矩圆形或长椭圆形, 两面被短毛, 气香特异。味微苦, 有清凉感（图 14-27）。

一般以色绿、叶多、香气浓者为佳。

【显微鉴别】

组织特征

（1）茎横切面 表皮细胞 1 列, 外被角质层。皮层细胞数列, 棱角处有厚角组织, 维管束

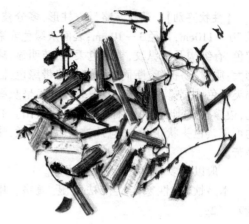

图 14-27 青蒿饮片

环列。有中柱鞘纤维束, 纤维木化。木质部有多数纤维, 木化, 髓部大。

（2）叶粉末 表皮细胞形状不规则, 垂周壁波状弯曲, 脉脊上的表皮细胞为窄长方形。气孔不定式。表皮密布"T"字非腺毛及腺毛, T字毛柄细胞 3 ~ 5 个, 臂细胞长 240 ~ 816μm, 横出, 常脱落, 在中脉附近常可见仅有柄细胞的毛; 有时可见单细胞线形毛。腺毛头部为 2 个细胞（图 14-28）。

【理化鉴别】

1. 薄层色谱 取本品石油醚（60 ~ 90℃）溶液, 用青蒿素对照, 用同一硅胶 G 薄层板, 以石油醚（60 ~ 90℃）-乙醚（3∶2）为展开剂, 喷以 10% 硫酸-乙醇溶液, 105℃加热至斑点显色清晰, 置紫外光灯（365nm）下观察。供试品色谱在与对照品色谱相应位置上, 显相同颜色的荧光斑点。

2. 醇溶性浸出物的含量测定 按《中国药典》冷浸法测定, 用无水乙醇作溶剂, 不得少于 1.9% 。

【饮片】

性味功能: 性寒, 味苦、辛。清热解暑, 除蒸, 截疟。

用法用量: 6 ~ 12g, 入煎剂宜后下。

【附注】

1. 临床观察 证明青蒿素治疗恶性疟和间日疟有较好疗效。用琥珀酰还原青蒿素单酯钠（804- Na）, 为水溶性, 可静脉注射, 对抢救恶性脑型疟疾, 疗效显著。

2. 同属植物青蒿 *A. apiacea* Hance. 的干燥地上部分, 在河北、江苏、江西等地区也作青蒿药用。青蒿与黄花蒿不同的特征是: 叶二回羽状深

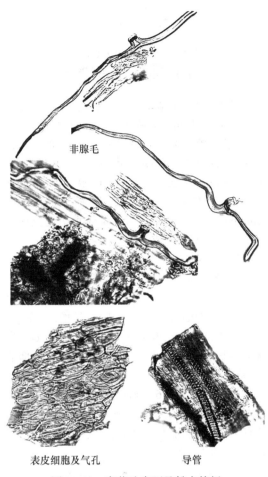

非腺毛

表皮细胞及气孔　　　导管

图 14-28　青蒿叶表面及粉末特征

裂,中轴带栉齿状,最终小裂片长而渐尖,两面无毛;头状花序较大,半球形,直径 5mm。夏末秋初开花。显微特征:"丁"字毛臂短,长 93～186～300μm,柄细胞多为 2～3 个;腺毛稀疏。青蒿含挥发油 0.2%～0.5%,油中主要含 α- β-丁香烯,乙酸金合欢酯;并含 α- β-蒎烯,莰烯,桉油精,蒿酮,α-侧柏酮等。近来据报道,茎叶还含东莨菪内酯、原儿茶醛、咖啡酸甲酯、咖啡酸乙酯、7-异戊烯氧-8-甲氧基香豆素、7-羟基-8-甲氧基香豆素及瑞香内酯(daphnetin)等,不含青蒿素。

大　蓟

Herba Cirsii Japonici, Radix Cirsii Japonici(拉)
Herb or Root of Japanese Thistle(英)

本品为菊科(Compositae)植物蓟 Cirsium japonicum Fisch. ex DC. 野生品的干燥地上部分或根。主产于安徽、山东、河北、江苏等地,全国大部分地区均产。

【化学成分】　含柳穿鱼苷(pectolinarin),蒙花苷(linarin),大蓟黄酮苷(cirsitakaoside),香附子烯(cyerene),罗汉柏烯(thujopsene)等。

【性状鉴别】

1. 大蓟草　茎呈圆柱形,棕褐色或绿褐色,有纵直的棱线;质略硬而脆,断面灰白色,髓部疏松或中空。叶皱缩,多破碎,绿褐色,边缘具不等长针刺,茎、叶均被灰白色蛛丝状毛;质松脆。头状花序球形或椭圆形,总苞黄褐色,苞片披针形,先端微带紫黑色,花冠常脱落,露出灰白色羽状冠毛。气微,味淡。

2. 大蓟根　呈纺锤形或长椭圆形,数枚丛生而扭曲,长 5～15cm,直径 2～6mm。表面暗褐色,有不规则纵皱纹或细横皱纹。质坚脆,易折断;断面粗糙,类白色或灰黄色。气微,味甜、苦。

一般以色灰绿、叶多者为佳。

本品饮片:性凉,味甘、苦;凉血止血,解毒消肿。用量 9～15g,鲜品 50～100g。

蒲 公 英

Herba Taraxaci(拉)
Dandelion Herb(英)

本品为菊科(Compositae)植物蒲公英 Taraxacum mongolicum Hand. - Mazz.、华蒲公英(碱地蒲公英)Taraxacum sinicum Kitag. 及同属多种植物野生品的干燥全草。全国大部分地区均产,主产于山西、河北、山东及东北各地。

【化学成分】　蒲公英赛醇(taraxerol),蒲公英苦素(taraxasterol),香叶木素(diosmetin),木犀草素,咖啡酸,胆碱,菊糖,果胶等。

【性状鉴别】　根呈圆锥形,多弯曲,长 3～7cm;表面棕褐色,根头部有棕色或黄白色的茸毛,有的已脱落。叶易破碎,完整叶片呈倒披针形,暗灰绿色或绿褐色,先端尖或钝,边缘浅裂或羽状分裂,基部下延呈柄状,下表面主脉明显。花葶 1 至数条,头状花序顶生,黄褐色或淡白色。有的可见多数具白色冠毛的长椭圆形瘦果。气微,味微苦。

一般以叶多、色绿、根长者为佳。

本品饮片:性寒,味苦、甘;清热,解毒,散结。用量 9～15g。

谷精草
Flos Eriocauli(拉)
Flower of Buerger Pipewort(英)

本品为谷精草科(Eriocaulaceae)植物谷精草 *Eriocaulon buergerianum* Koern. 的干燥带花茎的头状花序。主产于江苏、浙江、安徽、江西、湖南、广东、广西等地。

【化学成分】 含黄酮类成分。

【性状鉴别】 药材花茎纤细,长短不一,直径1mm以下,淡黄绿色,有光泽,稍扭曲,有棱线数条。质柔软。头状花序半球形,直径4~5mm,底部有黄白色苞片层层紧密排列;表面淡黄绿色,有光泽,顶部灰白色;放大镜观察:苞片上部边缘密生白色短毛;用手揉碎花序,可见多数黑色花药及细小黄绿色未成熟的果实。无臭,味淡。

一般以花序大而紧、色灰白、花茎短、色淡黄者为佳。

本品饮片:性平,味辛、甘。疏散风热,明目,退翳。用量3~6g。

淡竹叶
Herba Lophatheri(拉)
Herb of Commom Lophatherum(英)

本品为禾本科(Gramineae)植物淡竹叶 *Lophatherum gracile* Brongn. 野生品的干燥地上部分。主产于浙江、江苏、湖南、湖北、广东、广西、安徽、福建等地。

【化学成分】 芦竹素(arundoin),白茅素(cylindrin),蒲公英赛醇(taraxerol)、无羁萜(friedelin),酚性成分,氨基酸,有机酸,糖类等。

【性状鉴别】 药材茎呈圆柱形,长25~75cm,有节,淡黄绿色,断面中空。叶鞘开裂,沿边缘有长而白色的柔毛。叶片披针形,有时皱缩卷曲,长5~20cm,宽1~3.5cm,浅绿色或黄绿色;叶脉平行,具横行小脉,形成长方形小网络脉,叶背尤为明显;质轻而柔软。气微,味淡。

一般以叶多、长大、质软、色青绿、不带花穗者为佳。

本品饮片:性寒,味淡;清热,除烦,利尿。用量9~15g。

石 斛*
Herba Dendrobii(拉)
Dendrobium Herb(英)

本品始载于《神农本草经》,列为上品。本品附石而生,花大,唇瓣矩圆形,茎部有短爪,形似斛状,故名。

【基原鉴别】 本品为兰科植物金钗石斛 *Dendrobium nobile* Lindl.、鼓槌石斛 *Dctidrobium chrysotoxum* Lindl、流苏石斛 *Dendrobium fimbriatum* Hook. 或铁皮石斛 *Dendrobium candidum* Wall ex Lindl. 及其同属植物近似种栽培或野生品的干燥或新鲜茎。

【植物形态】

1. 金钗石斛 为多年生附生草本。茎丛生,直立,上部多少回折状,稍扁,基部收窄而圆,高30~50cm,直径达1.3cm,具槽纹,多节。叶近革质,矩圆形,长6~12cm,宽1~3cm,先端偏斜状凹缺;叶鞘抱茎,总状花序生于上部节上,基部被鞘总苞片1对,有花1~4朵,具卵状苞片;花大,花径6~8cm,下垂,白色,先端带淡红色或淡紫色,唇瓣卵圆形,边缘微波状,基部有1深紫色斑块,两侧有紫色条纹。蒴果。花期5~8月(图14-29)。

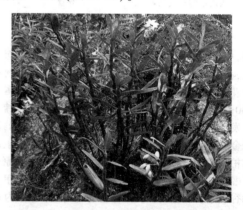

图14-29 金钗石斛 *Dendrobium nobile* Lindl.

2. 流苏石斛 茎圆柱形或纺锤形,灰黄色,高37~150cm,直径可达2cm。叶椭圆形,长8~15.5cm,宽2~3.6cm,先端急尖。花期无叶,总状花序侧生于茎顶,花橘黄色,唇瓣广卵形,边缘分裂成复流苏状,中央有一紫红色斑块,两侧有紫红色条纹(图14-30)。

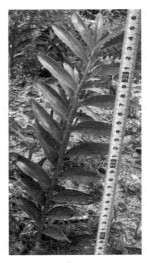

图 14-30　流苏石斛 *Dendrobium*
fimbriatum Hook.

3. 鼓槌石斛　茎纺锤形,有 2～5 节间,叶
鞘,长圆形。总状花序。

4. 铁皮石斛　茎丛生,圆柱形,长达 35cm,
直径 2～4mm,上部茎节有时生根,长出新植株,
干后青灰色;叶纸质,矩圆状披针形,长 4～7cm,
宽 1～1.5cm,边缘和中脉淡紫色,叶鞘具紫色
斑;总状花序常有花 2～5 朵,花被片黄绿色,唇
瓣卵状披针形,先端急尖,近上部中间具紫红色
斑点(图 14-31)。

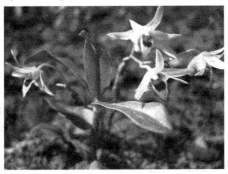

图 14-31　铁皮石斛 *Dendrobium*
candidum Wall. ex Lindl.

产地:主产于广西、贵州、广东、云南、四川
等地。

采收加工:全年均可采收,以春末夏初和秋
季采集者为好。鲜用者采收后以湿沙储藏。干
用者去净根、叶,用开水略烫,蒸透或以砂炒后,
反复搓去叶鞘,干燥。铁皮石斛剪去部分须根
后,边炒边搓去叶鞘,并扭成螺旋形或深窝状,
烘干,习称“耳环石斛”。

【化学成分】　石斛碱(dendrobine),石斛次
碱 (nobilonine),6- 羟 基 石 斛 碱 (6-
hydroxydendrobine),石斛醚碱(dendroxine),6-羟
基石斛醚碱,4- 羟基石斛醚碱,石斛酯碱
(dendrine),次甲基石斛碱(nobilmethylene),*N*-
甲基石斛季铵碱碘化物(*N* -methyldendrobinium-
iodide)、*N*-异戊烯基石斛季铵碱溴化物(*N* -
isopentenyldrobinium bromide)、*N*- 氧石斛碱
(dendrobine-*N*- oxide)、*N*-异戊烯基石斛季铵
醚碱氧化物,*N*-异戊烯基-6-羟基石斛季铵醚
碱氯化物,石斛菲醌(denbinobin),*β*-谷甾醇,
β-谷甾醇葡萄糖苷,黏液质等。

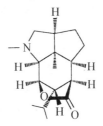

石斛碱(dendrobine)

【性状鉴别】
1. 鲜石斛　多来源于金钗石斛。茎圆柱
形或扁圆柱形,常数条成束,长 30～45cm,直
径 0.4～1.2cm。表面光滑或有纵皱纹,黄绿
色,多节,节上有膜状叶鞘,叶片有时残存。
肉质多汁,易折断,断面绿色,平坦。气微,味
微苦而回甜,嚼之带黏性。

2. 干石斛
(1) 金钗石斛　茎直径 4～6mm,节间长
2.5～3cm。表面金黄色或黄中带绿色。呈
“之”字形弯曲,质轻而脆,断面较疏松,气微,味
苦(图 14-32)。

(2) 马鞭石斛　茎长圆锥形,长 40～
120cm,直径 5～8mm,节间长 3～4.5cm。表面
黄色至暗黄色,有深纵槽。质疏松,断面呈纤维
性。味微苦。

(3) 鼓槌石斛　呈粗纺锤形,中部直径 1～
3cm,有 3～7 节。表面光滑,金黄色,有明显凸
起的棱。质轻而松脆,断面海绵状。气微,味
淡,嚼之有黏性。

(4) 流苏石斛　呈长圆柱形,长 20～
150cm,直径 0.4～1.2cm,节明显,节间长 2～
6cm。表面黄色至暗黄色,有深纵槽。质疏松,
断面平坦或呈纤维性。味淡或微苦,嚼之有

黏性。

（5）耳环石斛　茎螺旋状或弹簧状，一般 2～4 个旋纹。拉长后长 3.5～8cm，直径 2～3mm，表面金黄色，有细而密的纵皱纹。质坚，易折断，断面平坦。无臭，味淡，嚼之有黏性。

一般干石斛以色金黄、有光泽、质柔韧者为佳。

【显微鉴别】

1. 组织特征

（1）金钗石斛茎横切面　表皮为 1 列细小扁平细胞；外被角质层，橙黄色，易与细胞分离。皮层细胞 6～8 列，外方 1～2 列细胞壁木化。中柱宽广，散有多数有限外韧型维管束；韧皮部由数个细胞组成，外侧有纤维束，呈半环状，壁甚厚，纤维群外缘有细小薄壁细胞，有的内含圆簇状硅质块，直径 7～9μm，木质部导管 1～3 个，壁较薄，有木纤维，有时木质部内侧也有纤维束，壁甚厚，维管束周围的薄壁细胞有时木化，并有壁孔（图 14-32）。

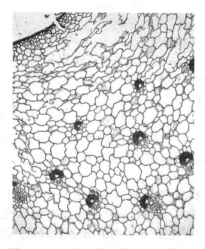

图 14-32　金钗石斛茎横切面组织特征

（2）鼓槌石斛　表皮细胞扁平，外壁及侧壁增厚，胞腔狭长形；角质层淡黄色。基本组织细胞大小差异较显著。多数外韧型维管束略排成 10～12 圈。木质部导管大小近似。有的可见含草酸钙针晶束结胞。

（3）流苏石斛　表皮细胞扁圆形或类方形，壁增厚或不增厚。基本组织细胞大小相近或有差异，散列多数外韧型维管束，略排成数圈。维管束外侧纤维束新月形或呈帽状，其外缘小细胞有的含硅质块；内侧纤维束无或有，有的内外侧纤维束连接成鞘。有的薄壁细胞中含

草酸钙针晶束和淀粉粒。

（4）铁皮石斛茎横切面　维管束略排成 1～5 圈。外侧纤维群帽状，硅质块直径 5～11μm；木质部导管大小近似，内侧有纤维束。含草酸钙针晶束细胞多见于近表皮处。

2. 粉末特征　金钗石斛：含硅质块的细胞较小，壁稍厚，排成纵行，内含圆形簇状硅质块。草酸钙针晶多成束，存在于黏液细胞中，针晶较粗大，完整者长约 170μm。表皮细胞垂周壁连珠状增厚，角质层黄色或金黄色，厚 8～15μm，表面有网状裂纹。网纹、梯纹导管，直径 12～15μm。中柱鞘纤维长梭形，直径 8～33μm，微木化，单斜纹孔或相交成十字形。木纤维多成束，常与导管、木薄壁细胞相连，直径 6～38μm（图 14-33）。

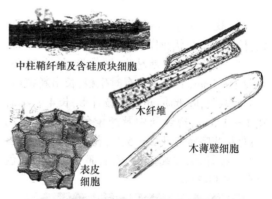

中柱鞘纤维及含硅质块细胞　木纤维　表皮细胞　木薄壁细胞

图 14-33　金钗石斛粉末特征

【理化鉴别】

1. 薄层色谱

（1）金钗石斛甲醇溶液，用石斛碱对照品对照，用同一硅胶 G 薄层板，以石油醚（60～90℃）-丙酮（7∶3）为展开剂，喷以碘化铋钾试液。供试品色谱中，在与对照品色谱相应的位置上，显相同颜色的斑点。

（2）鼓槌石斛甲醇溶液，用毛兰素对照品对照，用同一高效硅胶 G 薄层板，以石油醚（60～90℃）-乙酸乙酯（3∶2）为展为剂，喷以 10% 硫酸乙醇溶液，在 105℃ 加热至斑点显色清晰。供试品色谱中，在与对照品色谱相应的位置上，显相同颜色的斑点。

（3）流苏石斛甲醇溶液，用石斛酚对照品对照，同一高效硅胶 G 薄层板，以石油醚（60～90℃）-乙酸乙酯（3∶2）为展开剂，喷以 10% 硫酸乙醇溶液，在 105℃ 加热至斑点显色清晰。供

试吕色谱中,在与对照品色谱相应的位置上,显相同颜色的斑点。

2. 检查

水分:干石斛不得过12.0%。总灰分:干石斛不得过5.0%。

3. 金钗石斛石斛碱的含量测定 气相色谱法。本品按干燥品计算,含石斛碱($C_{16}H_{25}NO_2$)不得少于0.40%。

4. 鼓槌石斛毛兰素的含量测定 高效液相色谱法。本品按干燥品计算,含毛兰素($C_{18}H_{22}O_8$)不得小于0.030%。

【饮片】

性味功能:性微寒,味甘。益胃生津,滋阴清热。

用法用量:6~12g,鲜品15~30g。宜先煎,单用可久煎。

(徐蓓蕾 张贵君 张春晖)

第15章 藻、菌、地衣类中药

藻类、菌类、地衣类中药均来自于低等植物,它们在形态上无根、茎、叶的分化,是单细胞或多细胞的个体,可以分枝或不分枝;在构造上一般无组织分化,无维管束。

第1节 概　述

一、藻　类

藻类(algae)都含有各种不同的色素,能进行光合作用,营养方式是自养的,绝大多数是水生。植物体小的肉眼看不见,大的长达100m以上。供药用的藻类有30余种,主要来源于绿藻门、红藻门和褐藻门。

绿藻多生在淡水,极少在海水中。植物体蓝绿色。储存的养分主要为多糖,其次是油类。细胞壁内层为纤维素,外层为果胶质。药用的有石莼 Ulva lactuca L. 及孔石莼 Ulva pertusa Kjellm. 等。

红藻除少数生在淡水中外,绝大多数生长在海水中。多数种类呈红色至紫色。主含红藻淀粉,它是一种肝糖类多糖,通常以小颗粒状的形式存在于细胞质中,遇碘试液呈葡萄红色或红紫蓝色。其次,少数红藻主含可溶性的红藻糖。细胞壁内层坚韧,由纤维素构成,外层为藻胶层,由红藻特有的果胶化合物(藻胶)构成。多细胞体中少数为简单的丝状体,多数为拟薄壁组织体。药用的有鹧鸪菜 Caloglossa leprieurii (Mont.) J. Ag. 、海人草 Digenea simplex (Wulf.) C. Ag. 等。

褐藻是比较高级的藻类,绝大多数生于海水中。植物体常呈褐色。主含褐藻淀粉(laminarin)和甘露醇(mannitol),其次含油类和少量的还原糖,细胞中常含有碘,如海带碘含量高达0.34%。细胞壁内层为纤维素,外层为胶质,由特有的果胶化合物褐藻胶(algin)构成。内部构造有的比较复杂,分化为表皮、皮层和髓。药用的昆布 Ecklonia kurome Okam. 、海蒿子 Sargassum pallidum (Turn.) C. Ag. 等。

二、菌　类

菌类(fungi)一般没有光合作用的色素,不能进行光合作用,营养方式是异养的。目前能供药用的真菌已发展到100多种,与药用关系密切的有细菌门和真菌门(Fungi)。细菌是单细胞植物,无真正的细胞核,大多数不含叶绿素,一般不具有纤维素壁。真菌有细胞核,细胞壁大多有几丁质(chitin)成分,少数含有纤维素。真菌的营养体除少数原始种类是单细胞外,一般都是由分枝或不分枝,分隔或不分隔的菌丝交织在一起,组成菌丝体,菌丝通常为圆管状,直径一般在10μm以下。储存的养分主要是肝糖(glycogen)、油脂和菌蛋白。

菌丝组织有两种形式:一种是相互平行排列的长条形菌丝组织,称为"疏丝组织";另一种菌丝不呈长形,而为椭圆形、近圆形、或近于多角形,称为"拟薄壁组织"。

常见的菌丝体有菌核、子实体。菌核是菌丝相互紧密地缠结在一起的休眠体。子实体是高等真菌在生殖时期形成的具有一定形态和结构,能产生孢子的菌丝体。子座是容纳子实体的菌丝褥座。真菌类中药多分布在子囊菌纲和担子菌纲。子囊菌的主要特征是在特殊的子囊中形成子囊孢子,如冬虫夏草、蝉花等。担子菌的主要特征是依靠担子形成担孢子来繁殖。药用的部分主要是它们的子实体(如马勃、灵芝等)和菌核体(如猪苓、茯苓、雷丸等)。

菌类常含多糖、氨基酸、生物碱、蛋白质、蛋白酶、甾醇和抗生素等成分。其中,多糖类成分引起人们的高度重视,如灵芝多糖、茯苓多糖、猪苓多糖、银耳多糖、云芝多糖等有增强免疫及抗肿瘤作用。

三、地　衣　类

地衣(lichenes)是藻类和真菌共生的复合体。具有独特的形态、结构、生理和遗传等生物学特性。地衣中共生的真菌绝大多数为子囊菌,少数为担子菌;藻类为蓝藻和绿藻。

它们的形态分为壳状、叶状和枝状,构造也不相同。叶状地衣分为上皮层、藻胞层、髓层和下皮层。上下皮层是由横向分裂的菌丝紧密交织而成,称为假皮层,上皮层内常含大量色素。藻细胞与菌丝成层排列并有明显界限的地衣,称为异层地衣;藻细胞与菌丝散乱分布,没有明显的界限的地衣,称为同层地衣。在异层地衣中,藻胞层之下和下皮层之上为髓层,在同层地衣中则无藻胞层和髓层的区别。一般典型的壳状地衣多缺乏皮层或只有上皮层。枝状地衣内部构造成辐射状,有致密的外皮层、薄的藻胞层及中轴型的髓,如松萝科(Usneaceae)地衣。

地衣主含特有的地衣酸、地衣色素、地衣多糖、蒽醌类、地衣淀粉。最特殊的是地衣酸类,有的只存在于地衣体中。约 50% 的地衣类含有抗菌活性物质,如的松萝酸、小红石蕊酸(didymic acid)等。地衣多糖有抗肿瘤作用。地衣的适应能力强,特别能抗寒耐旱,广泛分布于世界各地。地衣多生于高山树林等空气清新的地方,因为地衣对空气污染十分敏感,尤其是二氧化硫,所以地衣可视为城市环境污染的指标植物。

第 2 节 各 论

海 藻

Sargassum(拉) Seaweed(英)

本品为马尾藻科(Songassaceae)植物羊栖菜 *Sargassum fusiforme*(Harv.)Setch. 或海蒿子 *Sargassum pallidum*(Turn.)C. Ag. 野生品的干燥藻体。前者习称"小叶海藻",后者习称"大叶海藻"。羊栖菜主产浙江、福建、广东、广西、海南沿海各地。海蒿子主产山东、辽宁等地沿海。

【化学成分】 藻胶酸,粗蛋白,甘露醇,马尾藻多糖(sargassan),ATP-硫酸化酶,磷酯酰乙醇胺,维生素 C,多肽等。

【性状鉴别】

1. 小叶海藻 呈卷曲皱缩团块状,长 15~40cm。棕黑色或黑棕色,表面带一层白色盐霜,质脆易破碎。用水浸软后膨胀,黏滑柔韧,固着器假根状,主干粗糙,有分枝,枝上生叶,叶线形或棍棒形,气囊球形、卵圆形或梨形。生殖托圆柱状或长椭圆形,有柄,丛生于小枝或叶腋间。气腥,味咸。

2. 大叶海藻 主要区别特征:固着器盘状(常已除去),主干及枝上有小刺。基部的叶披针形,全缘或有粗锯齿,革质,上部的叶狭披针形或丝状。气囊球形或卵圆形,顶端钝圆,有的具细短尖。

一般以色黑、条长、干燥、味淡者为佳。

【显微鉴别】

组织特征

(1)小叶海藻叶(厚 1mm)横切面 椭圆形,有 6~8 个钝棱,由表皮、皮层和髓部组成。表皮细胞排列紧密,内含深色物。皮层细胞较大,呈长椭圆形,壁较薄,紧贴表皮者小,类圆形或多角形。髓部细胞略小,壁略增厚。主干横切面类圆形。

(2)大叶海藻叶(厚 0.7mm)横切面 扁平带状,叶片由表皮、皮层组成,肋部较厚,中心有椭圆形髓部。表皮、皮层及髓部细胞同上种。主干横切面三角形。

本品饮片:性寒,味苦、咸;软坚散结,消痰,利水。用量 6~12g。

冬 虫 夏 草*

Cordyceps(拉)

Chinese Caterpillar Fungus(英)

本品始载于《本草从新》。据载:"冬虫夏草,四川嘉定府所产者最佳,云南、贵州所产者次之。冬在土中,身活如老蚕,有毛能动,至夏则毛出土上,连身俱化为草。"

【来源】 本品为麦角菌科(Clavicipitaceae)真菌冬虫夏草 *Cordyceps sinensis*(Berk.)Sacc. 寄生在鳞翅目蝙蝠蛾科昆虫蝙蝠蛾 *Hepialus armoricanus* Oberthür. 幼虫上野生品的子座及幼虫尸体的复合体(子实体)。

【植物形态】 子实体菌柄出自寄主幼虫的头部,单生,细长如棒球棍状,长 4~11cm。上部为子实体头部,稍膨大,呈圆柱形,长 1.5~4cm,褐色,密生多数子囊壳。子囊壳大部陷入子座中,先端突出于子座外,卵形或椭圆形,长 273~550μm,直径 140~245μm;每一子囊壳内有多数细长的子囊,每一子囊内具 2~8 个有横隔的子囊孢子,子囊孢子呈线形,一般只有 2 个成活(图 15-1)。

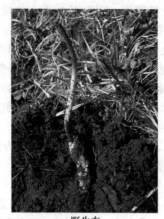

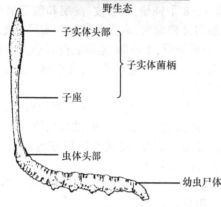

野生态

子实体头部
子实体菌柄
子座
虫体头部
幼虫尸体

图 15-1　冬虫夏草 *Cordyceps sinensis*(Berk.)Sacc.

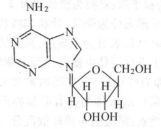

腺苷(adenosine)

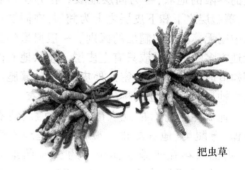

把虫草

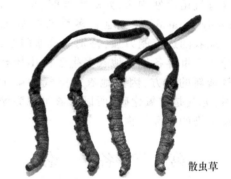

散虫草

图 15-2　冬虫夏草

【产地】　主产于四川、青海、西藏等地,甘肃、云南、贵州等地也产。

【采收加工】　夏初子实体出土,孢子未发散时挖取,晒至6～7成干,除去似纤维状附着物及杂质,晒干或低温干燥。

【化学成分】　*d-*甘露醇(即虫草酸cordycepic acid),虫草菌素(即3′-脱氧腺苷3′-deoxyadenosine),腺苷(adenosine),粗蛋白(25%～30%),氨基酸,脂肪,麦角甾醇,虫草多糖,生物碱,尿嘧啶,腺嘌呤核苷,鸟苷,维生素 B_{12},无机元素等。

【性状鉴别】　药材虫体似蚕,长3～5cm,直径3～8mm。外表土黄色至黄棕色,环纹明显,近头部环纹较细,共有20～30条环纹;全身有足8对,近头部3对,中部4对,近尾部1对,以中部4对最为明显;头部黄红色,尾如蚕尾。质脆,易折断,断面略平坦,淡黄白色。菌柄深棕色至棕褐色,细长,圆柱形,基部常将虫头包被,长4～8cm,直径约3mm;表面有细纵皱纹,子实体头部稍膨大;质柔韧,折断面纤维状,黄白色,多中空。气微腥,味微苦(图15-2)。

一般以完整、虫体丰满肥大、外色黄亮、内色白、子实体菌柄短者为佳。

【显微鉴别】

组织特征

(1)虫体横切面　不规则形,四周为虫体的角皮,其上着生长短不一的刚毛,有的似分枝状。中央为大量菌丝,其间有裂隙。

(2)子实体头部横切面　周围由子囊壳组成,子囊壳卵形至椭圆形,下半部埋于凹陷的子座内。子囊壳内有多数线形子囊,每个子囊内又有2～8个线形的有横隔的子囊孢子。中央充满菌丝,其间有裂隙。不育部分则完全见不到子囊壳(图15-3)。

【理化鉴别】

1. 化学定性　取本品粉末1g,加乙醚溶解,用三氯甲烷提取,滤过,滤液挥去三氯甲烷,滴加冰乙酸2滴,再加乙酸酐2滴,最后加浓硫

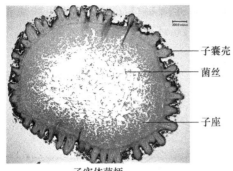

子实体菌柄

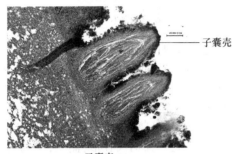

子囊壳

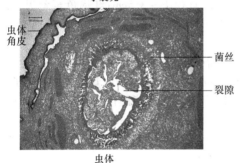

图 15-3 冬虫夏草横切面组织特征

酸,显棕黄色→红紫色→污绿色。

将上述经三氯甲烷提取过的粉末,再用20%乙醇回流提取,浓缩至适量。取浓缩液0.5mL,稀释至1mL,加稀盐酸数滴,再加碘化铋钾试液数滴,放置10min后,产生黄色絮状沉淀。取另一支试管,同上操作后,滴加碘-碘化钾试液,产生浑浊。

2. 腺苷的含量测定 高效液相色谱法。本品含腺苷($C_{10}H_{13}N_5O_4$)不得少于0.010%。

【饮片】

性味功能:性平,味甘。补肺益肾,止血,化痰。

用法用量:3～9g。

【附注】

1. 冬虫夏草的形成 分布于海拔3 000～4 500m的高山草甸上。其形成过程为:夏季,子囊孢子从子囊内射出后,产生芽管(或从分生孢子产生芽管)穿入寄主幼虫体内生长,染病幼虫钻入土中,冬季形成菌核,菌核破坏了幼虫的体内器官,但虫体的角皮仍完整无损。翌年夏季,从幼虫尸体的前端生长出子实体。

2. 易混品种

(1)亚香棒虫草 *Cordyceps hawkesii* Gray 的干燥子实体。本品菌柄单生或有分枝,长5～8cm,柄多弯曲,黑色,有纵皱或棱,上部光滑,下部有细绒毛;子实体头部短圆柱形,长1.2cm,茶褐色。所含成分与冬虫夏草相似。民间误作滋补药。但普遍出现不良反应,以头昏、恶心、呕吐为最突出。

(2)凉山虫草 *Cordyceps liangshanensis* Zang Liu et Hu 的干燥子实体。虫体部分细而长,表面棕黑色或黑褐色,被锈色绒毛,菌柄多单一,分枝纤细而曲折,长20～30cm,直径1.5～2.5mm,子实体头部圆柱形或棒状。

灵 芝*

Ganoderma(拉)   Lucid Ganoderma(英)

本品始载于《神农本草经》,列为上品。并有赤、黑、青、白、黄、紫六芝的记载。

【来源】 本品为多孔菌科(Polyporaceae)真菌赤芝 *Ganoderma lucidum*(Leyss. ex Fr.)Karst. 和紫芝 *Ganoderma sinense* Zhao,Xu et Zhang 野生或栽培品的干燥子实体。

【植物形态】

1. 赤芝 菌盖(菌帽)木栓质,半圆形或肾形,宽12～20cm,厚2cm,皮壳坚,初黄色,渐变红褐色,有光泽,有环状棱纹和辐射状皱纹,边缘薄而平截,常稍内卷。菌盖下表面菌肉白色至浅棕色,由无数菌管构成;菌柄侧生,扁圆柱形,长达19cm,径约4cm,红褐色至紫褐色,有漆样光泽。菌管内有多数孢子。由于培养条件不同,菌体形状及颜色常有差异,如菌肉薄,边缘黄,中间褐色,菌盖表面皱缩等。气微,味苦(图15-4)。

2. 紫芝 菌盖半圆形、肾形或不规则形,紫黑色,有光泽,有明显同心环,边缘钝圆,有时在菌盖边缘又生小菌盖,断面黑褐色,菌盖下方有皮壳覆盖,有时脱落,菌柄侧生,紫黑色,有光泽。气微,味苦(图15-5)。

【产地】 赤芝主产于华东、西南地区及河北、山西、江西、广西、广东等地。紫芝主产于浙

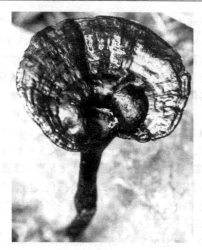

图15-4 赤芝 *Ganoderma lucidum*(Leyss. ex Fr.) Karst.

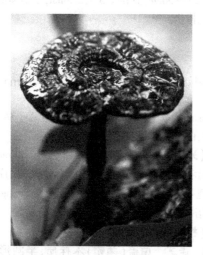

图15-5 紫芝 *Ganoderma sinense* Zhao,Xu et Zhang

江、江西、湖南、广西、福建和广东等地。

【采收加工】 野生赤芝于夏、秋二季采收。栽培品于子实体成熟孢子散出后,菌盖边缘不再生长(边缘不再增厚,无浅白色边)时采收。采后除净泥土或残留的培养基,阴干或烘干。灵芝的孢子亦供药用,菌盖散放孢子期间,用干净白纸糊成纸袋,把菌盖套起来,防止孢子分散,分次将孢子收集起来,菌盖成熟时摘下,阴干或在40~50℃烘箱中干燥。

【化学成分】 麦角甾醇(ergosterol)0.3%~0.4%,灵芝酸(ganoderic acid),赤芝酸(lucidenic acid),赤芝孢子内酯(ganospore lactone),灵赤酸(ganolucidic acid),灵芝多糖(ganoderan BN_3C_2、BN_3C_3、BN_3C_4),灵芝多肽GPC_1、GPC_2,氨基酸,甘露醇,海藻糖

(trehalose),甜菜碱(betaine),γ-三甲胺基丁酸,灵芝嘌呤(ganoderpurine)等。

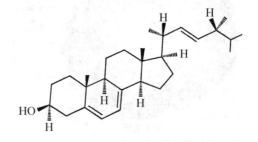

麦角甾醇(ergosterol)

【性状鉴别】

1. 赤芝 药材外形呈伞状,菌盖肾形、半圆形或近圆形,直径10~18cm,厚1~2cm。皮壳坚硬,黄褐色至红褐色,有光泽,有环状棱纹和辐射状皱纹,边缘薄而平截,常稍向内卷。菌肉白色至淡棕色。菌柄圆柱形,侧生,少偏生,长7~15cm,直径1~3.5cm;红褐色至紫褐色,光亮。孢子细小,黄褐色。气微香,味苦涩(图15-6)。

栽培品子实体较粗壮,直径12~22cm,厚1.5~4cm,皮壳外常被有大量粉尘样的孢子。

2. 紫芝 皮壳紫黑色,有漆样光泽。菌肉锈褐色。菌柄长17~23cm(图15-6)。

一般以个大、菌盖厚、完整、色紫红、有漆样光泽者为佳。

【显微鉴别】

1. 组织特征

(1) 赤芝菌盖 纵切面:皮壳由栅状组织紧密排列的菌丝组成。菌肉由无隔而有分枝的菌丝交织而成,与菌管层交界处有棕色环,菌管细长而弯曲,呈多层。

横切面:菌管口类多边形或类圆形,直径132~172μm,管孔隔厚16~40μm(图15-7)。

(2) 紫芝菌盖 纵切面:皮壳的菌丝似栅状组织,菌肉内有环纹,菌丝有分枝无隔,菌管层下方有皮壳(有时脱落)。

横切面:菌管口类圆形,孔径28~36μm,管孔隔厚20~68μm。

2. 粉末特征

(1) 赤芝 孢子褐色,卵形,直径8.5~11.5μm×5~6μm,一端平截,外壁光滑,内壁粗糙。

(2) 紫芝 孢子直径10~12.5μm×7~

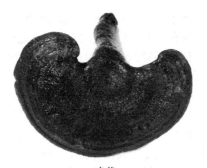

赤芝

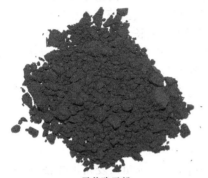

灵芝孢子粉

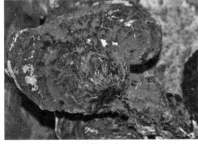

紫芝(野生)

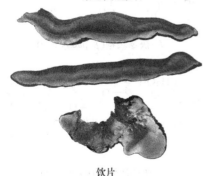

饮片

图 15-6　灵芝

8.5μm,内壁有显著小疣。

【理化鉴别】

1. 化学定性　取本品粉末 1g,加蒸馏水 15mL,水浴加热约 20min,浸泡 48h,滤过,将滤液滴于滤纸上,烘干,再加 0.2% 茚三酮试剂 1～2 滴,在 100℃烘箱中加热 5～10min。赤芝显深

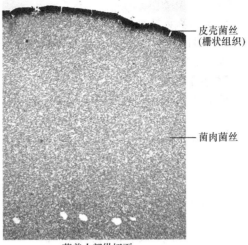

菌盖上部纵切面

皮壳菌丝
(栅状组织)

菌肉菌丝

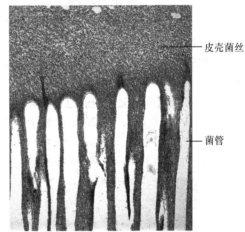

菌盖下部纵切面

皮壳菌丝

菌管

图 15-7　赤芝菌盖组织特征

紫色斑点;紫芝显浅紫色斑点。

取本品粉末 1g,加无水乙醇 15mL,浸渍 48h,滤过,取滤液 7mL 蒸干,残渣加冰乙酸 3 滴,再加乙酸酐 1～2 滴,后加浓硫酸 1 滴。赤芝显棕黄色→红色→嫩绿色(久置呈暗绿色);紫芝显黄色→红色→苹果绿色。

2. 薄层色谱　取本品乙醇溶液,用对照药材对照,用同一硅胶 G 薄层板,以石油醚(60～90℃)-甲酸乙酯-甲酸(15:5:1)的上层溶液为展开剂,置紫外灯(365nm)下观察。供试品在与对照药材色谱相应的位置上,显相同的荧光斑点。

3. 水溶性浸出物的含量测定　按《中国药典》热浸法测定,不得少于 3.0% 。

4. 灵芝多糖的含量测定　可见分光光度法。本品含灵芝多糖以无水葡萄糖 $(C_6H_{12}O_6)$

计,不得少于 0.50% 。

5. 三萜及甾醇的含量测定 紫外分光光度法。按干燥品计算,含三萜及甾醇齐墩果酸汁,不得少于 0.050% 。

【饮片】

性味功能:性平,味甘。补气安神,止咳平喘。

用法用量:6 ～ 12g。

茯 苓*

Poria(拉)   Poria(英)

本品始载于《神农本草经》,列为上品。

【来源】 本品为多孔菌科(Polyporaceae)真菌茯苓 *Poria cocos*(Schw.)Wolf. 栽培或野生品的干燥菌核。

【植物形态】 寄生或腐寄生在松树下。菌核埋在土内,有特异臭气,大小不一,表面淡灰棕色或黑褐色,断面近外皮处带粉红色,内部白色。子实体平伏,伞形,直径 0.5 ～ 2mm,生长于菌核表面成一薄层,幼时白色,老时变浅褐色。菌管单层,孔为多角形,孔缘渐变齿状(图15-8)。

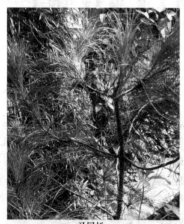

马尾松

茯苓寄生状态

图 15-8 茯苓 *Poria cocos*(Schw.)Wolf. 和马尾松 *Pinus massoniana* Lamb.

【产地】 主产于湖北、安徽、河南、云南、贵州、四川等地。以安徽为多,故有“安苓”之称;野生品以云南为著,称“云苓”。习惯认为云苓质佳。

【采收加工】

1. 采收 野生茯苓常在 7 月至次年 3 月到松林中采挖。栽培品于接种后第 2 年7 ～8 月间采挖。

2. 加工 将鲜茯苓除去泥沙,“发汗”,使水分析出,摊晾,待表面干燥后,再行“发汗”。反复数次至现皱纹,内部水分大部散失后,阴干,称为“茯苓个”;鲜茯苓去皮后切片,为“茯苓皮”;切成方形或长方形块者为“茯苓块”;中有松根者为“茯神”;皮为“茯苓皮”;去茯苓皮后,外层显淡红色者为“赤茯苓”;切去赤茯苓后的内层白色部分为“白茯苓”。

【化学成分】 β-茯苓聚糖(β-pachyman,含量最高可达 75%),茯苓酸(pachymic acid),齿孔酸(eburicoic acid),块苓酸(tumulosic acid),松苓酸(pinicolic acid),麦角甾醇,β-谷甾醇,胆碱,腺嘌呤,卵磷脂,蛋白质,脂肪,组氨酸等。

茯苓聚糖切断其支链,成为单纯的 β-(1→3)葡萄糖聚糖,称为茯苓次聚糖(pachymaran)。

β-茯苓聚糖(β-pachyman)

茯苓次聚糖(pachymaran)

【性状鉴别】

1. 茯苓个 呈类球形、椭圆形或不规则的块状,大小不一。外皮薄而粗糙,棕褐色至黑褐色,有明显隆起的皱纹。体重,质坚实,不易破裂,断面不平,呈颗粒状,有的有裂隙或中间抱有松根。断面外层淡棕色,内部白色,少数淡红色。无臭,味淡,嚼之粘牙(图 15-9)。

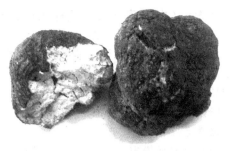

图 15-9 茯苓个

一般以体重坚实、外皮色棕褐、皮纹细、无裂隙、断面白色细腻、粘牙力强者为佳。

2. 茯苓皮 多为长条形,大小不一。外面棕褐色至黑褐色,内面白色或淡棕色,体软质松,略有弹性。

3. 茯苓块 呈方形或长方形块片状,白色、淡红色或淡棕色(图15-10)。

4. 茯神 呈方块状,附有切断的一块茯神木,质坚实,色白(图 15-11)。

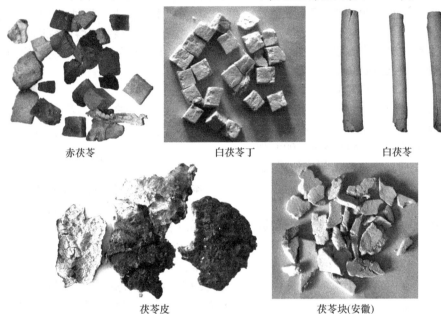

赤茯苓   白茯苓丁   白茯苓

茯苓皮   茯苓块(安徽)

图 15-10 茯苓块

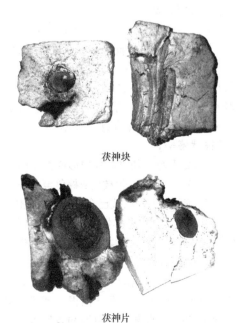

茯神块

茯神片

图 15-11 茯神

【显微鉴别】 粉末特征 灰白色。水制片:可见无色不规则颗粒状团块或末端钝圆的分枝状团块。5%氢氧化钾溶液制片:可见团块溶化露出菌丝。菌丝细长,稍弯曲,有分支,无色或带棕色(外层菌丝),直径(3～16μm),偶可察见横壁(图15-12)。

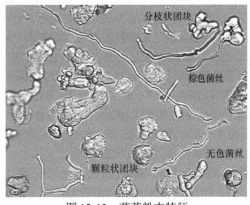

图 15-12 茯苓粉末特征

【理化鉴别】

1. 化学定性

(1) 取本品粉末 1g,加丙酮 10mL,水浴上边加热边振摇,10min 后,滤过,滤液蒸干,残渣加 1mL 冰乙酸溶解,再加硫酸 1 滴,显淡红色,后变淡褐色。

(2) 取本品块片或粉末少许,加碘化钾-碘试液数滴,显深红色。

(3) 取本品粉末 0.1g 于试管中,加水 5mL,煮沸,加碘试液 3 滴,得黄色溶液,应不显蓝色或紫红色。

(4) 取本品粉末加 α-萘酚及浓硫酸,团块物即溶解,可显橙红色至深红色。

2. 薄层色谱 取本品乙醇溶液,用 β-谷甾醇、麦角甾醇-乙醇溶液对照,用同一硅胶 G-0.5% CMC-Na 薄层板,以石油醚-乙酸乙酯(1:1)展开,喷 4% 磷钼酸-乙醇溶液显色,100℃ 加热。供试品色谱在与对照品色谱相应位置上,均显蓝色的斑点。

【饮片】

性味功能:性平,味甘、淡。利水渗湿,健脾宁心。

用法用量:9～15g。

猪 苓

Polyporus(拉)　　Agaric(英)

本品为多孔菌科(Polyporaceae)真菌猪苓 *Polyporus umbellatus* (Pers.) Fries 野生品的干燥菌核。主产于陕西、云南、河南、甘肃等地。

【化学成分】 猪苓葡聚糖 I (不同组成的葡聚糖被命名为 Gu-2、Gu-3、Gu-4),多孔菌甾酮(polyporusterone)A、B、C、D、E、F、G,麦角甾-7,22-二烯-3-酮(ergosta-7,22-dien-3-one),麦角甾醇(ergosterol),α-羟基二十四碳酸(α-hydroxytetracosanoic acid),维生素 H(biotin)等。

【性状鉴别】 药材呈不规则的块状、条形、类圆形或扁块状,长 5～25cm,直径 2～6cm。表面乌黑色或棕褐色,皱缩或有瘤状突起。质致密而体轻,能浮于水面,断面细腻,按之较软,类白色或黄白色,略呈颗粒状。气微、味淡。

一般以个大、丰满、外皮黑褐色而光滑、断面色白、无黑心空洞、体重质坚者为佳。

【显微鉴别】 粉末特征　灰黄白色。菌丝团大多无色(内部菌丝),少数棕色(外层菌丝)。散在的菌丝细长、弯曲,有分枝及结节状膨大部分。草酸钙结晶呈双锥形或八面形,也有呈不规则多面形,直径 3～4μm,有时可见数个结晶聚集在一起。

【理化鉴别】

化学定性

(1) 取本品粉末 1g,加稀盐酸溶液 10mL,置水浴上煮沸 15min,搅拌,呈黏胶状。

(2) 取本品粉末少量,加 20% 氢氧化钠溶液适量,搅拌呈悬浮状,不溶成黏胶状。

本品饮片:性平,味甘、淡;利水渗湿。用量 6～12g。

马 勃

Lasiosphaera seu Calvatia(拉)

Puffball(英)

本品为灰包科(Lycoperdaceae)真菌脱皮马勃 *Lasiosphaera fenzlii* Reich.、大马勃 *Calvatia gigantea* (Batsch ex Pers.) Lloyd 或紫色马勃 *Calvatia lilacina* (Mont. et Berk.) Lloyd 野生品的干燥子实体。脱皮马勃主产于辽宁、甘肃、江苏、安徽等地。大马勃主产于内蒙古、青海、河北、甘肃等地。紫色马勃主产于广东、广西、江苏、湖北等地。

【化学成分】 脱皮马勃含亮氨酸(leucine)、酪氨酸(tyrosine)、尿素(urea)、麦角甾醇、类脂质、马勃素(gemmatein)及磷酸钠、铝、镁、矽酸等。大马勃含大秃马勃素(calvacin)、过氧化酶(peroxidase)、麦角甾-7,22-二烯-3-酮、氨基酸、磷酸盐等。紫色马勃含有马勃酸(calvatia acid)、甾族化合物二聚体等。

【性状鉴别】

1. 脱皮马勃 药材呈扁球形或类球形,无不育柄,直径 15～20cm。包被呈灰棕色至黄褐色,纸质,常破碎成块状、片状,或已全部脱落。孢体呈灰褐色或浅褐色,紧密,有弹性,用手撕之,内有灰褐色似棉絮状的丝状物。触之则孢体呈尘土样飞扬,手捻有细腻感;气似尘土,无味。

2. 大马勃 呈扁球形或已压扁呈不规则块状物,直径 15cm 以上,不育柄很小或无。残留的包被由黄棕色的膜状外包被和较厚的灰黄色的内包被所组成,光滑,质硬而脆,成块脱落。

孢体浅青褐色,手捻有润滑感(图 15-16)。

3. 紫色马勃　呈陀螺形或扁圆形,直径 5～12cm,不育柄发达。包被薄,两层,紫褐色,有粗皱,有圆形凹陷,外翻,上部常裂成小块或已部分脱落。孢体紫色。取本品置火焰上,轻轻抖动,即可见微细的火星飞扬,熄灭后,发生大量白色浓烟(图 15-16)。

一般均以个大、完整、皮薄、紫色、饱满、松软如海绵、质轻、按之如棉絮、弹之有粉尘飞出、气浓呛鼻者为佳。

【显微鉴别】

粉末特征

(1) 脱皮马勃粉末　灰褐色。孢丝长,淡褐色;有分枝,相互交织,直径 2～4.5μm,壁厚。孢子褐色,球形,直径 4.5～5μm,有小刺,长 1.5～3μm。草酸钙结晶长方形,较多,长 3.5～8μm。

(2) 大马勃粉末　淡青褐色。孢丝稍分枝,有稀少横隔,直径 2.5～6μm。孢子淡青黄色,光滑或有时具微细疣点,直径 3.5～5μm。无草酸钙结晶。

(3) 紫色马勃粉末　灰紫色。孢丝分枝,有横隔,直径 2～5μm,壁厚。孢子直径 4～5.5μm,有小刺。草酸钙结晶长方形,较多,长 3～7μm,宽 1～2μm。

【理化鉴别】　化学定性　取本品碎块 1g,加乙醇与 0.1mol/L 氢氧化钠溶液 8mL 浸湿,低温烘干,缓缓炽灼,于 700℃ 使完全灰化,放冷,残渣加水 10mL 使溶解,滤过。取滤液加氯化铵镁试液,产生白色沉淀。

另取滤液加钼酸铵试液与硝酸,加热,即产生黄色沉淀;分离沉淀,再加氨试液,沉淀即溶解。

本品饮片:性平,味辛;清热利咽,止血。用量1.5～6g。

松　萝

Usnea(拉)　　Usnea(英)

本品为松萝科(Usneaceae)植物松萝 *Usnea diffracta* Vain. 和长松萝 *Usnea longissima* Ach.

野生品的干燥地衣体。松萝主产于湖北、湖南、贵州、四川等地;长松萝主产于广西、四川、云南等地。

【化学成分】　松萝酸(usnic acid),巴尔巴地衣酸(barbatic acid),地衣酸(diffractic acid)等,长松萝尚含拉马酸(ramalic acid)、地衣聚糖(lichenin)等。

【性状鉴别】

1. 松萝　呈丝状,缠绕成团。灰绿色,或黄绿色,长短不一,主枝基部直径 0.8～1.5cm,向下呈二叉式分枝,向先端分枝愈多愈细。粗枝表面有明显的环状裂纹。质柔韧,略有弹性,不易折断,断面可见中央有线状强韧的中轴。气微,味酸。

2. 长松萝　呈丝状,长达 1.3m,主轴单一,不呈二叉式分枝,主枝两侧有细短的侧枝密生,侧枝长 0.3～1.5cm,灰绿色,柔软(图 15-17)。

一般松萝以身干、色灰绿、拉之有弹性者为佳;长松萝以身干、色灰绿、无杂质者为佳。

【显微鉴别】　组织特征　长松萝地衣体横切面:各层排成同心环状。皮层由 4～5 列菌丝交织紧密排列,壁增厚,胞腔小,常黏合而胶质化。髓层由菌丝体交织排列,较皮层稀疏,色较深,分布有许多成群或单个散在的藻细胞,多集中在髓层的外侧。藻细胞属于绿藻类的共球藻(trebouxia),阔椭圆形或类圆形,直径 7.5～12.5μm,绿色,含叶绿体。中轴宽广,约占整个横切面的 2/3,由排列紧密或有时稀疏的菌丝组成。老的地衣体组织的中轴中央常呈空洞。

【理化鉴别】　显微化学定性　组织横切面:皮层遇 5%～10% 氢氧化钾水溶液显淡黄色或不显色,髓层不显色;中轴遇碘试液显蓝色。

本品饮片:性平,味甘、苦;止咳平喘,活血通络,清热解毒、外用治创伤感染、化脓性中耳炎、疮疖、淋巴结核、乳腺炎、烧伤、子宫颈糜烂、阴道滴虫等。用量6～9g,外用煎水洗。

(张红瑞　张春晖　张贵君)

第16章　树脂类中药

第1节　概　述

树脂类（resinae）中药通常是以植物体的分泌物入药的药材总称。树脂具有一定的活血化瘀、消肿止痛及防腐等功效，医疗上常用于治疗跌打损伤、瘀血肿痛、闭经、痛经、胃脘疼痛、痈疽疔疖与疥癣湿疮等病症。

一、树脂的来源与采收

树脂存在于植物体内的细胞和组织中，如树脂道、分泌细胞、导管或细胞间隙等。能够产生树脂的植物大多是种子植物。在植物体的根、茎、叶、种子等部位均可产生树脂。根据产生的方式不同可分为正常代谢物和非正常代谢物。

正常代谢物是植物体在生长发育过程中，其组织和细胞所产生的代谢产物，如血竭、阿魏等。非正常代谢物是植物体受到损伤后才产生的分泌物，如安息香、苏合香等。有的植物受到机械损伤后，会增加树脂的产生，如松树等。

在药用的树脂中，较重要的有：松科植物的松油脂、松香、加拿大油树脂，豆科植物的秘鲁香、吐鲁香，金缕梅科植物的苏合香、枫香脂，橄榄科植物的乳香、没药，漆树科植物的洋乳香，伞形科植物的阿魏，安息香科植物的安息香，藤黄科植物的藤黄，棕榈科植物的血竭等。

采收树脂，通常是将植物体的某些部分用刀切割后引流或直接加工处理而得到。如用刀切割树皮，使树脂从刀切割口处流出。有的植物经一次切割后，可持续数日甚至数月不断产生树脂，有的则需要经常切割才能不断流出树脂。切割的方法依植株的大小而定。在切口处收集树脂，必要时可在刀口处插竹片或其他引流物引导树脂流入接收容器中。

二、树脂的化学组成、性质及分类

（一）化学组成

树脂是由多种化学成分组成的混合物。大多数树脂是与挥发油、木脂素、树胶、有机酸等成分混合存在。因此，树脂类中药不是作为单一类型的化学成分来对待，而是从其来源和组成等方面来认识和鉴别。根据化学组成的情况，树脂可分为：

1. 树脂酸类　树脂酸（resin acid）主要是二萜酸类、三萜酸类及其衍生物类成分。属于相对分子质量大、构成复杂的不挥发性成分，常具有羟基及羧基，所以这类树脂具有酚和酸的化学性质，能溶于碱性水溶液形成肥皂样的乳液。在植物体中，它们多游离存在。例如，松香中含有90%以上的二萜树脂酸（松香酸），乳香中含有大量的三萜树脂酸（α-乳香酸）。也有的与醇和酚结合成脂类。

2. 树脂醇类　树脂醇（resinalcohol）是分子中具有羟基的树脂。可分为树脂醇和树脂鞣醇2类。树脂醇（resinol）含有醇性羟基，是无色物质，遇三氯化铁试液不显颜色反应；树脂鞣醇（resinotannol）含有酚性羟基，属于大分子物质，遇三氯化铁试液显鞣质样颜色反应。树脂醇类在植物体大多与芳香酸（如苯甲酸、水杨酸、肉桂酸、伞形酸等）结合成酯而存在，少数呈游离状态。

3. 树脂酯类　树脂酯（resin ester）是树脂醇或树脂鞣醇与芳香酸化合形成的酯类物质。芳香酸在树脂中也有游离的形式，这些在树脂中游离的芳香酸通常被称为香脂酸，它们大多是香树脂中的主要成分，也用来代表树脂的生理活性成分，具有与氢氧化钾的醇溶液共沸则皂化的性质。

4. 树脂烃类　树脂烃（resene）是一类分子结构复杂的含氧中性化合物。其化学组成可能是倍半萜烯及多萜烯的衍生物或氧化物。它们的化学性质比较稳定，不溶于碱或不被碱分解，不形成盐或酯，与大多数化学试剂不发生反应，无导电性。树脂中如含有较多的树脂烃时，可作为药物制剂中丸剂或硬膏剂的原料。工业上因其能形成坚固的薄膜而将其作为涂料。

（二）性质

树脂大多为无定形的固体,少数为半固体甚至流体。固体表面微有光泽。质硬而脆。不溶于水,也不吸水膨胀。树脂易溶于醇、乙醚、三氯甲烷等大多数有机溶剂,在碱性溶液中能部分溶解或完全溶解,在酸性溶液中不溶。固体树脂加热至一定的温度时,则软化,直至熔融,并具黏性。燃烧时有浓烟及明亮的火焰,并具有特殊气味。将树脂的乙醇溶液蒸干,则形成薄膜状物质。

（三）分类

药用树脂中常常混有挥发油、树胶及游离芳香酸等化学成分,因此,根据其所含主要化学成分的组成情况,通常将树脂分为5类。

1. 单树脂类　单树脂(resina)是不含或含很少挥发油及树胶的树脂。根据其所含的主要成分,又可分为酸树脂(主要成分为树脂酸,如松香)、酯树脂(主要成分为树脂酯,如枫香脂)、混合树脂(主要成分不明显)。

2. 胶树脂类　胶树脂(gummi- resina)是指不含或含很少挥发油,而含有树胶的树脂。如藤黄。

3. 油树脂类　油树脂(oleo- resina)是指不含或含很少树胶,而含有较多挥发油的树脂。如松香脂、加拿大油树脂等。

4. 油胶树脂类　油胶树脂(oleo- gummi resina)是指胶树脂中含有挥发油的树脂。如乳香、没药、阿魏等。

5. 香树脂类　香树脂(balsamun)是指油树脂中含有较多游离芳香酸的树脂。如苏合香、安息香等。

三、树脂的鉴定

树脂类中药的鉴定,主要采用性状鉴定法和理化鉴定法。

树脂类中药的外形各异、大小不等,但每种药材均有较为固定的形态。因此,观察树脂类中药的性状特征,具有一定的重要性。性状鉴定主要应注意其形状、大小、颜色、表面特征、质地、破碎面、光泽、透明度、气味等特征。

每种树脂类中药均有相对固定的某些化学成分和化学组成。因此,采用理化鉴定法控制其质量尤为重要,通常采用化学分析和仪器分析的方法对其组分或特征性成分进行鉴定,以

确定树脂的品质。由于商品树脂中常混有沙石、泥土等来自植物和外界的杂质,要特别注意对其纯度的检查,根据树脂的种类不同,主要进行以下方面的检查,如溶解度、水分、灰分、浸出物、酸值、皂化值、碘值、香脂酸和醇不溶物、黏稠度、比旋度、折光率、硬度等。

确定树脂类的类别,一般可对其进行提取分离,将分离所得的各组分干燥后称量,即可计算其百分含量,并可进一步确定树脂的化学组成。目前对树脂类中药的质量控制,通常测定醇不溶物和总香脂酸等成分的含量。

第 2 节　各　　论

苏　合　香[*]

Styrax(拉)　　　Storax(英)

本品始载于《名医别录》,列为上品。李时珍谓:"按《寰宇志》云:苏合油出安南、三佛齐诸国。树生膏,可为药,以浓而无渣者为上。"

【来源】　本品为金缕梅科(Hamamelidaceae)植物苏合香树 *Liquidambar orientalis* Mill. 栽培品的树干渗出的香树脂,经加工精制而成。

【植物形态】　乔木,高 10 ～ 15m。叶互生;叶片掌状,3 ～ 5 裂,裂片卵形或长方卵形,先端急尖,基部心形,边缘有锯齿;具长柄;托叶小,早落。花单性,雌雄同株,圆头状花序,小花黄绿色;雄花的头状花序成总状排列,无花被,仅有苞片,雄蕊多数,花药长圆形,花丝短;雌花的花序单生,花序梗下垂,花被细小,雌蕊 2 心皮连合,子房半下位,2 室。果序球形,直径约 2.5cm,聚合蒴果,蒴果先端喙状,顶端开裂。种子 1 ～ 2 粒狭长圆形,扁平,顶端有翅(图 16-1)。

【产地】　主产广西、云南等地,原产土耳其、叙利亚、埃及、索马里和波斯湾附近各国。

【采收加工】　初夏将树皮割裂至木部,使其分泌树脂并渗入树皮。到秋季时割下树皮及木部外层边材,榨取树脂;残渣加水煮后再榨取,除去杂质和水分,即得粗品苏合香。如再将粗品用乙醇溶解,滤过,滤液除掉乙醇,则得到精制苏合香。宜置于阴凉处。通常储藏于铁桶中,并灌以清水浸盖以防香气挥散。

【化学成分】　粗制品含树脂约36%,其余为

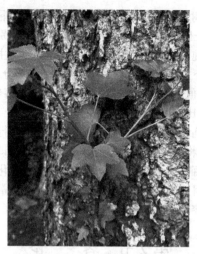

图 16-1　苏合香树 *Liquidambar orientalis* Mill.

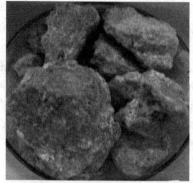

苏合香

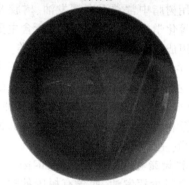

苏合香(油)1

油状液体。树脂由苏合香树脂醇(storesinol)、齐墩果酸(oleanonic acid)和 3 表齐墩果酸(3-*epi*-oleanolic acid)组成,一部分游离,一部分与肉桂酸结合。油状液体中含有苯甲酸苄酯(benzyl benzoata),肉桂酸甲酯,苯乙烯(苏合香烯 styrene),肉桂酸(cinnamic acid),桂皮醛(cinnamaldehyde)苏合香素(styracin),肉桂酸苯丙脂(phenypropyl cinnamate)、香草醛(vanillin)等。苏合香为含肉桂酸量最高的树脂。

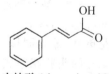

肉桂酸 (cinnamic acid)

桂皮醛 (cinnamaldehyde)

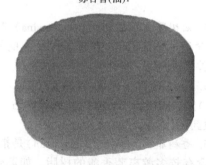

苏合香(油)2

图 16-2　苏台香

【性状鉴别】　呈半流动性的浓稠液体状。棕黄色或暗棕色,半透明。质细腻,极黏稠,挑起时呈胶样,连绵不断。较水重。气芳香,味苦、辣,嚼之粘牙(图 16-2)。

　　一般以棕黄色或暗棕色、用针挑油液呈丝状、半透明、香气浓郁者为佳。

【理化鉴别】

　　1. 物理性质　本品在 90% 乙醇、二硫化碳、三氯甲烷或冰乙酸中溶解,在乙醚中微溶。

　　2. 物理常数　按《中国药典》法测定,本品

的酸值应为 52～76;皂化值应为 160～190。

　　3. 微量升华　取本品少许置载玻片上,微温或微量升华,冷却后镜检,有肉桂酸的片状或小棒状结晶析出。

　　4. 化学定性

　　(1) 取本品 1g 与细沙 3g,混合后置试管中,加 5mL 高锰酸钾试液,微热,即产生显著的苯甲醛香气。

　　(2) 取本品 2g 置试管中,加石油醚 5～10mL,振摇后静置,取石油醚层,加等量 0.5% 乙酸铜试液,振摇,石油醚层不得显绿色。

　　5. 薄层色谱　取本品乙醚溶液,用肉桂酸

和桂皮醛对照,用同一硅胶 GF$_{254}$-CMC-Na 薄层板,以石油醚(30～60℃)-正己烷-甲酸乙酯-甲酸(10 :30 :15 :1)为展开剂,置紫外光灯(254nm)下观察。供试品色谱在与对照品色谱相应的位置上,显相同颜色的斑点。

6. 总香脂酸的含量测定　用 0.1mol/L 氢氧化钠滴定液滴定。每 1mL 0.1mol/L 氢氧化钠滴定液相当于 14.82mg 的肉桂酸($C_9H_8O_2$)。本品含总香脂酸以肉桂酸($C_9H_8O_2$)计算,不得少于 28.5%。

7. 肉桂酸的含量测定　高效液相色谱法。本品按干燥品计算,含肉桂酸($C_9H_8O_2$)不得少于 5.0%。

【饮片】

性味功能:性温,味辛。开窍,辟秽,止痛。

用法用量:0.3～1g,宜入丸、散用。

乳　香*

Olibanum(拉)　　　Frankincense(英)

本品始载于《名医别录》,称为"熏陆香"。寇宗奭曰:"熏陆香即乳香,为其垂滴如乳头也。熔塌在地者为塌香。"

【来源】　本品为橄榄科(Burseraceae)植物卡氏乳香树 *Boswellia carterii* Birdwood. 及同属其他数种栽培品植物皮部切伤后渗出的油胶树脂。

【植物形态】　卡氏乳香树　乔木,高 4～5m。树干粗壮,树皮光滑。奇数羽状复叶互生,长 15～25cm,密集形成叶簇;小叶 15～21 片,小叶片长卵形,基部最小,向上渐大,边缘具不规则的圆锯齿或近全缘,两面均被白毛,或上面无毛;无柄。总状花序稀疏,花小;花萼杯状,5裂,裂片三角状卵形;花瓣 5,淡黄色,卵形,长约为花萼的 2 倍,先端急尖;雄蕊 10,着生于花盘外侧;花丝短;子房上位,3～4 室,柱头头状,略3 裂。核果小,倒卵形,有三棱,长约 1cm,果皮肉质肥厚,折生成 3～4 瓣膜,每室有种子 1 粒。花期 4 月。

【产地】　主产于索马里、埃塞俄比亚及阿拉伯半岛南部。

【采收加工】　春、夏二季均可采收,春季为盛产期。采收时,于树干的皮部由下至上顺序切伤,开一狭沟,使树脂从伤口处渗出,流入沟中,数天后凝成硬块,即可采取。落于地上者常黏附泥沙杂质,品质较次。

【化学成分】　含树脂 60%～70%、树胶27%～35%、挥发油 3%～8%。树脂的酸性部分主要为 α-乳香酸(α-boswellic acid)、β-乳香酸(β-boswellic acid)等,约占 33%;中性部分主要为 α-香树脂素、β-香树脂素(β-amyrin)、α-香树脂酮、乳香树脂烃等,约占 33%。树胶为阿糖酸(arabid acid)的钙盐和镁盐、西黄芪胶、苦味质等。

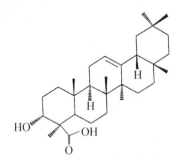

α-乳香酸(α-boswellic acid)

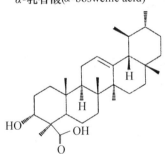

β-乳香酸(β-boswellic acid)

【性状鉴别】　药材呈小形乳头状、泪滴状或不规则小块状,长 0.5～2cm,有时粘连成团块。淡黄色,有时微带绿色或棕红色。半透明,有的表面无光泽并带有一层类白色或淡黄色的粉尘,久储色加深。质坚脆,断面蜡样,无光泽,也有少数呈玻璃样光泽。气微芳香,味微苦,嚼时开始碎成小块,后迅速软化成胶块状,黏附牙齿,唾液成乳白色,并微有香辣感(图 16-3)。

一般以呈颗粒状、半透明、色黄白、质硬而脆、断面有玻璃样光泽、无杂质、气芳香者为佳。

【理化鉴别】

1. 物理定性　本品遇热变软,烧之微有香气(但不应有松香气),冒黑烟,并遗留黑色残渣。与少量水共研,能形成白色乳状液。

2. 化学定性　取本品粗粉 0.05g,置小蒸发皿中,加入苯酚-四氯化碳(1 5)液 1 滴,即显褐

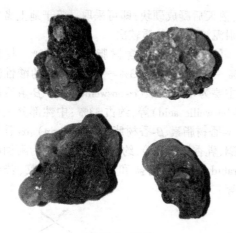

图 16-3 乳香

色或紫色。取本品 1g,研碎,加入甲醇 10mL,振摇 24h,滤过。取滤液 5mL,蒸干,残渣加稀硫酸 10mL 后转移到分液漏斗中,用三氯甲烷振摇提取 2 次,每次 10mL,合并三氯甲烷滤液,并浓缩至除尽三氯甲烷,残渣加乙酸 1mL 溶解,再加乙酸酐-浓硫酸(19∶1)试剂 1mL,溶液很快变成紫色。

【饮片】

性味功能:性温,味苦、辛。调气活血,舒筋止痛,排脓消肿。

用法用量:3～9g。

【附注】 洋乳香(Mastix) 为漆树科植物黏胶乳香树 *Pistacia lentiscus* L. 的树干或树枝切伤后流出的干燥树脂。主产于希腊。性状与乳香相似,但颗粒较小而圆,直径 3～8mm。新鲜品表面有光泽,半透明。质脆,断面透明,玻璃样。气微香,味苦。咀嚼时先碎成砂样粉末,后软化成可塑性团状,不粘牙齿。与水共研磨,不形成乳状液体。含树脂酸约 43%、树脂烃约 50%、挥发油约 2%。

没 药

Myrrha(拉)　　Myrrh(英)

本品为橄榄科(Burseraceae)植物没药树 *Commiphora myrrha* Engl.(*Commiphora. molmol* Engl.)及同属其他种栽培品植物树干皮部渗出的油胶树脂。主产于索马里、埃塞俄比亚、阿拉伯半岛南部以及印度等地。从索马里和埃塞俄比亚进口的没药称“天然没药”。通常于 11 月至次年 2 月采收,树脂可由树皮裂缝自然渗出,或自切割口处流出(没药树干的韧皮部有许多

离生的树脂道,受伤后,其周围细胞被破坏,形成大型溶生树脂腔,内含油胶树脂),流出时初为淡黄白色黏稠液体,在空气中渐变成红棕色硬块。

【化学成分】 含树脂 25%～35%、树胶 57%～61%、挥发油 7%～17%,但因来源不同常有差异。此外,尚含有苦味素、蛋白质、甾体类化合物、没药酸等。

【性状鉴别】 药材呈不规则颗粒状或黏结成团块,大小不一,一般直径 1～3cm,有的可达 10cm。表面红棕色或黄棕色,凹凸不平,被有粉尘。质坚脆,破碎面呈颗粒状,带棕色油样光泽,并常伴有白色斑点或纹理;打碎后的薄片有亮光或半透明。气香而特异,味苦、微辛,嚼之粘牙。

一般以黄棕色、破碎面微透明、显油润、香气浓、味苦者为佳。

【理化鉴别】

1. 物理定性 取本品粉末与水共研,形成黄棕色乳状液。

2. 挥发油的含量测定 取净没药 20g 测定挥发油本品含挥发油不得少于 4.0%。

本品性平,味苦;破血,消肿,生肌,止痛。用量 3～9g。

阿 魏

Resina Ferulae(拉)
Chinese Asafetida(英)

本品为伞形科(Umbelliferae)植物新疆阿魏 *Ferula sinkiangensis* K. M. Shen 或阜康阿魏 *Ferula fukanensis* K. M. Shen 野生品的油胶树脂。主产于新疆。进口阿魏主产于伊朗、阿富汗、印度等国。春末夏初花期至果期间采收。割取法:于 5～6 月植物抽茎后至初花期,由茎上部往下割取,每次待树脂流尽后再割下一刀,一般割 3～5 次,将收集物放入容器中,置通风干燥处除去水分;榨取法:于春季挖出根部,洗掉泥沙,切碎,压取汁液,置容器中,放通风处干燥处除去水分。

【化学成分】 含挥发油、树脂及树胶等。树脂类成分有阿魏树脂鞣酸、阿魏酸、阿魏内酯等;挥发油中的成分有莪烯及多种二硫化物等。

【性状鉴别】　药材呈不规则的块状或脂膏状。颜色深浅不一,表面蜡黄色至棕黄色。块状者轻,质地似蜡,断面稍有孔隙;新鲜切面颜色较浅,放置后色渐深。脂膏状者黏稠,灰白色。具强烈而持久的蒜样特殊臭气,味辛辣,嚼之有灼烧感。

一般以块状、气味浓厚者为佳。

【理化鉴别】

1. 化学定性　取本品少量,加盐酸 0.5mL,煮沸,显淡黄棕色或淡红紫色,再加间苯三酚少量,颜色即变浅,继续煮沸,变成紫褐色。

取本品块状者切断,在新鲜切面上滴加硝酸 1 滴,由草绿色渐变为黄棕色。

2. 荧光检查　取本品少量,加硫酸数滴使溶解,显淡黄棕色至红棕色,再滴加氨试液使呈碱性,置紫外光灯(365nm)下观察,显亮天蓝色荧光。

3. 挥发油的含量测定　本品含挥发油不得少于 10.0% 。

本品饮片:性温,味辛;消积,散痞,杀虫。用量 1~1.5g。

安 息 香

Benzoinum(拉)　　　　Benzoin(英)

本品为安息香科(Stryracaceae)植物白花树 *Stryax tonkinensis* (Pierre) Craib ex Hart. 栽培品的干燥香树脂。主产于印度尼西亚、泰国。

【化学成分】　含树脂 70%~80% 。主要成分为泰国树脂酸(siaresinolic)、苯甲酸松柏醇脂(coniferyl benzoata)等。

【性状鉴别】　药材呈不规则的小块状,稍扁平,常黏结成团块。表面橙黄色,具蜡样光泽(自然出脂);或为不规则的圆柱状、扁平块状。表面灰白色至淡黄白色(人工割脂)。质脆,易碎;断面平坦,白色,放置后逐渐变为淡黄棕色至红棕色。加热则软化熔融。气芳香,味微辛,嚼之有砂粒感。

一般均以油性大、外色红棕、断面夹有黄白色泪滴状物多、香气浓者为佳。

【理化鉴别】

1. 微量升华　取本品约 0.25g,置干燥试管中,缓缓加热,即发生刺激性香气,并产生多数棱柱状的升华物结晶。

2. 化学定性　取本品约 0.1g,加乙醇 5mL,研磨,滤过,滤液加 5% 三氯化铁乙醇溶液 0.5mL,即显亮绿色,后变为黄绿色。

本品饮片:性平,味苦、辛;开窍清神,行气活血,止痛。用量 0.6~1.5g。

血　　竭*

Sanguis Draxonis(拉)

Dragon's Blood(英)

本品始载于《雷公炮炙论》,原名"麒麟竭"。《本草图经》载:"今出南番诸国及广州。木高数丈,婆娑可爱。叶似樱桃而有三角。其脂液从木中流出,滴下如胶饴状,久而坚凝,乃成竭,亦作血色,故亦谓之血竭。"

【来源】　本品为棕榈科(Palmae)植物麒麟血竭 *Daemonorops draco* Bl. 野生或栽培品的果实渗出树脂经加工而成。

【植物形态】　多年生常绿藤本,长 10~20m。茎具叶鞘并生尖刺。羽状复叶在枝梢互生,在下部有时对生;叶柄及叶轴均被稀疏小刺;小叶片多数,互生,条形至披针形,长 20~30cm,宽约 3cm,脉 3 出,平行。肉穗花序,单性,雌雄异株;花被片 6,排成两轮,黄色。果实核果状,阔卵形或近球形,直径 2~3cm,猩红色,密被覆瓦状黄色鳞片,成熟时由鳞片缝中渗出红色树脂。

【产地】　主产于土耳其、叙利亚、埃及、索马里和波斯湾附近各国。

【采收加工】　采收成熟的果实,充分晒干,加贝壳同入笼中强力振摇,松脆的红色树脂即脱落,筛去果实鳞片等杂质,用布包起树脂,入热水中使软化成团,取出放冷,为"原装血竭(图 16-7)"。将原装血竭加入辅料加工,为"加工血竭"。

【化学成分】　含红色树脂酯约 57% ,主要成分有血竭红素(dracorubin)、血竭素(dracorhodin)、去甲基血竭红素(nordracorubin)、去甲基血竭素(nordracorhodin)、(2S)-5-甲氧基-6-甲基黄烷-7-醇〔(2S)-5-methoxy-6-methylflavan-7-ol,简称"黄烷醇"〕、(2S)-5-甲氧基黄烷-7-醇〔(2S)-5-methoxyflavan-7-ol〕。另含海松酸(pimaric acid)、异海松酸(isopimaric acid)、去氢松香酸(dehydroabietic acid)、檀香海松酸(sandaracopimaric acid)等。红色树脂为血竭树脂鞣醇(dracoresino tannol)与苯甲酸、苯甲

酰乙酸的化合物。

【性状鉴别】　加工血竭:呈类圆四方形或方砖形。表面暗红色,有光泽,附有因摩擦而成的红粉。质硬而脆,破碎面红色,研粉为砖红色。气微,味淡(图16-4)。

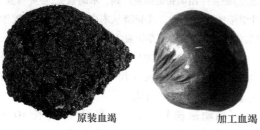

血竭素(dracorhodin)

原装血竭　　　　加工血竭

图16-4　血竭

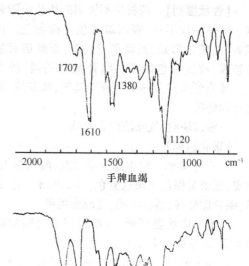

1707

1380

1610

1120

2000　　1500　　1000　cm⁻¹

手牌血竭

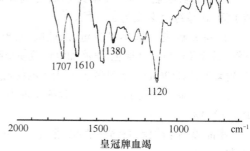

1380

1707 1610

1120

2000　　1500　　1000　cm⁻¹

皇冠牌血竭

图16-5　血竭红外光谱

一般以表面黑红色、不粘手、粉末鲜红色、燃烧呛鼻、无松香气者为佳。

【理化鉴别】

1. 物理定性　取本品粉末,置白纸上,用火隔纸烘烤即熔化,但无扩散的油迹,对光照视呈鲜艳的红色。燃烧能产生呛鼻的烟气。在水中不溶,在热水中软化,易溶于乙醇、二硫化碳、三氯甲烷及碱液中。

2. 红外光谱　取进口血竭乙醚提取物测定其红外光谱,特征吸收峰是 1 120cm⁻¹、1 610cm⁻¹(掺假物达马胶的红外吸收峰是 1 380cm⁻¹、1 460cm⁻¹、1 707cm⁻¹,以 1 707cm⁻¹ 为特征吸收峰;松香的特征吸收峰主要是 1 692cm⁻¹、1 280cm⁻¹)(图16-5)。

3. 紫外光谱　取本品粉末30.0mg,精密称量,置50mL 容量瓶中,加乙醇适量,浸泡10min 后用力振摇20min 使其溶解,加乙醇至刻度,摇匀,置1cm 石英吸收池中,以同批乙醇作空白,用紫外分光光度法测定,在(270±1)nm 处有最大吸收。

4. 薄层色谱

(1) 取本品乙醚溶液,用对照药材及血竭素高氯酸盐对照,用同一硅胶 G 薄层板,以三氯甲烷-甲醇(19:1)为展开剂,供试品色谱在与对照药材和对照品色谱相应的位置上,均显相同的橙色斑点。

(2) 取本品粉末约 0.5g,加入乙醇 10mL,密塞,振摇 10min,滤过,滤液加稀硫酸 5mL,混匀,析出棕黄色沉淀,放置后逐渐凝成棕黑色树脂状物。取树脂状物,用稀硫酸 10mL 分次洗涤,弃去洗液,加 20% 氢氧化钾溶液 10mL,研磨,加三氯甲烷 5mL,移置分液漏斗中,振摇,三氯甲烷层显红色,取三氯甲烷层作为供试品溶液。另取血竭对照药材,同法制成对照药材溶液。吸取供试品溶液与对照药材溶液各 10 ~ 20μL,分别点于同一硅胶 G 薄层板上,以三氯甲烷-甲醇(19:1)为展开剂,展开,取出,晾干。供试品色谱在与对照药材色谱相应的位置上,显相同的橙色斑点。

5. 血竭素的含量测定　高效液相色谱法。本品含血竭素($C_{17}H_{14}O_3$)不得少于 1.0%。

【饮片】

性味功能:性平,味甘、咸。祛瘀定痛,止血生肌。

用法用量:1 ~ 2g,研末或入丸散。外用研末撒或入膏药用。

(毛　莹　王晶娟　杨晶凡)

第17章 其他类中药

第1节 概 述

其他类中药是指不能归入植物药其他章节的中药。主要包括:蕨类植物的成熟孢子、植物体与寄生昆虫形成的畸形物、植物某一或某些部位的提取加工物、植物体的分泌物、植物树脂的石化物。这类中药所包含的范围较杂,其鉴别方法可根据具体的品种而异。不具有生物结构组织的,通常使用性状及理化方法进行鉴别;若有生物结构组织的,除使用性状及理化方法鉴别外,还可使用显微、生物等鉴别方法。

1. **性状鉴定** 注意外观形状、大小、颜色、质地、气味、简单物理试验等。如海金沙的成熟孢子呈粉末状,显颗粒性,黄棕色,火烧产生爆鸣声。

2. **显微鉴定** 对孢子类要注意观察正面观、顶面观、侧面观、底面观等不同方向上的形状及大小、如圆形、椭圆形、类三角形等,以及外壁上的纹饰,如圆形、多角形等。

3. **理化鉴定** 对于提取物及分泌物类中药,常采用理化鉴定法,如鞣质的含量测定法、分光光度法、色谱法等。

第2节 各 论

海 金 沙

Spora Lygodii(拉)

Spores of Japanese Climbing Fern(英)

本品为海金沙科(Lygodiaceae)植物海金沙 *Lygodium japonicum*(Thunb.)Sw. 野生品的干燥成熟孢子。主产于湖北、湖南、广东、浙江、江苏等地。

【化学成分】 脂肪油,海金沙素(lygodin),棕榈酸、亚油酸,硬脂酸等。

【性状鉴别】 药材呈粉末状,棕黄色或浅棕黄色。体轻,手捻有光滑感,置手中易由指缝滑落。气微,味淡。

一般以色黄棕、体轻、手捻光滑者为佳。

【显微鉴别】 粉末特征 棕黄色或浅棕黄色。孢子为四面体、三角状圆锥形,顶面观三面锥形,可见三叉状裂隙,侧面观类三角形,底面观类圆形,直径60~85μm,外壁有颗粒状雕纹。

【理化鉴别】 化学定性 取本品5g,加甲醇30mL浸渍,滤过,取滤液2mL,水浴蒸干,残渣加冰乙酸0.5mL溶解后,加乙酸酐-浓硫酸(19:1)试液1mL,溶液即变成红色,稍加热后,变成污绿色。

本品饮片:性寒,味甘、咸;清利湿热,通淋止痛。用量6~15g。

琥 珀

Succinum(拉) Amber(英)

本品为古代松科松属多种植物的树脂埋藏地下经年久转化而成天然的化石样物质。产于煤层中的习称"煤珀",其他出处的称"琥珀"。主产于云南、广西、贵州、河南、辽宁等地。全年均可采收。从地层或煤层中挖选出后,除掉砂土、煤屑等杂质。

【化学成分】 含二松香醇酸(diabietinolic acid)的聚酯化合物,其分解产物有琥珀酸(succinic acid)、龙脑等。

【性状鉴别】

1. **琥珀** 药材呈不规则块状、颗粒状或多角形,大小不一。表面黄棕色、血红色或黑棕色,常相间排列,透明至微透明,有树脂样光泽。质硬而脆,易碎,断面光亮平滑,有玻璃样光泽。摩擦带电,能吸灯心草或薄纸。手捻有涩感。无臭,味淡,嚼之无沙粒感(图17-1)。

2. **煤珀** 呈不规则多角形块状或颗粒状,有的呈乳滴状,大小不一。淡黄色、红褐色及黑褐色,有光泽。质坚硬,不易碎,断面有玻璃样光泽。有煤油气,味淡(图17-1)。

一般琥珀以色红、质脆、断面光亮者为佳,

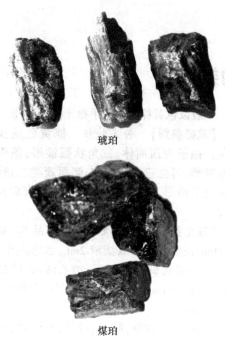

琥珀

煤珀

图 17-1　琥珀

重的 25%。受热挥发,高温至 800℃全部挥发。煤珀吸热 390℃双谷(中)、465℃(中);放热 493℃(小)、605℃(中),分 3 段失重,即分别在 390℃双谷间、465℃尖谷段和 456～605℃间(图 17-2)。

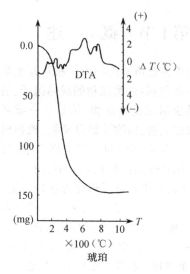

琥珀

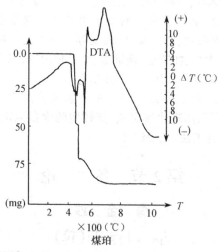

煤珀

图 17-2　琥珀热分析曲线

煤珀以色黄棕、断面有玻璃样光泽者为佳。

【显微鉴别】　光学特征　投射偏光镜下,琥珀显浅黄色,折光率 N≈1.535,几乎见不到糙面。煤珀蜡黄色,折光率 N≈1.540;两者于正交偏光镜间全黑,为非晶质均质体。

【理化鉴别】

1. 物理定性　琥珀火燃之,易熔,稍冒黑烟,刚熄灭时冒白烟,微有松香气;煤珀火燃之冒黑烟,有似煤油的臭气。本品用水煮沸不得溶化变软。

2. 物理常数　硬度 2.0～2.5,相对密度 1.05～1.09。

3. 化学定性　取本品粉末 1g,加石油醚 10mL,振摇,滤过,取滤液 5mL,加乙酸酮试液 10mL 振摇,石油醚层不得显蓝色。

4. 紫外光谱　取本品粉末 1g,用石油醚(60～90℃)10mL 浸渍 4h,滤过,滤液用石油醚稀释至每毫升含药材 0.1～1mg,以岛津 UV200 型紫外分光光度计测定,在 228nm 处有最大吸收。

5. 热分析　曲线特征:琥珀无明确峰谷和失重点,吸热 100～110℃(小、宽)、350℃(微)、400℃(微)、720℃(中)、770℃(小),放热 180℃(微)、300℃(小)、370℃(小)、515℃(中)、645℃(大)。约 50℃开始,至 480℃急骤失重,占样重的 85%;自 480～750℃失重缓慢,占样

本品饮片:性平,味甘;镇惊安神,利小便,散瘀血。用量 1～3g。

青　黛

Indigo Naturalis(拉)　　Natural Indigo(英)

本品为爵床科(Acanthaceae)植物马蓝 *Baphicacanthus cusia* (Nees) Bremek、蓼科植物蓼蓝 *Polygonum tinctorium* Ait. 或十字花科植物菘蓝 *Isatis indigotica* Fort. 野生或栽培品的叶或

茎叶经加工制得的干燥粉末或团块。主产于福建、河北、云南、江苏、安徽等地。夏、秋二季在植物的叶生长茂盛时,割取茎叶,置容器中,加入清水,浸泡2～3昼夜至叶腐烂、茎脱皮时,捞起茎叶渣,每50kg加石灰4～5kg,充分搅拌,待浸液由乌绿色变为紫红色时,捞取液面泡沫状物,晒干。

【化学成分】 靛蓝(indigo,5% 以上),靛玉红(indirubin),靛黄,靛棕,异靛蓝,色氨酮(tryptanthrine)等。

【性状鉴别】 药材为深蓝色的粉末,体轻,易飞扬;或呈不规则的多孔性团块,用手搓捻即成细末。微有草腥气,味淡。

一般以色蓝、体轻能浮于水面、火烧紫红色烟雾发生时间较长者为佳。

【理化鉴别】

1. 物理定性　取本品少量,用火灼烧,有紫红色的烟雾产生。

2. 化学定性　取本品少量,滴加硝酸,产生气泡并显棕红色或黄棕色。

3. 薄层色谱　取本品三氯甲烷溶液靛蓝和靛玉红对照,用同一硅胶 G 薄层板,以苯-三氯甲烷-丙酮(5∶4∶1)为展开剂。供试品色谱在与对照品色谱相应的位置上,显相同的蓝色和浅紫红色斑点。

4. 靛蓝的含量测定　可见分光光度法。本品含靛蓝($C_{16}H_{10}N_2O_2$)不得少于 2.0%。

本品饮片:性寒,味咸;清热解毒,凉血,定惊。用量 1.5～3g。

儿　茶*

Catechu(拉)　　Catechu(英)

本品始载于《饮膳正要》。《本草纲目》土部名乌爹泥、孩儿茶,李时珍曰:"乌爹或作乌丁,出南番爪哇、暹罗、老挝诸国,今云南等地造之。"

【来源】 本品为豆科(Leguminosae)植物儿茶 Acacia catechu(L. f.)Willd. 野生品心材的干燥煎膏。

【植物形态】 落叶小乔木,高 6～13m。树皮棕色,小枝有刺。二回羽状复叶,互生,托叶下常有一对扁平、棕色的钩状刺毛;总叶柄近基部及叶轴顶部的数对羽片间有腺体;叶轴被长柔毛;羽片 10～30 对,每羽片有小叶 20～50 对,小叶线形,长 0.5～1cm,两面被疏毛。总状花序腋生;萼筒状,上部 5 裂,有疏毛;花瓣 5,黄色或白色,披针形或倒披针形,为萼长的 2～3 倍,被疏毛;雄蕊多数,花丝分离,伸出花冠外;雌蕊 1,子房上位,花柱细长。荚果扁,带状,紫褐色,有光泽。种子 3～10 粒。花期 8～9 月,果期 10～11 月(图 17-3)。

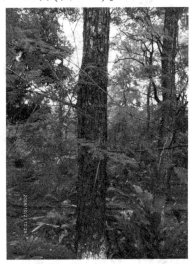

图 17-3　儿茶 Acacia catechu(L. f.)Willd.

【产地】 主产于云南西双版纳。

【采收加工】 冬季落叶后、春季萌芽前采收枝干,将树或枝砍伐后,除去白色边材,取褐色心材粉碎后,加 4 倍水煮沸,提取 6 次,每次 1.5h;合并 6 次提取液,浓缩成流浸膏,置入特制模具中干燥成形,习称"儿茶膏"。

【化学成分】 儿茶鞣质 20%～50%,d-儿茶素(d-catechin)2%～20%,l-表儿茶素(l-epicatechin),儿茶酸,对苯二甲酸甲酯等。

d-儿茶素(d-catechin)

l-表儿茶素(l-epicatechin)

【性状鉴别】 药材呈方形或不规则块状，大小不一。表面棕褐色或黑褐色，光滑而稍有光泽。质硬，易碎，断面不整齐，有光泽和细孔，遇潮有黏性。无臭，味涩、苦，略回甜（图17-4）。

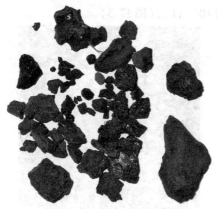

图17-4 儿茶

一般以色黑略棕、涩味重者为佳。

【显微鉴别】 粉末特征 棕褐色。可见针状结晶及黄棕色块状物。

【理化鉴别】

1. 物理定性 取火柴杆浸于本品水溶液中，使轻微着色，待干燥后，再浸入盐酸中并立即取出，置火焰附近烘烤，杆上即显深红色。

2. 薄层色谱 取本品乙醚溶液，用儿茶素和表儿茶素对照，用同一纤维素预制板薄层板，以正丁醇-乙酸-水（3∶2∶1）为展开剂，喷以10%硫酸-乙醇溶液，加热至斑点显色清晰。供试品在与对照品色谱相应的位置上，显相同的红色斑点。

3. 儿茶素和表儿茶素的含量测定 高效液相色谱法。本品含儿茶素（$C_{15}H_{14}O_6$）和表儿茶素（$C_{15}H_{14}O_6$）的总量不得少于21.0%。

【饮片】

性味功能：性微寒，味苦、涩。收湿，生肌，敛疮。

用法用量：1～3g，包煎，多入丸散服。外用适量。

【附注】 方儿茶 为茜草科植物儿茶钩藤 Uncaria gambier Roxb. 的带叶嫩枝的干燥煎膏。主产于缅甸、印度、马来西亚及印度尼西亚，所含化学成分与儿茶相似，但含有儿茶荧光素。化学定性：取本品粉末少许，溶于乙醇，滤过，于滤液中加少许氢氧化钠溶液，振摇后，加石油醚适量，石油醚层显亮绿色荧光

（检查儿茶荧光素）。

五 倍 子*

Galla Chinensis（拉）

Chinese Nut-gall（英）

本品始载于《本草拾遗》。《开宝本草》载："其子色青，大者如拳，而内多虫，一名百虫仓。"

【来源】 本品为漆树科（Anacardiaceae）植物盐肤木 Rhus chinensis Mill.、青麸杨 Rhus potaninii Maxim. 或红麸杨 Rhus punjabensis Stew. var. sinica（Diels）Rehd. et Wils. 野生品叶上的虫瘿，主要由五倍子蚜 Melaphis chinensis（Bell）Baker 寄生而形成。按外形不同，分为"肚倍"和"角倍"。

【植物形态】

1. 盐肤木 灌木或小乔木，高2～10m。小枝棕褐色，有锈色柔毛和圆形小皮孔。单数羽状复叶互生，叶轴及叶柄常有翅；小叶7～13片；卵状椭圆形或长卵形，长5～14cm，宽2.5～9cm，先端渐尖，基部圆或楔形，边缘有圆粗锯齿，上面绿色，疏生短柔毛或仅脉上被毛，下面密生灰褐色柔毛，无柄。圆锥花序宽大，顶生；花小，杂性，黄白色；雄花较两性花小，萼片和花瓣均为5～6。果序直立，核果近扁圆形，橙红色，直径4～5mm，被灰白色短柔毛，果核3～4mm。花期8～9月，果期10月（图17-5）。

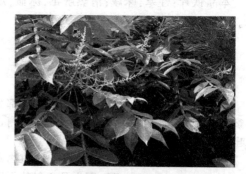

图17-5 盐肤木 Rhus chinensis Mill.

2. 青麸杨 小枝平滑或有微柔毛。叶轴无翅或仅上部有狭翅，小叶5～9片，全缘，有极短而明显的柄，叶背面仅脉上被短柔毛或几无毛。果序下垂（图17-6）。

3. 红麸杨 极似青麸杨，但小枝有短柔毛。小叶7～13片，近无柄，叶背面脉上有短柔毛。

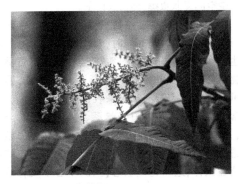

图 17-6　青麸杨 *Rhus potaninii* Maxim.

【产地】　主产于四川、贵州、云南、湖南、湖北等地。

【采收加工】　秋季在五倍子由青转成黄褐色时采摘，成熟爆裂前 1～2 星期较为合适，因此时的五倍子鞣质含量最高。采摘后置沸水中煮 3～5min，或蒸至表面变成灰色（以杀死内部蚜虫为度），取出晒干。

【化学成分】　五倍子鞣质（gallotannin，也称五倍子鞣酸 gallotanninic acid）50%～78%，肚倍高于角倍。另含没食子酸（gallic acid）、脂肪、树脂、蜡质等。

没食子酸(gallic acid)

五倍子鞣酸(gallotannin)

【性状鉴别】

1. 肚倍　呈长圆形或纺锤形囊状，长2.5～9cm，直径 1.5～4cm。表面灰褐色或灰棕色，微有柔毛。质硬而脆，易破碎，断面角质样。有光泽，壁厚 2～3mm，内壁平滑，有黑褐色死蚜虫及灰色粉末状排泄物。气特异，味涩（图 17-7）。

2. 角倍　呈菱形具不规则的角状分枝，柔毛较明显，壁较薄（图 17-7）。

一般以个大、完整、壁厚、色灰褐者为佳。

【显微鉴别】

1. 组织特征　横切面：外表皮细胞 1 列，类方形，间生多数非腺毛。表皮内侧为薄壁细胞，含糊化淀粉粒，并可见少数草酸钙晶体。外韧型维管束散在，每个维管束外侧有大型树脂道，直径 50～350μm。

2. 粉末特征　棕黄色。非腺毛众多，长80～180μm，1～4 个细胞，有的顶端弯曲呈鸟喙状。薄壁细胞含糊化淀粉粒。树脂道碎片及树脂块儿散在，黄棕色。偶见草酸钙晶体。螺纹导管直径 10～15μm（图 17-8）。

【理化鉴别】

1. 薄层色谱　取本品甲醇溶液，用对照药材和没食子酸对照，用同一硅胶 GF$_{254}$ 薄层板，以三氯甲烷-甲酸乙酯-甲酸(5：5：1)为展开剂，置紫外光灯(254nm)下观察，供试品色谱在与对照品色谱相应的位置上，显相同颜色的斑点。

2. 五倍子鞣质的含量测定　按《中国药典》法测定鞣质的含量。本品含鞣质不得少于 50.0%。

3. 没食子酸的含量测定　高效液相色谱法。本品含鞣质以水解的没食子酸($C_7H_6O_5$)计不得少于 50.0%。

【饮片】

性味功能：性寒，味酸、涩。敛肺降火，涩肠

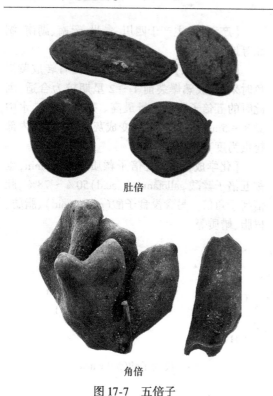

肚倍

角倍

图 17-7 五倍子

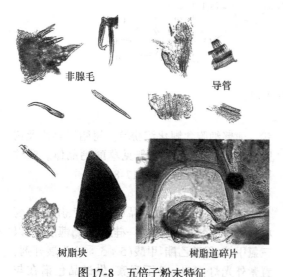

非腺毛

导管

树脂块

树脂道碎片

图 17-8 五倍子粉末特征

止泻,敛汗止血,收湿敛疮。

用法用量:3～6g,外用适量。

【附注】 五倍子的形成与五倍子蚜的生活史 早春,五倍子蚜虫的春季迁移蚜从过冬寄主提灯藓属(Mnium)植物飞至盐肤木类植物上,产生有性的无翅雌、雄蚜虫,雌雄蚜虫交配产生无翅单性雌虫干母,干母在幼嫩叶上吸取液汁生活,同时分泌唾液使组织的淀粉转为单糖,并刺激细胞增生,逐渐形成外壁绿色、

内部中空的囊状虫瘿,即为五倍子。

在形成过程中,虫瘿初呈绿色小球形,逐渐增大,至 8 月增大迅速。同时,囊中雌虫反复进行单性生殖,并由无翅蚜虫发育成有翅蚜虫,不再摄取植物液汁。虫瘿外壁此时即渐渐转为红色,鞣质含量达到最高。若不及时采收,则虫瘿完全成熟,内部水分渐少,再受阳光暴晒,逐渐萎缩以至破裂,并有成虫飞出,寄生在过冬寄主提灯藓属植物上进行单性生殖,胎生无翅蚜虫,同时分泌白蜡状物覆盖虫体,进入越冬状态,至次年春季发育成有翅胎生雌虫,再飞到盐肤木类植物上产生雌雄无翅幼虫。如此又进行下一次的生殖过程。由此可见,五倍子的产生必须兼有寄主盐肤木类植物以及五倍子蚜虫与过冬寄主提灯藓属植物这 3 个要素,并且提灯藓属植物必须终年湿润,以利五倍子蚜虫过冬。由于五倍子蚜虫种类的不同等因素,而造成了五倍子的外形各异。

冰 片

Borneolum(拉) Borneol(英)

【基原鉴别】 2015 年版《中国药典》品种。本品为樟科植物龙脑樟 Cinnamomum camphora (L.)Presl 的新鲜枝、叶经提取加工制成,又称"天然冰片"。主产于台湾、贵州、广西、福建、湖南、四川、江西等地。

【化学成分】 右旋龙脑(d-Borneol)。

【性状鉴别】 为白色结晶性粉末或片状结晶。气清香,味辛、凉。

【理化鉴别】

1. 物理特性 有挥发性,点燃时有浓烟,火焰呈黄色。在乙醇、三氯甲烷或乙醚中易溶,在水中几乎不溶。熔点应为 204～209℃。比旋度第 1mL 含 0.1g 的乙醇溶液比旋度应为 +34°～+38°。

2. 薄层色谱 本品三氯甲烷溶液,用右旋龙脑标准品对照,用同一硅胶 G 薄层板,以正已烷-乙酸乙酯(17:3)为展开剂,用 1% 香草醛硫酸溶液在 105℃ 显色。供试品色谱在与对照品色谱相应的位置上,显相同颜色的斑点。

3. 检查

(1)异龙脑 本品三氯甲烷溶液,用异龙脑对照品对照,供试品色谱在与对照品色谱相应的位置上,不得显斑点。

（2）樟脑　气相色谱法。本品含樟脑（$C_{10}H_{16}O$）不得过 3.0%。

4. 右旋龙脑的含量测定　气相色谱法。本品含右旋龙脑（$C_{10}H_{18}O$）不得少于 96.0%。

【饮片】

性味与功能：辛、苦，凉。开窍醒神，清热止痛。用法与用量：0.3～0.9g，入丸散服。外用适量，研粉点敷患处。

【附注】

1. 龙脑冰片（传承品，右旋龙脑）　最早见于《唐本草》，原名"龙脑香"。《西阳杂俎》载：龙脑香树，出婆利国，呼为个不婆律。亦出波斯国，树高八丈，大可六七围。叶圆而背白，无花实。其树有肥有瘦，瘦者出龙脑香，肥者出婆律膏香在木心中。波斯断其树，剪取之，其青于树端流出，斫树作坎而承之。入药用，有别法。本品为龙脑香科植物龙脑香 Dryobalanops aromatica Gaertn. f. 野生或栽培品树脂的加工品，习称"梅片"、"天然冰片"（图 17-9）。主产于印度尼西亚苏门答腊岛、马来西亚等地。主要含有右旋龙脑（d-Borneol）、桉油精及龙脑香二醇酮等。本品为半透明似梅花瓣块状、片状的结晶体，直径 0.1～0.7cm，厚约 0.1cm；类白色至淡灰棕色；气清香，味清凉，嚼之慢慢溶化。燃烧时无黑烟或微有黑烟（图 17-10）。辛、苦，微寒。开窍醒神，清热止痛。用量 0.15～0.3g，入丸散用。外用研粉点敷患处。气血虚者忌服，孕妇慎服。

2. 机制冰片（合成品，消旋龙脑）　本品为无色透明或白色半透明的片状松脆结晶；气清香，味辛、凉；有挥发性，点燃发生浓烟，并有带光的火焰。在乙醇、三氯甲烷或乙醚中易溶，在水中几乎不溶。熔点应为 205～210℃，无旋光性。取本品 10mg，加乙醇数滴使溶解，加新制的 1% 香草醛硫酸溶液 1～2 滴，即显紫色。取本品 3g，加硝酸 10ml，即产生红棕色的气本，待气体产生停止后，加水 20ml，振摇，滤过，滤渣用水洗净后，有樟脑臭。本品含樟脑（$C_{10}H_{16}O$）不得过 0.50%。本品含龙脑（$C_{10}H_{18}O$）不得少于 55.0%。

3. 艾片（左旋龙脑）　本品为菊科植物艾纳香 Blumea balsamifera（L.）DC. 的新鲜叶经提取加工制成的结晶。白色半透明片状、块状或颗粒状结晶，质稍硬而脆，手捻不易碎。有清香气，味辛、凉，有挥发性，点燃时有黑烟，火焰呈黄色，无残迹遗留。在乙醇、三氯甲烷或乙醚中易溶。含左旋龙脑（l-Borneol）。熔点应为 201～205℃。比旋度 -36.5°～-38.5°。本品含左旋龙脑以龙脑（$C_{10}H_{18}O$）计，不得少于 85.0%。

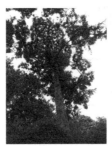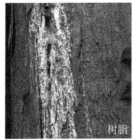

树脂

图 17-9　龙脑香树

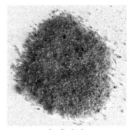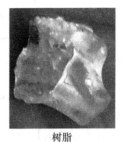

龙脑冰片　　　　　　　树脂

图 17-10　龙脑冰片

芦　荟

Aloe（拉）　　Aloes（英）

本品为百合科（Liliaceae）植物库拉索芦荟 Aloe barbadensis Miller、好望角芦荟 Aloe ferox Miller 栽培品叶的汁液浓缩干燥物。前者习称"老芦荟"，后者习称"新芦荟"。老芦荟主产于非洲北部、南美洲及西印度群岛，我国南方地区有引种；新芦荟主产于非洲南部。全年可采收。库拉索芦荟：割取叶片，经木槽收集叶汁液，蒸发浓缩至适当稠度，任其逐渐冷却凝固，即得，亦称"肝色芦荟"；好望角芦荟：割取叶片，经垫有羊皮或厚布的地穴收集叶汁液，用猛火蒸至稠膏状，迅速冷却凝固，即得，亦称"光亮芦荟"。

【化学成分】　老芦荟含芦荟总苷约 25%，其中以芦荟苷（barbaloin）为主，还有少量异芦荟苷（isobarbaloin）、芦荟大黄素（aloeemodin）、芦荟树脂等。新芦荟含芦荟苷约 9%，尚含芦荟树脂和微量的异芦荟苷等。

【性状鉴别】

1. 老芦荟　药材呈不规则块状，常破裂为多角形，大小不一。表面呈暗红褐色或深褐色，无光泽。体轻，质硬，不易破碎；断面粗糙或显

芦荟苷(barbaloin)

麻纹,有吸湿性和特殊臭气,味极苦。

2. 新芦荟　药材表面呈暗褐色略显绿色,有光泽。体轻,质松,易碎,断面玻璃样而有层纹。

一般以色黑绿、质脆、有光泽、气味浓、溶于水中无杂质者为佳。

【显微鉴别】　粉末特征　用乳酸酚装片,老芦荟粉末呈团块状,表面有细小针状结晶聚成团。新芦荟粉末呈棕色多角性块状,无结晶。

【理化鉴别】

1. 荧光检查　取本品粉末 0.5g,加水 50mL,振摇,滤过,取滤液 5mL,加硼砂 0.2g,加热使溶解,取溶液数滴,加水 30mL,摇匀,显绿色荧光;置紫外光灯(365nm)下观察,显亮黄色荧光。

取本品少量,加硫酸数滴使溶解,显淡黄棕色至红棕色,再滴加氨试液使呈碱性,置紫外光灯(365nm)下观察,显亮天蓝色荧光。

2. 化学定性　取本品块状者切断,在新鲜切面上滴加硝酸1滴,由草绿色渐变为黄棕色。取上述1中滤液2mL,加硝酸2mL,摇匀,老芦荟显棕红色,新芦荟显黄绿色;再取滤液2mL,加等量饱和溴水,生成黄色沉淀。

取本品粉末 0.1g,加三氯化铁试液 5mL 与稀盐酸溶液 5mL,振摇,置水浴中加热 5min,放冷,加四氯化碳 10mL,缓缓振摇 1min,分取四氯化碳层 6mL,加氨试液 3mL,振摇,氨液层显玫瑰红色至樱红色。

3. 芦荟苷的含量测定　可见分光光度法。本品含芦荟苷($C_{21}H_{22}O_9$)老芦荟(库拉索芦荟)不得少于 28.0%;新芦荟(好望角芦荟)不得少于 18.0%。

本品饮片:性寒,味苦;清肝热,通便。用量 3～6g。

(张贵君　徐蓓蕾)

第3篇　动物药类

第18章　动物类中药的应用与研究概况

动物类中药的应用在中国有着悠久的历史。早在3 000多年前，就开始了蜜蜂的药用，鹿茸、麝香、阿胶、蕲蛇等的药用和珍珠、牡蛎等的养殖在中国也有几千年之久。从文字的记载来看，历代本草载有动物药600余种，如《神农本草经》载有动物药65种，《新修本草》载有128种，《本草纲目》载有461种，《本草纲目拾遗》载有160种。动物药的种类增长很快，据1995年出版的《中国中药资源志要》一书记载，中国的药用动物1 574种，分属414科。21世纪的统计结果：中国的药用动物已达1 850种左右。

一、动物类中药的应用

动物药是中医药学遗产中的重要组成部分。中医药学历来认为：动物药属"血肉有情之品"，具有疗效确切、历史悠久等特点，备受重视。现代科学研究证实，动物药和同体积、同质量的植物药相比，大都具有极强的药理作用，尤其对某些顽症、重病，更显示了其独特的临床疗效。因此，动物药在临床应用上发展较快。如斑蝥，《神农本草经》中列为下品，历代本草均有记载，有攻毒、破血、引赤、发泡的功能。现代研究表明，斑蝥中含有的斑蝥素为抗癌有效成分，临床治疗肝癌和膀胱癌有效，此外还具有刺激骨髓产生白细胞的作用，这是一般抗癌药所不及的。

21世纪以来，动物类中药的应用开发研究主要体现在新的动物药材的发现和原有药用动物的其他药用部位的开发。鹿茸是一味著名的中药，但除鹿茸外，鹿的全身也都是宝，很多部位皆可供药用，如鹿鞭、鹿胎、鹿茸、鹿血、鹿肉、鹿骨、鹿角胶、鹿尾等，利用这些鹿身上其他部位研制的产品，深受人们的喜爱。近年来对藏族民间药塞隆骨的开发研究取得较大成就，研究结果表明，塞隆骨具有散寒止痛、舒筋活络、强筋健骨等功效，尤其是对消炎、镇痛、愈合骨折骨伤有显效。

此外，随着社会的发展和科学的进步，人类社会更加崇尚自然，返璞归真成为社会新潮，而动物类中药具有天然的特性，这为丰富的动物药资源的开发提供了广阔的天地。目前已开发出来的很多产品都深受广大消费者的欢迎，其中保健品如多烯康胶丸、蚓激酶、金牡蛎等；化妆美容品如熊胆增白霜、紫豹油膏、珍珠美容霜等；天然香精如麝香、灵猫香、龙涎香、海狸香等；天然色素如常用于汽水、糖果等的紫胶色素，另外如蜂蜜、胆红素等都有良好的开发前景。总之，可以说在动物药资源的开发利用方面已经取得了一定的成就。但在以研究药效组分和进行化合物化学结构改造为主的深层次应用研究方面不够，还需努力。

二、动物类中药资源的研究

中国药用动物资源研究始于20世纪50年代，但到了70年代，药用动物资源调查才真正全面展开。初期的工作大都放在区域性药用动物资源调查，收集整理标本和编写地方药书、药志上，并取得了可喜的成绩。同时还编写和出版了一批药用动物资源方面的著作，主要有《中国药用动物志》(1979～1982年，一、二卷)，收载药用动物832种；《中国药用动物名录》(1987年)，收载药用动物348科，1 157种；《中国动物药》(1981年)，收载动物药564种；《中国动物药志》(1995年)，收载动物药975种，药用动物1 546种；《动物本草》(2001年)，收载动物药1 731种，药用动物1 567种。此外，各地还陆续出版了一些地方性动物药资源专著,如《东北动物药》、《广西药用动物》、《山东药用动物》、《浙江药用动物》、《内蒙古药用动物》、《延安药用动物》、《黑龙江省药用动物志》、《青海药物手册》(1~4卷)、《四川中药志》(1~3卷)等。

在常用动物药中,有不少属濒危动物,从而造成一些名贵动物药如犀角、虎骨、麝香、牛黄、羚羊角等的奇缺。在33种因资源稀少而紧缺的常用中药中,动物药多达25种。1993年,中国已明令禁止野生犀角和虎骨的使用。因此,加强新动物药的研究十分重要,这是解决某些动物药尤其是名贵动物药因资源少而紧缺的重要措施之一。通过品种鉴定、理化分析和大量的药效学、临床研究,在新动物药研究方面取得了一定的成绩,如人工牛黄的配制和使用;鹅喉羚羊角、人工引流熊胆、人工培植牛黄等新药已为临床所采用。这项工作不仅开辟了动物药的商品来源,也有力地保护了多种珍稀濒危的药用动物。特别是在当前大力保护药用野生动植物资源,提倡资源可持续利用的形势下,这方面的研究工作更显得意义重大。

从目前这方面研究的情况看,开发新动物药资源的途径大体上有以下几种:

1. 从丰富的动物资源中寻找　世界上动物的数量远远大于植物,而已被利用的却很少,这是一笔极大的资源财富。如果通过认真的研究和筛选,一定会寻找到一些新的动物药资源,近年来在这方面取得了一些成绩,如蚂蚁、雄蚕蛾、动物脑组织等。此外,在海洋动物和昆虫方面也找到一些新的药用资源。

2. 从动物亲缘关系和相同的药用部位中寻找　对于一些名贵、紧俏或受到保护的动物药而言,这是一条重要的途径。亲缘关系相近,则化学成分相似的可能性就大,我们就可以有目的、有范围地在某些动物类群中寻找,如从猫科动物中寻找与虎骨功效相近的中药。

3. 其他途径　从历代本草中发掘,如龟之上甲的药用;从民族药、民间药中寻找,如藏族民间药塞隆骨的发现;利用科学技术进行人工培植或合成,如人工培植牛黄等。

三、药用动物的养殖与动物药生产

中国不仅药用动物资源丰富,动物药生产的发展也十分迅速。由于药用动物大多为野生,而变野生为家养是防止野生药用动物资源减少的一个重要方面,通过加强对濒危野生药用动物的生物学特性的全面研究,为人工引种驯养创造条件和提供科学依据。

据不完全统计,现已人工养殖的动物药有30种左右,其中很多都已成为商品药材的重要来源。如人工养麝和活体取香;鹿的驯化及鹿茸的生产;河蚌的人工育珠;蛤蚧、金钱白花蛇、蕲蛇、全蝎、刺猬、复齿鼯鼠等的养殖;养熊和人工引流胆汁;人工培植牛黄,由手术育黄发展到用注射法牛体培育牛黄。随着科技的进步,目前已在一般动物饲养成功的基础上,又开展了加温饲养、人工饲料配比、疾病防治、杂交及人工授精等新技术的研究,如1988年第1代经人工授精繁殖的林麝已在中国获得成功。

另外,在利用现代科学技术,进行动物药的人工培植或合成方面也成果显著。如利用现代技术在牛、羊的胆囊中培植结石,从而得到人工培植牛黄、羊黄,用以取代天然牛黄,这是名贵动物新药研究中的一个辉煌成就,对比实验表明,人工培植牛黄在化学成分、药理作用、临床疗效等方面均与天然牛黄相近。此外,对动物药的化学成分进行人工合成的研究也在快速发展,如麝香的主要成分麝香酮已人工合成,研究的比较深入;斑蝥等昆虫中的抗癌成分斑蝥素的半合成品其作用与羟基斑蝥胺类似,而毒性都比斑蝥素小。

此外,在动物药工程化生产工艺方面发展也很快,从珍珠、僵蚕、冬虫夏草的人工培养到蝎、蜈蚣、蛇类的电刺激采毒;从鹿的控光增茸到麝的激素增香,特别是活麝取香和活熊取胆汁及增植牛黄等工艺的发展使产量提高了许多倍。鹿茸细胞和麝香腺细胞的组织培养,使动物药生产进入了生物工程时期。

四、动物类中药的化学成分研究

由于某些动物药中所含的化学成分常与人体中某些物质相似,因而可直接用于改善和调节人体的生理功能,具有较好的临床疗效。近年来陆续从药用动物中发现了一些药效物质,如蝮蛇毒中的蝮蛇抗栓酶已用于脑血管疾病;蟾酥中的脂蟾毒配基(蟾力苏)兼有升压、强心、兴奋呼吸作用,已用于呼吸、循环衰竭和失血性低血压休克;甲壳纲动物及昆虫中含丰富的甲壳质(chitin),可作为药物的良好载体,并有降低胆固醇、降血脂作用;鹿茸中多胺类化合物是刺激核酸和蛋白质合成的化学成分;地龙的解热作用与其游离氨基酸含量成正比;中华大蟾蜍的糖蛋白有强心、利尿作用;乌贼墨的黑色素蛋白是吲哚-5,6-醌与2-羧基-吲哚-5,6-醌(4:1)的共聚物,有止血作用等。

以下是几类比较常见的动物药活性成分:

(1) 蛋白质及其水解产物,包括蛋白质、动物毒肽、酶及糖蛋白,如蛇毒、蜂毒、水蛭素等。

(2) 生物碱类,如乌贼墨的黑色素、次黄嘌呤、麝香吡啶等。

(3) 甾体化合物,如性激素、胆汁酸、蟾毒、蜕皮激素及甾体皂苷等。

(4) 酮类和酸类成分,如麝香中的麝香酮、广地龙中的琥珀酸、蜂王浆中的王浆酸等。

据统计的资料表明:对动物类中药药效组分研究甚少,有待进一步提高。

五、海洋动物类中药的研究

近年来,随着海洋及海洋生物可接触范围的扩大和科学手段的进步,开发和利用海洋,向海洋要药,已成为沿海国家药学事业发展的方向之一。海洋药用生物资源极为丰富,如软体动物门的石决明、牡蛎、海螵蛸、珍珠母等,脊椎动物亚门的海马、海龙等多为常用中药。《中国药用海洋生物》(1978年)中收载了中国海洋药用动物234种,《中国海洋药物辞典》收载药用动物1 431种。此外,以海洋生物为原料生产的各种中成药近200种。

海洋动物药除了品种不断增加外,在药化、药理、临床实践等方面都有较大的突破。现代研究证明,海洋动物药多具有不同程度的抗肿瘤、抗真菌、抗病毒作用,并在防治心血管疾病方面有确切疗效。例如,从棘皮动物的刺参中分离出的刺参黏多糖(SJAMP),经十多年的临床证明,具有抗凝血、抗肿瘤、抗氧化作用;海参的活性成分除黏多糖外,主要是海参皂苷类,如海参素 A、B(holothurin A,B)等均具有明显的生理活性,特别是抗肿瘤和抗真菌活性。

六、濒危动物类中药资源的保护与开发利用

近年来,由于对很多珍稀药用动物的滥捕滥杀,加之这些动物栖息地的自然生态环境遭到破坏,从而使很多著名动物药的资源锐减,如虎骨、豹骨、麝香等,有的种类甚至已经灭绝,如羚羊角。因此,加强濒危动物药资源的研究、保护濒危药用动物资源已愈来愈引起人们的重视。1973年,由80个国家于华盛顿集会草拟了《濒危野生动植物种国际贸易公约》(简称CITES)。目前,常用动物药如犀角、虎骨、麝香、熊胆、豹骨、象皮等均属"公约"附录一类,即濒于灭绝之品种,禁止国际间一切商业性贸易。人类已经认识到,保护生态环境就是保护人类自己,保护资源就是保护人类社会赖以生存的基础,同时也是人类社会经济活动能够持续、稳定、协调发展的需要。保护濒危动物药资源的目的也是为了使这部分有限的资源能够有效地开发,更好地造福于人类。

中国濒危药用动物的保护事业近年来也有很大发展,1987年国家颁布了《野生药材资源保护条例》,并公布了重点保护野生药材物种名录共64种。其中,动物药14种,主要包括:全靠自给的如麝香、鹿茸、蟾酥等,部分靠进口的如虎骨、豹骨、牛黄、龟甲、鳖甲等,完全靠进口的如犀角、广角、羚羊角、玳瑁等。1988年,颁布了《国家重点保护野生动物名录》,1992年又颁布了《中华人民共和国野生动物保护实施条例》,并附有新的国家重点保护野生动物名录,1993年5月中国政府颁布了关于禁止虎骨、犀角入药的命令。这样就从立法方面对保护药用野生动物加以完善,使得各项工作有章可循。

根据濒危药用动物资源的现状,要想做到真正保护好这部分有限的资源,就必须抓好以下3个环节:加强相关基础学科的研究,全力提高濒危药用动物的种群数量;利用现代先进的生物技术等手段,研究濒危动物的繁殖及个体更新等问题;根据市场需求和资源现状,合理开发利用这部分有限资源。

(张贵君)

第19章　药用动物的分类

一、药用动物分类的意义和方法

地球上生存的动物已达 150 万种以上。对动物进行科学分类是为了正确区分物种,了解各种动物在动物界中的地位,探索物种形成的规律,了解动物进化的途径和过程。作为药用动物,虽然数量不多,只有已知动物的千分之一,但也是动物界的一部分,学习和掌握动物的分类知识,对于研究和掌握动物类中药、保护和利用动物药资源具有重要作用。

动物分类学是一门识别动物种类、研究动物系统的科学。动物学的分类系统是以动物形态方面或解剖方面的相似程度为基础的,基本上能反映动物界的自然亲缘关系,所以称为自然分类系统。动物的分类是根据动物细胞的分化、胚层的形成、体腔的发展、对称的形式、体节的有无、骨骼的性质、附肢的特点及其他各器官系统的发生、发展而进行的。动物界划分为若干个等级,如门、纲、目、科、属、种,而以种为分类的基本单位。

由于现有动物还没有一个比较完善的分类系统,一般将它们分为 33 个门(有的分为 30 个门或 28 个门)。其中,与药用动物有关的有 10 个门,由低等到高等依次为:原生动物门(Protozoa),多孔动物门(Porifera,又称海绵动物门,Spongia),腔肠动物门(Coelenterata),扁形动物门(Platyhelminthes),线形动物门(Nemathelminthes),环节动物门(Annelida),软体动物门(Mollusca),节肢动物门(Arthropoda),棘皮动物门(Echinodermata),脊索动物门(Chordata)。以上自原生动物门至棘皮动物门的各门动物都没有脊索(或脊椎),故统称无脊索动物(或无脊椎动物)。

二、与药用关系密切的动物门简介

药用动物较多的几个主要动物门的基本特征如下。

(一)多孔动物门

为最原始、最低等的多细胞动物。体形多数不对称或辐射对称,体表多孔(故名多孔动物),体壁由钙质或硅质的骨针或类蛋白质的海绵丝所支持,无器官系统和明显的组织,具特有的水沟系。全为水生,营固着生活。药用动物如脆针海绵。

(二)腔肠动物门

为低等后生动物。体形辐射对称,有内外两胚层,有原始消化腔,有口无肛门,行细胞外和细胞内消化。有组织分化,有原始的肌肉结构和原始的神经系统(神经网),有刺细胞。有骨骼时,为钙质或角质。全为水生,营固着或漂浮生活。药用动物如海蜇、珊瑚等。

(三)环节动物门

为真体腔动物,是高等无脊椎动物的开端。体圆柱形或扁平形,由相似的环节(体节)组成。有三胚层。除蛭纲外均有真体腔及闭管式循环系统,多数有运动器官刚毛或疣足,消化道发达,有口和肛门,有排泄器官后肾管,有链状神经系统。多为自由生活。药用动物如蚯蚓、水蛭等。

(四)软体动物门

除腹足纲外体形一般都是左右对称,体不分节而有次生体腔。身体柔软,由头、足、内脏团三部分组成,且被体壁延伸而成的外套膜覆盖,并由它分泌出 1～2 个保护柔软体部的石灰质贝壳。消化道完全,有心脏及血管,除头足纲外均为开放式循环,有栉状鳃或类似肺的构造,为呼吸的器官。多为水生,少数陆生。药用动物如马氏珍珠贝、长牡蛎、金乌贼等。

软体动物是动物界第 2 大门,已知的种类有十万余种。

(五)节肢动物门

身体多有头部、胸部、腹部的区分,附肢常分节,体表被有几丁质外骨骼,生长发育过程需蜕皮,肌肉为横纹肌,常成束,消化系统完整,口器适于咀嚼或吸吮,形式多样。体腔为混合腔,循环系统为开放式,用鳃、气管或书肺呼吸。水生或陆生。

节肢动物门为动物界中最大的一门,种类繁多,约占已知动物种类的 85%。它们分布极广,具有高度的适应性。一般分 3 个亚门、7 个纲。现将其中药用价值较大的 4 个纲的形态特征区别比较如下(表 19-1)。

表 19-1　节肢动物 4 个纲的特征比较

	甲壳纲	蛛形纲	多足纲	昆虫纲
体躯	分头胸部及腹部两部分	分头胸部及腹部两部分	分头部及躯干部两部分	分头、胸、腹三部分
触角	2 对	无	1 对	1 对
口器	大颚 1 对,小颚 2 对	螯肢 1 对,脚须 1 对	大颚 1 对,小颚 2 对或 1 对	大颚 1 对,小颚 1 对,下唇 1 片
步足	每体节 1 对	共 4 对,在头胸部	每体节 1 对	共 3 对,在胸部
呼吸器	鳃和体壁	书肺或气管	气管	气管
生殖孔	2 个,胸部后端	1 个,腹部前端	1 个,腹部末端	1 个,腹部末端
发生	一般有幼虫期	一般直接发生	直接发生	大多有幼虫期
主要习性	海产或淡水产,少数为陆生	多为陆生	陆生	多为陆生
药用动物举例	对虾、中华绒毛鳌蟹	蜘蛛、东亚钳蝎	少棘巨蜈蚣	地鳖、家蚕

以上 4 纲中,又以昆虫纲动物种类及其药用种类最多。昆虫纲动物是动物界中最繁盛的一个类群,全世界已知昆虫在一百万种以上,占节肢动物的 90% 以上。本纲根据翅的有无及其特征、变态的类型、口器的形式、触角及附肢等构造,可分为 30 余目。其中,与药用动物关系密切的有 8 个目(表 19-2,图 19-1,图 19-2)。

表 19-2　昆虫纲 8 个目的特征比较

目别	变态类型	口器类形	翅	其他特征	药用动物举例
螳螂目	不完全变态	咀嚼式	前翅革质,后翅膜质	前胸发达,长于中胸和后胸之和;前足为捕捉足;卵产于卵鞘中	大刀螂
直翅目	不完全变态	咀嚼式	前翅狭小,革质,后翅宽大,膜质,且能褶叠藏于前翅之下	大型或中型昆虫,具发音器及听觉器,后足为跳跃足或前足为开掘足	蟋蟀 蝼蛄
半翅目	不完全变态	刺吸式	多数有翅,少数无翅。前翅基部革质,端部为膜质,后翅膜质	口器由头前端伸出,具臭腺	九香虫
同翅目	不完全变态	刺吸式	多数具翅两对,少数无翅。前翅革质或为均匀的膜质,静止时呈屋脊状覆盖体表	口器在头部,腹面近胸部处向后伸出;体部常有分泌腺	黑蚱 白蜡虫
鳞翅目	完全变态	虹吸式	翅两对,膜质,覆以鳞片	体表亦覆有鳞片及毛	家蚕
鞘翅目	完全变态	咀嚼式	前翅革质,厚而坚硬,无翅脉,用以保护,后翅膜质,用以飞翔,折在前翅下	前胸大,中胸小,俗称"甲虫"	南方大斑蝥
膜翅目	完全变态	咀嚼式 嚼吸式	前翅大,后翅小,均膜质,后翅以小钩与前翅相连	雌虫腹部末端有刺,有些种类营社会性生活	中华蜜蜂 蚂蚁
双翅目	完全变态	刺吸式 舐吸式	翅 1 对,膜质,翅脉简单,后翅退化为平衡棒	复眼很大,几乎占头的大部分	牛虻

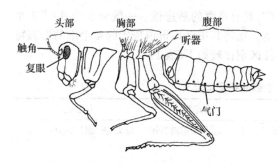

图 19-1　昆虫形态

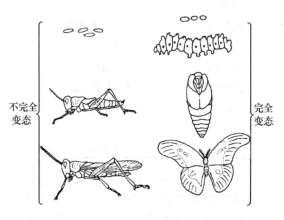

图 19-2　昆虫的变态

（六）棘皮动物门

属于后口动物，其形态多种多样，有星形、球形、圆柱形、树枝形等。成体辐射对称，幼体两侧对称，体表有许多棘状突起。体腔发达，体腔的一部分形成独有的水管系统，另一部分形成围血系统。在发育过程中，有原口（肛门）及后口（口），故属无脊索动物中后口动物类群。药用动物如海参、海胆等。

（七）脊索动物门

脊索动物在动物进化系统中是最高等的类群，主要特征为有脊索，它是位于背部的一条支持身体纵轴的棒状结构。低等脊索动物终生存在脊索，高等脊索动物只在胚胎期间有脊索，成长时即由分节的脊柱取代。中枢神经系统呈管状，位于脊索的背面，在高等种类中神经管分化成为脑和脊髓两部分。消化道前端咽部的两侧有咽鳃裂，咽鳃裂在低等水生种类中终生存在，在高等种类中只见于某些幼体和胚胎时期，随后完全消失。本门动物也属后口动物类群。

现在世界上已经发现的脊索动物约有 7 万多种,分属于 3 个亚门,即尾索动物亚门（Subphylum Urochordata）、头索动物亚门（Subphylum Cephalochordata）和脊椎动物亚门（Subphylum Vertebrata）。以脊椎动物亚门与药用关系最为密切。

脊椎动物亚门的主要特征是脊索只在胚胎发育中出现，成体以脊椎骨组成脊柱代替了脊索，脊柱加强了支持与运动的功能。神经管的前端膨大形成脑，并且出现眼、耳、鼻等重要感觉器官。脑和感觉器官的分化形成了明显头部，具有上、下颌，所以脊椎动物又称有头类。脊椎动物亚门是动物界进化地位最高的一大类群，可分为 6 个纲，即圆口纲、鱼纲、两栖纲、爬行纲、鸟纲、哺乳纲。现将其中药用价值较大的 5 个纲的主要特征简介如下。

1. 鱼纲（Pisces）　全为水生，动物体多呈纺锤形，体表常覆有保护性的鳞片，以鳃呼吸，以鳍运动，除有奇鳍外，并有成对的附肢（偶鳍，即 1 对胸鳍和 1 对腹鳍）。头不能活动；心脏一心房一心室，为单循环。

鱼纲现存的种类约有 25 000 种，是脊椎动物亚门中种数最多的一纲，常见的药用动物有海龙、海马等。

2. 两栖纲（Amphibia）　水陆两栖，体表皮肤裸露无鳞，但富含腺体，能使皮肤湿润，有五趾型四肢。幼体水中生活，用鳃呼吸，需经过变态，其成体才能适应陆上生活；成体以肺和皮肤呼吸。心脏两心房一心室，为不完全的双循环。

现有的两栖类动物约 3 000 种，常见的药用动物有中国林蛙、中华大蟾蜍等。

3. 爬行纲（Reptilia）　真正陆栖动物的原祖。皮肤干燥，体表被角质鳞片或骨板。脊柱有颈椎、胸椎、腰椎和尾椎的分化。四肢强大，趾端有爪。心脏二心房一心室或近于二心室，以肺呼吸。在胚胎时期有羊膜结构。适应于陆上繁殖。

现有爬行类动物约 5 000 多种，常见的药用动物有乌龟、鳖、蛤蚧以及蛇类（图 19-3）。

4. 鸟纲（Aves）　体表被覆羽毛，前肢特化为翼，营飞行生活。骨骼坚而轻。心脏四室，心房与心室完全分隔，为完全的双循环。有肺与发达的气囊，行双重呼吸。体温恒定。

已知的鸟类动物约 8 000 种，常见的药用动物有鸡等。

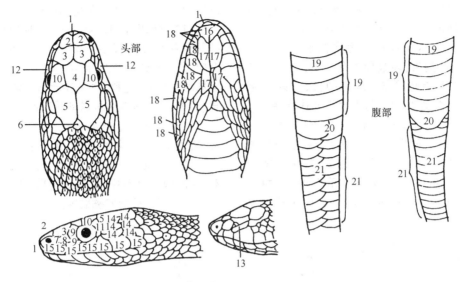

图 19-3 蛇类鳞被

1. 吻鳞 2. 鼻间鳞 3. 前额鳞 4. 额鳞 5. 顶鳞 6. 枕鳞 7. 鼻鳞 8. 颊鳞 9. 眼前鳞 10. 眼上鳞 11. 眼后鳞
12. 眼下鳞 13. 颊窝 14. 聂鳞 15. 上唇鳞 16. 颏鳞 17. 颏原 18. 下唇鳞 19. 腹鳞 20. 肛鳞 21. 尾下鳞

5. 哺乳纲（Mammalia） 哺乳动物是脊椎动物中躯体结构、功能和行为最为复杂的一个高等动物类群。哺乳纲动物的主要特征是：体外被毛，皮肤腺发达。心脏四室，有完全的双循环，恒温，肺有肺泡。有横膈膜将体腔分隔为胸腔和腹腔。大脑皮质发达，小脑结构复杂，嗅觉及听觉敏锐。牙齿为异型齿。胎生，哺乳。

本纲动物为最高等的脊椎动物，现存动物种类约有 3 500 种，可分为 3 个亚纲：原兽亚纲（Prototheria）、后兽亚纲（Metatheria）和真兽亚纲（Eutheria）。其中真兽亚纲（又称有胎盘类）是高等哺乳动物类群，有真正的胎盘，胎儿在母体发育完善后再产出，体温一般恒定在 37℃ 左右。

真兽亚纲占哺乳动物的 95%，现存种类可分为 17 个目，其中 13 个目在中国有分布：

（1）食虫目（Insectivora） 最原始的有胎盘类，个体一般较小，吻部细尖，适于食虫。四肢多短小，指（趾）端有爪，适于掘土，牙齿结构比较原始，体被绒毛或硬刺。药用动物如刺猬等。

（2）翼手目（Chiroptera） 为飞翔的哺乳动物。前肢特化，具特别延长的指骨，各指与后肢、尾之间有飞膜，短小拇指与后肢趾端均有爪。齿尖锐，适于食虫。药用动物如蝙蝠。

（3）鳞甲目（Pholidota） 体外被有角质鳞甲，鳞片间杂有稀疏硬毛。无齿，舌长，前爪极长，适于挖掘蚁穴，舐食蚁类等昆虫。药用动物如穿山甲。

（4）兔形目（Lagomorpha） 为中、小型的食草动物，性怯懦，门齿凿状，能终身生长，无犬齿，上颌门齿两对（第 2 对极小，叠于前 1 对门齿后面），上唇具有唇裂，后肢通常长于前肢，善跳跃。药用动物如东北兔、华南兔等（图19-4）。

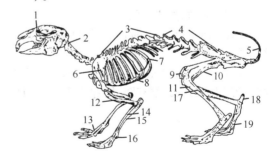

图 19-4 兔骨架

1. 头骨 2. 颈椎 3. 胸椎 4. 腰椎 5. 尾椎 6. 肩胛骨
7. 肋骨 8. 胸骨 9. 膝盖骨 10. 股骨 11. 胫骨
12. 肱骨 13. 掌骨 14. 桡骨 15. 尺骨 16. 腕骨
17. 腓骨 18. 跟骨 19. 蹠骨

（5）啮齿目（Rodentia） 哺乳类中种类最多、分布最广的一目。体中、小型，上、下颌各有 1 对门牙，仅前面被珐琅质，呈凿状，终生生长。无大牙,门牙与前白齿间有空隙,嚼肌特别发达,适于啮咬坚硬物质。药用动物如复齿鼯鼠等。

(6)鲸目(Cetacea) 为水栖哺乳类。前肢鳍状,后肢消失,多数种类有背鳍,无汗腺与皮肤腺,皮下脂肪层厚。肺有弹性,体内有能储存氧气的特殊结构。药用动物如抹香鲸等。

(7)食肉目(Carnivora) 猛食性兽类。门牙小,犬牙强大而锐利,上颌最后1枚前白齿和下颌第1枚后白齿如剪刀状相交,特化为裂齿(食肉齿)。指(趾)端常有利爪以撕捕食物。脑及感官发达。药用动物如黑熊、棕熊及豹等(图19-5)。

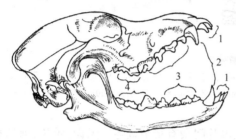

图19-5 哺乳纲动物犬的齿列
1. 门齿 2. 犬齿 3. 小白齿 4. 大白齿

(8)鳍足目(Pinnipedia) 海产兽类,四肢特化为鳍状,不具裂齿。药用动物如海豹。

(9)长鼻目(Proboscidea) 现存陆栖最大的动物。上门齿发达,延长为象牙,鼻长而富有肌肉,由鼻与唇延长成为圆筒状的吻,鼻孔位于前端。药用动物如非洲象等。

(10)海牛目(Sirenia) 水栖哺乳类,喜食绿色的海藻或海草。药用动物如海牛等。

(11)奇蹄目(Perissodactyla) 草原奔跑兽类。第3趾发达,趾端有蹄,故称奇蹄类。门牙适于切草,犬牙退化。药用动物如马等。

(12)偶蹄目(Artiodactyla) 四肢中第3、4趾同等发育,趾端有蹄,其余各趾退化。尾短。上门牙退化或消失,白齿结构复杂,适于草食。常见的有猪科、鹿科、牛科等动物。名贵药材鹿茸、麝香、牛黄等皆为本科动物所产。

(13)灵长目(Primates) 为最高等的哺乳类,树栖生活,杂食性,前臂能自由移动,五指(趾)通常有扁爪,拇指(趾)多与其他指(趾)相对,异齿型。面部裸出,两眼向前,大脑半球高度发达。药用动物如猕猴等。

三、动物的学名

动物的学名大多数与植物一样,采用林奈首创的双名法,由2个拉丁字或拉丁化的文字组成,分别表示动物学名的属名和种名,在学名之后附加定名人的姓氏,如意大利蜂 *Apis mellifera* Linnaeus、大连湾牡蛎 *Ostrea talienwhanensis* Crosse 等。动物与植物命名不同之处在于种内如有不同的亚种时,则采用三名法,即有亚种时,亚种名紧接在种名的后面,如中华大蟾蜍 *Bufo bufo gargarizans* Cantor、中国林蛙 *Rana temporaria chensinensis* David 等;如有亚属,则亚属名在属名和种名之间,并外加括号,如乌龟 *Chinemys* (*Geoclemys*) *reevesii* (Gray);若属名改变,则在定名人氏外加括号,如拟海龙 *Syngnathoides biaculeatus* (Bloch)、马氏珍珠贝 *Pteria martensii* (Dunker) 等。一般不用变种、变型。学名中的属名、亚属名及定名人名的第1个拉丁字母必须大写。

(张贵君)

第20章　动物类中药的鉴定

第1节　概　述

动物类中药是以动物的全体或某一部分入药的药材总称。药用部位主要包括动物的全体或某一部分(如角茸、骨骼、皮甲、贝壳、内脏器官等)、生理或病理产物、排泄物等。

一、性状鉴别

由于多数动物类中药的来源及药用部位差异较大,因此,在进行性状鉴定时首先要注意动物药的类别,药用的器官或部位。其次要仔细观察其形态、大小、颜色、表面特征等,如果是完整的动物体(主要为昆虫、蛇类及鱼类等),则可根据其形态特征进行动物分类学鉴定,确定其品种;昆虫类主要注意其形状、大小、虫体各部位的颜色和特征、气味等;蛇类还要注意其鳞片的特征;角类应注意其类型,角质角还是骨质角,洞角还是实角,有无骨环等;骨类应注意骨的解剖学特点;分泌物类应注意其气味、颜色;排泄物主要注意其形态和大小;贝壳类应注意其形状、大小、外表面的纹理和颜色。

人类在长期的医疗实践中积累了丰富的动物药鉴别经验,概括起来可分为看、尝、嗅、试(手试、火试、水试)等方法。口尝识别药材,如熊胆味苦回甜,有钻舌感;利用药材的特殊气味识别,如麝香的特异香气;手试如麝香仁手搓成团,轻揉即散,不沾手,不染手;水试如哈蟆油水浸后可膨胀 10~15 倍;火试如马宝粉置于锡纸上加热,其粉聚集,发出马尿臭。以上这些传统的性状鉴别方法,是鉴定动物药的有效手段。

二、显微鉴别

由于动物药组成复杂,显微鉴定的应用受到一定的影响和限制。但近年来也有很多学者在动物药的显微鉴别方面做了很多有益的工作,如贵重药麝香、牛黄,骨类如豹骨、熊骨,角类如羚羊角、鹿角,蛇类如蕲蛇、乌梢蛇、金钱白花蛇,贝壳类如石决明、珍珠等的显微鉴别。

(一)组织特征
常见的组织鉴别特征如下:

1. 肌肉　根据肌肉组织的形态不同可分为斜纹肌、横纹肌、平滑肌等,动物药中以横纹肌为多。脊椎动物和节肢动物的骨骼肌都是由横纹肌构成。从整体上看,一块肌肉有许多肌纤维束,每束由许多肌纤维组成。肌纤维是横纹肌的结构单位,呈圆柱状,具多核,其外被有肌纤维膜。

2. 骨组织　骨可分为密质骨与松质骨两种。长骨大部分由密质骨组成,短骨和不规则骨的外表只有一层极薄的密质骨。观察长骨横截面磨片,在低倍镜下可见许多圆形或椭圆形的同心环状结构,即骨单位(哈弗系统,Harversian system)。其中,中空的腔即哈弗管。每个骨单位通常由数层骨板(由骨胶纤维平行排列埋在钙质化的基质中形成)组成,它们包在中央管的周围称哈弗板。在长骨横截面的外方和内方可见多层环列的外环骨板和内环骨板。在骨板或骨间板之间有许多椭圆形腔隙,称骨陷窝,正常情况下骨细胞充满于骨陷窝中,在高倍镜下可见骨间板和每个骨单位交界的地方有闪光的黏合线分隔,骨陷窝向各个方向伸出很多分枝细管,即骨小管,它们可以穿过骨板同邻近骨陷窝的管相联络。骨小管终止在黏合线处,不通入相邻的骨间板。

3. 皮肤　由表皮、真皮和皮下组织组成。表皮为复层角质化上皮,从内向外可分为基底层、棘状层、颗粒层及角质层。真皮紧接在表皮下,比表皮厚得多,与表皮相接的真皮部分有许多乳头状突起嵌入表皮。皮下组织连接真皮与肌肉间的疏松结缔组织,通常含有大量的脂肪细胞,其中有交织成网状的胶原纤维。

4. 毛发　是哺乳动物特有的表皮角质化产物,包括毛尖、杆、根三部分。哺乳动物的毛发由角化的上皮细胞组成,可分为髓质、皮质和毛小皮。

5. 角 为皮肤的衍生物,由头部表皮或真皮骨化形成或两者组合而成。洞角横截面观察:中央为骨组织,周围为角质部分,有明显而细密的波状纹理。实角由真皮骨化后伸出皮肤形成,如鹿茸横切面中央为骨组织,占横切面的大部分,可分中央管及其周围的骨板,骨板间可见骨陷窝、骨小管,外为皮肤,毛根埋于真皮中。

(二)粉末特征

动物药粉末中常见的显微特征:

1. 横纹肌的粉末 横断面观可见单个肌纤维或纤维束的断面,注意其形状和大小;纵断面观可见肌纤维的宽度、肌原纤维上明带和暗带的宽度以及相邻肌原纤维明暗带的位置变化。

2. 骨的粉末 从骨碎片的横断面和纵断面均可观察到骨的组织结构特征。横断面主要注意观察中央管的形状和直径、骨板的层次、骨间板的多少、骨陷窝的形状及大小、骨小管的多少等;纵断面主要注意观察中央管的纵列情况,骨陷窝多呈梭形,骨小管明显等。

3. 皮肤粉末 注意有无色素颗粒及其排列方式。

4. 毛发的粉末 毛发的特征在鉴别不同动物时常常作为重要的参考依据。不同种动物的毛其髓质大小及网纹不同,要注意观察髓质连续与否和网状结构的形态特征;要注意皮质梭形细胞的大小、有无色素颗粒及其颜色、分布方式等。

5. 角的粉末 注意观察角碎片的横断面特征,区别骨质角还是角质角,有无同心纹理或波状纹理及色素颗粒等。

(三)扫描电镜观察

一般用扫描电子显微镜直接观药材的表面特征,如金钱白花蛇背鳞的表面密布横向波状排列的刺状纹饰,尖端指向基部,每个刺状饰纹有明显的3条纵沟。蕲蛇的背鳞表面密布乳头状突起,端窝处不明显,乳头表面有多数孔洞,有时孔洞间有浅沟相通,呈蜂窝状结构。

三、理化鉴别

1. 药效成分分析 动物药材中名贵中药较多,如麝香、牛黄、熊胆等,另外还有毒剧动物药材,如斑蝥、蟾酥等,通过对这些动物药中所含的主要药效成分的有无或含量的多少进行分析,以控制这些动物药的内在质量,十分重要。例如,鉴别牛黄,除用一般的鉴别方法外,同时要做其主要成分胆酸、胆红素的含量测定。

2. 物理常数测定 某些动物药如蜂蜡、虫白蜡等,可测定其熔点、溶解度或酸值、皂化值等物理常数,以控制其质量。

3. 光谱和色谱鉴别 由于光谱和色谱技术的使用,使得动物药鉴定的准确性极大地提高。运用红外光谱对54种动物药进行的鉴别研究表明,绝大多数动物药鉴别特征明显,稳定性、重现性均较好,如应用高效液相色谱法对熊胆等多种药用动物胆汁进行的鉴别。

四、生物鉴别

主要检测动物药中的信息物质,对其品质进行鉴定。

1. 蛋白检测 利用动物药所含蛋白质、氨基酸的组成和性质不同,用聚丙烯酰胺凝胶蛋白电泳可成功地把动物药与其类似品、伪品区别开来。目前,电泳技术已广泛用于动物药的鉴别上,如对蛇类药、昆虫类药等的鉴别都取得了满意的结果。

2. 基因鉴别 由于PCR技术的迅猛发展,DNA分子遗传标记技术等目前已被用于原动物药材的鉴定,如龟甲、鳖甲等。该项技术是利用作为遗传信息直接载体的DNA分子为鉴定依据,因此对原动物鉴定的准确性可以极大地提高。但不适用于同一动物不同药用部位的鉴定。

第2节 各 论

石 决 明

Concha Haliotidis(拉)

Sea-ear Shell(英)

本品为软体动物门鲍科(Haliotidae)动物杂色鲍(九孔鲍)*Haliotis diversicolor* Reeve、皱纹盘鲍 *Haliotis discus hannai* Ino、羊鲍 *Haliotis ovina* Gmelin、澳洲鲍 *Haliotis ruber*(Leach)、耳鲍 *Haliotis asinina* Linnaeus 或白鲍 *Haliotis laevigata*

（Donovan）野生品的贝壳。杂色鲍主产于福建以南沿海，皱纹盘鲍主产于辽宁、山东、江苏等地沿海，羊鲍主产于台湾、海南等地沿海，澳洲鲍和耳鲍主产于澳洲、新西兰，白鲍多混在澳洲鲍中。

【化学成分】　碳酸钙，氨基酸，壳角质，胆素及无机元素等。

【性状鉴别】

1. **杂色鲍**　药材呈长卵圆形，内面观略呈耳形，长 7～9cm，宽 5～6cm，高约 2cm。表面暗红色，有多数不规则的螺肋和细密生长线，从螺旋部顶处开始向右排列有 20 余个疣状突起，末端 6～9 个开孔，孔口与壳面平；内面光滑，具珍珠样彩色光泽。壳较厚，质坚硬，不易破碎。味微咸。

2. **皱纹盘鲍**　药材呈长椭圆形，长 8～12cm，宽 6～8cm，高 2～3cm。表面灰棕色，粗糙，生长线明显；疣状突起只有末端的 4～5 个开孔，孔口突出壳面。壳较薄。

3. **羊鲍**　药材呈近圆形，长 4～8cm，宽 2.5～6cm，高 0.8～2cm。壳顶位于近中部而高于壳面，疣状突起只有末端的 4～5 个开孔，呈管状。

4. **澳洲鲍**　药材呈扁平卵圆形，长 13～17cm，宽 11～14cm，高约 3.5～6cm。表面砖红色，螺肋和生长线呈波状隆起，疣状突起 30 余个，末端 7～9 个开孔，孔口突出壳面。

5. **耳鲍**　药材狭长耳状，略扭曲，长 5～8cm，宽 2.5～3.5cm，高约 1cm。表面光滑，具多种颜色形成的斑纹，疣状突起只有末端的 5～7 个开孔，孔口与壳面平，多为椭圆形。壳薄，质较脆。

6. **白鲍**　药材呈卵圆形，长 11～14cm，宽 8.5～11cm，高 3～6.5cm。表面砖红色，光滑，壳顶高于壳面，生长线颇为明显，疣状突起 30 余个，末端 9 个开孔，孔口与壳面平。

一般均以壳厚、内面光彩鲜艳者为佳。

【理化鉴别】　荧光检查　取本品粉末于紫外光灯（365nm）下观察：杂色鲍壳显苔绿色荧光，皱纹盘鲍显橙黄色荧光。

取本品粉末（过 40 目筛）的 5% 蒸馏水浸出液 1mL，加乙酸锌乙醇饱和液 2～3 滴，置紫外光灯（365nm）下观察。杂色鲍显苔绿色荧光，皱纹盘鲍显黄绿色荧光。

本品饮片：性寒，味咸；平肝潜阳，清肝明目。用量 3～15g。先煎。

珍　　珠 *

Margarita（拉）　　Pearl（英）

本品始载于《雷公炮炙论》，原名"真珠"。

【来源】　本品为软体动物门珍珠贝科（Pteriidae）动物马氏珍珠贝 *Pteria martensii*（Dunker）、蚌科（Unionidae）动物三角帆蚌 *Hyriopsis cumingii*（Lea）或褶纹冠蚌 *Cristaria plicata*（Leach）等双壳类野生或养殖动物受刺激形成的珍珠。

【动物形态】

1. **马氏珍珠贝**　又称"合浦珠母贝"。贝壳呈斜四方形，壳顶位于前方，背缘平直，腹缘圆，两壳不等，左壳较右壳稍突。壳面淡黄色至黄褐色，有舌状稍作游离的同心鳞片层，鳞片薄而脆，极易脱落，边缘鳞片层紧密，末端稍翘起。壳内面珍珠层厚，珍珠光泽强，边缘淡黄色，闭壳肌痕位于壳中部（图 20-1）。

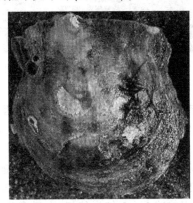

图 20-1　马氏珍珠贝 *Pteria martensii*（Dunker）

2. **三角帆蚌**　贝壳略呈不等边四角形，大而扁平，两壳相等，壳质坚厚。后背缘向上突起，形成大的三角形帆状后翼。壳面黄褐色，生长线呈同心环状排列。壳内面外套痕明显；前闭壳肌痕呈卵圆形，后闭壳肌痕略呈三角形。左右壳均有 2 枚拟主齿，左壳有 2 枚长条形侧齿，右壳有 1 枚长条形侧齿。珍珠层呈乳白色或肉红色，富有珍珠光泽（图 20-2）。

3. **褶纹冠蚌**　贝壳呈不等边的三角形，厚大，两壳不等。后背缘向上伸展成大型的冠。壳面深绿色至黑褐色，有粗糙的同心圆生长线。

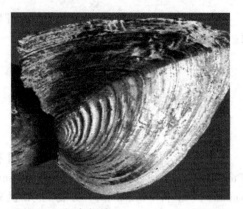

图 20-2　三角帆蚌 *Hyriopsis cumingii*(Lea)

壳内面外套痕略明显;前闭壳肌痕大呈楔形;后闭壳肌痕呈不规则的卵圆形,在后侧齿下方有与壳面相应的纵肋和凹沟。左右壳均具 1 枚短而略粗后侧齿及 1 枚细弱的前侧齿,均无拟主齿。珍珠层呈白色、淡肉色或淡蓝色,并有珍珠光泽(图 20-3)。

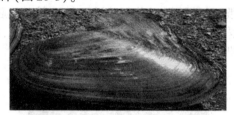

图 20-3　褶纹冠蚌 *Cristaria plicata*(Leach)

【产地】　海水珍珠主产于广东、广西、台湾等地。淡水珍珠主产于安徽、江苏、江西、浙江、黑龙江等地。

【采收加工】　海水珍珠全年可采,通常以 12 月较多,从海中捞取珍珠贝后,剖取珍珠。淡水珍珠以养殖 2 ～ 3 年为佳,秋末后采收,自动物体内剖取珍珠,洗净,干燥。

【化学成分】　碳酸钙(海水珍珠约 95.66%,淡水珍珠约 94.45%),多种氨基酸和微量元素。

【性状鉴别】　药材呈类球形、长圆形、卵圆形或棒形,直径 1.5 ～ 8mm。表面类白色、浅粉红色、浅黄绿色或浅蓝色,半透明,光滑或微有凹凸,具特有的彩色光泽。质坚硬,破碎面显层纹。无臭,无味(图 20-4)。

一般以纯净、质坚、有彩光者为佳。

【显微鉴别】

1. 磨片特征　可见粗细两种类型的同心

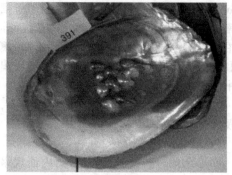

蚌壳示珍珠

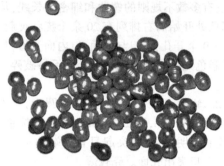

淡水珍珠

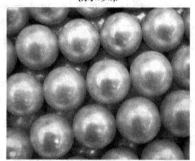

海水珍珠

图 20-4　珍珠

环状层纹,粗层纹较明显,连续成环,层间距离在 60 ～ 500μm 之间;细层纹有些部位明显,层间距不足 32μm(图 20-5)。置显微镜暗视野下观察,可见珍珠特有的彩虹光环,又称"彩光"。

2. 粉末特征　类白色。为不规则碎块,半透明,有彩光;表面显颗粒性,有的可见细密波状纹理(图 20-6)。

【理化鉴别】

1. 荧光检查　取本品横剖面置荧光灯下观察,海水珍珠显浅蓝紫色荧光,淡水珍珠显亮黄绿色荧光,通常环周部分较明亮。

2. 物理定性　将珍珠自 60cm 高处落下至玻璃板上,海水珍珠回弹高度 15 ～ 75cm;淡水

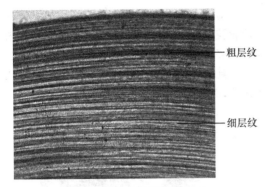

图 20-5　珍珠磨片特征

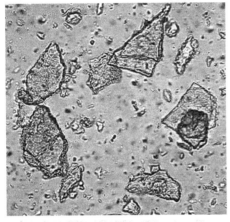

图 20-6　珍珠粉末特征

珍珠回弹高度 5～10cm。

取本品火烧,表面变黑色,有爆裂声,并可见层层剥落的银灰色小片。

【饮片】

性味功能:性寒,味甘、咸。安神定惊,明目消翳,解毒生肌,润肤祛斑。

用法用量:0.1～0.3g,多入丸散。外用适量。

【附注】

1. 天然珍珠的形成　当珍珠贝和蚌在水中生长时,在一定的刺激下,刺激点附近的外套膜上分泌珍珠质,外套膜上皮组织急剧裂殖,逐渐包围刺激原,然后形成完整的珍珠囊,以刺激中心为基点,外套膜不断分泌珍珠质,渐次一层层地包围,逐渐形成珍珠。

2. 人工养殖珍珠　分植核法和植皮法 2 种。植核法:将蚌壳的珍珠层磨成小核,用专门的器械插入蚌或珍珠贝的外套膜内,即可培养出核珍珠。植片法:即将外套膜小片植入另一蚌或珍珠贝的外套膜内,可形成无核珍珠。

牡　蛎

Concha Ostreae(拉)　　　Oyster Shell(英)

本品为软体动物门牡蛎科(Ostreidae)动物长牡蛎 *Ostrea gigas* Thunberg、大连湾牡蛎 *Ostrea talienwhanensis* Crosse 或近江牡蛎 *Ostrea rivularis* Gould 野生品的贝壳。长牡蛎主产于山东以北至东北沿海,大连湾牡蛎主产于辽宁、河北、山东等省沿海,近江牡蛎中国沿海大部分地区均产。

【化学成分】　碳酸钙80%～95%,磷酸钙,硫酸钙等。

【性状鉴别】

1. 长牡蛎　药材呈长片状,背腹缘几乎平行,长 10～50cm,高 4～15cm。右壳较小,鳞片坚厚,层状或层纹状排列,壳外面平坦或有数个凹陷,淡紫色、灰白色或黄褐色;内面瓷白色,壳顶二侧无小齿。左壳凹陷深,鳞片较右壳粗大,壳顶附着面小。质硬,断面层状,洁白。无臭,味微咸。

2. 大连湾牡蛎　药材呈类三角形,背腹缘呈"八"字形。右壳外面淡黄色,有疏松、起伏成波浪状的同心鳞片,内面白色;左壳同心鳞片坚厚,自壳顶部放射肋数个,明显,内面凹下呈盒状,铰合面小(图 20-8)。

3. 近江牡蛎　药材呈圆形、卵圆形或三角形等。右壳外面稍不平,有灰、紫、棕、黄等色,环生同心鳞片,幼体者鳞片薄而脆,多年生长后鳞片层层相叠,内面白色,边缘有的淡紫色。左壳较右壳坚硬,厚大(图 20-8)。

一般以质坚、内面光洁、色白者为佳。

本品饮片:性寒,味咸;重镇安神,潜阳补阴,软坚散结。用量 9～12g。

海　螵　蛸

Endoconcha Sepiae(拉)　　　Cuttlebone(英)

本品为软体动物门乌贼科(Sepiidae)动物无针乌贼 *Sepiella maindroni* de Rochebrune 或金乌贼 *Sepia esculenta* Hoyle 野生品的干燥骨状内壳。无针乌贼主产于浙江、江苏、广东沿海,金乌贼主产于辽宁、山东沿海。

【化学成分】　碳酸钙80%～85%,甲壳质

6%~7%,磷酸钙,氯化钠,镁盐等。

【性状鉴别】

1. 无针乌贼　药材呈扁长椭圆形,中间厚,边缘薄,长9~14cm,宽2.5~3.5cm,厚约1.3cm。背面有磁白色脊状隆起,两侧略显微红色,有不甚明显的细小疣点;腹面白色,自尾端到中部有细密波状横层纹;角质缘半透明,尾部较宽平,无骨针。体轻,质松易折断,断面粉质,显疏松层纹。气微腥,味微咸。

2. 金乌贼　药材较前者大,长13~23cm,宽约至6.5cm。背面疣点明显,略呈层状排列;腹面的细密波状横层纹占全体大部分,中间有纵向浅槽;尾部角质缘渐宽,向腹面翘起,末端有1骨针或断落。

一般以色白、洁净者为佳。

【显微鉴别】　粉末特征　类白色。多数为不规则透明薄片,有的可见细条纹。另有不规则碎块,表面有网纹或点状纹理。

本品饮片:性温,味咸、涩;收敛止血,涩精止带,制酸,止痛,收湿,敛疮。外治损伤出血、疮多脓汁。用量3~9g。

地　龙*

Pheretima(拉)　　Earthworm(英)

本品始载于《神农本草经》,列为下品,原名"白颈蚯蚓"。《本草图经》载:"须破土,盐之日干,方家谓之地龙。"

【来源】　本品为环节动物门钜蚓科(Megascolecidae)动物参环毛蚓 *Pheretima aspergillum*(E. Perier)、通俗环毛蚓 *Pheretima vulgaris*(Michaelsen)、威廉环毛蚓 *Pheretima guillelmi*(Michaelsen)或栉盲环毛蚓 *Pheretima pectinifera* Michaelsen 野生品的干燥体。前1种习称"广地龙",后3种习称"沪地龙"。

【动物形态】

1. 参环毛蚓　略呈长圆柱形,前端较尖,后端较圆。体较大,长11~38cm,直径0.5~1.2cm。体背部灰紫色,腹面稍淡。全体由100多个体节组成。每节有一环刚毛,刚毛圈稍白。第14~16节结构特殊,形成环带,无刚毛。雌性生殖孔1个,位于第14节腹面正中;雄性生殖孔1对,位于第18节腹面两侧;受精囊孔3对,分别位于6~7、7~8、8~9节间(图20-7)。

2. 通俗环毛蚓　与威廉环毛蚓相似。但其受精囊腔较深广,前后缘均隆起,外面可见腔内大小乳突各一。雄交配腔亦深广,内壁多皱纹,有平顶乳突3个,位置在腔底,1个乳突为雄孔所在处,能全部翻出,状如阴茎(图20-7)。

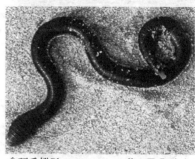
参环毛蚓*Pheretima aspergillum*(E. Perier)

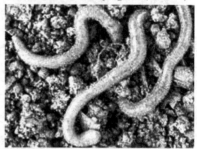
通俗环毛蚓*Pheretima vulgaris* Chen

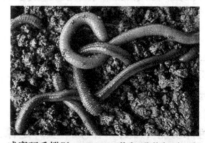
威廉环毛蚓*Pheretima guillelmi*(Michaelsen)

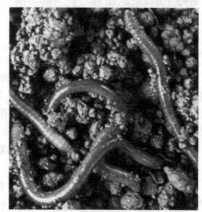
栉盲环毛蚓*Pheretima pectinifera*(Michaelsen)

图20-7　地龙原动物

3. 威廉环毛蚓　体长 9.6～15cm,直径 5～8mm。背部青黄色或灰青色,背中线深青色。身体上刚毛较细。环带占第 14～16 三节,无刚毛。雄性生殖孔在第 18 节两侧一浅交配腔内,陷入时呈纵裂缝,内壁有褶,褶皱间有刚毛 2～3 条,在腔底突起上为雄孔,突起前面通常有乳头突。受精囊孔 3 对,在第 6～7 节、第 7～8 节、第 8～9 节间,孔在一横裂中的小突起上,无受精囊腔。第 7～8 节、第 8～9 节间缺隔膜,盲肠简单。受精囊的盲管内端 2/3 在平面上,左右弯曲,为纳精囊(图 20-7)。

4. 栉盲环毛蚓　体长 10～15cm,直径 5～9mm。背面及侧面深紫色或紫红色,刚毛圈不白。环带占 3 节,无刚毛。雄性生殖孔在 1 个十字形突起的中央,常由一浅囊状皮褶盖住,内侧有 1 个或多个乳头,其排列变化很大。受精囊孔 3 对,位于第 6～7 节、第 7～8 节、第 8～9 节间,其位置接近节周的一半距离,孔在一乳头的后侧,前后两侧表皮腺肿大,孔常陷入,孔的内侧腹面在刚毛圈前或后有乳头突,排列较规则。第 8～9 节、第 9～10 节间缺隔膜,盲肠复式,其腹侧有栉状小囊。盲管较受精囊体长,内端 3/4 稍粗,或直或稍弯曲(图 20-7)。

【产地】　广地龙主产于广东、广西、福建等地,沪地龙主产于上海、河南、山东、安徽等地。

【采收加工】　广地龙春季至秋季捕捉,沪地龙夏季捕捉。捕后及时剖开腹部,除去内脏及泥沙,洗净,晒干或低温干燥。

【化学成分】　次黄嘌呤(hypoxanthine),琥珀酸,蚯蚓素(lumbritin),蚯蚓毒素(terrestro-lumbrilysin),赖氨酸(l-lysine)、亮氨酸(l-leucine)等多种氨基酸。

【性状鉴别】

1. 广地龙　药材呈长条状薄片状,弯曲,边缘略卷,长 15～20cm,宽 1～2cm。全体环节明显,背部棕褐色至紫灰色,腹部浅黄棕色;第 14～16 环节为生殖带,习称"白颈",较光亮。体前端稍尖,尾端钝圆,刚毛圈粗糙而硬,色稍浅。雄生殖孔在第 18 环节腹侧刚毛圈一小孔突上,外缘有数环绕的浅皮褶,内侧刚毛圈隆起,前面两边有横排(1～2 排)小乳突,每边 10～20 个不等。受精囊孔 2 对,位于第 7～8 节至第 8～9 环节间一椭圆形突起上,约占节周 5/11。体轻,略呈革质,不易折断。气腥,味微咸(图 20-8)。

次黄嘌呤(hypoxanthine)　　l-赖氨酸(l-lysine)　　l-亮氨酸(l-leucine)

2. 沪地龙　药材长 8～15cm,宽 0.5～1.5cm。全体有环节,背部棕褐色至黄褐色,腹部浅黄棕色;受精囊孔 3 对,在第 6～7 至第 8～9 环节间。第 14～16 环节为生殖带,较光亮。第 18 环节有 1 对雄生殖孔。通俗环毛蚓的雄交配腔能全部翻出,呈花菜状或阴茎状;威廉环毛蚓的雄交配腔孔呈纵向裂缝状;栉盲环毛蚓的雄生殖孔内侧有 1 或多个小乳突(图 20-8)。

一般以条大、肥厚、不碎者为佳。

【显微鉴别】　粉末特征　广地龙粉末:呈灰黄色。表皮碎片黄色或黄棕色,细胞界限不明显,分布有暗棕色色素颗粒,散在或聚集成条状、网状。斜纹肌纤维多弯曲或平直,直径 4～66μm,边缘不整齐,明暗相间纹理不明显。刚毛

少见,淡棕色或黄棕色,中部直径 34～63μm,先端多钝圆,有的表面可见纵裂纹,偶见皮样纹理(图 20-9)。

【理化鉴别】

1. 薄层色谱

(1) 取广地龙粉末 5g,加水 50mL,于沸水浴中加热 30min,滤过,将滤液浓缩至 5～10mL,加无水乙醇 20mL,用稀盐酸调 pH4,滤除沉淀,将滤液蒸干,用 70% 乙醇溶解,作为供试品溶液。另取次黄嘌呤对照品,加乙醇制成对照品溶液。分别吸取上述 2 种溶液点于同一硅胶 GF$_{254}$ 薄层板上,以正丁醇-乙醇-冰乙酸(5:4:1)为展开剂,展距 10cm,取出,晾干,在紫外灯(254nm)下观察。供试品色谱在与对照品色谱

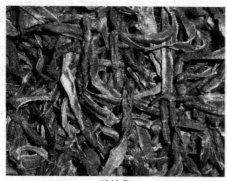

沪地龙

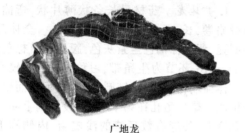

广地龙

图 20-8 地龙

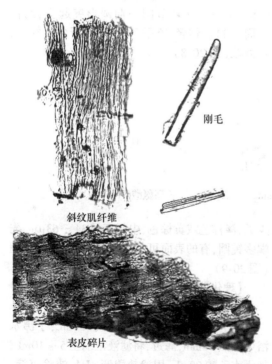

刚毛

斜纹肌纤维

表皮碎片

图 20-9 广地龙粉末特征

相应的位置上,显相同的暗紫色斑点。

(2) 取本品水溶液,用赖氨酸、亮氨酸、缬氨酸对照,用同一硅胶 G 薄层板,以正丁醇-冰乙酸-水(4:1:1)为展开剂,喷以茚三酮试液,再105℃加热至斑点显色清晰。供试品色谱在

与对照品色谱相应的位置上,显相同颜色的斑点。

(3) 取本品三氯甲烷溶液,用对照药材对照,用同一硅胶 G 薄层板,以甲苯-丙酮(9:1)为展开剂,置紫外灯(365nm)下观察。供试品色谱在与对照品色谱相应的位置上,显相同颜色的荧光斑点。

2. 纸色谱 取广地龙 10% 的水溶液,点样于25cm×3cm 新华色谱滤纸上,用正丁醇-95%乙醇-冰乙酸-水(4:1:1:2)为展开剂,于立式色谱缸中饱和2h,展开5～6h,于105℃迅速干燥,用 0.5% 茚三酮-丙酮溶液显色,105℃烘干,可见7个浅粉红色至紫色的斑点。

3. 重金属检查 取本品 1.0g,按照《中国药典》法测定,含重金属不得超过百万分之三十。

4. 水溶性浸出物的含量测定 按《中国药典》热浸法测定,不得少于16.0%。

5. 纸电泳检测 取广地龙 10% 的水溶液,湿法点样于 28cm×3cm 色谱滤纸距正极一侧3cm处,以甲酸-乙酸缓冲液(pH2)电泳 2h(电压200V),取出,迅速干燥,喷 0.5% 茚三酮-丙酮溶液,烘干,可见 5 个由浅至深的蓝紫色斑点。

【饮片】

性味功能:性寒,味咸。清热定惊,通络,平喘,利尿。

用法用量:4.5～9g。

水蛭

Hirudo(拉) Leech(英)

本品为环节动物门水蛭科(Hirudinidae)动物蚂蟥 *Whitmania pigra* Whitman、柳叶蚂蟥 *Whitmania acranulata* Whitman 或水蛭 *Hirudo nipponica* Whitman 野生品的干燥体。蚂蟥及水蛭产于全国各地,柳叶蚂蟥产于河北、安徽、江苏、福建、湖北等地。夏、秋二季捕捉,用沸水烫死,晒干或低温干燥。

【化学成分】 多种氨基酸,蛋白质,肝素(heparin),抗凝血酶(antithrombin)等。

【性状鉴别】

1. 蚂蟥 药材呈扁平纺锤形,有多数环节,长4～10cm,宽 0.5～2cm。背部稍隆起,黑棕色,有许多黑色斑点排成纵线 5 条;腹面平坦,体的两侧及腹面均呈棕黄色;断面胶质样,有光泽。气微腥。

2. 柳叶蚂蟥　药材呈长条形,体长 5 ～
12cm,宽 1 ～5mm。两端稍细,背腹面均呈黑棕
色。断面无光泽。

3. 水蛭　药材呈扁长圆柱形,体长 2 ～
5cm,宽 2 ～3mm。体多弯曲扭转,黑棕色;断面
无光泽。

一般以整齐、黑棕色、断面有光泽者为佳。

本品饮片:性平,味咸、苦,有小毒;破血,逐
瘀,通经。用量 1.5 ～3g。

全　　蝎*

Scorpio(拉)　　Scorpion(英)

本品始载于《开宝本草》,原名“蝎”。李时珍
谓:“蝎形如水黾,八足而长尾,有节色青,今捕者多
以盐泥食之,……　其毒在尾,今入药有全用者,谓之
全蝎,有用尾者,谓之蝎梢,其力尤紧。”

【来源】　本品为节肢动物门蛛形纲钳蝎科
(Buthidae)动物东亚钳蝎 *Buthus martensii* Karsch
野生品的干燥体。

【动物形态】　全体长 3.5 ～6cm,分为前体
部和后体部 2 部分。前体背部黑褐色或绿褐
色,腹面绿褐黄色,附肢及后体部呈土黄色或黄
色。前体部包括头胸部和前腹部,后体部包括
后腹部和剑尾。头胸部较短,不分节,前端有短
小的钳形螯肢 1 对,螯肢的上肢有 2 齿;背面覆
有梯形的头胸甲,表面有“八”字形的隆起线,
中部 2 脊外侧有中眼 1 对,前部两侧边缘有侧
眼;脚须 1 对,较长大,4 节,先端钳状,形如蟹
螯;腹面有步足 4 对,每步足 7 节,自基部依次
为基节、转节、腿节、膝节、胫节、前跗节、跗节,
跗节均有 2 距。前腹部 7 节,背板表面有明显
的隆起线,前 6 节 3 条,第 7 节 5 条;腹板第 1
节有 1 生殖板,由 2 个半圆形的甲片组成;第 2
节有 1 对栉状器,内缘有栉齿;第 3 ～6 节两侧
各有书肺孔 1 对。后腹部呈尾状,黄棕色,由 5
节组成,前 4 节有 10 条隆起线,第 5 节有颗粒
状棱脊 5 条。剑尾基部呈球形,黄棕色,毒腺 2
条隐约可见;端部弯针状,放大镜下可见 1 狭
长孔(图 20-10)。

【产地】　主产于河南、山东、河北、辽宁等
地。以山东省产量最大。

【采收加工】　春末至秋初捕捉,放入清水

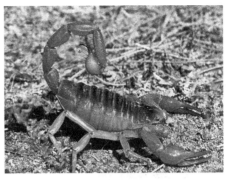

图 20-10　东亚钳蝎 *Buthus martensii* Karsch

或淡盐水中呛死,然后入沸水或沸盐水中煮至
身能挺直竖立、背面有抽沟时捞出,置通风处
阴干。

【化学成分】　牛磺酸(taurine),蝎毒素
(buthoxin),三甲胺(trimethylamine),甜菜碱
(betaine),卵磷脂(lecithin),硬脂酸,胆甾醇,氨
基酸等。

【性状鉴别】　药材头胸部与前腹部呈扁平
长椭圆形,后腹部呈尾状,皱缩弯曲,完整者体
长约 6cm。头胸部呈绿褐色,前面有 1 对短小的
螯肢及 1 对长大的钳状脚须,形如蟹螯,背面覆
有梯形背甲;腹面有足 4 对,均为 7 节,末端各具
2 爪钩。前腹部由 7 节组成,第 7 节色深,背甲
上有 5 条隆脊线。后腹部棕黄色,6 节,节上均
有纵沟,末节有锐钩状毒刺。质脆,易折断。气
微腥,味咸(图 20-11)。

一般以身平、色鲜、完整、绿褐色、体干无盐
者为佳。

【显微鉴别】　粉末特征　黄棕色。体壁
碎片棕黄色、绿黄色或绿色,外表皮表面观呈
多角形网格样纹理,表面密布小圆孔眼,直径
4μm,可见突起的圆形毛窝,直径 16 ～44μm,
毛窝中央有刚毛着生,并有少数细刚毛,刚毛
常于近基部断离或脱落;断面观内、外表皮纵
贯许多长短不一的微细孔道。横纹肌纤维较
多,无色或淡黄色,由波状的明暗带相间组成。
刚毛先端锐尖或钝圆,体部中段直径 8 ～
40μm,具纵直纹理,髓腔细窄。有脂肪油滴
(图 20-12)。

【理化鉴别】

1. 化学定性　取本品粉末 1g,加甲醇
20mL,冷浸过夜,滤过,将滤液浓缩至 5mL 左
右,作为供试品溶液。将供试品溶液分别点于 2

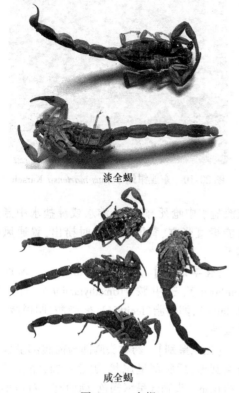

图 20-11　全蝎

淡全蝎

咸全蝎

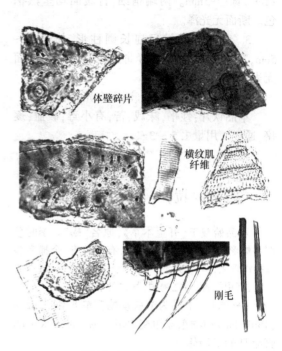

体壁碎片

横纹肌纤维

刚毛

图 20-12　全蝎粉末特征

张滤纸上,分别喷 0.5% 茚三酮-丙酮溶液及0.2% 吲哚醌溶液,置110℃烘烤,前者出现紫色斑点,后者出现蓝黑色斑点。

2. 薄层色谱　取本品甲醇溶液,用赖氨酸等对照,用同一硅胶 G 薄层板,以正丁醇-乙醇-冰乙酸-水(4∶1∶1∶2)为展开剂,晾干,以0.5% 茚三酮-丙酮溶液显色,烘烤至出现紫色斑点。

3. 红外光谱　取本品粉末(过 200 目筛),采用溴化钾压片法测其红外光谱,本品在2 925cm⁻¹和 2 854cm⁻¹有两个明显的锐峰,是—CH₃ 和—CH 的特征峰;在 1 658cm⁻¹、1 536cm⁻¹和 1 240cm⁻¹有 3 个酰胺的特征峰;在1 745cm⁻¹处有 1 个中强峰(图20-13)。

4. 醇溶性浸出物的含量测定　按《中国药典》热浸法测定,用稀乙醇作溶剂,不得少于 20.0% 。

【饮片】

性味功能:性平,味辛;有毒。息风镇痉,攻毒散结,通络止痛。

用法用量:3 ～ 6g。

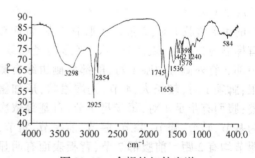

图 20-13　全蝎的红外光谱

蜈　蚣

Scolopendra(拉)　　Centipede(英)

本品为节肢动物门蜈蚣科(Scolopendridae)动物少棘巨蜈蚣 Scolopendra subspinipes mutilans L. Koch 野生品的干燥体。主产于湖北、浙江、江苏、安徽、河南、陕西等地。春、夏二季捕捉,沸水烫死,用竹片插入头尾,绷直,晒干或烘干。

【化学成分】　组胺样物质,溶血性蛋白质,酪氨酸,亮氨酸,甲酸,脂肪油,胆甾醇等。

【性状鉴别】　药材呈扁平长条形,长 9～15cm,宽 0.5～1cm,全体共 22 个环节。头部暗红色,有颚肢及触角各 1 对;躯干部第 1 背板与头板同色,其余 20 个背板为墨绿色,具光泽,并有 2 条纵沟线;腹部淡黄色,皱缩;自第 2 节起,每体节两侧有步足 1 对,黄色或红褐色,偶有黄白色,呈弯钩形,最末 1 对步足尾状(又称尾足)。质脆,断面有裂隙。气微腥,有特殊刺鼻的臭气,味辛而微咸。

一般以身干燥、条长、头红、足红棕色、身墨绿、头足完整者为佳。

【显微鉴别】　粉末特征　黄绿色或灰黄色。体壁碎片黄棕色、黄绿色、棕色或红棕色,水合氯醛透化后淡黄色或近无色。表面观外表皮表面有多角形网格样纹理,直径 5～14μm,排列整齐,其下散布细小圆孔,有的细小圆孔边缘微拱起,单个散布或 2～4 个集群,大小不一,排列不规则,横断面观外表皮棕色,有光泽,有的隐约可见纵纹理,内表皮无色,有横向条纹,内、外表皮纵贯较多长短不一的微细孔道。可见刚毛。气管壁碎片较平直或呈弧形,有棕色或深棕色的螺旋丝,螺旋丝宽 1～5μm,排列呈栅状或弧圈状,丝间有近无色或淡黄色小斑点;亦可见较细气管,有分枝,螺旋丝较细小。横纹肌纤维无色或淡棕色,多碎断,侧面观呈薄片状,明暗相间纹理隐约可见,有的较明显,纹理斜形、弧形、水波纹形或稍平直,暗带较窄,有致密的短纵纹;断面观成群或散在,呈多角形、扁平形或条形,表面较平整,脂肪油滴淡黄色,散在。

【理化鉴别】　荧光检查　取本品水浸液在紫外光灯(254nm)下观察,呈现亮绿色荧光。

本品饮片:性温,味辛,有毒;息风镇痉,攻毒散结,通络止痛。用量 3～5g。

土　鳖　虫

Eupolyphaga seu Steleophaga(拉)

Ground Beetle(英)

本品为节肢动物门昆虫纲鳖蠊科(Corydiidae)昆虫地鳖 *Eupolyphaga sinensis* Walker 或冀地鳖 *Steleophaga plancyi* (Boleny)野生品的雌虫干燥体。地鳖主产于江苏、安徽、河南、湖北、湖南、四川等地,冀地鳖主产于河北、北京、山东、浙江等地。夏、秋二季捕捉,置沸水中烫死,晒干或烘干。

【化学成分】　挥发油(主要为樟脑、正己醛等多种脂肪醛和芳香醛),蛋白质,氨基酸,糖类,β-谷甾醇,鲨肝醇,尿嘧啶和尿囊素等。

【性状鉴别】

1. 地鳖　药材呈扁平卵形,长 1.3～3cm,宽 1.2～2.4cm。背部紫褐色,具光泽,无翅,前胸背板较发达,盖住头部,腹背板 9 节,呈覆瓦状排列,腹面红棕色;头部较小,有丝状触角 1 对,常脱落;胸部有足 3 对,具细毛和刺;腹部有横环节。质松脆,易碎。气腥臭,味微咸。

2. 冀地鳖　药材呈长椭圆形,长 2.2～3.7cm,宽 1.4～2.5cm。背部黑棕色,通常在边缘带有淡黄褐色斑块及黑色小点。

一般以虫体完整、个头均匀、体肥、色紫褐、者为佳。

本品饮片:性寒,味咸,有小毒;破瘀血,续筋骨。用量 3～9g。

桑　螵　蛸

Oötheca Mantidis(拉)

Mantis Egg-case(英)

本品为节肢动物门昆虫纲螳螂科(Mantidae)昆虫大刀螂 *Tenodera sinensis* Saussure、小刀螂 *Statilia maculata* (Thunberg)或巨斧螳螂 *Hierodula patellifera* (Serville)野生品的干燥卵鞘。药材依次习称"团螵蛸"、"长螵蛸"及"黑螵蛸"。全国大部分地区均产。深秋至次春采收,除去杂质,蒸至虫卵死后,干燥。

【化学成分】　溶血磷脂酰胆碱,磷脂酰胆碱,磷脂酰乙醇胺,蛋白质,氨基酸,脂肪,糖,粗纤维等。

【性状鉴别】

1. 团螵蛸　药材略呈圆柱形或半圆形,由多层膜状薄片叠成,长 2.5～4cm,宽 2～3cm。表面浅黄褐色,上面带状隆起不明显,底面平坦或有凹沟。体轻,质松而韧;横断面可见外层为海绵状,内层为许多放射状排列的小室,室内各有一细小椭圆形卵,深棕色,有光泽。气微腥,味淡或微咸。

2. 长螵蛸　略呈长条形,一端较细,长2.5～5cm,宽1～1.5cm。表面灰黄色,上面带状隆起明显,带的两侧各有1条暗棕色浅沟及斜向纹理。质硬而脆。

3. 黑螵蛸　略呈平行四边形,长2～4cm,宽1.5～2cm。表面灰褐色,上面带状隆起明显,两侧有斜向纹理,近尾端微向上翘。质硬而韧。

本品性平,味甘、咸;益肾固精,缩尿,止浊。用量3～9g。

蝉　蜕

Periostracum Cicadae(拉)
Cicada Slough(英)

本品为节肢动物门昆虫纲蝉科(Cicadidae)昆虫黑蚱 *Cryptotympana pustulata* Fabricius 野生品的若虫羽化时脱落的皮壳。主产于山东、河北、河南、江苏等地。

【化学成分】　甲壳质,多种氨基酸等。

【性状鉴别】　药材略呈椭圆形而弯曲,全形似蝉,中空,长约3.5cm,宽约2cm。表面黄棕色,半透明,有光泽;头部有丝状触角1对,多已断落,复眼突出,额部先端突出,口吻发达,上唇宽短,下唇伸长成管状;胸部背面呈十字形裂开,裂口向内卷曲,脊背两旁具小翅2对,腹面有足3对,被黄棕色细毛,腹部钝圆,共9节。体轻,中空,易碎。无臭,味淡。

一般以体轻、完整、色亮黄者为佳。

本品饮片:性寒,味甘;散风除热,利咽,透疹,退翳,解痉。用量3～6g。

虫　白　蜡

Cera Chinensis(拉)　　Insect Wax(英)

本品为节肢动物门昆虫纲介壳虫科(Coccidae)昆虫白蜡虫 *Ericerus pela* (Chavannes) Guerin 的雄虫群栖于木犀科(Oleaceae)植物白蜡树 *Fraxinus chinensis* Roxb.、女贞 *Ligustrum lucidum* Ait. 或女贞属他种野生或栽培植物枝干上分泌的蜡,经精制而成。主产于四川、湖南、贵州、云南等地。

【化学成分】　含蜡醇(hexacosanol)、二十七醇(heptacosanol)、二十八醇(octacosanol)、三十醇(triacontanol)与二十六酸(hexacosanoic acid)、二十七酸(heptacosanoic acid)、二十八酸(octacosanoic acid)、三十酸(triacontanoic acid)所组成的酯,少量为棕榈酸、硬脂酸所组成的酯。

【性状鉴别】　本品呈块状,大小不一。白色或类白色,表面平滑或稍有皱纹,有光泽。体轻,质硬而稍脆,搓捻则粉碎;断面呈条状或颗粒状。气微,无味。

【理化鉴别】

1. 物理性质　本品不溶于水、乙醚、三氯甲烷,可溶于苯及石油醚中。

2. 物理常数　本品熔点为81～85℃,酸值应不大于1,皂化值为70～92,碘值应不大于9。

本品作为赋形剂,制丸、片的润滑剂。

斑　蝥*

Mylabris(拉)
Chinese Blistering Beetle(英)

本品始载于《神农本草经》,列为下品。李时珍谓:"斑言其色,蝥刺言其毒……俗讹为斑猫。"

【来源】　本品为节肢动物门昆虫纲芫青科(Meloidae)昆虫南方大斑蝥 *Mylabris phalerata* Pallas 或黄黑小斑蝥 *Mylabris cichorii* Linnaeus 野生品的干燥体。

【动物形态】

1. 南方大斑蝥　体长1.5～3cm,黑色,被黑绒毛。头部圆三角形,具粗密刻点,额中央有1条光滑的纵纹。复眼大,略呈肾脏形,触角1对,线状,11节,末端数节膨大呈棒状,末节基部狭于前节。前胸长稍大于阔,前端狭于后端;前胸背板密被刻点,中央具1条光滑纵纹,后缘前面中央有一凹陷,后缘稍向上翻,波曲形;小楯片长形,末端圆钝。鞘翅底色黑色,每翅基部各有2个大黄斑,个别个体斑点缩小。翅中央前后各有1条黄色波纹状横带,翅面黑色部分刻点密集,密生绒毛,黄色部分刻点及绒毛较疏,鞘翅下有1对透明的膜质翅,褐色。步足3对,有黑色长绒毛,前足和中足跗节均为5节,后足跗节为4节,跗节先端有2爪。足关节处能分泌黄色毒液,触及皮肤常刺痛,重则发泡。腹面亦具黑色长绒毛(图20-14)。

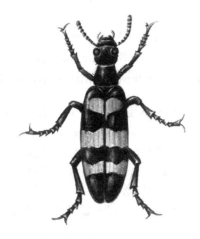

图 20-14 南方大斑蝥 *Mylabris phalerata* Pallas

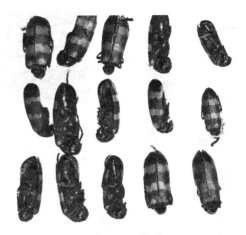

图 20-15 斑蝥

2. 黄黑小斑蝥 体型较小,长 1 ~ 2cm,触角末节基部与前节等宽,鞘翅上的横带显淡黄褐色,其上硬毛黄色。

【产地】 主产于河南、安徽、江苏、湖南、贵州、广西等地。

【采收加工】 在 5 ~ 10 月均可捕捉,以 6 ~ 8 月最盛。多在清晨露水未干,斑蝥翅湿不易起飞时捕捉,捕捉时应戴手套,以免刺激皮肤和黏膜,引起炎症。日出后可用纱兜捕捉。将捕到后的斑蝥用沸水烫死,取出晒干或烘干。

【化学成分】 斑蝥素(cantharidin),脂肪油 12%,树脂,甲酸(formic acid)。

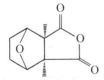

斑蝥素(cantharidin)

【性状鉴别】

1. 南方大斑蝥 药材呈长圆形,长 1.5 ~ 2.5cm,宽 5 ~ 10mm。头及口器向下垂,有较大的复眼及触角各 1 对,触角多已脱落。背部有革质鞘翅 1 对,黑色,有 3 条黄色或棕黄色的横纹。鞘翅下面有棕褐色薄膜状透明的内翅 2 片。胸腹部乌黑色,胸部有步足 3 对。有特殊的臭气(图 20-15)。

2. 黄黑小斑蝥 体型较小,长 1 ~ 1.5cm(图 20-15)。

一般以身干、个大、有黄色花斑、色鲜明、完整不碎者为佳。

【显微鉴别】

粉末特征

(1) 南方大斑蝥 棕黑色。体表刚毛极多,棕褐色,细刺状,长 50 ~ 450μm 或更长,中段直径 5 ~ 8μm。体表碎片棱角明显,棕色,表面平或具小瘤突,有的可见短小的刺和刚毛脱落后的小凹窝。板状肌纤维易见,板块状、条状或数条成束,黄白色,微透明,可见顺直纹理,有时有横向环纹。气管壁组织呈整齐条状增厚,壁白色,其下有透明膜状物衬托。翅碎块可见黄白色及黑褐色相间的斑纹,在黑褐色部分有交错排列微突起的纽扣状圆环,直径 34 ~ 54μm,表面有刚毛(图 20-16)。

(2) 黄黑小斑蝥 肌纤维大小不等,边缘不整齐,半透明,表面有细密的网状小方格或仅见密集整齐的顺纹。体表刚毛较小。

【理化鉴别】

1. 微量升华 取本品粉末 0.15g,用微量升华法得白色升华物,放置片刻,置显微镜下观察,可见柱形、棱形结晶。

2. 化学定性 取本品升华物,用石油醚洗 2 ~ 3 次,加硫酸(相对密度 1.77)2 ~ 3 滴,微热,溶解后转入试管内,再继续用小火加热至发生气泡,立即离火,滴入对二氨基苯甲醛-硫酸溶液 1 滴,溶液显樱红色或紫红色。

3. 荧光检查 取本品升华物,加硫酸(相

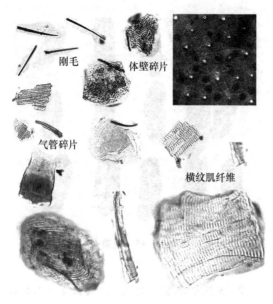

图 20-16 南方大斑蝥粉末特征

对密度 1.77)2～3 滴,微热,溶解后转入试管内,加入间苯二酚粉末少许,小火加热至沸,溶液变红色,在紫外灯(365nm)下观察,显绿色荧光。

4. 显微化学检查 将升华物滴加氢氧化钡水溶液封藏后镜检,可见斑蝥酸钡盐的针晶束。

5. 薄层色谱 取本品三氯甲烷溶液,用斑蝥素对照,用同一硅胶 G 薄层板,以三氯甲烷-丙酮(98：2)为展开剂,喷 0.1% 溴甲酚绿-乙醇溶液,加热至斑点显色清晰。供试品色谱在与对照品色谱相应的位置上,显相同颜色的斑点。

6. 斑蝥素的含量测定 气相色谱法。本品含斑蝥素($C_{10}H_{12}O_4$)不得少于 0.35% 。

【饮片】
性味功能:性热,味辛;有大毒。破血消癥,攻毒蚀疮,引赤发泡。

用法用量:0.03～0.06g,炮制后多入丸散用。外用适量,研末或浸酒醋,或制油膏涂患处,不宜大面积用。

【附注】 据临床报道,斑蝥、斑蝥素或羟基斑蝥胺治疗原发性肝癌、病毒性肝炎、鼻炎、气管炎等均有显著效果,但斑蝥素的毒性大,触之能使皮肤发红、刺痛,重则起泡,故内、外用均须慎重。近年已先后研究出减少毒性的衍生物斑蝥酸钠、羟基斑蝥胺、甲基斑蝥胺和去甲斑蝥素。临床研究结果表明,从斑蝥素到去甲斑蝥素抗肝癌作用依次增强,而泌尿系统的副作用正好相反。

僵　蚕

Bombyx Batryticatus(拉)
Larva of a Silkworm with Batrytis(英)

本品为节肢动物门昆虫纲蚕蛾科(Bombycidae)昆虫家蚕 *Bombyx mori* Linnaeus 4～5 龄的幼虫感染(或人工接种)白僵菌 *Beauveria bassiana* (Bals.) Vuillant 而致死养殖品的干燥体。主产于江苏、浙江、四川、广东等地。多于春、秋二季生产,将感染白僵菌致死的蚕晒干或烘干。

【化学成分】 蛋白质 67.44% ,脂肪 4.38% ,甾体,氨基酸,羟基促蜕皮甾酮(crustedsone)及 3-羟基犬尿素(3- hydroxykynurenine),棕榈酸,油酸,脂酯(esterase),壳质酶(chtinase)等。

【性状鉴别】 药材略呈圆柱形,多弯曲皱缩,长 2～5cm,直径 5～7mm。表面灰黄色,被有白色粉霜状的气生菌丝和分生孢子,头部较圆,足 8 对,体节明显,尾部略呈二叉分枝状。质硬而脆,易折断;断面平坦,外层白色,中间有亮棕色或亮黑色的丝腺环 4 个。气微腥,味微咸。

一般以条粗、质硬、色白、断面光亮者为佳。表面无白色粉霜、中空者不可入药。

本品饮片:性平,味咸、辛;祛风定惊,化痰散结。用量 3～9g。

蜂　蜜*

Mel(拉)　　　Honey(英)

本品始载于《神农本草经》,列为上品,原名"石蜜"。

【来源】 本品为节肢动物门昆虫纲蜜蜂科(Apidae)昆虫中华蜜蜂 *Apis cerana* Fabricius 或意大利蜂 *Apis mellifera* Linnaeus 养殖品所酿的蜜。

【动物形态】
1. 中华蜜蜂 营群居生活,蜂群由 1 个蜂王(雌蜂)、少数雄蜂和很多工蜂(生殖系统不发育的雌体)组成,工蜂酿蜜。全体被黄褐色柔软短毛,头部略呈三角形,口器发达,上唇基前方有 1 浅黄色三角形斑纹,胸部 3 节,翅 2 对,膜质透明,后翅中脉分叉;足 3 对,有采集花粉的构造;腹部圆锥形,有毒腺和螫针;腹下有蜡板 4 对,内有蜡腺,分泌蜡质。蜂王体最大,翅短小,腹部特长,生殖器发达,专营生殖产卵。雄蜂较工蜂稍大,头呈球形,足上无采储花粉的构造,无毒腺和螫针,腹无蜡板和蜡腺(图 20-17)。

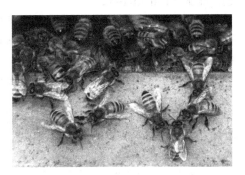

图 20-17　中华蜜蜂 *Apis cerana* Fabricius

2. 意大利蜂　较中华蜜蜂大,上唇基前方不具三角形黄斑,后翅中脉不分叉(图20-18)。

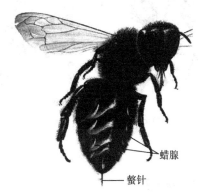

蜡腺

螫针

图 20-18　意大利蜂 *Apis mellifera* Linnaeus

【产地】　全国大部分地区均产,以江苏、浙江、福建、广东、海南、云南等地产量较大。均为养殖。

【采收加工】　春、夏、秋三季均可采。将蜂巢割下,置布袋中,将蜜挤出。或将人工蜂巢取出,置离心机中,把蜜摇出后过滤,除去杂质。

【化学成分】　葡萄糖和果糖约 70%,蔗糖,糊精,有机酸,蛋白质,挥发油,蜡,维生素(B_1、B_2、B_6、A、D、E、K),酶类(淀粉酶、转化酶、过氧化酶、脂酶等),生长刺激素,乙酰胆碱,烟酸,胡萝卜素等。

【性状鉴别】　药材为半透明、带光泽、浓稠的液体,白色至淡黄色或橘黄色至黄褐色,放久或遇冷渐有白色颗粒状结晶析出。气芳香,味极甜。

一般以水分小、有油性、稠如凝脂、用木棒挑起时蜜丝不断并流成折叠状、味甜而纯正、有蜜香、不发酸、色白者为佳。

【理化鉴别】

1. 物理常数　本品的相对密度应在 1.349 以上。

2. 物理定性　将烧红的光滑铁丝,插入蜜中即拿起,则铁丝上不得有黏附物;取供试品加水稀释,搅匀,静置,不得有浮杂物或下沉物。

3. 化学定性　取本品 1 份,加水 4 份,再缓慢加入 95% 乙醇溶液,不得出现白色絮状沉淀。

取本品 10g,加新沸过后的冷水 50mL,混匀,加酚酞指示剂 2 滴与 0.1mol/L 氢氧化钠溶液,应显粉红色,10s 内不消失。取本品 2.0g,加水 10mL,加热煮沸,放冷,加碘试液 1 滴,不得显蓝色、绿色或红褐色。

4. 5-羟甲基糠醛吸收度测定　取本品约 5.0g,精密称定,置 50mL 容量瓶中,加水约 25mL 溶解,加 15% 亚铁氰化钾溶液及 30% 乙酸锌溶液各 0.5mL,加水稀释至刻度(必要时加乙醇 1 滴消除泡沫),摇匀,用干燥滤纸过滤,弃去初滤液,精密量取续滤液各 5.0mL,分别置于甲、乙 2 个有塞子的试管中,甲管加水 5.0mL,乙管加新制的 0.2% 的亚硫酸氢钠溶液 5.0mL 作空白,混匀,在 284nm 和 336nm 的波长处测定吸收度,其吸收度差不得大于 0.34。

5. 还原糖的含量测定　根据滴定结果算出每 1mL 碱性酒石酸铜试液相当于无水葡萄糖的质量(g),即得。

本品的还原糖含量不得少于 64.0%。

6. 葡萄糖和果糖的含量测定　高效液相色谱法。本品含果糖和葡萄糖总量不得少于 60%。果糖与葡萄糖含量比值不得小于 1.0。

【饮片】

性味功能:性平,味甘。补中,润燥,止痛,解毒。

用法用量:15 ~ 30g。

海 马

Hippocampus（拉） Sea Horse（英）

本品为脊索动物门鱼纲海龙科（Syngnathidae）动物线纹海马 *Hippocampus kelloggi* Jordan et Snyder、刺海马 *Hippocampus histrix* Kaup、大海马 *Hippocampus kuda* Bleeker、三斑海马 *Hippocampus trimaculatus* Leach 或小海马（海蛆）*Hippocampus japonicus* Kaup 野生品的干燥体。主产于广东、福建及台湾等地沿海。

【化学成分】 乙酰胆碱酯酶,胆碱酯酶,蛋白酶,蛋白质,牛磺酸等多种氨基酸,溶血磷脂酰胆碱（lysophospha tidylchocine）等磷脂类成分,十四酸等脂肪酸,甾体类化合物等。线纹海马的皮肤黄色素为γ-胡萝卜素（γ-carotene）,红色素为虾青素（astaxanthin）与蝲蛄素（astacene）,黑色素为黑素（melanin）等。

【性状鉴别】

1. 线纹海马　药材呈扁长形而弯曲,体长约30cm。表面黄白色,头略似马头,有冠状突起,具管状长吻,两眼深陷;躯干部七棱形,尾部四棱形,渐细卷曲,体上有瓦楞形的节纹并具短棘,习称"马头蛇尾瓦楞身"。体轻,骨质,坚硬。气微腥,味微咸（图20-19）。

2. 刺海马　药材体长15～20cm,表面黄白色,头部及体上环节间均有细而尖的棘,刺长2～4mm,第1节的棱刺更为明显（图20-19）。

3. 大海马　药材体长20～30cm,表面黑褐色（图20-19）。

4. 三斑海马　药材体长10～18cm,体侧背部第1、4、7节的短棘基部各有1黑斑（图20-19）。

5. 小海马　药材体形小,长7～10cm,表面黑褐色,节纹及短棘均较细小（图20-19）。

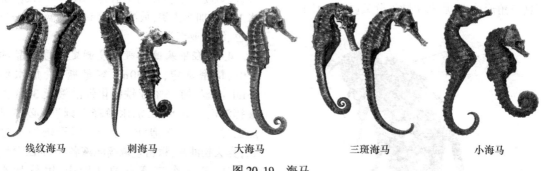

线纹海马　　刺海马　　大海马　　三斑海马　　小海马

图20-19　海马

一般均以体大、坚实、头尾齐全者为佳。

本品饮片:性温,味甘、咸;温肾壮阳,散结消肿。外治痈肿疔疮。用量3～9g。

海 龙

Syngnathus（拉） Sea Dragon（英）

本品为脊索动物门鱼纲海龙科（Syngnathidae）动物刁海龙 *Solenognathus hardwickii*（Gray）、拟海龙 *Syngnathoides biaculeatus*（Bloch）或尖海龙 *Syngnathus acus* Linnaeus 野生品的干燥体。刁海龙、拟海龙主产于广东、福建等地沿海;尖海龙产于我国各沿海地区。

【化学成分】 蛋白质,氨基酸,脂肪,甾体类化合物等。

【性状鉴别】

1. 刁海龙　药材体狭长侧扁,全长30～50cm。表面黄白色或灰褐色,头部具管状长吻,两眼圆而深陷,头部与体轴略呈钝角,躯干部宽约3cm,五棱形,尾部渐细,四棱形,尾端卷曲,背棱两侧各有1列灰黑色斑点状色带;全体被有具花纹的骨环及细横纹,各骨环内有突起粒状棘;胸鳍短宽,背鳍较长,有的不明显,无尾鳍。骨质,坚硬。气微腥,味微咸。

2. 拟海龙　药材体长平扁,躯干部略呈四棱形,全长20～22cm;表面灰黄色,头部常与体轴成一直线。

3. 尖海龙　药材体细长,呈鞭状,全长10～30cm,未去皮膜;表面黄褐色,有的腹面可见育儿囊,有尾鳍;质较脆弱,易撕裂。

一般均以体长、饱满、头尾齐全者为佳。

本品饮片:性温,味甘、咸;温肾壮阳,散结消肿。外治痈肿疔疮。用量3～9g。

蟾 酥[*]

Venenum Bufonis(拉)
Dried Venom of Toads(英)

本品始载于《药性本草》,原名"蟾蜍眉脂"。《本草衍义》始有蟾酥之名。寇宗奭谓:"眉间有白汁,谓之蟾酥。以油单纸裹眉裂之,酥出纸上,阴干用。"

【来源】 本品为脊索动物门两栖纲蟾蜍科(Bufonidae)动物中华大蟾蜍 *Bufo bufo gargarizans* Cantor 或黑眶蟾蜍 *Bufo melanostictus* Schneider 野生品耳后腺和皮肤腺的干燥分泌物。

【动物形态】

1. 中华大蟾蜍 体长一般在10cm以上,躯干粗短。皮肤极粗糙,背部密布大小不等的圆形瘰疣,仅头顶部较平滑,两侧有大而长的耳后腺。体色变化较大,在生殖季节,雄性背面多为黑绿色,体侧有浅色的斑纹,雌性背面颜色较浅,瘰疣乳黄色;腹面乳黄色,有棕色或黑色细花纹。雄性较小,内侧三指有黑色婚垫;无声囊(图20-20)。

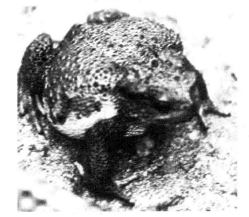

图20-20 中华大蟾蜍 *Bufo bufo gargarizans* Cantor

2. 黑眶蟾蜍 体长7～10cm;头部有黑色骨质棱或黑色线;背部一般为黄棕色,略具棕红色斑纹,腹面乳黄色,有灰色斑纹。雄性第1、第2趾基部内侧有黑色婚垫;有单咽下内声囊(图20-21)。

【产地】 主产于山东、江苏、河北、浙江等地。

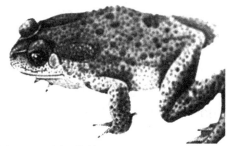

图20-21 黑眶蟾蜍 *Bufo melanostictus* Schneider

【采收加工】 夏、秋二季捕捉蟾蜍,洗净泥土,用铜或铝制盒式夹钳(或指甲套)捏取耳后腺或皮肤腺分泌液,使白色浆液流于陶瓷或玻璃器皿中(忌用铁器,以免变黑),滤去杂质,取纯浆放入圆模型中晒干,即为团蟾酥;如将鲜浆均匀涂于玻璃板上,晒干,即为片蟾酥。

【化学成分】 华蟾毒基(cinobufagin,约5%),脂蟾毒配基(resibufogenin,约3.4%),蟾毒灵(bufalin,约1.8%),羟基华蟾毒基(cinobufaginol),蟾毒配基(bufotalin),远华蟾毒基(telocinobufagin),海蟾蜍精(marinobufagin),洋地黄毒苷元(digitoxigenin),沙门苷元(sarmentogenin)等。

吲哚类生物碱:蟾酥碱(bufotenine),蟾酥甲碱(bufotenidine),去氢蟾酥碱(dehydrobufotenine),蟾酥硫碱(bufothionine),5-羟色胺(serotonin)等。此外,还含甾醇类、多糖类、有机酸、肽类、氨基酸、肾上腺素(adrenaline)和吗啡(morphine)等。

【性状鉴别】 药材呈扁圆形团块状或片状。棕褐色或红棕色。团块状者质坚,不易折断,断面棕褐色,角质状,微有光泽;片状者质脆,易碎,断面红棕色,半透明。气微腥,味初甜而后有持久的麻辣感,粉末嗅之作嚏(图20-22)。

华蟾毒基(cinobufagin)

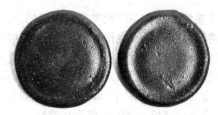

脂蟾毒配基(resibufogenin)

图 20-22　蟾酥

一般以色红棕、断面角质状、半透明、有光泽者为佳。

【显微鉴别】　粉末特征　淡棕色。甘油水制片:呈半透明不规则形碎块。水合氯醛溶液制片(加热):碎块透明并溶化。浓硫酸制片:显橙黄色或橙红色,碎块四周逐渐溶解缩小,呈透明类圆形小块,显龟裂斑纹,放置后逐渐溶解消失。

【理化鉴别】

1. 物理定性　取本品药材断面,沾水,即呈乳白色隆起。

2. 化学定性　取本品粉末0.1g,加三氯甲烷5mL,浸泡1h,滤过,滤液蒸干,残渣加乙酸酐少量使其溶解,滴加硫酸,初显蓝紫色,渐变为蓝绿色。

取本品粉末0.1g,加甲醇5mL,浸泡1h,滤过,滤液中加对二甲氨基苯甲醛固体少许,滴加硫酸数滴,即显蓝紫色。

3. 紫外光谱　取本品1%的三氯甲烷提取液,蒸干后用甲醇溶解,测定其紫外光谱,在波长300nm附近有最大吸收。

4. 薄层色谱　取本品乙醇溶液,用对照药材和脂蟾毒配基及华蟾毒基对照,用同一硅胶G薄层板,以环己烷-三氯甲烷-丙酮(4∶3∶3)为展开剂,喷以10%硫酸乙醇溶液,加热至斑点显色清晰。供试品色谱在与对照药材色谱相应的位置上,显相同颜色的斑点;与对照品色谱相应的位置上,显相同的绿色和红色斑点。

5. 华蟾毒基和脂蟾毒配基的含量测定　高效液相色谱法。本品含华蟾毒基($C_{26}H_{34}O_6$)和脂蟾毒配基($C_{24}H_{32}O_4$)的总量不得少于6.0%。

【饮片】

性味功能:性温,味辛;有毒。解毒,止痛,开窍醒神。

用法用量:0.015～0.03g,多入丸散用。外用适量。

哈　蟆　油

Oviductus Ranae(拉)
Forest Frog's Oviduct(英)

本品为脊索动物门两栖纲蛙科(Ranidae)动物中国林蛙 *Rana temporaria chensinensis* David 野生雌蛙的输卵管。主产于黑龙江、吉林、辽宁等地。于10月份捕捉雌蛙,用绳从口部穿过,悬挂风干,剥油前用热水(70℃)浸烫1～2min,立即捞出闷润过夜,次日用刀剖开腹部,轻轻取出输卵管,去尽卵子及其他内脏,通风处阴干。

【化学成分】　雌酮(estrone),17β-雌二醇(17β-estradiol),17β-羟甾醇脱氢酶(17β-hydroxy steroid dehydrogenase),胆固醇,维生素A及少量类胡萝卜素(carotinoid),氨基酸43.56% 等。

【性状鉴别】　药材呈不规则块状,弯曲而重叠,长1.5～2cm,厚1.5～5mm。表面黄白色,呈脂肪样光泽,偶有带灰白色薄膜状干皮;摸之有滑腻感。气腥,味微甜,嚼之有黏滑感。

一般以块大、肥厚、质干、色白、有光泽、无皮膜者为佳。

【理化鉴别】

1. 物理定性　取本品碎块,用温水中浸泡,体积可膨胀10～15倍。

2. 膨胀度的检查　取本品破碎成直径约3mm的碎块,于80℃干燥4h,称取0.2g,按《中国药典》法测定膨胀度,开始6h每1h振摇1次,然后静置18h,倾去水液,读取样品膨胀后的体积,计算。本品的膨胀度不得低于55。

本品饮片:性平,味甘、咸;补肾益精,养阴润肺。用量3～9g。

龟　甲

Carapax et Plastrum Testudinis(拉)
Carapae and Tortoise Plastron,
Tortoiseshell(英)

本品为脊索动物门爬行纲龟科(Testudinidae)动物乌龟 *Chinemys reevesii* (Gray)野生品的背甲及腹甲。主产于浙江、安徽、湖北、湖南等地。

【化学成分】　蛋白质 32.16%，水浸出物 12.06%，总氮量 5.70%，碳酸钙 44.28%～55.85%，氨基酸的总量达 25.9%～30.3%。

【性状鉴别】　药材背甲与腹甲由甲桥相连，背甲稍长于腹甲，与腹甲常分离。背甲呈长椭圆形拱状，长 7.5～22cm，宽 6～18cm；外表面棕褐色或黑褐色，脊棱 3 条；颈盾 1 块，前窄后宽；椎盾 5 块，第 1 椎盾长大于宽或近相等，第 2～4 椎盾宽大于长；肋盾两侧对称，各 4 块；缘盾每侧 11 块；臀盾 2 块。腹甲呈板片状，近长方椭圆形，长 6.4～21cm 长，宽 5.5～17cm；外表面淡黄棕色至棕黑色，盾片 12 块，每块有紫褐色放射状纹理，腹盾、胸盾和股盾中缝均长，喉盾、肛盾次之，肱盾中缝最短；内表面黄白色至灰白色，有的略带血迹或残肉，除净后可见骨板 9 块，呈锯齿状嵌接；前端钝圆或平截，后端具三角形缺刻，两侧残存呈翼状向斜上方弯曲的甲桥。质坚硬。气微腥，味微咸。

一般以血甲块大、完整、洁净、无腐肉者为佳。

本品饮片：性微寒，味咸、甘；滋阴潜阳，益肾强骨，养血补心。用量 9～24g。

鳖　甲

Carapax Trionycis(拉)　　Turtle Shell(英)

本品为脊索动物门爬行纲鳖科(Trionychidae)动物鳖 *Trionyx sinensis* Wiegmann 野生品的背甲。主产于湖北、安徽、江苏、河南、湖南、浙江、江西等地。

【化学成分】　骨胶原(collagen)，碳酸钙，磷酸钙，碘，维生素 D，氨基酸等。

【性状鉴别】　药材呈椭圆形或卵圆形，背面隆起，长 10～15cm，宽 9～14cm。外表面黑褐色或墨绿色，略有光泽，具细网状皱纹及灰黄色或灰白色斑点，中间有 1 条纵棱，两侧各有左右对称的横凹纹 8 条，外皮脱落后，可见锯齿状嵌接缝；内表面类白色，中部有突起的脊椎骨，颈骨向内卷曲，两侧各有肋骨 8 条，伸出边缘。质坚硬。气微腥，味淡。

一般以个大、甲厚、无残肉者为佳。

饮片：本品性微寒，味咸；滋阴潜阳，软坚散结，退热除蒸。用量 9～24g。

蛤　蚧*

Gecko(拉)　　Gecko(英)

本品始载于《开宝本草》。李时珍谓："蛤蚧因声而名。"

【来源】　本品为脊索动物门爬行纲壁虎科(Geckonidae)动物蛤蚧 *Gekko gecko* Linnaeus 野生品除去内脏的干燥体。

【动物形态】　全长 30cm 左右，体长与尾略相等。头宽大，略呈三角形，吻端圆凸，眼大而突。鼻孔近吻端，耳孔椭圆形；上唇鳞 12～14，第 1 枚入鼻孔；吻鳞宽，不达鼻孔。通身被覆细小粒鳞，其间杂以较大疣鳞，缀成纵行；腹面鳞片较大，略呈六角形。四肢指、趾膨大，成扁平状，其下方具单列皮肤褶壁，除第 1 指、趾外，均具小爪，指间及趾间仅有蹼迹。雄性有肛前窝 20 余个，尾基部较粗，肛后囊孔明显。体背为紫灰色，有砖红色及蓝灰色斑点(图20-23)。

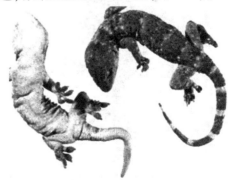

图 20-23　蛤蚧 *Gekko gecko* Linnaeus

【产地】　主产于广西，广东、云南等地也产。

【采收加工】　每年 5～9 月捕捉，捕后将其击昏，剖腹去内脏，用竹片撑开胸腹壁，用纱布擦干血液(不可水洗)，然后用两条扁竹条将四肢平行撑起,再用长于蛤蚧 1/2 的扁竹条将头尾轻轻撑直,用文火烘干,将大小相同的两只合成 1 对,用线扎好。

【化学成分】 肌肽 (carnosine),胆碱 (choline),卡尼汀 (carnitine),鸟嘌呤 (guanine),蛋白质,磷脂,脂肪酸,甘氨酸 (glycine)、脯氨酸 (proline)、谷氨酸 (glutamic acid)等。

【性状鉴别】 药材呈扁平状,头颈部及躯干部长 9 ~ 18cm,头颈部约占 1/3,腹背部宽 6 ~ 11cm,尾长 6 ~ 12cm。头略呈扁三角状,两眼多凹陷成窟窿,口内有细齿,生于颚的边缘,无异型大齿。吻部半圆形,吻鳞不切鼻孔,与鼻鳞相连,上鼻鳞左右各 1 片,上唇鳞 12 ~ 14 对,下唇鳞(包括颏鳞)21 片。腹背部呈椭圆形,腹薄。背部呈灰黑色或银灰色,有黄白色或灰绿色斑点散在或密集成不显著的斑纹,脊椎骨及两侧肋骨突起。四足均有 5 趾,5 趾除第 1 趾外均有爪;趾间仅有蹼迹,足趾底有吸盘。尾细而坚实,微现骨节,与背部颜色相同,有 6 ~ 7 个明显的银灰色环带。全身密被圆形或多角形微有光泽的细鳞,气腥,味微咸(图 20-24)。

一般以体大、尾粗而长者为佳。

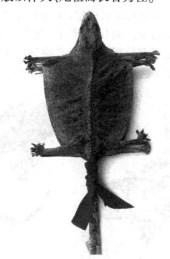

图 20-24 蛤蚧

【显微鉴别】 粉末特征 淡黄色或淡灰黄色。鳞片近无色,表面可见半圆形、类圆形隆起,略作覆瓦状排列,直径 9 ~ 32μm,分布有极细小的粒状物,有的可见圆形孔洞(鳞片基部边缘处),直径 25 ~ 45μm。皮肤碎片淡黄色或黄色,表面观细胞界限不清楚,布有棕色或棕黑色色素颗粒,常聚集成星芒状。横纹肌纤维较多,近无色或淡黄色、黄绿色、淡棕色,多碎裂;侧面观有明暗相间的细密横纹,呈平行的波峰状或微波状,有的纹理不清楚;横断面常呈三角形、类圆形、类方形。骨碎片近无色或淡黄色,呈不规则形碎块,表面有细小裂缝状或针孔状孔隙;骨陷窝呈裂缝状、长条形、类长圆形,多为同方向排列,边缘骨小管隐约可见(图 20-25)。

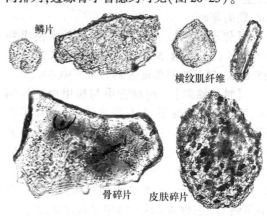

图 20-25 蛤蚧粉末特征

【理化鉴别】

1. 化学定性 取本品乙醇提取液或酸水提取液,加硅钨酸、碘化铋钾、碘化汞钾等生物碱试剂,均有沉淀反应。

2. 紫外光谱 取本品粉末 0.2g,加乙醇 20mL,放置 12h,滤过,滤液用乙醇稀释,制成每 1mL 含 1mg 药材的溶液,测定紫外吸收光谱,样品在 (321 ± 2) nm、(287 ± 2) nm、(275 ± 2) nm、(265 ± 2) nm、(244 ± 2) nm、(220 ± 1) nm 波长处有最大吸收,在 252nm 波长处有肩峰。

3. 蛋白黏度 精密称取本品粉末适量,用乙醇脱酯后,药渣精密加入生理盐水使其浓度为 10%,超声波流水提取 3h,离心 45min (3 000r/min),取上清液用黏度计测定其黏度,恒温水浴 25℃,电极选择为 4 级,每次测定均以生理盐水为参比。蛋白黏度表示为样品液流出毛细管所需时间与生理盐水流出时间之比。本品的蛋白黏度为 1.40。

4. 总磷脂的含量测定 钼蓝比色法。本品总磷脂含量一般为 1.286%。

【生物鉴别】 聚丙烯酰胺凝胶电泳检测取本品 1g,加入生理盐水 4mL,研磨成匀浆,离心 15min(4 000r/min),取上清液,加入 1/2 倍量丙酮,再离心 10min(4 000r/min),然后加入等体积的 40% 的蔗糖溶液,小心混匀,置冰箱中备用。吸取上述供试品溶液 30μL,注入已制备好的凝胶电泳槽中,加入电极缓冲液,用溴酚蓝指示剂示踪。电泳开始时,电流控制在 10～15mA,供试品进入分离胶后加大至 20～30mA,待指示剂行至末端约 1cm 时,停止电泳。取出胶板,放入 7% 乙酸溶液中固定 10min,然后放入 0.2% 考马斯亮蓝 R$_{250}$ 染色液中染色 30min。用蒸馏水冲去凝胶表面附着的染料,再放入含 20% 甲醇和 7% 乙酸的脱色液中,脱色至背景清晰为止。蛤蚧有 7 条谱带:A 区具有 1 条一级宽带;B 区具 6 条谱带,4 条一级带,2 条三级带。

【饮片】

性味功能:性平,味咸。补肺益肾,纳气定喘,助阳益精。

用法用量:3～6g,多入丸散或酒剂。

乌 梢 蛇

Zaocys(拉)　　Black-snake(英)

本品为脊索动物门爬行纲游蛇科(Colubridae)动物乌梢蛇 *Zaocys dhumnades*(Cantor)野生品除去内脏的干燥体。主产于浙江、江苏、安徽、江西、福建等地。

【化学成分】　蛋白质 22.1%,脂肪 1.7% 等。

【性状鉴别】　药材呈圆盘状,盘径 13～16cm。表面黑褐色或绿黑色,密被菱形鳞片,背鳞行数为偶数,中央 2～4 行鳞片强烈起棱,形成 2 条纵贯全体的黑线;头盘在中间,扁圆形;脊部高耸呈屋脊状,俗称“剑脊”;腹部剖开,边缘向内卷曲,内面黄白色或淡棕色,可见排列整齐的肋骨;尾部渐细而长。质坚硬。气腥,味淡。

一般以头尾齐全、皮黑肉黄、质坚实者为佳。

【显微鉴别】　组织特征　背鳞片外表面有纵直条纹,条纹间距 13.7～27.4μm,沿鳞片基部至先端方向径向排列,内含色素斑。

【理化鉴别】紫外光谱　本品的石油醚浸出液在 215.0nm、240.0nm、246.0nm 处有吸收峰;乙醇浸出液在 210.0nm 处有吸收峰。

【生物鉴别】

1. 聚丙烯酰胺凝胶电泳　方法同蕲蛇项下。本品电泳结果为一级带 3 条,二级带和三级带各 2 条,扩散带 1 条。

2. 琼脂糖凝胶电泳　胶浓度为 1%,胶中加入核酸凝胶染色剂 GelRed;供试品与对照药材 PCR 反应溶液(引物:5′ GCGAAAGCTCGAC-CTAGCGAAGGGGACCACA3′ 和 5′ CAGGCTC-CTCTAGGTTGTTATGGGGTACCG3′)的上样量分别为 8μl,DNA 分子量标记上样量为 2μl(0.5μg/μl)。电泳结束后,取凝胶片在凝胶成像仪上或紫外透射仪上检视。供试品凝胶电泳图谱中,在与对照药材凝胶电泳图谱相应的位置上,在 300～400bp 应有单一 DNA 条带。

本品饮片:性平,味甘;祛风,通络,止痉。用量 9～12g。

金钱白花蛇

Bungarus Parvus(拉)

Little Silver-banded Krait(英)

本品为脊索动物门爬行纲眼镜蛇科(Elapidae)动物银环蛇 *Bungarus multicinctus multicinctus* Blyth 野生品的幼蛇干燥体。主产于广东、广西等地。夏、秋二季捕捉,剖开蛇腹,除去内脏,擦净血迹,用乙醇浸泡处理后,盘成圆形,用竹签固定,干燥。

【化学成分】　蛋白质,脂肪,鸟嘌呤核苷(guanoside),α-环蛇毒(α-bungarotoxin),β-环蛇毒、γ-环蛇毒(为强烈的神经性毒)及神经生长因子(nerve growth factor)等。

【性状鉴别】　药材呈圆盘状,盘径 3～6cm。蛇体直径 2～4mm,头盘在中间,尾细,常纳于口内,口腔内上颌骨有毒沟牙 1 对,鼻间鳞 2 片,无颊鳞,上下唇鳞通常各为 7 片。背部黑色或灰黑色,有白色环纹 45～58 个,黑白相间,白环纹在背部宽 1～2 行鳞片,向腹面渐增宽,黑环纹宽 3～5 行鳞片,背正中明显突起 1 条脊棱,脊鳞扩大呈六角形,背鳞细密,通身 15 行,尾下鳞单行;内表面黄白色;气微腥,味微咸。

一般以身干、花纹明亮、鳞片有光泽、头尾齐全、肉黄白色、小条者为佳。

【显微鉴别】　组织特征　背鳞片外表面有众多纵直条纹,条纹间距 1.1～1.7μm,沿鳞片基部至先端方向径向排列。

【理化鉴别】 紫外光谱 本品石油醚浸出液在 220.6nm、240.0nm、246.0nm 处有吸收峰;乙醇浸出液在 207.6nm、220.4nm 处有吸收峰。

【生物鉴别】 聚丙烯酰胺凝胶电泳 方法和图谱见蕲蛇项下。本品电泳结果为:一级带 2 条,二级带 4 条,三级带 2 条。

本品饮片:性温,味甘、咸,有毒;祛风、通络,止痉。用量 3~4.5g。

蕲　蛇*

Agkistrodon(拉)
Long-noded Pit Vipet(英)

本品始载于《雷公炮炙论》,原名"白花蛇"。《本草纲目》载:白花蛇的释名为蕲蛇,李时珍谓:"花蛇,湖、蜀皆有,今惟以蕲擅名。……其蛇龙头虎口,黑质白花,胁有二十四个方胜纹,腹有念珠斑,口有四长牙,尾上有一佛指甲。"

【来源】 本品为脊索动物门爬行纲蝰科(Viperidae)动物五步蛇 Agkistrodon acutus (Günther)野生品除去内脏的干燥体。

【动物形态】 蛇体长可达 2m,体粗壮,尾较短。头大扁平,三角形,吻端尖而翘向前上方,覆以延长的吻鳞与鼻间鳞。鼻孔大,开口于两鼻鳞之间,后鼻鳞向内凹入呈弧形。体鳞 23~21~17 行,起棱;腹鳞 157~171 片;尾下鳞 40~60 对,其前端 1~10 片常不成对;肛鳞 1 片。体背面灰褐色,有灰白色菱方形斑纹;两侧有"∧"形暗褐色大斑纹 24 个,其顶端在背中线相接。腹黄白色,两侧有黑色圆斑(图 20-26)。

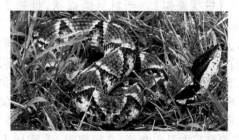

图 20-26　五步蛇 Agkistrodon acutus(Günther)

【产地】 主产于浙江、广西、江西、广东等地。

【采收加工】 夏、秋二季捕捉,剖开蛇腹,除去内脏,用竹片撑开腹部后盘成圆形,文火烘干。

【化学成分】 精胺(spermine),蛇肉碱(ophidine),δ-羟基赖氨酸(δ-oxylysine),硬脂酸(steatic acid),棕榈酸(palmitic acid),胆甾醇(cholesterin),蛋白质,脂肪,皂苷等。

【性状鉴别】 药材呈圆盘状,盘径 17~34cm,体长可达 2m。头在中间稍向上,呈三角形而扁平,吻端向上,习称"翘鼻头"。上腭有管状毒牙,中空尖锐。背部两侧各有黑褐色与浅棕色组成的"∧"形斑纹 24 个,其"∧"形的两上端在背中线上相接,习称"方胜纹",有的左右不相接,呈交错排列。腹部撑开或不撑开,灰白色,鳞片较大,有黑色类圆形的斑点,习称"连珠斑";腹内壁黄白色,脊椎骨的棘突较高,呈刀片状上突,前后椎体下突基本同形,多为弯刀状,向后倾斜,尖端明显超过椎体后隆面。尾部骤细,末端有三角形深灰色的角质鳞片 1 枚。气腥,味微咸(图 20-27)。

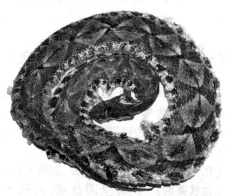

蕲蛇卷

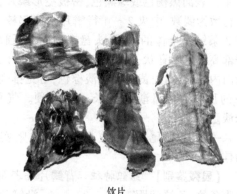

饮片

图 20-27　蕲蛇

一般以头尾齐全、条大、花纹明显、内壁洁净者为佳。

【显微鉴别】

1. 组织特征

（1）背鳞表面 呈浅黄棕色或浅棕色，密布乳头状突起，乳突类三角形、类圆形或不规则形，内含颗粒状色素。鳞片近游离端鳞脊两侧有 2 个端窝，略呈椭圆形（图 20-28）。

（2）背鳞横切面 部分真皮和表皮向外呈乳头状突出，使外表面呈波浪形，突起部的真皮含较多色素。内表面较平直，无乳头状突起（图20-28）。

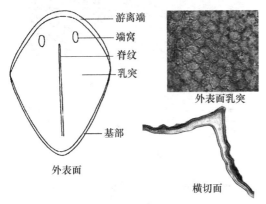

图 20-28 蕲蛇背鳞组织特征

2. 粉末特征 淡黄色或黄白色。角质鳞片近无色或淡黄色，侧面观有半圆形或乳头状突起；表面观呈类圆形或类多角形隆起，覆瓦状排列，分布有淡灰色或淡棕色细颗粒状物。表皮表面观细胞界限不清楚，密布暗棕色色素颗粒，多聚集成不规则网状或分枝状。横纹肌纤维较多，多呈薄片状，边缘较平直，有细密横纹，明暗相间；横断面圆形或类椭圆形，有小孔或裂隙。骨碎片呈不规则碎块，骨陷窝类圆形或梭形，大多同方向排列，骨小管较细，有的表面可见细密的斜向交错纹理（图 20-29）。

【理化鉴别】 醇溶性浸出物的含量测定 按《中国药典》热浸法测定，用稀乙醇作溶剂，不得少于 10.0%。

【生物鉴别】

1. 电泳 取本品粉末 1g，加入生理盐水 4mL，研磨成匀浆，离心 15min（4 000r/min），取上清液，加入 1 倍量丙酮，离心 15min（4 000r/min），加入 1/2 体积的 40% 蔗糖溶液，作为供试品溶液。同法制备易混中药溶液。分别吸取上述溶液各 20μL，分别点样于同一聚丙烯酰胺凝胶胶片

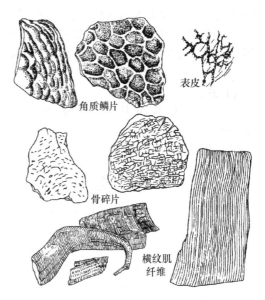

图 20-29 蕲蛇粉末特征

上，用溴酚蓝示踪。电泳（分离胶浓度为 7.5%，浓缩胶浓度为 2.5%；初始电流 10mA，稳流 15mA），取出胶片，放入 7% 乙酸溶液中固定 10min，用 0.2% 考马斯亮蓝 R_{250} 染色 30min，取出，用蒸馏水洗，再放入含 20% 甲醇和 7% 乙酸的脱色液中，脱色 30min。供试品有 7 条谱带：一级带 2 条，二级带 3 条，三级带 2 条（图 20-30）。

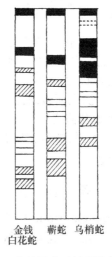

图 20-30 蕲蛇等聚丙烯酰胺凝胶电泳

2. 琼脂糖凝胶电泳 胶浓度为 1%，胶中加入核酸凝胶染色剂 GelRed；供试品与对照药材 PCR 反应溶液（引物：5' GGCAATTCACTACA-CAGCCAACATCAACT3' 和 5' CCATAGTCAGGT-GGTTAGTGATAC3'）的上样量分别为 8μl，DNA

分子量标记上样量为 2μl(0.5μg/μl)。供试品凝胶电泳图谱中,在与对照药材凝胶电泳图谱相应的位置上,在 200～300bp 应有单一 DNA 条带。

【饮片】

性味功能:性温,味甘、咸;有毒。祛风,通络,止痉。

用法用量:3～9g,研末吞服。

鸡 内 金

Endothelium Corneum Gigeriae Galli(拉)

Membrane of a Chicken Gizzard (英)

本品为脊索动物门鸟纲雉科(Phasianidae)动物家鸡 *Gallus gallus domesticus* Brisson 养殖品的干燥沙囊内壁。杀鸡后,取出鸡肫,立即剥下内壁,洗净,干燥。

【化学成分】 胃激素(ventriculin),角蛋白(keratin),微量胃蛋白酶(pepsin),淀粉酶(diastase),氨基酸,维生素 B_1 和 B_2,烟酸,维生素 C 等。

【性状鉴别】 药材呈不规则皱缩的囊片状,完整者长约 3.5cm,宽约 3cm,厚约 2mm。表面黄色、黄绿色或黄褐色,有多数明显的条棱状皱纹,呈波浪形。质脆,易碎;断面角质样,有光泽。气微腥,味微苦。

一般以色黄、完整、破碎少者为佳。

【显微鉴别】 粉末特征 沙囊内壁碎块多数呈不规则块片状,大小不等,边缘不整齐,半透明,略呈淡黄色,表面皱缩,具扭曲纹理。少数呈团块状,也具扭曲纹理。

本品饮片:性平,味甘;健胃消食,涩精止遗。用量 3～9g。

穿 山 甲

Squama Manis(拉)

Pangolin Scales(英)

本品为脊索动物门哺乳纲鲮鲤科(Manidae)动物穿山甲 *Manis pentadactyla* Linnaeus 野生品的鳞甲。主产于广西、云南、贵州、广东、湖南、浙江、福建、台湾等地。

【化学成分】 角蛋白,多种氨基酸,挥发油,水溶性生物碱,硬脂酸,胆甾醇等。

【性状鉴别】 药材呈扇面形、三角形、菱形或盾形的扁平片状或半折合状,中间较厚,边缘较薄,大小不一,长宽各为 0.7～5cm。外表面黑褐色或黄褐色,有光泽,宽端有数十条排列整齐的纵纹及数条横线纹,窄端光滑;内表面色较浅,中部有 1 条明显突起的弓形横向棱线,其下方有数条与棱线相平行的细纹。角质,半透明,坚韧而有弹性,不易折断。气微腥,味淡(图 20-31)。

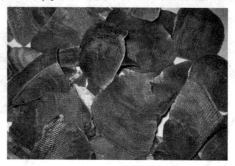

图 20-31 穿山甲

一般以甲片色棕黑或棕黄、不带皮肉者为佳。

本品饮片:性微寒,味咸;通经下乳,消肿排脓,搜风通络。用量 3～9g。

熊 胆*

Fel Ursi(拉)　　　Bear Gall(英)

本品始载于《唐本草》。《唐本草》在熊脂项下载有熊胆的性味功能。

【来源】 本品为脊索动物门哺乳纲熊科(Ursidae)动物黑熊 *Selenarctos thibetanus* Cuvier 或棕熊 *Ursus arctos* Linnaeus 野生品的干燥胆。

【动物形态】

1. 黑熊 体长 1.5～2m,体重约 200kg。身体肥大,头宽略短,吻部较短,鼻端裸出。耳朵较长,被长毛。颈部毛尤长。四肢粗壮,前后足均具五趾,前足腕垫宽大,后足蹠垫宽而厚。有爪,爪能弯曲,前爪稍长于后爪。尾短。全身被黑毛,富于光泽,鼻和吻端的毛为棕黄色,下颏白色,胸部有 1 个很明显的白色新月形或倒人字形的大白斑(图 20-32)。

2. 棕熊 体型较大,长约 2m,体重 200～300kg。头宽而圆,吻部较长,鼻宽,耳朵很大,被深棕色长毛。四肢粗壮,黑褐色,各具五趾。前足腕垫甚小,圆形,在腕部肉垫与掌部肉垫之

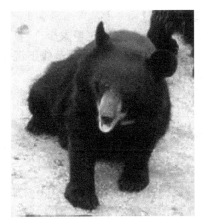

图 20-32　黑熊 *Selenarctos thibetanus* Cuvier

间及掌部肉垫间,都有咖啡色短毛相隔。后足蹠垫宽而厚,内侧中部有一小块深棕色的毛,深入蹠掌。有褐色侧扁而弯曲的爪,前爪比后爪长而有力。肩部显著隆起,尾短。全身为黑棕色,头部灰棕色或棕褐色,鼻面部的毛短呈栗棕色,下颏暗栗棕色,腹面色淡。成体胸部无白斑(图 20-33)。

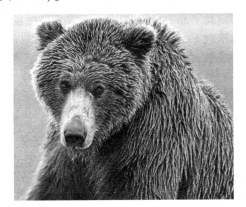

图 20-33　棕熊 *Ursus arctos* Linnaeus

【产地】　主产于云南、黑龙江、吉林等地。此外,贵州、四川、青海、西藏、新疆、甘肃、湖北、湖南、陕西、福建等地亦产。以云南所产品质最优。

【采收加工】　多于冬季捕捉。捕获后,立即剖腹取胆,割时先将胆囊口扎紧,以防胆汁流失,用沸水稍烫囊皮后,吊于通风处阴干或用夹板将胆囊夹扁,悬于通风处阴干或置石灰缸中干燥。

【化学成分】　含胆汁酸 20%～80%,其中主要为熊胆特有的熊去氧胆酸(ursodeoxycholic acid),可达 70%以上,其他还有鹅去氧胆酸(chenodeoxycholic acid)、胆酸(cholic acid)、去氧胆酸(deoxycholic acid)、猪去氧胆酸(hyodeoxycholic acid)、石胆酸(lithocholic acid)等。这些胆汁酸通常与牛磺酸(taurine)、甘氨酸(glycine)结合,以钠盐或钙盐的形式存在,如牛磺熊去氧胆酸(tauro-ursodeoxycholic acid)、牛磺鹅去氧胆酸(tauro-chenodeoxycholic acid)等。

【性状鉴别】　药材呈长扁卵形囊状,上部狭细,常有脂肪油,下部膨大,长 10～20cm,宽 5～10cm。表面灰褐色、黑褐色或棕黄色,微有皱褶,囊皮较厚,纤维性。囊内含有干燥的胆汁,习称"胆仁",呈不规则的块状、颗粒状或硬膏状,色泽深浅不一,有金黄色(习称金胆或铜胆)、黑色或墨绿色(习称铁胆或墨胆)、黄绿色(习称菜花胆);质脆、易碎或呈硬膏状。气清香,味苦回甜,有钻舌感(图 20-34)。

一般以胆仁色金黄或黄绿、半透明、质松脆、味苦回甜者为佳。

熊去氧胆酸(ursodeoxycholic acid)

鹅去氧胆酸(chenodeoxycholic acid)

【显微鉴别】　粉末特征　乙二醇制片:可见类圆形、类椭圆形或不规则形的团块,黄色、浅黄色或近无色,表面有六棱、五棱的长方形或不规则形的、大小不等的网格纹理,网格之间紧密相嵌。

甲苯制片:呈不规则的方形或片状的复合形晶状体,无色或黄色,近透明,棱角明显,晶状体表面有时可见条纹(图 20-35)。

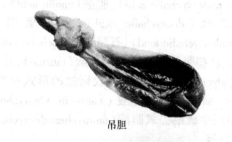

吊胆

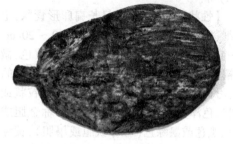

扁胆

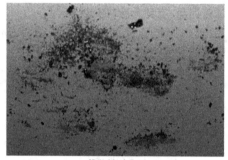

熊胆粉(金胆)

图 20-34　熊胆

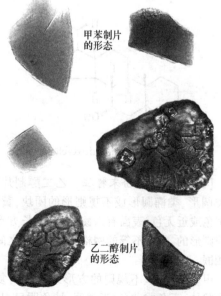

甲苯制片
的形态

乙二醇制片
的形态

图 20-35　熊胆粉末特征

【理化鉴别】

1. 物理定性　取胆仁粉末少许，投入盛水的杯中，即在水面旋转并呈现黄线下沉而不扩散。以火烧之，起泡而无腥气。

2. 荧光检查　取本品细粉在紫外光灯(365nm)下观察，显黄白色荧光。

取本品粉末 0.1g，溶于 20mL7% 冰乙酸溶液中，在紫外光灯(365nm)下观察，不应显淡蓝色乳浊荧光。

3. 化学定性　取本品粉末 0.5g，加 5% 氢氧化钾溶液溶解，煮沸，再加盐酸使成酸性，分 3 次用乙醚振摇萃取，每次 10mL，合并乙醚提取液，用水洗净，回收乙醚，得游离熊去氧胆酸及鹅去氧胆酸。将此部分溶于 12% 的 10mL 氨水溶液中，再加 10% 氢氧化钡溶液 10mL，滤取沉淀(胆酸钡盐)，加 10% 碳酸钠溶液 10mL 并加热，滤去碳酸钡沉淀，再加盐酸使成酸性，分 3 次用乙醚振摇萃取，合并乙醚提取液，蒸去乙醚，残渣加乙酸乙酯 2mL 使溶解，放置，滤取析出的熊去氧胆酸结晶(鹅去氧胆酸不析出)，干燥。取此结晶 1 小粒，加水 1mL 及蔗糖微量，再加浓硫酸 1～2 滴，即显美丽红色；如再取此结晶 1 小粒，溶于 0.5mL 三氯甲烷中，加乙酸酐 0.5mL 及浓硫酸 1 滴，初显蔷薇红色，渐变为紫色→蓝色→暗绿色。

4. 紫外光谱　取本品粉末少许，制成甲醇溶液，测定其紫外光谱。本品在 273nm±2nm 波长处有最大吸收(猪胆在 270nm±1nm、415nm±2nm 波长处有吸收，牛胆在 265nm±1nm、413nm±1nm 波长处有吸收，羊胆在 405nm±3nm 波长处有吸收)。

5. 红外光谱　将本品干燥后研成细粉，与溴化钾混合研磨制片，测定红外吸收光谱，在 3 370cm^{-1}、2 910cm^{-1}、2 850cm^{-1} 处有吸收峰，在特征区 1 650cm^{-1}、1 550cm^{-1}、1 450cm^{-1}、1 380cm^{-1} 和指纹区 1 210cm^{-1}、1 050cm^{-1} 有明显的吸收峰。

6. 物理常数测定　取上述化学定性中制取的熊去氧胆酸结晶，测定其熔点应为 202℃，旋光度 +57.07°。

7. 薄层色谱　取本品甲醇溶液，用胆酸、熊去氧胆酸、鹅去氧胆酸及去氧胆酸对照，用同一硅胶 G 薄层板，用异辛烷-乙醚-冰乙酸-正丁醇-水(10：5：5：3：1)的上层液展开 16～18cm，喷 30% 硫酸-乙醇溶液,105℃烘 10min,供试品应有与熊去氧胆酸相同的斑点。

【饮片】

性味功能:性寒,味苦。清热解毒,平肝明目。

用法用量:1~2g。

【附注】 引流熊胆粉　为人工饲养的熊经胆管手术插管,引流胆汁而得的干燥品。药材呈粉末状或不规则碎片,亦有呈颗粒者,棕黄色或绿黄色,半透明,质脆,易吸潮。显微特征与天然熊胆明显不同。

马　宝

Calculus Equi(拉)　　Horse Bezoar(英)

本品为脊索动物门哺乳纲马科(Equidae)动物马 *Equus caballus* (Linnaeus) 养殖品胃肠中的结石。主产于黑龙江、吉林、辽宁、河北、内蒙古、新疆、甘肃、云南、贵州、西藏等地。全年皆可采收,宰杀病马时注意其腹内有无硬块,多于胃肠道内发现,取出用清水洗净,晾干。

【化学成分】 磷酸镁,碳酸钙,碳酸镁等。

【性状鉴别】 药材呈球形、卵圆形或扁圆形,一般直径为 6~20cm,重 250~2 500g,亦有小如豆粒者。表面粉白色、灰白色或青黑色,有光泽,光滑或凸凹不平。质坚重如石;锯开面灰白色,有同心性层纹(习称"涡纹"),微具玻璃样光泽。气弱,味淡。

【理化鉴别】 物理定性　取本品粉末少许,置铝箔上,下面以小火加热,迅速由分散状聚集于中心,并有马尿气。

本品饮片:性凉,味甘、咸;镇惊化痰,清热解毒。用量 0.3~1.5g。

阿　胶

Colla Corii Asini(拉)

Ass-hide Glue(英)

本品为脊索动物门哺乳纲马科(Equidae)动物驴 *Equus asinus* Linnaeus 养殖品的皮,经煎煮、浓缩而成的固体胶。主产于山东、河南、江苏、浙江、河北、上海、北京、天津等地。将驴皮漂泡,去毛,切成小块,再漂泡洗净,分次水煎,滤过,合并滤液,文火浓缩(可分别加入适量的黄酒、冰糖和豆油)至稠膏状,冷凝,切块,阴干。

【化学成分】 蛋白质 98.84%,水解产生多种氨基酸(总氨基酸含量可达 41.34%)。

【性状鉴别】 药材呈整齐的长方形或方形块。黑褐色,有光泽。质硬而脆,断而光亮,碎片对光透视呈棕色半透明状。气微,味微甜。

一般以色匀、质脆、半透明、断面光亮、无腥气者为佳。

【理化鉴别】

1. 重金属与砷盐的检查　用本品总灰分的残渣测定,含重金属不得过百万分之三十。含砷量不得过百万分之三。

2. 挥发性碱性物质检查　取本品 5g,精密称定,置 100mL 量瓶中,加水使溶解并稀释至刻度,摇匀,精密量取 5mL,置凯氏烧瓶中,立刻加 1% 氧化镁混悬溶液 5mL,迅速密塞,通入水蒸气进行蒸馏,以 2% 硼酸溶液 5mL 为接收液,加甲基红-溴甲酚绿混合指示液 5 滴,从滴出第 1 滴凝结水珠时起,蒸馏 7min 停止,馏出液用半微量氮测定法测定,本品每 100g 中挥发性碱性物质的含量以氮(N)计,不得过 0.10g。

本品饮片:性平,味甘;补血滋阴,润燥,止血。用量 3~9g,烊化兑服。

麝　香*

Moschus(拉)　　Musk(英)

本品始载于《神农本草经》,列为上品。

【来源】 本品为脊索动物门哺乳纲鹿科(Cervidae)动物林麝 *Moschus berezovskii* Flerov、马麝 *Moschus sifanicus* Przewalski 或原麝 *Moschus moschiferus* Linnaeus 野生或养殖成熟雄体香囊中的干燥分泌物。

【动物形态】

1. 林麝　身长 70~80cm,高 50cm 以下。头部较小,无角,耳直立,眼圆大,吻端裸露。后肢比前肢长。雄性上犬齿特别发达,长而尖,露出唇外,向下微弯。雌性犬齿细小,不露出唇外。成熟雄麝在脐和阴茎之间有麝香腺,呈囊状,外部略隆起,香囊外面被稀疏的细短毛,皮肤外露。全身呈橄榄褐色并有橘红色泽,体后部褐黑色。成体背部一般无显著肉桂黄色或土黄色斑点。体部毛基部铅灰色,上部棕褐色,近尖端有一黄色或锈红色环(图20-36)。

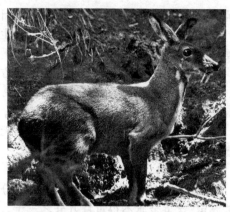

图 20-36　林麝 *Moschus berezovskii* Flerov

2. 马麝　身长 85～90cm,高 50～60cm,吻长。成体全身沙黄褐色,臀部较深,无斑点,颈背有一条浅黑色斑点,上有少数模糊黄点,颌、颈下黄白色。体部毛基部铅灰色,向上渐为淡褐色,近尖端有一橘色或黄色环,毛尖褐色(图 20-37)。

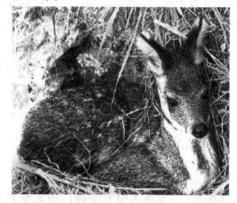

图 20-37　马麝 *Moschus sifanicus* Przewalski

3. 原麝　身长 85cm,吻显著短。全身暗褐色,成体背部有肉桂黄色斑点,多排成 6 行。下颌白色,在颈下向后至肩膊处有 2 条白带纹。体毛基部铅灰色,在尖端部分变褐色,近尖端有一白环。

【产地】　主产于四川、西藏及云南等地。陕西、甘肃、青海、新疆、内蒙古及东北等地亦产。林麝主要分布在西南、西北气候较温暖地区,多栖于海拔 2 400～3 800m 的多岩石山地的针叶林区,分布数量多,产麝香量大;马麝主要分布在青藏高原高寒地带;原麝主要分布在北方大面积的山地混交林或针叶林。四川省马尔康和都江堰市、陕西省镇平、安徽省佛子岭等地

均已进行人工饲养繁殖。

【采收加工】　野生麝多在冬季至次年春季猎取,捕获后,立即割取香囊,阴干,习称"毛壳麝香";除去囊壳,取囊中分泌物,习称"麝香仁"。

人工饲养麝可直接从活体香囊中挖取麝香仁,阴干或用干燥器密闭干燥。每年可根据麝香成熟的情况,取香 1～2 次。活体取香后,动物能继续饲养繁殖,并能再生麝香,产量高于野生。

【化学成分】　麝香酮(muscone)含量 0.9%～5%。甾体化合物:胆甾醇(cholesterel),胆甾-4 烯-3-酮(cholest-4-en-3-one),5α-雄甾烷-3,17-二酮(5α-androstane-3,17-dione)等 10 余种雄甾烷衍生物。

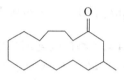

麝香酮(muscone)

【性状鉴别】

1. 毛壳麝香　药材呈扁圆形或类椭圆形的囊状体,直径 3～7cm,厚 2～4cm。开口面的皮革质,棕褐色,略平,密生白色或灰棕色短毛,从两侧围绕中心排列,中央有 1 小囊孔。另一面为棕褐色略带紫色的皮膜,微皱缩,偶显肌肉纤维,略有弹性。剖开后可见中层皮膜呈棕褐色或灰褐色,半透明状,内层皮膜呈棕色,内含颗粒状、粉末状的麝香仁。质较柔软。有特异香气(图 20-38)。

一般以饱满、皮薄、捏之有弹性、香气浓烈者为佳。

2. 麝香仁　野生品:质软,油润,疏松;其中颗粒状者习称"当门子",呈不规则圆球形或颗粒状,表面多呈紫黑色,微有麻纹,油润光亮,断面深棕色或黄棕色;粉末状者多呈棕褐色或黄棕色,并有少量脱落的内层皮膜和细毛。

饲养品:呈颗粒状、短条形或不规则团块;表面不平,紫黑色或深棕色,显油性,微有光泽,并有少量毛和脱落的内层皮膜(习称"银皮")。香气浓烈而特异,味微辣、微苦、咸(图 20-38)。

一般以当门子多、质柔润、香气浓烈者为佳。

【显微鉴别】　粉末特征　呈淡黄色或淡棕色团块,由不定形颗粒状物集成,半透明或透

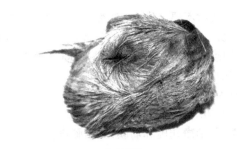

毛壳麝香

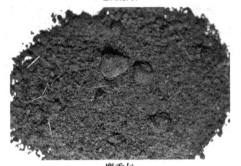

麝香仁

图 20-38　麝香

明;团块中常包埋或散在有方形、柱形、八面体或不规则的晶体;可见圆形油滴,偶尔可见毛及脱落的内层皮膜组织(图 20-39)。

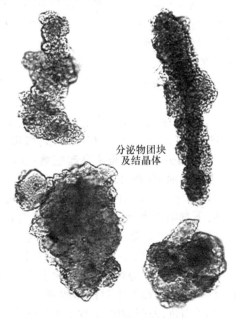

分泌物团块及结晶体

图 20-39　麝香仁粉末特征

【理化鉴别】

1. 物理定性

(1) 取毛壳麝香用特制槽针从囊孔插入,转动槽针,撮取麝香仁,立即观察,槽内的麝香仁应有逐渐膨胀高出槽面的现象,习称"冒槽"。麝香仁油润,颗粒疏松,无锐角,香气浓烈。不应有纤维等异物或异常气味。

(2) 取麝香仁少量,置掌中,加水润湿,手搓之能成团,再用手指轻揉即散,不应沾手、染指、顶指或结块。

(3) 取麝香仁少量,撒炽热坩埚中灼烧,初则迸裂,随即熔化膨胀起泡,油点似珠,香气浓烈,灰化后呈白色或灰白色残渣,无毛、肉焦臭,无火焰或火星出现。

2. 荧光检查　取麝香仁 0.1g,加 60% 乙醇 10mL,回流提取 15min,滤过,取 3mL 滤液放入小烧杯中,吊以宽 2cm、长 30cm 的滤纸条,使其一端达于杯底,浸 1h,将滤纸干燥,于紫外光灯(365nm)下观察,上部显黄色荧光,中间显蓝紫色荧光,喷 1% 氢氧化钠溶液变为黄色。

3. 麝香酮的含量测定　气相色谱法。本品含麝香酮($C_{16}H_{30}O$)不得少于 2.0%。

【饮片】

性味功能:性温、味辛。开窍醒神,活血通经,消肿止痛。

用法用量:0.03 ～ 0.1g,多入丸散。外用适量。

【附注】　人工麝香　根据天然麝香的分析研究结果,以合成麝香酮(dl-muscone)为主要原料,按规定比例与其他物质配制而成。经药理试验、理化分析、临床试用证明,人工麝香与天然麝香的性质和作用相似,但还不能完全取代麝香。本品为油状液体,消旋性,沸点 90℃。可用于小儿百日咳及声门痉挛,并对心绞痛有显著缓解作用。

鹿　茸[*]

Cornu Cervi Pantotrichum(拉)
Pilose Antler of A Yong Stag(英)

本品始载于《神农本草经》,列为中品。

【来源】　本品为脊索动物门哺乳纲鹿科(Cervidae)动物梅花鹿 *Cervus nippon* Temminck 或马鹿 *Cervus elaphus* Linnaeus 养殖的雄鹿未骨化密生茸毛的幼角。前者习称"花鹿茸",后者习称"马鹿茸"。

【动物形态】

1. 梅花鹿　为中型兽类,长约 1.5m。耳大直立,颈及四肢细长,尾短。雄鹿第 2 年开始生角,不分岔,密被黄色或白色细茸毛,以后每年早春脱换新角,增生一岔,至生四岔。雌鹿无角。冬毛厚密,呈棕灰色或棕黄色,四季均有白色斑点。夏毛薄,全身红棕色。耳内及腹面毛白色(图20-40)。

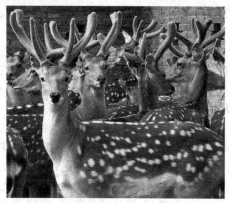

图20-40　梅花鹿 *Cervus nippon* Temminck

2. 马鹿　体形高大,身长2m以上,毛赤褐色,无白色斑点,角岔多至6个以上(图20-41)。

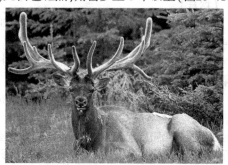

图20-41　马鹿 *Cervus elaphus* Linnaeus

【产地】　花鹿茸主产于吉林、辽宁、河北等地,现江苏、四川等地亦产,其中以吉林和辽宁产量最大。马鹿茸主产于黑龙江、吉林、内蒙古、新疆、青海、云南、四川、甘肃等地,其中东北产者称"东马鹿茸",品质较优;西北产者称"西马鹿茸",品质较次。

【采收加工】　一般分锯茸和砍茸两种方法。

1. 锯茸　一般从第3年的鹿开始锯取。二杠茸每年采收2次,第1次在清明后45～50天(头茬茸),采后50～60天采锯第2次(二茬茸);三岔茸则每年只采锯1次,约在7月下旬。锯下的花鹿茸进行排血、洗茸、钉钉扎口、煮烫和干燥等加工。马鹿茸加工方法的不同之处

是:煮烫时不要求排血,煮烫和干燥时间比花鹿茸要长。现在为保持茸的有效成分,有的地方不管鹿的品种,多加工带血茸,即将锯下的鲜茸,先用烧红的烙铁烫封锯口,使茸血不流出,再放入烘箱,烘干。

2. 砍茸　将鹿头砍下,再将茸连脑盖骨一起锯下,刮净残肉和筋膜,绷紧脑皮,进行煮烫、阴干等加工。

【化学成分】　氨基酸(总氨基酸含量达50.13%),甾体类,尿嘧啶(uracil),尿素(urea),尿嘧啶核苷(uridine),烟酸(nicotinic acid),肌酐(creatinine),次黄嘌呤(hypoxanthine),脂肪酸,精脒(spermidine),精胺(spermine),腐胺(putrescine),溶血磷脂酰胆碱(lysophosphatidyl choline LPC),硫酸软骨素A等多糖类物质,脑素(ceramide),雌酮(estrone),雌二醇(estradiol),神经鞘磷脂(sphingomyeline),神经节苷脂(ganglioside)等。

【性状鉴别】

1. 花鹿茸

(1) 锯茸　呈圆柱状分枝,有1个分枝者习称"二杠";主枝习称"大挺",长17～20cm,锯口直径4～5cm,离锯口约1cm处分出侧枝,习称"门庄",长9～15cm,直径较大挺略细。外皮红棕色或棕色,多光润,表面密生红黄色或棕黄色细茸毛,上端较密,下端较疏;分岔间有1条灰黑色筋脉,皮茸紧贴。锯口黄白色,外围无骨质,中部密布细孔。体轻。气微腥,味微咸。有2个分枝者,习称"三岔",大挺长23～33cm,直径较二杠细,略呈弓形,微扁,枝端略尖,下部多有纵棱筋及突起疙瘩;皮红黄色,茸毛较稀而粗(图20-42)。

二茬茸与头茬茸相似,但挺长而不圆或下粗上细,下部有纵棱筋。皮灰黄色,茸毛较粗糙,锯口外围多已骨化。体较重。无腥气。

(2) 砍茸　为带头骨的茸,茸形与锯茸相同,也分二杠或三岔等规格。二茸相距约7cm,脑骨前端平齐,后端有1对弧形的骨,习称"虎牙"。脑骨白色,外附脑皮,脑皮上密生绒毛(图20-42)。

2. 马鹿茸　较花鹿茸粗大,分枝较多,侧枝1个者习称"单门"、2个者习称"莲花"、3个者习称"三岔"、4个者习称"四岔"或更多(图20-42)。

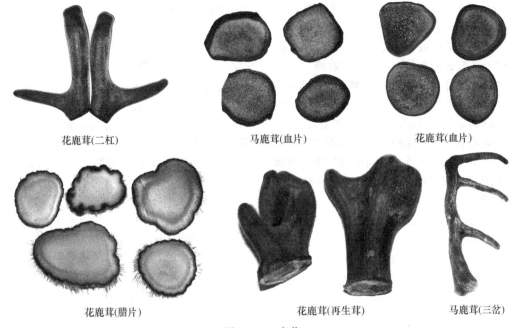

花鹿茸(二杠)　　　马鹿茸(血片)　　　花鹿茸(血片)

花鹿茸(腊片)　　　花鹿茸(再生茸)　　　马鹿茸(三岔)

图 20-42　鹿茸

（1）东马鹿茸　"单门"大挺长 25～27cm，直径约3cm，外皮灰黑色，茸毛灰褐色或灰黄色，锯口面外皮较厚，灰黑色，中部密布细孔，质嫩。"莲花"大挺长可达 33cm，下部有棱筋，锯口面蜂窝状小孔稍大。"三岔"皮色深，质较老。"四岔"茸毛粗而稀，大挺下部具棱筋及疙瘩，分枝顶端多无毛，习称"捻头"。

（2）西马鹿茸　大挺多不圆，顶端圆扁不一，长 30～100cm，分枝较长且弯曲。表面有棱，多抽缩干瘪，茸毛粗长，灰色或黑灰色；锯口色较深，骨质。气腥臭，味咸。

一般均以茸形粗壮、饱满、皮毛完整、质嫩、油润、无骨棱及骨钉者为佳。

【显微鉴别】　粉末特征　淡黄色。表皮角质层表面颗粒状，茸毛脱落后的毛窝呈圆洞状。毛茸的毛干中部直径 13～50μm，表面由扁平细胞（鳞片）呈覆瓦状排列的毛小皮包围，细胞的游离缘指向毛尖，皮质有棕色色素；髓质断续或无；毛根常与毛囊相连，基部膨大作撕裂状。骨碎片表面有纵向纹理及点状孔隙；骨陷窝呈类圆形或类棱形，边缘骨小管呈放射状沟纹；横断面可见大的圆孔洞，边缘凹凸不平。未骨化组织表面有多数不规则的块状突起物。角化梭形细胞多散在（图 20-43）。

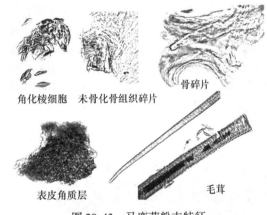

角化梭细胞　未骨化骨组织碎片　骨碎片

表皮角质层　　　　毛茸

图 20-43　马鹿茸粉末特征

【理化鉴别】

1. 化学定性　取本品粉末 0.1g，加水 4mL，置水浴中加热 15min，放冷，滤过。取滤液 1mL，加2% 茚三酮溶液 3 滴，摇匀，加热煮沸数分钟，显蓝紫色。另取滤液 1mL，加 10% 氢氧化钠溶液2 滴，摇匀，滴加 0.5% 硫酸铜溶液，显蓝紫色。

2. 薄层色谱　取本品 70% 乙醇溶液，用对照药材和甘氨酸对照，用同一硅胶 G- CMC- Na薄层板，以正丁醇-冰乙酸-水(3：1：1)为展开剂，喷以 2% 茚三酮-丙酮溶液，在 105℃烘至斑点显色清晰。供试品色谱在与对照药材和对照品色谱相应的位置上，应显相同颜色的主斑点。

3. 紫外光谱　取本品粉末 0.2g，加 40% 乙醇100mL,温浸12h,冷却,滤过,滤液作为供试品溶液。以40%乙醇作空白,用分光光度计在200～300nm波长处测定,供试品在253nm、(236±2)nm波长处有最大和最小吸收峰。

【生物鉴别】 特异PCR扩增 取马鹿茸约0.3g,用刀片刮去表面层,无菌水清洗若干次,晾干,置洁净的乳钵内,加液氮研磨至细粉末,移入10mL的离心管中,用SDS(十二烷基硫酸钠)法提取DNA,作为供试品模板。同法制备梅花鹿茸的DNA,作为对比品模板。PCR扩增反应体系总体积50.70μL,包括ddH$_2$O 38.3μL、10×buffer 5μL、MgCl$_2$ 3μL、10mmol/L dNTP 1μL、50mmol/L引物对各0.2μL(马鹿茸的特异引物对:5′GT-TATGTAAACAAGACTGTTCGCCAGAGTACTACCGGC3′, 5′TGACTGCAGAGGGTGACGGGCGGTGTGT3′)、供试品和对比品模板DNA各2μL(约30ng)、0.9U/μL Taq酶。设DNA空白对照(ck),用同样的引物和PCR条件进行扩增反应。扩增程序:预变性94℃6min;35个循环,其中94℃40s,65℃1min,72℃1min;后延伸72℃6min。取扩增产物10μL,用DNA相对分子质量标准(200～2 000bp)参照,走琼脂糖凝胶电泳(1.4%的琼脂糖凝胶,1×TAE电泳缓冲液),EB染色,置紫外光灯(365nm)下观察。马鹿茸在约350bp处有1条特征性扩增谱带(图20-44)。

花鹿茸　马鹿茸　　空白　DNA相对分子质量标准

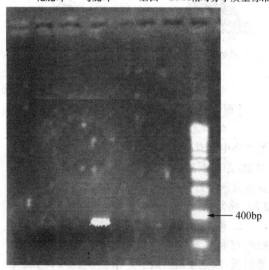

← 400bp

图20-44　特异PCR扩增结果

【饮片】

性味功能:性温,味甘、咸。壮肾阳,益精血,强筋骨,调冲任,托疮毒。

用法用量:1～2g,研末冲服。

牛　黄[*]

Calculus Bovis(拉)　　　　Cow-bezoar(英)

本品始载于《神农本草经》,列为上品。苏颂谓:"一子如鸡子黄大,重叠或揭折,轻虚气香者为佳。然人多伪之,试法但揩摩手指甲上,透甲黄者为真。"

【来源】 本品为脊索动物门哺乳纲牛科(Bovidae)动物牛 *Bos taurus domesticus* Gmelin 养殖品的干燥胆结石。习称"天然牛黄"。

【动物形态】 牛为人类所习养的大型家畜之一。体格强壮结实,各部发育匀称,头大额广、鼻阔口大。上唇上部有2个大鼻孔,其间皮肤光滑,称为鼻镜。眼及耳较大。头上有角1对,左右分开,角之长短、大小随品种而异。全身被短毛,绝大部分为黄色,无任何杂毛掺混。四肢健壮,蹄趾坚硬。雌性有乳头2对。一般健康牛,皮质柔软富有弹性。体重一般在250kg左右(图20-45)。

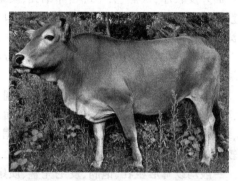

图20-45　牛 *Bos taurus domesticus* Gmelin

【产地】 主产于华北、东北、西北等地。

【采收加工】 全年均可收集。宰牛时注意检查胆囊、胆管及肝管,如有结石,立即取出,除净附着的薄膜,用灯心草或棉花等包上,外用毛边纸或纱布包好,置阴凉处,至半干时用线扎好,以防裂开,阴干。胆囊结石习称"胆黄"或"蛋黄",肝管及胆管结石习称"管黄"。

【化学成分】 胆色素72%～76%(其中胆红素及其钙盐含量为25%～70%),胆酸7%～10%(去氧胆酸1.96%～2.29%、鹅去氧胆酸等及其盐类),胆固醇类1%～5%,脂肪酸1.0%～2.1%,磷脂酰胆碱脂0.17%～0.2%,黏蛋白,肽类,多种氨基酸等。

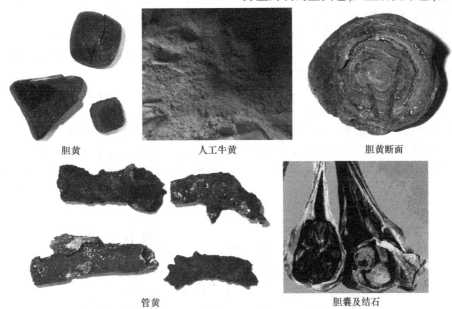

胆酸(cholic acid)

胆红素(bilirubin)

【性状鉴别】

1. 胆黄　多呈卵形、类球形、三角形或四方形,大小不一,直径 0.6～3(～4.5)cm。表面黄红色至棕黄色,有的表面挂有一层黑色光亮的薄膜,习称"乌金衣";有的粗糙,具疣状突起,有的有龟裂纹。体轻,质酥脆,易分层剥落。断面金黄色,可见细密的同心层纹,有的夹有白心。气清香,味苦而后甜,有清凉感,嚼之易碎,不粘牙(图 20-46)。

2. 管黄　呈管状,表面不平或有横曲纹,或为破碎的小片,长约3cm,直径1～1.5cm。表面红棕色或棕褐色,有裂纹及小突起。断面有较少的层纹,有的中空,色较深(图 20-46)。

一般以完整、色棕黄、质松脆、断面层纹清晰而细腻者为佳。

【显微鉴别】　粉末特征　黄色或金黄色。可见众多不规则团块,由多数黄棕色或棕红色小颗粒集成;加水合氯醛溶液,色素迅速溶解,并显鲜明的金黄色,久置后变绿色(图20-47)。

胆黄　　　　　　人工牛黄　　　　　　胆黄断面

管黄　　　　　　　　胆囊及结石

图 20-46　牛黄

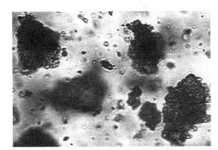

图 20-47　牛黄粉末特征

【理化鉴别】

1. 物理定性

(1)染甲法　取本品粉末少量涂抹在用水湿润的指甲,指甲立即被染成黄色,经久不褪,习称"挂甲"或"透甲"。

(2)针刺法　用烧红的针刺入本品药材中,分裂,裂片呈层状,质细密酥脆,内心有白点,气清香。

(3) 水检法 取本品少许投入清水中,可见其吸水变湿而不变形。如将其煮沸后静置,则全部溶化,水呈黄棕色,混浊,无沉淀和杂物。

2. 化学定性

(1) 取本品粉末0.1g,加60%乙酸4mL,研磨,滤过,取滤液1mL,加新配制1%糖醛(新蒸馏至近无色)溶液1mL与硫酸溶液(取硫酸50mL,加水65mL,混合)10mL,置70℃水浴中加热10min,即显蓝紫色。

(2) 取本品粉末少量,加三氯甲烷1mL,摇匀,再加硫酸与30%过氧化氢溶液各2滴,振摇,即显绿色。

(3) 取本品粉末0.1g,加盐酸1mL及三氯甲烷10mL,摇匀,三氯甲烷层显黄褐色。分出三氯甲烷层,加氢氧化钡试液5mL,振摇,即生成黄褐色沉淀。分离除去水层和沉淀,取三氯甲烷液约1mL,加乙酸酐1mL和硫酸2滴,摇匀,放置,溶液呈绿色。

3. 薄层色谱

(1) 取本品,用胆酸、去氧胆酸对照,用同一硅胶G薄层板,以异辛烷-乙酸乙酯-冰乙酸(15:7:5)为展开剂,喷以10%硫酸乙醇溶液,在105℃烘约5min,置紫外光灯(365nm)下观察。供试品色谱在与对照品色谱相应的位置上,显相同颜色的荧光斑点(图20-48)。

(2) 取本品粉末10mg,加三氯甲烷-冰乙酸(4:1)混合溶液5mL,超声处理5min,滤过,作为供试品溶液。另取胆红素对照品,加三氯甲

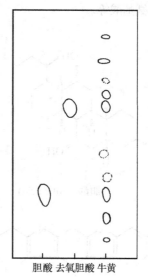

图20-48 牛黄TLC

烷-冰乙酸(4:1)混合溶液 制成每1mL含0.5mg的溶液,作为对照品溶液。吸取上述2种溶液各5μL,分别点于同一硅胶G薄层板,以环己烷-乙酸乙酯-甲醇-冰乙酸(10:3:0.1:0.1)为展开剂,展开,取出,晾干。供试品色谱在与对照品色谱相应的位置上,显相同颜色的斑点。

4. 红外光谱 取本品粉末少许,采用溴化钾压片法测其红外光谱。在745～755cm^{-1}、980～990cm^{-1}、1 240～1 250cm^{-1}、1 565～1 570cm^{-1}、1 620～1 630cm^{-1}、1 655～1 665cm^{-1}处均有明显的吸收峰。人工牛黄与天然牛黄的吸收峰有明显差别(图20-49)。

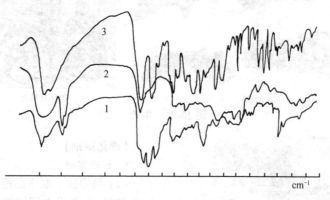

图20-49 牛黄红外光谱
1. 牛黄 2. 人工牛黄 3. 牛黄伪品

5. 紫外光谱 游离胆红素的检查:取本品粉末10mg,精密称定,置50mL容量瓶中,加三氯甲烷30mL,微温,放冷,加三氯甲烷至刻度,摇匀,滤过,用紫外-可见分光光度法在453nm

处测定吸光度,不得过 0.70。

6. 胆酸的含量测定　用薄层扫描法进行扫描测定。波长:λ_S 380nm,λ_R 650nm。测量供试品吸收度积分值与对照品吸收度积分值,计算。本品含胆酸($C_{24}H_{40}O_5$)不得少于 4.0%。

7. 胆红素的含量测定　分光光度法。本品含胆红素($C_{33}H_{36}N_4O_6$)不得少于 25.0%。

【饮片】

性味功能:性凉,味甘。清心,豁痰,开窍,凉肝,息风,解毒。

用法用量:0.15~0.35g,多入丸散用。外用适量。

【附注】

1. 吃胆牛黄　由于宰杀牛后未检查,牛黄在胆囊内时间过长,胆汁渗入黄内而成。药材多呈暗红棕色或黑色;质较硬,不松脆;断面似胶状,显黑色或墨绿色,同心性层纹不明显或隐约可见;无香气,味苦。含胆酸 10.5%、胆红素 16.7%,一般认为质量较次。

2. 人工牛黄　系自牛或猪等的胆汁中提取成分,参照天然牛黄的已知成分配制而成:胆红素 0.7%、羊胆酸 12.5%、猪胆酸 15%、胆甾醇 2%、无机盐 5%,淀粉加至 100%。药材多呈粉末状,也有不规则球状者,浅棕黄色或金黄色;质轻松;气微清香而略腥,味微甜而苦,入口无清凉感;亦能"挂甲"(图 20-66)。本品有明显的解热、抗惊厥、祛痰和抑菌作用。

3. 培植牛黄　系在牛的活体胆囊内培植的胆结石。药材呈不规则的块片或粉末,棕黄色或黄褐色;质较疏松,间有灰白色疏松状物和乌黑硬块;气微腥,味微苦而后甘,有清凉感。本品与天然牛黄碎片相似,只是断面没有同心层纹。其主要成分、药理作用和功能主治与天然牛黄相似。

羚 羊 角*

Cornu Saigae Tataricae(拉)
Antelop's Horn(英)

本品始载于《神农本草经》,列为中品。

【来源】　本品为脊索动物门哺乳纲牛科(Bovidae)动物赛加羚羊 *Saiga tatarica* Linnaeus 野生品的角。

【动物形态】　体长 1~1.4m,雄羊体重为 37~60kg,雌羊体重 29~37kg。头型较特别,耳郭短小,眼眶突出。鼻端大,鼻中间具槽,鼻孔呈明显的筒状,整个鼻子呈肿胀鼓起,故谓"高

鼻羚羊"。雄羊有角 1 对,不分枝,角自基部长出后几乎竖直向上,至生长到整个角的 1/3 高度时,两角略向外斜,接着又往上,往里靠近再又微微向外,最后两角相向略往内弯;角尖端平滑,而下半段有环棱;角呈半透明状,黄蜡色。雌兽无角,仅有短的突起。整个体色呈灰黄色,但体侧较灰白。冬季时毛色显得更淡(图 20-50)。

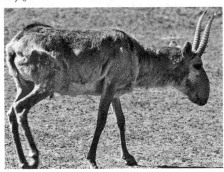

图 20-50　赛加羚羊 *Saiga tatarica* Linnaeus

【产地】　主产于俄罗斯等国。新疆北部边境地区亦产。

【采收加工】　全年均可捕捉,捕得后,将角从基部锯下。以 8~10 月捕捉锯下的角色泽最好。

【化学成分】　角蛋白(keratin),多种氨基酸,磷脂,磷酸钙,无机盐等。

【性状鉴别】　药材呈长圆锥形,略呈弓形弯曲,长 15~33cm。类白色或黄白色,基部稍呈青灰色。嫩枝对光透视有"血丝"或紫黑色斑纹,角尖多为黑棕色,光润如玉,无裂纹,老枝则有细纵裂纹。除尖端部分外,有 10~16 个隆起环脊,间距约 2cm,用手握之,四指正好嵌入凹处,习称"合把"。角的基部锯口类圆形,直径 3~4cm,内有坚硬质重的角柱,习称"骨塞",骨塞长约占全角的 1/2 或 1/3,表面有突起的纵棱与其外面角鞘内的凹沟紧密嵌合,从横断面观,其结合部呈锯齿状。除去"骨塞"后,角的下半段成空洞。全角呈半透明,对光透视,上半段中央有一条隐约可辨的细孔道直通角尖,习称"通天眼"。质坚硬。气无,味淡(图 20-51)。

一般以质嫩、色白、光润、内含红色斑纹、无裂纹者为佳。

【显微鉴别】

1. 组织特征　角中部纵切片:几乎为无色

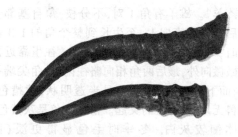
药材

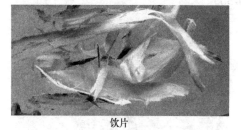
饮片

图 20-51 羚羊角

透明;髓呈长管形,内有疏松排列或阶梯状排列的类圆球形髓细胞;髓管间主要为长梭形基本角质细胞(图 20-52)。

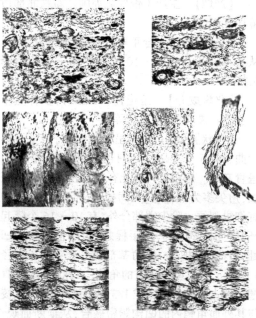
图 20-52 羚羊角粉末特征

2. 粉末特征 白色。横断面碎片可见髓腔呈双凸透镜形、椭圆形、类圆形或类三角形,长径 $10 \sim 58 \sim 80\mu m$;周围有 $3 \sim 5$ 层同心性排列的窄梭形皮层细胞,外侧为基本角质细胞,呈菱形、长方形或多角形,这两种细胞均不含或仅少含灰色色素颗粒,细胞中央常有 1 个发亮的圆粒或线状物。纵断面碎片可见髓腔呈长管形,基本角质细胞为长梭形(图 20-52)。

【理化鉴别】

1. 薄层色谱 取本品粉末适量,用石油醚、三氯甲烷各 50mL,分别加热回流提取 3 次,每次 3h,合并滤液,并浓缩至一定浓度,取少量点于硅胶 G 薄层板上,分别以苯-石油醚-甲醇(4:5:1)、苯-甲醇(9:1)为展开剂,展开,取出晾干后,用碘熏显色。石油醚提取液显 4 个斑点,三氯甲烷提取液显 3 个斑点。

2. 紫外光谱 取本品石油醚提取液测定其紫外吸收光谱,在 218.8nm、270.8nm、296.2nm、307.4nm 处有特征吸收峰(图 20-53)。

【饮片】

性味功能:性寒,味咸。平肝息风,清肝明目,散血解毒。

用法用量:$1 \sim 3g$,宜单煎 2h 以上。磨汁或研粉服,每次 $0.3 \sim 0.6g$。

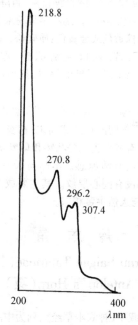
图 20-53 羚羊角紫外光谱

(张贵君 金哲雄 罗 容 李西林)

第4篇 矿物药类

矿物(mineral)是由地质作用而形成的天然单质及其化合物,除少数是自然元素以外,绝大多数是自然化合物,大部分是固体,也有的是液体,如水银(Hg)。矿物药分为:①原矿物药,自然界采集的天然药物(natural medicine),如朱砂、炉甘石、自然铜、寒水石等;②以矿物为原料的加工品,如秋石、轻粉、芒硝等;③动物或动物骨骼的化石,如石燕、龙骨、浮石等。

中医使用矿物作为药物,有着悠久的历史,公元前2世纪已能从丹砂中制炼水银;北宋年间(11世纪),中国已能从人尿中提取制造"秋石",在生产过程中采用了皂苷沉淀甾体等特异的化学反应,以及过滤、升华等一系列近代还在使用的方法。《神农本草经》中载有玉石类药物41种。《名医别录》增矿物药32种,并将"玉石"类药单独立卷,放在首位。《新修本草》增矿物药14种。《本草拾遗》增矿物药17种,在唐代矿物药种类已达104种之多。宋代《证类本草》等书中的矿物药已达139种。《本草纲目》把矿物药分别记述在土部、金石部,特别在金石部,记述比较完整,分为金、玉、石、卤4类,共161种。《本草纲目拾遗》又增载矿物药38种。矿物药的数量虽较植物、动物类药少,但从医疗价值来说,是十分重要的。如以石膏为主药的"白虎汤",用于急性传染病,如"流脑"、"乙脑"等的高热和惊厥,有显著的疗效;硫黄为中医外科的常用药物,又可内服,治疗命门火衰、阳痿、尿频及脾肾虚寒腹痛腹泻等症,如"半硫丸""来复丸"等。

第21章 矿物类中药的性质与分类

一、矿物类中药的性质

每一种固体矿物有一定的物理和化学性质,这些性质取决于它们的结晶构造和化学成分。利用这些性质的不同,可鉴别不同种类的矿物。矿物的特性如下:

1. 结晶形状 自然界的绝大部分矿物是由晶体(crystal)组成。凡是组成物质的质点呈规律排列者为晶体,反之为非晶体。经X射线研究证明,晶体外表的几何形态和绝大部分物理化学性质都和它内部质点的排列规律有关。这种排列规律表现为组成结晶物质的质点,在三维空间内以固定距离作有规律格子状排列,这种构造称为空间格子。组成空间格子的最小单位为平行六面体,称为晶胞。晶胞的形状和大小,在各个晶体中可以不同,依其单位晶胞的棱长 a,b,c 和棱间夹角 α,β,γ 所决定。一般把 a,b,c 及 α,β,γ 称为晶体常数。

根据晶体常数的特点,可将晶体归为七大晶系(表21-1)。

表21-1　各晶系晶体常数

晶　系	晶体常数	晶形举例
等轴晶系	$a=b=c$ $\alpha=\beta=\gamma=90°$	方铅矿　黄铁矿

续表

晶 系	晶体常数	晶形举例
四方晶系	$a=b\neq c$ $\alpha=\beta=\gamma=90°$	钨酸钙矿
三方晶系 六方晶系	$a=b\neq c$ $\alpha=\beta=90°$ $\gamma=120°$	六方晶系：绿柱石 三方晶系：方解石
斜方晶系	$a\neq b\neq c$ $\alpha=\beta=\gamma=90°$	重晶石
单斜晶系	$a\neq b\neq c$ $\alpha=\gamma=90°$ $\beta\neq90°$	石膏
三斜晶系	$a\neq b\neq c$ $\alpha\neq\beta\neq\gamma\neq90°$	斜长石

由于不同晶系的晶体内部质点排列不同，故它们所表现出的几何外形特征也不同。从上表可看出，除等轴晶系(isometric system)的晶体成为立方体或近于圆形外，其他 6 个晶系的晶体都是伸长成柱状、针状，或压扁成板状、片状。

矿物除了单体的形态以外，常常是以许多单体聚集而成的集合体出现，这种集合体的形态多样，如粒状、晶簇状、放射状、结核体状等。

2. 结晶习性 多数固体矿物为结晶体，其形状各不相同。其中有些为含水矿物，如相对密度小、硬度低，大半为外生成因等。水在矿物中存在的形式，直接影响到矿物的性质。按其存在形式，矿物中的水，可分为两大类：一是不加入晶格的吸附水或自由水。一是加入晶格组成的，包括以水分子(H_2O)形式存在的结晶水，如胆矾 $CuSO_4 \cdot 5H_2O$；以 H^+、OH^- 等离子形式存在的结晶水，如滑石 $Mg_3[Si_4O_{10}](OH)_2$。由于各种矿物含水的存在形式不同，矿物的失水程度也不一样，这种性质可以用来鉴别矿物类中药。

3. 透明度 矿物透光能力的大小称为透明度。按矿物磨至 $30\mu m$ 标准厚度时，比较其透明度，分为 3 类：①透明矿物，能允许绝大部分光线通过，隔着它可以清晰地透视另一物体，如无色水晶、云母等。②半透明矿物，能通过一部分光线，隔着它不能看清另一物体，如辰砂、雄黄等。③不透明矿物，光线几乎完全不能通过，即

使是在边缘部分或薄片，也不透光，如赭石、滑石等。在显微鉴定时，通常利用偏光显微镜鉴定透明矿物；利用反光偏光显微镜鉴定不透明矿物。

4. 折射率 当光波由一种介质传到另一种介质时，在两种介质的分界面上将产生反射和折射。对折射而言，第 1(入射)和第 2(折射)介质的特征，可用光波在该两介质中的传播速度之比，即相对折射率(refractive index)来表征。故折射率是鉴定透明矿物的常数之一。

利用偏光显微镜的不同偏光组合(单偏光、正交偏光、正交偏光加聚光)及附件(检板等)，观察和测定上述折射率和晶体对称性所表现的光学特征和常数，可用来鉴定和研究晶质(crystalline)矿物药。

透明矿物药按照光学性质，分为均质(isotropic)矿物药和非均质矿物药。均质矿物药的光学性质各方面相同，当光波射入其中，发生单折射，其折射率(N)值只有 1 个；在正交偏光镜下全消失，即旋转物台 360° 始终是黑暗现象；在锥光镜下不发生干涉图，只能在单偏光进行鉴定。非均质矿物药的光学性质随方向而异，当光波射入其中，除特殊方向外，都发生双折射现象；在正交偏光镜下可看到干涉，旋转物台有四明四暗现象；锥光镜下可看到干涉图。光波沿非均质矿物的某些特殊方向传播时，不发生双折射，这种不发生双折射的特殊方向，称

为光轴。一轴晶(uniaxial crystal)矿物药有大、小 2 个主折射率,分别以符号 Ne、No 表示;二轴晶(biaxial crystal)矿物药有大、中、小 3 个折射率,分别以 Ng、Nm、Np 符号表示。

5. 颜色 矿物的颜色,是矿物对光线中不同波长的光波均匀吸收或选择吸收所表现的性质。条痕(streak):矿物在白色毛瓷板上划过后所留下的粉末痕迹,粉末的颜色称为条痕色。条痕色比矿物表面的颜色更为固定,因而具有鉴定意义。有的粉末颜色与矿物本身颜色相同,例如朱砂;也有是不同色的,如中药自然铜本身为铜黄色而其条痕色则为黑色。大多数透明或浅色半透明矿物,条痕色都很浅,甚至为白色;而不透明或深色半透明矿物的条痕色则具有各种深色或彩色。描述矿物的颜色时,要把主要的、基本的颜色放在后面,次要的颜色作为形容词放在前面。

6. 光泽 光泽(luster)是矿物表面对于投射光线的反射能力的强弱,即光泽的强度。矿物单体的光滑平面的光泽由强至弱分为:金属光泽(如自然铜等)、半金属光泽(如磁石等),金刚光泽(如朱砂等)、玻璃光泽(如硼砂等)。如果矿物的断口(fracture)或集合体表面不平滑,并有细微的裂缝、小孔等,使一部分反射光发生散射或相互干扰,则可形成一些特殊的光泽。主要有油脂光泽(如硫黄等)、绢丝光泽(如石膏等)、珍珠光泽(如云母等)、土状光泽(如软滑石,即高岭石)等。

7. 相对密度 相对密度(relative density)是指矿物与4℃时同体积水的质量比,是鉴定矿物重要的物理常数。

8. 硬度 硬度系指矿物抵抗外来机械作用(如刻划、压力、研磨)的能力。不同矿物有不同的硬度。一般采用莫氏硬度计来确定矿物的相对硬度。它是以一种矿物与另一种矿物相互刻划,比较矿物硬度相对高低的方法,莫氏硬度计(Moh's hardness)是由 10 种不同的矿物组成,按其硬度由小到大分为 10 级,前面的矿物可以被后面的矿物刻划,但它们之间的等级是极不均衡的,不是成倍数和成比例的关系。这 10 个矿物的硬度级数和以压入法测得这 10 个矿物的绝对硬度(kg/mm^2)(表 21-2)。

表 21-2 10 种常见矿物的硬度

矿物	滑石	石膏	方解石	萤石(氟石)	磷灰石	正长石	石英	黄玉	刚玉	金刚石
硬度/级	1	2	3	4	5	6	7	8	9	10
绝对硬度/(kg/mm^2)	2.4	36	109	189	536	759	1 120	1 427	2 060	10 060

鉴定硬度时,可取样品矿石(ore)和上述标准矿石互相刻划。例如,样品与滑石相互刻划时,滑石受损而样品不受损,与石膏相互刻划时,双方均受损,与方解石刻划时,方解石不受损而样品受损,即可确定其样品硬度为 2 级。在实际工作中经常是用四级法来代替莫氏硬度计的十级。指甲(相当于 2.5)、铜钥匙(3 左右)、小刀(约 5.5)、石英或钢锉(为 7),用它们与矿物互相刻画,粗略求得矿物的硬度。硬度 6~7 的矿物药可以在玻璃上留下划痕,如磁石、自然铜等。

精密测定矿物的硬度,可用测硬仪和显微硬度计等。测定硬度时,必须在矿物单体和新解理面上试验。

9. 解理 矿物受力后沿一定结晶方向裂开成光滑平面的性能称为解理,所裂成的平面称为解理面。解理是结晶物质特有的性质,其形成和晶体构造的类型有关,所以是矿物的主要鉴定特征。如云母可极完全解理,方解石可完全解理,而石英实际上没有解理。

10. 断口 矿物受力后不是沿一定结晶方向断裂,断裂面是不规则和不平整的,这种断裂面称为断口。非晶质矿物也可产生断口。断口面的形态有下列几种:平坦状断口,断口粗糙但还平坦,如软滑石(高岭石);贝壳状断口,呈椭圆形曲面的形态,曲面常有不规则的同心条纹,表面形状颇似贝壳,如胆矾;参差状断口,粗糙不平,如青礞石等;锯齿状断口,断口状似锯齿,如铜等。

解理的发育程度与断口的发育程度互为消长关系,有完全解理的矿物在解理方向常不出现断口,有不完全解理或无解理的矿物碎块上常见到断口。

11. 延展性和脆性　当矿物受到外力拉引时,能发生形变而变成细丝或在受外力锤击时能形成薄片的性质称为延展性。金属矿物均有延展性,如金丝、金箔。当矿物受到锤击时,其边缘不呈扁平状,而破碎呈粉末状的性质,称为脆性,非金属矿物药大多有这种性质。

12. 弹性和挠性　弹性是指片状矿物药受到外力能弯曲而不断裂,外力解除后,又恢复原状的性质,如云母片;如外力解除后,不能恢复原状的性质称挠性,如金精石。

13. 磁性　指矿物可以被磁铁或电磁铁吸引或其本身能够吸引物体的性质。有极少数矿物具有显著的磁性。如磁铁矿等。矿物的磁性与其化学成分中含有磁性元素 Fe、Co、Ni、Mn、Cr 等有关。

14. 气味　有些矿物有特殊的气味,尤其是矿物受锤击、加热或湿润时较为明显,如雄黄灼烧有蒜臭;胆矾有涩味;大青盐有咸味等。有些矿物的气味可借助理化方法加以鉴别。

少数矿物药有吸水分的能力,它可以黏吸舌头,称吸湿性。如龙骨、龙齿、软滑石(高岭石)等。

二、矿物类中药的分类

矿物类中药的分类是以矿物中所含主要的或含量最多的某种化合物为依据进行分类。

矿物学上的分类,通常是根据其阴离子的种类进行分类,如硫化物类的雄黄、朱砂;氧化物类的磁石、赭石;卤化物类的轻粉;碳酸盐类的炉甘石;硫酸盐类的石膏、芒硝等。

从药学观点来看,是以阳离子为依据进行分类。如汞化合物类的朱砂、轻粉、红粉等;铁化合物类的自然铜、赭石、磁石等;铅化合物类的密陀僧、铅丹等;铜化合物类的胆矾、铜绿等;铝化合物类的白矾、赤石脂等;砷化合物类的雄黄、雌黄、信石等;矽化合物类的白石英、浮石、青礞石等;镁化合物类的滑石等;钙化合物类的石膏、寒水石、龙骨等;钠化合物类的芒硝、硼砂、大青盐等及其他类的炉甘石、硫黄、硝石等。

第22章 矿物类中药的鉴定

第1节 概 述

对矿物类中药的鉴定,历代本草均有记载,其鉴定方法以宋代为多。根据矿物的性质,多采用性状鉴别、理化鉴别和显微鉴别等方法。

一、性状鉴别

外形特征明显的中药,首先应根据矿物的一般性质进行鉴定,注意其外形、颜色、硬度、相对密度、光泽(luster)、解理(cleavage)、断口、条痕(streak)、质地,还应注意其有无磁性及气味等。粉末状的药材,应仔细观察样品的颜色、质地、气味,有时还需要核对标本。

二、显微鉴别

矿物的显微鉴别适用于矿物的磨片、细粒集合体及其粉末。透明矿物使用透射偏光显微镜(简称偏光显微镜),不透明矿物使用反射偏光显微镜鉴定,主要观察其形态、透明度、颜色、光性的正负、折射率和其他必要的物理常数。折射率常用来鉴定透明矿物。这两种显微镜都要求矿物磨片后才能观察。

1. 矿物磨片的制法 偏光显微镜下鉴定矿物药,是利用薄片和碎屑来进行的。用碎屑时将药材的细小颗粒置于载玻片上,并且在载玻片与盖玻片之间滴入水或浸油,即可观察有关光学性质。若利用薄片进行鉴定,就需要专门磨制薄片。

薄片是将标本用切片机切下一小块(大小一般为 20mm×20 mm;药材薄片多根据具体情况尽量加大),先把一面磨平,用加拿大树胶把这一平面粘在载玻片(大小为 25mm×42mm 或更大,厚为 0.1～0.2mm)上;再磨另一面,磨到厚约 30μm 为止。用加拿大树胶把盖玻片(大小为 15mm×15mm～20mm×20mm 或更大,厚为 0.1～0.2mm)粘在它的表面。因此,薄片是由很薄的矿物药切片、载玻片与盖玻片组成的。

矿物切片的顶部和底部都涂有加拿大树胶。

应当注意,由于磨制薄片用的是金刚砂,无论这种金刚砂多细,薄片表面总会被磨出许多沟痕,而不是绝对平滑的表面。有的样品,在磨制薄片时,须进行一些特殊处理。例如,松散(土状、多孔状等)的样品,须先将样品浸在加拿大树胶中煮过,加以粘结,然后切磨制成薄片。对于那些溶于水的样品(如大青盐),在研磨时不能用水,制片的全部过程中,可用机油或松节油代替水。

2. 单偏光镜下观测的特征 在单偏光镜下,观测的是矿物的某些外表特征,如形态、解理、颜色、多色性、贝克线(Becke line)、突起、糙面等。

(1) 多色性 一轴晶具有对应于 Ne 和 No 振动方向的 2 种颜色,二轴晶具有对应于 Ng、Nm 和 Np 振动方向的 3 种颜色,这种性质称为多色性。

(2) 贝克线 在矿物药与树胶接界处,将光圈缩小,视阈照明变暗,此时在矿物药边缘附近,可见到一条明亮的细线,升降镜筒,亮线发生移动,这条较亮的细线,称为贝克线。

(3) 突起和糙面 矿物药的突起决定于矿物药折射率与树胶折射率(标准树胶折射率为 1.54)之差,差数愈大突起愈高。如矿物药的折射率大于树胶折射率为正突起,反之为负突起。决定突起正负,可利用贝克线。提升镜筒,贝克线向矿物药移动,表明矿物药折射率大于树胶;如贝克线向树胶移动,则矿物药折射率小于树胶。糙面是矿物药表面对人视觉产生的一种现象,有些矿物药表面看起来很平滑,有的好像很粗糙,凹凸不平;一般突起愈高,糙面也越显著。在集合体中,矿物药与矿物药的折射率可相互比较。

3. 正交偏光镜下观测的特征 同时用振动方向互相垂直的 2 个偏光镜,可观测到消光(视阈内矿物呈现黑暗)及消光位、干涉色、色级及双晶特征等。

（1）消光位　非均质（anisotropic）矿物药薄片在正交偏光镜下呈现黑暗现象，称为消光现象；如旋转物台360℃，视野内出现4次黑暗，即有4次消光现象。矿片在消光时所处的位置，称为消光位。

（2）干涉色　当自然光透射在正交偏光镜间非均质矿物药切面所呈现的颜色，称干涉色。干涉色不是矿物药原有的颜色，而是由于自然光通过矿物薄片时产生的双折射，2个偏正光波之间发生一定光程差，通过上偏光镜时，两光波在同一平面内振动而互相干涉所致。当矿物是两振动方向与上下偏光镜的振动方向成45°时，干涉色亮度最强。干涉色的高低，决定于薄片切取的方位。在矿物药集合体中，同一矿物药往往有许多个切面，因此有各式各样干涉色，此时必须寻找该矿物药的最高干涉色。一轴晶矿物药平行光轴面（optical axial plane）的切面（包含1个光轴的面称为光轴面）干涉色最高；二轴晶矿物药平行光轴面的切面（包含2个光轴的面称为光轴面）干涉色最高。切面要在锥光镜下检查确定。

干涉色级别的确定：常用边缘色带法，此方法比较简单。观察矿物药边缘有几条红色的色带，红带数目加一，就是该颗粒的干涉色级别。例如，矿物药呈现翠绿色干涉色，边缘有2条红色色带，则此绿色为三级绿色。

4. 锥光镜下观测的特征　锥光镜是指在正交偏光镜的基础上，推入勃氏镜（在目镜下），转换高倍镜（40×，45×），并将载物台下的聚光镜提到最高位置的装置。光通过聚光镜后，呈圆锥形射向矿片，通过矿片时，产生光程差及在上偏光干涉结果，形成一种特殊的图形，称为干涉图。利用干涉图可以测定矿物药的轴性和光性符号，如一轴晶光正负的测定（图22-1）。

垂直光轴（optical axis，OA）切片的干涉图与光性正负的测定：于正交偏光镜间选择一块干涉已为黑色或接近黑色的切面，改用锥光镜，即可看到垂直光轴干涉图，其干涉图呈现黑十字状的消光影。黑十字把视阈分成1、2、3、4四个象限（图22-1）；当矿片的双折射率较强时，同时还出现同心圆状的等色圈（图22-1）。如果干涉图不出现等色圈，可用石膏试板测定正负。自2、4象限插入石膏试板，如试板长边为快光，2、4象限由灰变成黄，1、3象限由灰变成蓝，为

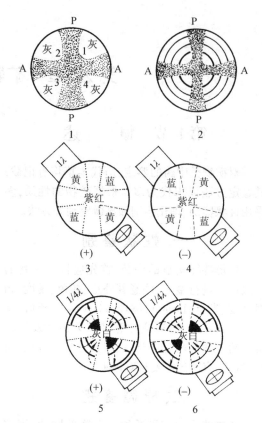

图22-1　一轴晶垂直光轴切片的干涉图及光性正负的测定

正光性（＋）（图22-1）；反之，则为负光性（－）（图22-1）。有等色圈的干涉图，可用云母试板测定正负。插入云母试板（试板长边为快光），在2、4象限中心近侧出现黑点，称为补偿黑点，等色圈变稀疏，则属正光性（图22-1）；反之，如在1、3象限出现补偿黑点，等色圈变稀疏，则属负光性（图22-1）。

三、理 化 鉴 别

理化鉴别方法能对矿物类中药的成分进行定性和定量。特别是对外形及粉末无明显特征或剧毒的中药，如玄明粉、信石等尤为必要。《中国药典》规定了一些矿物药的含量测定，如雄黄、白矾、芒硝等。随着现代科学技术的迅速发展，除了常用的化学定性和定量方法外，对矿物药的鉴定已采用了许多新技术，主要有热分析法（图22-2）、X射线衍射法、红外光谱法、发射光谱分析、原子吸收光谱法等。光谱分析法因样品用量少，灵敏度高，能迅速、准确地定性和定量，故现已较广泛地应用于矿物药成分

的分析测定。此外,对很细小和胶态矿物还可用电子显微镜进行观察。

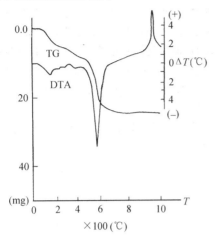

图 22-2 赤石脂的热分析曲线图

第 2 节 各 论

朱 砂*

Cinnabaris(拉) Cinnabar(英)

本品始载于《神农本草经》,列为上品。《本草纲目》载:"丹乃石名,其字从井中一点,象丹在井中之形,后人以丹为朱色之名,故呼朱砂。"

【来源】 本品为硫化合物类矿物辰砂族辰砂的矿石。

【原矿物】 辰砂(Cinnabaris)属于三方晶系(trigonal system)。单晶体呈厚板状或棱面体形,并常成双晶,在自然界中多以集合体出现,呈粒状、致密块状以及粉末状等。红色,有时表面呈铅灰的铕色。半透明;条痕红色。金刚光泽,性脆,硬度 $2.0 \sim 2.5$,相对密度 $8.09 \sim 8.20$(图 22-3)。

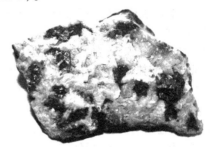

图 22-3 辰砂矿石 Cinnabaris ore

【产地】 主产于湖南、贵州、四川、广西、云南等地。

【采收加工】 挖出矿石后,选取纯净者放淘沙盘内,用水淘去杂石和泥砂,晒干,用磁铁吸尽含铁的杂质。

【化学成分】 含硫化汞(HgS,96% 以上)等。

【性状鉴别】 药材呈大小不一的块片状(片砂)、颗粒状(豆砂)或粉末状(朱宝砂)。全体呈鲜红或暗红色。条痕红色。金刚光泽,半透明。质重而脆。无臭,无味(图 22-4)。

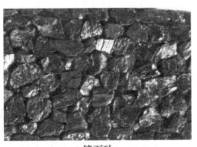

镜面砂

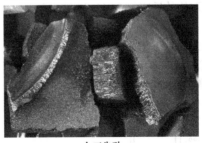

人工朱砂

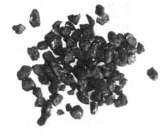

豆瓣砂

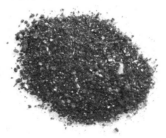

朱宝砂

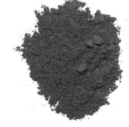

水飞朱砂

图 22-4 朱砂

一般以色红、有光泽、体重、质脆者为佳。

【显微鉴别】 光学特征 在透射偏光镜下薄片呈红色。锥光镜下一轴晶,正光性。折射率:Ne = 3.272,No = 2.913。

【理化鉴别】

1. 化学定性

(1) 取本品细粉,用盐酸湿润,置光洁的铜片上擦之,铜片表面呈银白色光泽,加热烘烤,银白色即消失。

(2) 取本品粉末2g,加盐酸-硝酸(3:1)的混合溶液2mL使其溶解,蒸干,加水2mL使溶解,滤过,取滤液加适量氢氧化钠试液,有黄色沉淀;或取滤液的中性溶液,加碘化钾试液,生成猩红色沉淀,能在过量的碘化钾液中溶解;再以氢氧化钠试液碱化,加铵盐即生成红棕色沉淀。

(3) 硫酸盐鉴别反应 加氯化钡试液于滤液中,有白色沉淀,沉淀不溶于盐酸或硝酸;或在滤液中加乙酸铅试液,生成白色沉淀,沉淀溶于乙酸铵或氢氧化钠。

(4) 铁盐检查 取本品1g,加稀盐酸20mL,加热煮沸10min,放冷,滤过,滤液置250mL容量瓶中,加氢氧化钠试剂中和后,加水至刻度。取10mL,照《中国药典》铁盐检查法检查,如显色,与标准铁溶液4mL制成的对照液比较,不得更深(0.1%)。

(5) 可溶性汞盐检查 取朱砂粉1g,加水10mL,搅匀,滤过,静置,照《中国药典》法测定,滤液不得显汞盐的反应。

2. X射线衍射分析 曲线特征:3.61(1)、3.38(>10)、3.18(2)、2.88(>10)、2.38(1)。朱砂与人工朱砂两者的特征衍射线在峰位和强度上均相同,都是由较纯的三方晶系HgS组成(图22-5)。

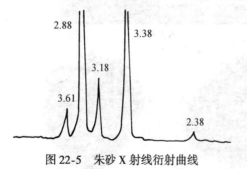

图22-5 朱砂X射线衍射曲线

3. 硫化汞的含量测定 取本品粉末约0.3g,精密称定,置锥形烧瓶中,加硫酸10mL与硝酸钾1.5g,加热使溶解,放冷,加水50mL,并加1%高锰酸钾溶液至显粉红色,再滴加2%的硫酸亚铁溶液至红色消失后,加硫酸铁铵指示液2mL,用0.1mol/L硫氰酸铵溶液滴定。每1mL 0.1mol/L硫氰酸铵溶液相当于11.63mg的硫化汞。本品含硫化汞(HgS)不得少于96.0% [朱砂粉含硫化汞(HgS)不得少于98.0%]。

【饮片】

性味功能:性微寒,味甘;有毒。清心镇惊,安神解毒。

用法用量:0.1~0.5g,多入丸散,不宜入煎剂。外用适量。

【附注】

1. 人工朱砂 又称"灵砂",是以水银、硫黄为原料,经加热升炼而成。含硫化汞在99%以上。本品完整者呈盆状,多为大小不等的碎块,全体暗红色,条痕朱红色,断面呈纤维柱状,习称"马牙柱",有宝石样或金属光泽,质松脆,易沿解理面裂开。无臭,味淡。

2. 银朱 系由水银、硫黄升炼而成,与人工朱砂是同原料、同方法、在同一罐内制成,只是结晶的部位不同。经X射线检查,物相成分是相同的,只是微量成分有一定差异。本品为细粒、疏散土状的深红色粉末。质重,有强光泽。吸湿易结块,捻之极细而染指。性温,味辛,有毒。破积滞,散结胸,疗疥癣恶疮,杀虫、虱。

雄 黄*

Realgar(拉)　　　Realgar(英)

本品始载于《神农本草经》,列为中品。吴普谓:"雄黄生山之阳,是丹之雄,所以名雄黄也。"

【来源】 本品为硫化物类雄黄族雄黄的矿石。

【原矿物】 雄黄(Realgar)属于单斜晶系(monoclinic system)。单晶体通常细小,呈柱状。常见为致密块或粒状集合体,橘红色,有的为暗红色。晶面上有金刚光泽,断面呈树脂光泽或脂肪光泽。半透明,硬度1.2~2.0,相对密度3.4~3.6。长期受光作用发生破坏而变淡橘红色粉末(图22-6)。

【产地】 主产于湖南、湖北、贵州、云南等地。

【采收加工】 全年均可采挖,除去杂质石块、泥土。产于低温热液矿脉中,在温泉和煤矿、褐铁矿矿床中也可见到,但与前者成因不

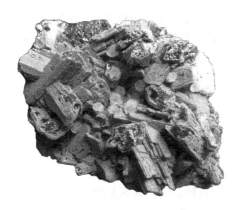

图22-6 雄黄矿石 Realgar

同。雄黄从不在地面出现。因为它受光后,即被破坏,局部变为雌黄。

【化学成分】 主要含二硫化二砷(As_2S_2)。

【性状鉴别】 药材呈不规则的块状或粉末,大小不一。全体呈深红色或橙红色。块状者表面常覆有橙黄色粉末,以手触之易被染成橙黄色。断面树脂光泽或脂肪光泽,半透明至微透明。质松脆易碎。条痕橙黄色。断口呈贝壳状,暗红色,具细砂孔。微有特异臭气,味淡。燃之易熔融成红紫色液体,并产生黄白色烟,有强烈蒜臭气(图22-7)。

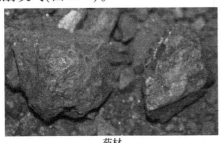

药材

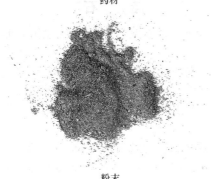

粉末

图22-7 雄黄

一般以红色、块大、质松脆,有光泽者为佳。

【显微鉴别】 光学特征 透射偏光镜下薄片淡金黄色,多色性;锥光镜下可见二轴晶,呈

负光性;折射率 Ng = 2.704,Nm = 2.648,Np = 2.538;为红色天然的单斜柱晶。

【理化鉴别】

1. 化学定性

(1)取本品粉末10mg,加水湿润后,加饱和氯化钾的硝酸溶液2mL,溶解后,加入氯化钡试液,产生大量的白色沉淀,放置后,倾出上层酸液,再加水2mL,振摇,沉淀不溶解。

(2)取本品粉末0.2g,置坩埚内,加热熔融,继续加热产生白色或黄白色火焰,并伴有白色浓烟。取玻片覆盖后,有白色冷凝物,刮取少许,置试管内加水煮沸使溶解,必要时过滤,滤液加硫化氢试液数滴,即显黄色;加稀盐酸后产生黄色絮状沉淀,再加碳酸铵试液后,沉淀溶解。

2. 三氧化二砷检查 取本品适量,研细,精密称取0.94g,加稀盐酸20mL,不断搅拌30min,滤过,残渣用稀盐酸洗涤2次,每次10mL,搅拌10min,洗液与滤液合并,置50mL容量瓶中,加水至刻度,摇匀,精密量取10mL,置100mL容量瓶中,加水至刻度,摇匀,精密量取2mL,加盐酸5mL与水21mL,照《中国药典》砷盐检查法检查,所显砷斑颜色不得深于标准砷斑。

3. 红外光谱 取本品粉末(200目筛),采用溴化钾压片法测其红外光谱,本品的特征吸收峰为373cm^{-1},368cm^{-1}。

4. 热分析 本品在200~250℃范围内稳定,300℃分解,310℃熔化。

5. 二硫化二砷的含量测定 取本品粉末约0.1g,精密称定,置250mL锥形瓶中,加硫酸钾1g、硫酸铵2g及硫酸8mL,用直火加热至溶液澄明,放冷,缓缓加水50mL,加热微沸3~5min,放冷,加酚酞指示液2滴,用40%氢氧化钠溶液中和至显微红色,用硫酸溶液(0.25mol/L)中和至褪色,放冷,加碳酸氢钠5g,摇匀后,用0.05mol/L碘液滴定,至近终点时,加淀粉指示液2mL,滴定至显紫蓝色,即得。每1mL的0.05mol/L碘液相当于5.348mg的As_2S_2。本品含二硫化二砷(As_2S_2)不得少于90.0%。

【饮片】

性味功能:性温,味辛;有毒。解毒杀虫,燥湿祛痰,截疟。

用法用量:0.05~0.1g,入丸散用。外用适量,熏涂患处。

【附注】 雌黄 常与雄黄共生;全体呈柠檬黄

色,条痕柠檬黄色;化学成分为 As_2S_3;有显著的酸性,能溶于碳酸铵溶液中(雄黄难溶)。

自 然 铜

Pyritum(拉) Pyrite (英)

本品为硫化物类矿物黄铁矿族黄铁矿的矿石。主产于四川、广东、江苏、云南等地。

【化学成分】 主含二硫化铁(FeS_2)。

【性状鉴别】 药材多呈方块形,直径 0.2~2.5cm。表面亮黄色,有金属光泽;有的表面显棕褐色(系氧化物即氧化铁所致),具棕黑色或墨绿色细条纹及砂眼。立方体相邻晶面上条纹相互垂直,是其重要特征。体重,质硬脆,易砸碎。条痕色棕黑色或黑绿色。断口呈条差状,有时呈贝壳状。断面黄白色,有金属光泽;或棕褐色,可见银白色亮星。无臭,无味。

一般以块整齐、色黄而光亮、断面有金属光泽者为佳。

【理化鉴别】

1. 物理定性 取本品灼烧,产生蓝色火焰和二氧化硫的刺激性气体。

2. 物理常数 硬度 6.0~6.5,相对密度 4.9~5.2。

3. 化学定性 取本品粉末 1g,加稀盐酸溶液 4mL,振摇,滤过,滤液加亚铁氰化钾试液,即生成深蓝色沉淀。

4. X 射线衍射分析 生自然铜为黄铁矿,煅自然铜则显磁黄铁矿特征值。生自然铜曲线特征:黄铁矿 3.12(2),2.71(10),2.42(3)。煅自然铜曲线特征:磁黄铁矿 2.98(5),2.06(10),1.72(3)(图 22-8)。

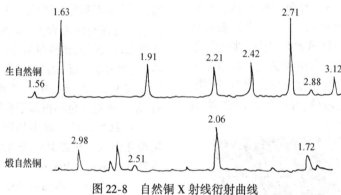

图 22-8 自然铜 X 射线衍射曲线

5. 热分析 本品吸热 235℃(中),放热 420℃(小),吸热 525℃(小),放热 620℃(大);失重:吸热 740℃(小),放热 750℃(中)以及相应失重表明二硫化铁变为硫化铁,硫化铁变为六方硫化铁,最终变为高温型磁黄铁矿的分解变化(图 22-9)。

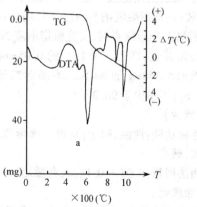

图 22-9 自然铜热分析曲线

本品饮片:性平,味辛;散瘀止痛,续筋接骨。用量 3~9g,外用。

赭 石*

Haematitum(拉) Haematite(英)

本品始载于《神农本草经》,列为下品,亦称"代赭石"。李时珍曰:"赭,赤色也。代,即雁门也。"

【来源】 本品为氧化物类矿物刚玉族赤铁矿的矿石。

【原矿物】 赤铁矿(Haematitum)属于三方晶系(trigonal system)。晶体呈棱面体和板状,但少见;常呈致密块状、肾状、粉末状集合体。暗红色,表面有时显钢灰锈色。半金属光泽,不透明(opaque)。硬度 5.5~6.0,相对密度 5~5.3,土状者显著降低。无解理。

【产地】 主产于河北、山西、山东、广东、江苏、四川、河南、湖南等地。

【采收加工】　全年可采,特别是在火成岩、沉积岩和变质岩中均有,采后,选取表面有钉头状突起部分的称"钉头赭石",除去泥土、杂石。

【化学成分】　主含三氧化二铁(Fe_2O_3),含铁量一般为40%～60%。

【性状鉴别】　药材多呈不规则扁平状,大小不一。全体棕红色或铁青色,表面附有少量棕红色粉末,有的有金属光泽。一面有圆形乳头状的"钉头",另一面与突起的相对应处有同样大小的凹窝。质坚硬,不易砸碎,砸碎后断面显层叠状,常有红棕色粉末粘手。条痕樱桃红色。气微,味淡(图22-10)。

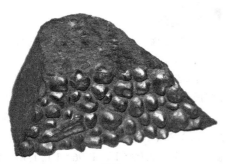

药材

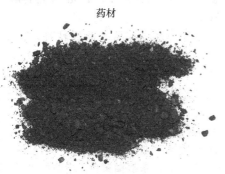

粉末

图22-10　赭石

一般以色棕红、断面层次明显、有"钉头"、无杂石者为佳(有钉头的煅后乌黑色,层层脱落,无钉头者煅后为灰黑色)。

【显微鉴别】　光学特征　反射偏光镜下呈钢灰色至铁黑色,金属光泽,无解理。一轴晶,负光性。折射率:No = 2.988,Ne = 2.759。

【理化鉴别】

1. 定性鉴别　取本品粉末约0.1g,置试管中,加入浓盐酸溶液2mL,振摇,放置10min,取上清液2滴,加硫氰酸铵试液2滴,溶液即显红色。另取上层清液2滴,加亚铁氰化钾试液1滴,溶液立即生成绿蓝色沉淀;再加25%氢氧化钠溶液5～6滴,沉淀变成棕色。

2. X射线衍射分析　钉头赭石和煅钉头赭石X射线衍射曲线,为相同的衍射线,仅石英(2.51)线有所增强。与无钉头赭石X射线的矿物组分不同(图22-11)。

3. 红外光谱　取本品粉末(200目筛),采用溴化钾压片法测其红外光谱,本品的特征吸收峰为1 020cm^{-1},525cm^{-1},445cm^{-1},数据与赤铁矿标准光谱相似(图22-12)。

4. 铁的含量测定　取本品细粉约0.25g,精密称定,置锥形瓶中,加盐酸15mL,与25%氟化钾溶液3mL,盖上表面皿,加热至微沸,滴加6%氯化亚锡溶液,不断摇动,待分解完全,瓶底仅留白色残渣时,取下,用少量水冲洗表面皿及瓶内壁,趁热滴加6%氯化亚锡溶液至显浅黄色(如氯化亚锡加过量,可滴加高锰酸钾试液至浅黄色)加水100mL,与25%钨酸钠溶液15滴,并滴加1%三氯化钛溶液至显蓝色,再小心滴加0.0167mol/L重铬酸钾滴定液至蓝色刚好褪尽,立即加硫酸-磷酸-水(2:3:5)

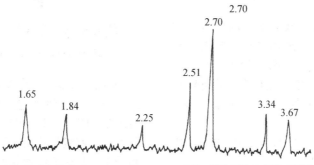

钉头赭石:赤铁矿3.67(3),2.70(10),1.84(3),1.69(4),石英3.34(4),2.51(6),2.25(2)

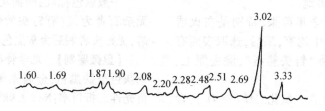

无钉头赭石:赤铁矿-水针铁矿 3.33(3), 2.69(2), 1.87(2),
方解石 3.02(10), 2.48(2), 2.28(2), 2.08(2), 1.90(2);石英 2.51(2), 1.60(1)

图 22-11　赭石 X 射线衍射曲线

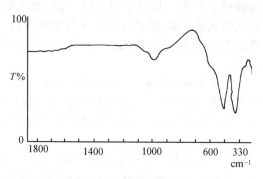

图 22-12　赭石红外光谱

10mL,与二苯胺磺酸钠指示液 5 滴。用 0.0167mol/L 重铬酸钾滴定液滴定至溶液显稳定的蓝紫色,即得,每 1mL 0.0167mol/L 的重铬酸钾滴定液相当于 5.585mg 的铁。本品含铁不得少于 45.0% 。

【饮片】

性味功能:性寒、味苦。平肝潜阳,降逆,凉血止血。

用法用量:9 ～ 30g,先煎。

铅　丹

Minium(拉)　　Lead Oxside(英)

本品为纯铅经加工制造而成的四氧化三铅。将纯铅放入铁锅中加热,炒动,利用空气使之氧化,然后放在石臼中研成粉末。用水漂洗,将粗细粉末分开,漂出之细粉,再经氧化 24h,研成细粉过筛,即得。主产于河南、广东、福建、湖南、云南等地。

【化学成分】 主含四氧化三铅(Pb_3O_4 或 $2PbO \cdot PbO_2$)。

【性状鉴别】 药材为橙红色或橙黄色的粉末,光泽暗淡,不透明,用手指搓揉,先有沙性触及,后觉细腻,能使手指染成橙黄色。无臭,有金属性辛味。

一般以色橙红、细腻光滑、无粗粒,见水不成疙瘩者为佳。

【理化鉴别】

1. 化学定性　本品遇硝酸时,部分溶解成硝酸铅,部分沉淀为褐色的过氧化铅。

2. 物理定性　取本品炽热之,放出氧气,一部分变成氧化铅。

3. X 射线衍射分析　本品的曲线特征:6.23(1),3.37(10),3.10(2),2.78(4),2.62(3),2.05(1),2.03(1),1.96(1),1.82(1),1.75(2)。

4. 热分析　本品的曲线特征:吸热 85℃(小),160℃(微),270℃(微),60℃至 280℃失重 2.3%,85℃吸热来自微量混入物质。

本品饮片:性微寒,味辛、咸;解毒,生肌,坠痰,镇惊。外用。本品为熬制黑膏药的原料。

【附注】 天然铅丹　属四方晶系(tetragonal system)矿物,红色粉末或细鳞片状。红色,间杂黄色(PbO),为铅黄。条痕橘黄色。脂肪样光泽。硬度 2～3,相对密度 4.6,高于 500℃熔融转化为氧化铅。

红　粉

Hydrargyri Oxydum Rubrum(拉)
Red Oxide of Mercury（英）

本品为红氧化汞,含氧化汞(HgO)不得少于 99.0% 。传统的制造方法:取水银 6 两,硝石 3.75 两,白矾 4.5 两,用升华法生产。因升华的温度不同,有橙红片状结晶和粉末,习称"红粉"(红升)。也有黄色片状结晶和粉末,习称"黄升"。锅底留的残渣,习称"升药底"。

上法因水银用量大,且有汞蒸气挥散,现改

用水银 0.5kg,硝酸 0.6～0.7kg 为原料生产。将硝酸放入容器内(耐酸),加入水银,静置使其反应至不冒棕红色烟后,倒入不锈钢盘内。砂浴加热(温度控制在 120℃ 以内,使其分解,1～2h,即得)。各地均可制造。

【化学成分】　主含氧化汞(HgO)。

【性状鉴别】　药材呈橙红色片状或粉状结晶,体重。有特异臭气,不能入口。遇光颜色逐渐加深。

一般以色橙红、片状者为佳。

【理化鉴别】

1. *化学定性*　取本品 0.5g,加水 10mL,搅匀,缓缓滴加适量的盐酸溶解后,取溶液加氢氧化钠试液,即发生黄色沉淀。取溶液调至中性,加碘化钾试液,即发生猩红色的沉淀,沉淀能在过量的碘化钾试液中溶解。

2. *物理定性*　取本品放在铁片上烧之,逐渐变成黑褐色,冷后又恢复原来的深红色。

本品饮片:性热,味辛,有大毒;拔毒,去腐,生肌。外用适量,应研极细粉末。

信　石

Arsenicum Sublimatum(拉)

Arsenic(英)

本品为天然的砷华矿石或由毒砂(硫砷铁矿FeAsS)、雄黄加工制造而成。主产于江西、湖南、广东等地。少数为选取天然的砷华矿石,多数为加工制成。加工方法:取纯净雄黄,砸成约10cm 的块,使雄黄燃烧,生成气态的三氧化二砷及二氧化硫,通过冷凝管道,使三氧化二砷得到充分冷凝,即为信石。二氧化硫另从烟道排出。商品分红信石及白信石两种,但白信石极为少见,药用以红信石为主。

【化学成分】　主含三氧化二砷(As_2O_3)。

【性状鉴别】

1. *红信石(红砒)*　呈不规则块状,大小不一。粉红色,有黄色与红色彩晕,略透明或不透明,有玻璃样光泽或无光泽。质脆,易砸碎,断面凹凸不平或呈层状纤维样的结构。无臭。极毒,不能口尝(图 22-13)。

2. *白信石(白砒)*　为无色或白色,其余特征同上(图 22-13)。

【显微鉴别】　光学特征　偏光镜下为无色均质体晶粒,有时呈异常双折射,折射率为1.75,表面正突起,有交错的解理纹。

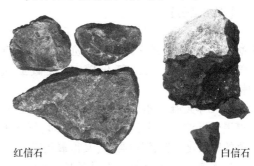

红信石　　　　　　　　　　　　白信石

图 22-13　信石

【理化鉴别】

1. *微量升华*　取本品粉末,放入闭口管中,加热,得白色升华物(纯品 137℃ 升华),镜检可见大量的四面体或八面体结晶。

2. *化学定性*　本品水溶后为弱酸性,通硫化氢后产生三硫化二砷黄色沉淀。

本品饮片:性热,味辛,有大毒;蚀疮去腐,平喘化痰,截疟。用量 2～4mg,作丸剂服,用之宜慎。

【附注】　砒霜　系信石升华精制成的三氧化二砷(As_2O_3),为白色粉末,微溶于热水,其毒性较信石剧。

密　陀　僧

Lithargyrum(拉)　　**Litharge(英)**

本品为用铅或方铅矿加工而成的粗制氧化铅。将铅熔融,用长形铁棍在熔铅中旋转几次,部分熔铅附贴在铁棍上,然后取出浸入冷水中熔铅冷却后,变成氧化铅固体,即密陀僧。如此反复多次,至密陀僧积聚约重 5kg 时,将其打下即得。主产于湖南。广东、湖北、福建、江苏等地亦产。

【化学成分】　主含氧化铅(PbO)。此外,尚含铅、Al^{3+}、Sb^{3+}、Sb^{5+}、Fe^{3+}、Ca^{2+}、Mg^{2+}等。

【性状鉴别】

1. *天然品*　呈不规则的块状,大小不一。橙红色,镶嵌有银白色金属光泽的小块,对光照之,闪闪发光。表面粗糙,有时一面呈橙黄色而略平滑。质硬,体重,易砸碎。断面红褐色,亦镶嵌有金属光泽的小块。不平整,成层状,可见银白色金属闪光。无臭,无味。

2. 人工制品 依皿底成层,质重而坚硬,性脆,打碎后在断面上呈明显层状。

【理化鉴别】

1. 物理性质 本品几乎不溶于水、易溶于硝酸,在乙酸或氢氧化钠溶液中亦溶解。露置空气中则徐徐吸收二氧化碳,变成碱或碳酸铅。

2. 化学定性 本品易溶于硝酸,通入硫化氢得黑色沉淀。加热到 $300 \sim 450℃$ 时,氧化为红色的四氧化三铅,温度再高,又得氧化铅。

3. X 射线衍射分析 本品的曲线特征为:铅黄 3.25(3)、3.05(7)、2.74(4);密陀僧 3.13(5)、3.02(10)、2.94(7)、2.81(1)。

本品饮片:性平,味咸,有毒;燥湿,杀虫,敛疮。用量 $0.3 \sim 0.9g$,多供外用。

轻　粉

Calomelas(拉)　　Calomel(英)

本品为用升华法制成的氯化亚汞(Hg_2Cl_2)结晶,习称"甘汞"。本品含氯化亚汞(Hg_2Cl_2)不得少于 99.0%。将胆矾和食盐放瓷盆中,加少量水混合后,加入水银,搅拌成糊状,再加红土拌成软泥状,捏成团,放在铺有沙土平底锅中,上盖瓷缸盆,密封,加热,经 10h 后,启开瓷缸盆,见盆底上黏雪片状的白色结晶物,刷下,即得。也有将硫酸汞与汞混合,使成为硫酸亚汞,再加食盐升华而成;或将食盐溶液与硝酸亚汞、硝酸混合,即得氯化亚汞沉淀。主产于湖北、河北、湖南、云南等地。

【化学成分】 主含氯化亚汞(Hg_2Cl_2)。

【性状鉴别】 药材呈白色有光泽的鳞片状或雪花状的结晶,或结晶性粉末。质轻,手捻易碎成粉。无臭,无味。遇光颜色缓缓变暗。

一般以片大、质轻、雪花状、色白而有亮光者为佳。

【理化鉴别】

1. 理化定性 取本品放在铁片上加热,则逐渐变为黄色,最后化为青烟,不留痕迹。遇氢氧化钙试液、氨试液或氢氧化钠溶液,即变成黑色。

2. X 射线衍射分析 轻粉均属汞膏,并含少量黄氯汞矿。

3. 物理常数 硬度 $1 \sim 2$。

本品饮片:性寒,味辛,有毒;攻毒,祛腐,杀虫,敛疮。外治用于疥疮、顽癣、梅毒、疮疡、湿疹,内服用于痰涎积滞、水肿膨胀、二便不利。用量 $0.1 \sim 0.2g$,1 日 $1 \sim 2$ 次,内服慎用。

炉甘石

Calamina(拉)

Smithsonite, Calamine(英)

本品为碳酸盐类矿物方解石族菱锌矿的矿石。本品含氧化锌(ZnO)不得少于 40.0%。主产于广西、四川、湖南等地。

【化学成分】 主含碳酸锌($ZnCO_3$)。煅烧后碳酸锌分解成氧化锌。

【性状鉴别】 呈不规则块状、圆形或扁平形,大小不一。表面白色、淡红色或黄褐色,凹凸不平,多孔,似蜂窝状,暗淡无光泽,半透明。体轻,质松易碎。条痕白色。断面灰白色或淡棕色,有吸湿性。无臭,味微涩。

煅炉甘石为灰白色或淡红色、质轻松的极细粉末。

一般以体轻,质松,色白者为佳。

【理化鉴别】

1. 理化定性 在木炭上烧之生成氧化锌薄膜,热时黄色,冷后则变为白色,但每因含镉而带褐色;于薄膜上加硝酸钴溶液热之,则变亮绿色。

本品粗粉 1g,加稀盐酸溶液 10mL,即泡沸。此气体通入氢氧化钙试液中,即发生白色沉淀。

2. 物理常数 硬度5.0。相对密度 $4.1 \sim 4.5$。

3. X 射线衍射分析 本品生品由菱锌矿、水锌矿、方解石及白云石等矿物组成。曲线特征:菱锌矿 6.73(>10)、3.67(5)、2.72(9);煅炉甘石:氧化锌(红锌矿)2.81(>10);方解石 2.88(3)、2.48(10)。

本品饮片:性平,味甘;解毒明目退翳,收湿止痒敛疮。外用适量。

寒水石

Calcitum, Gypsum Rubrum(拉)

Calcite(英)

本品为碳酸钙的矿石(方解石)或硫酸钙的

矿石(红石膏)。方解石主产于河南、安徽、江苏、浙江等地,习称"南寒水石"。红石膏主产于辽宁、吉林、内蒙古、山东、甘肃等地,习称"北寒水石"。

【化学成分】 方解石主含碳酸钙($CaCO_3$)71%～90%。红石膏主含含水硫酸钙($CaSO_4 \cdot 2H_2O$)。

【性状鉴别】

1. 方解石　多为规则的块状结晶,常呈斜方柱形,有棱角白色或黄白色。表面平滑,有玻璃样光泽,透明或不透明。有完全的解理,故晶体可沿3个不同的方向劈开。质坚硬而脆。条痕为白色或淡灰色,敲击时多呈小块斜方体破裂,断面平坦,用小刀可以刻画。气微,味淡。

一般以色白、透明、有如寒水状之光泽、击碎后呈方形具棱角者为佳。

2. 红石膏　呈不规则的扁平块状,大小不等,半透明。表面粉红色,凹凸不平,常黏附灰色泥土。质硬脆,用手指甲可刻画。敲击时垂直向断裂,断面有纵纹理,状如纤维。常显丝绢样光泽。略带泥土气,味淡稍咸,嚼之显粉性(图22-19)。

一般以肉红色、纯净薄片状、细丝状、有光泽者为佳。

【理化鉴别】

1. 理化定性　取方解石,加稀盐酸溶液,可发生大量二氧化碳气泡。

取红石膏粉末,在140℃烘20min,加水15mL,搅拌,放置5min,呈黏结状固体。

2. 物理常数　方解石硬度3。相对密度2.7。

3. X射线衍射分析　主要为石膏。曲线特征:7.76(>10),4.3(8),3.82(9),3.08(10),2.88(3),2.80(1),2.70(2),2.61(1),2.54(1),2.23(2)。

本品饮片:性寒,味辛、咸;清热降火,除烦止渴。

滑　　石

Talcum(拉)　　Talc(英)

本品为硅酸盐类滑石族滑石,习称"硬滑石"。主产于山东、江苏、陕西、山西、辽宁等地。挖出矿石后,去净泥土和杂石。

【化学成分】 本品主含水合硅酸镁$[Mg_3(Si_4O_{10})(OH)_2$ 或 $3MgO \cdot 4SiO_2 \cdot H_2O]$,通常一部分 MgO 被 FeO 所替换,并常含有 Al_2O_3 等杂质。

【性状鉴别】 药材呈扁平形、斜方形或不规则块状,大小不一。白色、黄白色或带灰色。晶体为六方和菱形板状,具玻璃或蜡样光泽,薄片半透明或微透明。质较软而实。条痕白色。用指甲可以刮下白粉,触之有滑润感,具挠性,无吸湿性,置水中不崩散。无臭,无味。

一般以色白、滑润者为佳。

【理化鉴别】

1. 化学定性　取本品加适量蒸馏水,振摇,得澄清液,分别加入10%氢氧化钠溶液和0.1mol/L硝酸钙溶液,产生灰白色沉淀。

2. 物理常数　硬度约为1。相对密度2.6～2.8。

3. 热分析　本品的曲线特征:吸热812℃(小),875℃(大),700～825℃失重,825～875℃失重(滑石),885～1 010℃失重(水菱镁矿)(图22-14)。

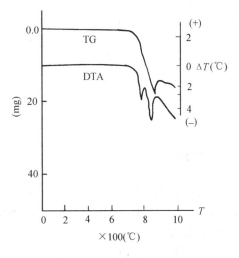

图22-14　滑石热分析曲线

本品饮片:性寒,味甘、淡;利水通淋,清凉解暑。外治湿疹、湿疮、痱子。用量10～20g,外用适量。

【附注】 软滑石　来源于天然的高岭石(Kaolinitum)。主产于江西、四川。呈不规则土块状,大小不一。白色或杂有浅红色、浅棕色、灰色,无光泽或稍有光泽。质较松软,手捻即可粉碎成白色粉末。硬度,相对密度2.58～2.60,摸之有滑腻感。置水中崩裂,微有泥土样气,无味而有粘舌感。主含水合硅酸铝 $Al_4(Si_4O_{10})(OH)_8$,有时含少量的铁。功效与硬滑石类同。

石　膏*

Gypsum Fibrosum(拉)　　Gypsum(英)

本品始载于《神农本草经》,列为中品。李时珍曰:"石膏有软硬二种。软石膏,大块生于石中,作层如压扁米糕形,每层厚数寸,有红白二色,红者不可服,白者洁净,细纹短密如束针,正如凝成白蜡状,松软易碎,烧之即白烂如粉。"

【来源】　本品为硫酸盐类矿物硬石膏族石膏的矿石。

【原矿物】　石膏,单斜晶系(monoclinic system),单晶体多呈板状,集合体为块状、纤维状、片状,无色或白色,由于含有杂质而呈淡灰色、淡红色或淡黄色;条痕白色。透明至半透明,片状者解理面呈玻璃光泽,纤维状者绢丝光泽,硬度2,相对密度2.3。溶于盐酸无起泡现象。可溶于水,在38℃时溶解度最大,也仅为0.29%。

【产地】　主产于湖北应城,安徽、山东、山西、河南、湖南、云南、贵州、四川等地亦产。

【采收加工】　常存在于海湾盐湖和内陆湖泊中形成的沉积岩中,与石灰岩,黏土,岩盐等共生。全年可采、挖出后,去净泥土和杂石。

【化学成分】　主要为含水硫酸钙($CaSO_4 \cdot 2H_2O$),其中 CaO 32.0%, SO_3 46.6%, H_2O 20.9%。

【性状鉴别】　药材呈长块状,板块状或不规则形,大小不一,为纤维状的集合体。全体类白色,常附有青灰色或灰黄色片状杂质,有的半透明。体重,手捻能碎,易纵向断裂,纵断面具纤维状纹理,并显绢丝样光泽,指甲可刻划成痕。气微,味淡(图22-15)。

一般以块大、色白、半透明、纵断面如丝者为佳。

【显微鉴别】

1. 光学特征　偏光镜下观察:薄片无色透明,晶形柱状或纤维状,负突起低,糙面不显著,一组解理明显,正交偏光镜下干涉色为一级灰白色。负延性符号。锥光镜下二轴晶,正光性。折射率 $Np=1.521$, $Nm=1.523$, $Ng=1.530$。

2. 粉末特征　白色。不定形晶体:较大,极

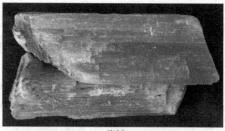

药材

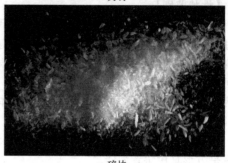

碎块

图 22-15　石膏

多,白色半透明,呈不规则块状,边缘不规则,多层重叠,长 $75 \sim 175\mu m$,直径 $20 \sim 125\mu m$。近方形晶体:不规则方形、长方形,表面光滑或可见斜向顺纹,边缘不整齐或有棱角,颗粒状晶体可见(图22-16)。

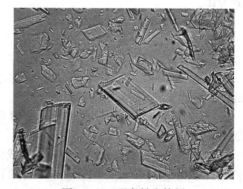

图 22-16　石膏粉末特征

【理化鉴别】

1. 理化定性　取本品1小块(约2g),置具有小孔软木塞的试管内,灼烧,管壁有水生成,小块变为不透明体。

取本品粉末约2g,于140℃烤20min,加水1.5mL搅拌,放置5min,呈黏结固体。

取本品粉末约0.2g,加稀盐酸溶液10mL,加热使溶解,再加入乙酸铵溶液,有白色沉淀;或加入氧化钡溶液,生成白色沉淀。

2. X射线衍射分析　生石膏的曲线特征:石膏7.66(>10),4.31(5),3.82(10),3.08(6);煅石膏的曲线特征:硬石膏3.90(1),3.51(>10),2.86(10),2.81(1),2.49(2),2.34(8),2.22(8),2.19(4)。

3. 热分析　曲线特征:145℃(小),80℃起始失重至210℃止,从失质量计算出样品中石膏仅占总质量的89.2%,共存的硬石膏等量大,使石膏特征的吸热双谷110℃(中),180℃(大)及放热385℃(微)有漂移且反映出不清晰。

4. 砷盐检查　取本品1g,加盐酸5mL,加水至3mL,加热使溶解,放冷,照《中国药典》方法检查,本品含砷量不得超过百万分之二。

5. 重金属检查　取本品1g,加冰乙酸4mL,水90mL,煮沸10min,放冷,加水至原体积,滤过,取滤液25mL,照《中国药典》法检查,本品重金属含量不得超过百万分之十。

6. 含水硫酸钙的含量测定　取本品粉末约0.2g,精密称定,置锥形瓶中,加稀盐酸10mL,加热使其溶解,加水100mL与甲基红指示液1滴,滴加氢氧化钾试液至溶液显浅黄色,再继续多加5mL,加钙黄绿素指示剂少量,用0.05mol/L乙二胺四乙酸二钠液滴定,至溶液的黄绿色荧光消失,并显橙色。每1mL的0.05mol/L乙二胺四乙酸二钠液相当于8.608mg的含水硫酸钙($CaSO_4 \cdot 2H_2O$)。本品含含水硫酸钙($CaSO_4 \cdot 2H_2O$)不得少于95.0%。

【饮片】

性味功能:性大寒,味甘、辛。生石膏清热泻火,除烦止渴。煅石膏收湿,生肌,敛疮止血。

用法用量:15～60g,先煎。

芒　硝

Natrii Sulfas(拉)　　Mirabilite(英)

本品为硫酸盐类芒硝族矿物芒硝,经加工精制而成。主产于河北、山东、河南、江苏、山西等盐场附近。多产于海边碱土地区,矿泉,盐场附近及潮湿的山洞中。取天然产的不纯芒硝(俗称"土硝"或"皮硝"),加水溶解,放置使杂质沉淀,滤过,滤液加热浓缩,放冷后析出结晶,为"芒硝"。失去结晶水的芒硝为"玄明粉"。

【化学成分】　主含硫酸钠($Na_2SO_4 \cdot 10H_2O$),常夹杂微量氯化钠。

【性状鉴别】

1. 芒硝　呈棱柱状,长方形或不规则的结晶,两端不整齐,大小不一。无色透明,暴露空气中则表面渐风化而覆盖一层白色粉末(无水硫酸钠)。通常呈致密状集合体,有玻璃样光泽,质脆易碎。条痕白色。断口贝壳状。气无,味苦、咸。

2. 玄明粉　白色颗粒状结晶性粉末。无臭,味苦咸,有吸湿性。

一般以无色、透明、呈结晶状者为佳。

【显微鉴别】　光学特征　偏光镜下观察:无色透明,呈板状或板条状;低突起。一般解理完全。锥光镜下二轴晶。负光性,折射率Np≈1.394,Nm≈1.396,Ng≈1.398。

【理化鉴别】

1. 物理定性　取本品少许,在火焰中燃烧,焰呈黄色。

2. 重金属检查　取本品2g,加稀乙酸溶液2mL,与适量的水溶解使成25mL,用《中国药典》法测定,本品含重金属不得超过百万分之十。

3. 砷盐检查　取本品0.2g,加水23mL溶解后,加盐酸5mL,用《中国药典》法测定,本品含砷量不得超过百万分之十。

4. 硫酸钠的含量测定　取本品粉末约0.4g,精密称定,加水200mL,溶解后,加盐酸1mL,煮沸,不断搅拌,并缓缓加入氯化钡试液约20mL,至不再发生沉淀,置水浴上加热30min,静置1h,用无灰滤纸或称定质量的古氏坩埚滤过,沉淀用水分次洗涤,至洗液不再显氯化物的反应,干燥,并炽灼至恒重,精密称定,与0.6086相乘,即得供试品中含有硫酸钠(Na_2SO_4)的质量。本品含硫酸钠(Na_2SO_4)不得少于99.0%。

本品饮片:性寒,味咸、苦;软坚泻下,清热泻火。外治乳痈、痔疮肿痛。用量6～12g,一般不入煎剂,待汤剂煎得后,溶入汤剂中服用,外用适量。

胆　矾

Chalanthitum(拉)　　Chalanthite(英)

本品为天然的胆矾矿石或为人工制成的含水硫酸铜。主产于云南、山西。此外,江西、广东、陕西、甘肃等地亦产。全年可采制,天然者可在开采铜、铅、锌矿时选取蓝色半透明的结晶;或用硫酸作用于铜片、氧化铜而人工制得。

【化学成分】 主含硫酸铜（$CuSO_4 \cdot 5H_2O$）。

【性状鉴别】 药材呈不规则的块状结晶体,大小不一。深蓝色或淡蓝色,微带浅绿,常附白色粉霜。有玻璃样光泽、半透明至透明,在空气中易缓缓风化。质脆,易碎,碎块呈棱柱状。条痕无色或带浅蓝色,断口贝壳状。无臭,味酸、涩。

一般以块大、色深蓝、半透明者为佳。

【理化鉴别】

1. 理化定性 取本品加热灼烧,即失去结晶水变成白色硫酸铜（$CuSO_4$）,遇水又变成蓝色。取本品粉末,置闭管中加热析出水分,并产生二氧化硫气体,剩下的为白色粉末。

本品溶于水,其水溶液滴在洁净的铁板上,即析出铜。

2. 物理常数 硬度2.5。相对密度2.1～2.3。

本品饮片:性寒,味酸、辛,有毒;涌吐风痰,收敛。外治口疮、牙疳、风眼赤烂、疮疡肿毒。用量0.3～0.6g。

硫 黄

Sulfur（拉）　　Sulphur（英）

本品为自然元素类硫族自然硫或含硫矿物经加工制得,本品含硫不得少于98.5%。主产于山西、河南、山东、湖北、湖南、江苏、四川、广东及台湾等地。硫黄常由火山作用而产生,故常见于温泉、喷泉、火山口区域。

【化学成分】 主含硫（S）。另常含碲、硒,有时杂质有沥青、黏土等。

【性状鉴别】 药材呈不规则块状,黄色或略呈绿黄色,表面不平坦,呈脂肪光泽,常有细孔。质脆,易碎。断面蜂窝状,纵断面常呈针状结晶形,条痕白色或淡黄色。具特异的臭气,味淡。

一般以色黄、光亮、质松脆者为佳。

【显微鉴别】 粉末特征 用5%稀甘油装片可见众多不规则多面体或长多面体形晶体,大小不等,一般长13～100μm,宽10～70μm,晶体无色或淡黄色,半透明,棱角较明显。

【理化鉴别】

1. 物理定性 取本品燃烧,易熔融,发蓝色

火焰,并有刺激性的二氧化硫臭气。

2. 物理常数 硬度1～2。相对密度2.05～2.08。

本品饮片:性温,味酸,有毒;外用杀虫,内用补火助阳。内服1.5～3g,炮制后入丸散服。外用适量。

【附注】 天生黄 系将含硫温泉升华凝结于岩石上,呈垂形乳状的天然升华硫,用冷水洗去泥土,再用热水烫7～10次,然后与香油混合,选取浮于其表面上部的成品即得。呈大小不等的颗粒或形状不规则的砂状结晶。黄绿色,微有玻璃样光泽,质轻,松脆,气味与硫黄相似。

龙 骨*

Os Draconis（拉）　　Dragon's Bone（英）

本品始载于《神农本草经》,列为上品。吴普谓:"色青白者良。"苏恭谓:"生硬者不好,五色具者良。"

【来源】 本品为古代哺乳动物如三趾马、犀类、鹿类、牛类等的骨骼化石或象类门齿的化石。前者习称"龙骨"（又称"白龙骨"）,后者习称"五花龙骨"（又称"青化龙骨"、"花龙骨"）。

【原矿物】 由磷灰石、方解石及少量黏土矿物组成。磷灰石 $Ca_5(PO_4)_2(OH、Fe、Cl)$ 属六方晶系（hexagonal system）,隐晶质,依古生物骨骼结构产出,又称"磷钙石"。疏松集合体中或有呈晶形为小棒状的磷灰石,灰白色,略带油脂状的土状光泽或似瓷状光泽。硬度大于指甲,小于小刀。

【采收加工】 全年可采。挖出后,除去泥土和杂质,将骨与齿分开。五花龙骨见风后极易破碎,故常用毛边纸粘贴,只露出一二处花色较好的部分,以供鉴别。

【化学成分】 主要含碳酸钙（$CaCO_3$）、磷酸钙 $[Ca_3(PO_4)_2]$。

【性状鉴别】

1. 龙骨 呈骨骼状,或已破碎呈不规则块状。表面白色、灰白色或浅棕色,多较光滑,有的有纵向纹裂隙或棕色条纹和斑点。质硬,不易破碎,断面不平坦,色白或色黄,有的中空,摸之细腻如粉质,在关节处有多数蜂窝状小孔。吸湿性强,舐之粘舌。气味皆无（图22-17）。

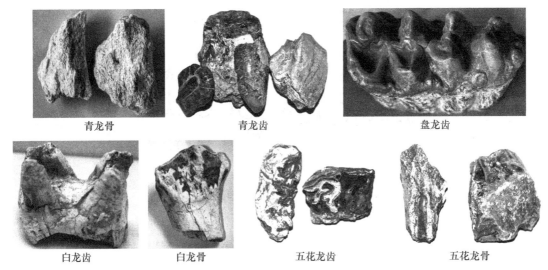

青龙骨　　　　　青龙齿　　　　　　　　　盘龙齿

白龙齿　　　　白龙骨　　　　五花龙齿　　　　五花龙骨

图 22-17　龙骨、龙齿

一般以质硬、色白、吸湿性强者为佳。

2. 五花龙骨　药材呈不规则块状,大小不一。偶可见圆柱状或破开的圆柱状,长短不一,直径 6～25cm。全体呈淡灰白色或淡黄色,夹有红、白、黄、蓝、棕、黑、或深浅粗细不同的纹理。表面光滑,略有光泽,可见小裂隙。质硬,较酥脆,易片状剥落,吸湿性强,舐之粘舌(图22-17)。

一般以体轻、质脆、分层、有蓝灰、红、棕等色的花纹,吸湿性强者为佳。一般认为以五花龙骨质优。

【显微鉴别】

1. 组织特征　龙骨的磨片可见骨管、骨板及骨细胞。五花龙骨的磨片则呈致密的层状结构(图 22-18)。

2. 粉末特征　白色或黄白色。有棱角的化石块极多,为本品粉末的主体。化石块大小不等,呈不规则块状,白色或淡黄色,边缘具棱角,表面有扭曲的剥离状纹理;有些小型的化石块呈小锥形或棱形,棱角尖锐。颗粒状团块较小,系由许多大小不等的不规则颗粒组成,白色,直径约 5μm,还可见砂粒样石英质不定形晶块,发亮微透明(图 22-18)。

【理化鉴别】

1. 化学定性　取本品粉末约 2g,滴加稀硝酸 10mL,即泡沸,放出二氧化碳气体,此气通入氢氧化钙试液中,即发生白色沉淀。

2. X 射线衍射分析　生龙骨曲线特征:磷灰石 3.45(3),2.80(8),2.23(3);方解石 3.84

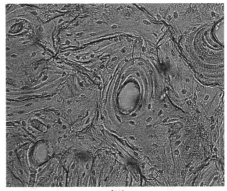

磨片

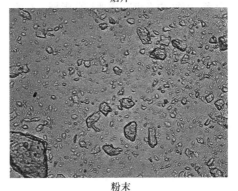

粉末

图 22-18　龙骨显微特征

(1),3.33(3),3.02(10)。煅龙骨曲线特征:磷灰石 3.44(4),2.80(10),2.25(3);方解石:3.87(1),3.34(1),3.02(6)(图 22-19)。

【饮片】

性味功能:性平,味甘、涩。镇惊安神,收敛涩精。

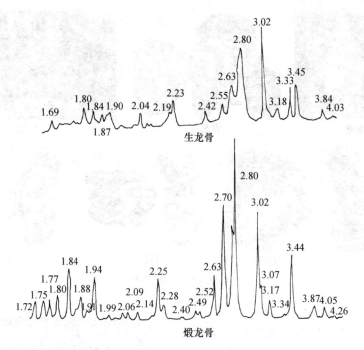

图 22-19 龙骨 X 射线衍射曲线

用法用量:9～15g。外用适量。

【附注】 龙齿 为龙骨原动物的牙齿化石。药材呈较完整的齿状或破碎的块状,分为犬齿及臼齿。犬齿呈圆锥状,先端较细或略弯曲,近尖端处中空。臼齿呈圆柱状或方柱形,略弯曲,一端较细,一般长2～20cm,直径1～9cm。多有深浅不同的棱。其中呈青灰色或暗棕色者,习称"青龙齿",质较坚;呈黄白色者,习称"白龙齿",质地较前者硬。有的表面尚具光亮的珐琅质。断面粗糙,凹凸不平或有不规则的凸起棱线,有吸湿性。无臭,无味(图22-17)。本品性寒,味甘、涩;镇惊安神,除烦热。用量9～15g。

龙骨中常含有对人体有害的放射性元素和重金属,含量难以控制。

(图 雅 张贵君 张延萍 杨晶凡)

第5篇 中成药类

第23章 中成药的剂型及特点

中成药的剂型是指根据临床要求与药物性质,将原料药加工制成便于生产、运输、储藏与应用的有一定质量标准的制剂形式。由于中成药剂型的不同,服用后产生的疗效、持续的时间、作用的特点都有较大的差异。为了在中成药的研究与应用中,科学选择合理的剂型,并有效地控制其质量,掌握中成药鉴定的基本特点,本章采用形态分类的方法,就中成药各剂型的基本含义和主要特点做简要的介绍。

一、固体剂型

1. 丸剂 丸剂是指将饮片细粉或其提取物加适宜的黏合剂或辅料制成的球形或类球形制剂,根据使用的赋形剂不同,分为蜜丸、水蜜丸、水丸、糊丸、蜡丸、浓缩丸和微丸等。

蜜丸具有光滑圆润、含水量少、崩解缓慢、作用持久等特点,如安宫牛黄丸等。其中,丸重≥0.5g者称"大蜜丸",丸重<0.5g者称"小蜜丸"。水蜜丸具有粒小、光滑圆整、易于吞服和成本低等特点,如华佗再造丸等。水丸具有体积小、表面光滑致密、易于吞服、不易吸潮、较易崩解、溶散、显效快等特点,如香砂养胃丸等。糊丸具有质地坚硬、释药缓慢、药物的作用时间较长、可避免或减少某些药物的刺激性等特点,所以一般含毒性或刺激性较强的药物的处方多制成糊丸,如小金丸等。但糊丸常由于糊粉选择不当、制备的技术水平低而出现溶散时间不合要求和霉变等现象。蜡丸具有缓释、长效、减轻药物对胃强烈的刺激并防止药物中毒等特点,如三黄宝蜡丸等。浓缩丸根据所用黏合剂的不同,又分为浓缩水丸、浓缩蜜丸和浓缩水蜜丸。浓缩丸具有节约赋形剂、减少体积和服用量、吸收较快等特点,如朱砂安神丸等。微丸具

有体积较小,比表面大,利于崩解、溶散和药物吸收等特点。

2. 散剂 散剂是以一种或多种饮片混合制成的粉末状制剂,按医疗用途可分为内服散剂和外用散剂2种。易吸湿变质的药物及腐蚀性强、刺激性大的药物均不宜制成散剂。

3. 颗粒剂 颗粒剂是以饮片细粉或提取物等制成的干燥颗粒状制剂,分为可溶性颗粒剂、混悬性颗粒剂和泡腾性颗粒剂。颗粒剂保持了汤剂和糖浆剂的一些特色,又具有体积小及服用、运输、储存方便等特点,如阿胶泡腾冲剂等。

4. 胶囊剂 胶囊剂是将药物装入空硬胶囊或软胶囊中制成的制剂。药物细粉或颗粒、油液制成胶囊后,可掩盖药物异味,提高药物稳定性。还可以对颗粒进行不同程度的包衣后,按比例装入胶囊,定时定位释药。同时由于制备胶囊的主要原料是明胶,水溶性好,制备胶囊剂不需要加黏合剂和压力,所以吸收较片剂和丸剂好,又比散剂服用方便。按囊材及制备工艺,分为硬胶囊剂、软胶囊剂和肠溶胶囊剂。

5. 片剂 片剂是将饮片提取物、饮片提取物加饮片细粉或饮片细粉与适宜辅料混匀压制成的圆片状或异形片状的制剂。主片剂具有剂量准确,质量稳定,便于识别,成本低廉,携带、运输、服用方便等特点。片剂按饮片的处理过程分为全粉末片、半浸膏片、浸膏片和提纯片,按包衣材料又可分为糖衣片、薄膜衣片、半薄膜衣片、肠溶衣片等。

6. 微囊剂 微囊剂是以高分子物质为囊材包裹于固体或液体药物表面而成的直径1~5 000μm的微小胶囊。微囊的囊膜具有透膜或

半透膜性,其包含的囊心物可借助压力、pH、酶、温度或提取方法等释放出来。因囊心物的性质和囊材凝聚的方式不同,微囊外形可以是球状实体、球状膜壳形、葡萄串形及表面平滑或折叠的不规则形状。药物微囊化后,具有延长疗效、提高稳定性、掩盖不良气味、降低对胃肠道的不良反应、减少复方配伍禁忌、改进某些药物的物理特性等特点。

7. 栓剂 栓剂是将饮片提取物或药粉与适宜基质混合制成供腔道给药的固体制剂,又称"塞药"或"坐药"。按应用途径分为肛门栓和阴道栓。栓剂在常温下为固体,纳入腔道后,在体温下迅速软化熔融或溶解,并易与分泌液混合,逐渐释放药物而产生局部或全身作用。

8. 滴丸剂 滴丸剂是将饮片提取物与基质用适宜方法混匀后,滴入不相混溶的冷凝液中,液滴由于表面张力的作用收缩冷凝而成的球形、扁球形或圆片形制剂。滴丸剂具有剂量准确、用量较小、质量易控制等特点,又因采用了固体分散技术,可提高某些难溶性药物的生物利用度,如复方丹参滴丸等。液体药剂可制成固体滴丸,便于携带和服用;但该剂型含药量低,剂量较大者不易制成滴丸。

9. 膏药 膏药是将药物、食用植物油与铅丹(主要成分 Pb_3O_4)或铅粉[主要成分 $2PbCO_3 \cdot Pb(OH)_2$]炼制成膏料,摊涂于裱褙材料上制成的外用制剂。膏药具有疗效可靠、作用持久、用法简便、兼有外治和内治的功能、药效较慢等特点。以铅丹为基质的为黑膏药,如镇江膏药等;以铅粉为基质的为白膏药,如白鲫鱼膏等。

10. 膜剂 膜剂又称"薄膜剂",是将药物与适宜的成膜材料加工制成的膜状制剂,可制成速效或缓释性长效膜剂。

11. 橡胶膏剂 橡胶膏剂又称"橡皮膏",是将药物或饮片提取物与橡胶制成的基质混匀,均匀涂布在裱褙材料上制成的一种外用制剂。橡胶膏剂具有黏着力强、不污染皮肤、携带使用方便等特点,但膏层较薄,药效维持时间比黑膏药短,如伤湿止痛膏等。

12. 丹剂 丹剂是将汞及某些矿物类药物,在高温下炼制而成的不同结晶形状的无机汞化合物。有些疗效较好的药剂也称为"丹"。如丸剂中的大活络丹、散剂中的紫雪丹。也有以色赤者称为"丹",如红灵丹。但这些药剂实质上不是丹剂。丹剂含汞,毒性较强,故只能外用。

13. 胶剂 胶剂是以动物的皮、骨、甲、角等饮片为原料,用水煎取胶汁,经浓缩、干燥制成的固体块状内服制剂,含有丰富的动物水解蛋白类等营养物质。

14. 锭剂 锭剂是将饮片细粉与适量黏合剂(或利用饮片本身的黏性)用捏制法、模制法或泛制法制成规定形状的固体制剂,多为外用,少内服,如万应锭等。

二、半固体剂型

1. 煎膏剂 煎膏剂是将饮片加水煎煮,去渣浓缩后,加入糖或炼蜜制成的稠厚状半流体制剂。

2. 软膏剂 软膏剂是将饮片的细粉或提取液的浸膏、药油与适宜基质制成的半固体外用制剂。常用的基质可分为油脂性、水溶性和乳剂型基质。其中,用乳剂型基质的也称乳膏剂。软膏剂主要起保护、润滑和局部治疗作用,禁用于急性损害部位。软膏剂中的某些药物透皮吸收后,也能产生全身治疗作用,如化腐生肌的紫草膏等。

三、液体制剂

1. 合剂 合剂是将药材用水或其他溶剂,采用适宜的方法提取、纯化、浓缩后制成的口服液体制剂,是在汤剂的基础上改进的一种剂型。合剂具有可较长时间储存、便于患者服用和携带等特点。

合剂加入矫味剂,按单剂量灌装、灭菌制成的亦称口服液。

2. 酒剂 酒剂是将饮片用白酒或黄酒浸提制成的澄清液体制剂。

3. 酊剂 酊剂是将饮片用一定浓度的乙醇浸出或溶解而制成的澄清液体制剂,也可用流浸膏稀释而成。酊剂口服方便、使用剂量小、不易霉败等特点。

4. 糖浆剂 糖浆剂是指含有饮片提取物和芳香物质的浓蔗糖水溶液。

5. 注射剂 中药注射剂是将从饮片中提取的药效物质制成的可供注入人体内的灭菌溶液或乳状液,以及供临用前配成溶液的无菌粉末或浓溶液。注射剂具有药效迅速可靠,适用于不易口服或不能口服的药物,可使某些药物发挥定时、定位、定向药效等特点。按分散系统不同,中药注射剂可分为溶液型注射剂、混悬液型注射剂、乳浊液型注射剂和注射用粉剂4类。

四、气体剂型

气雾剂和喷雾剂 气雾剂是将饮片提取物或细粉与适宜的抛射剂装在具有特制阀门系统的耐压严封容器中,使用时借助抛射剂的压力将内容物呈细雾状或其他形态喷出的制剂。

不含抛射剂、借助手动泵的压力将内容物以雾状等形态喷出的制剂称为喷雾剂。气雾剂与喷雾剂具有奏效迅速、用药量小、质量稳定、使用方便等特点。气雾剂和喷雾剂按内容物组成分为溶液型、乳剂型或混悬型;按给药途径分为呼吸道吸入、皮肤或黏膜给药等剂型。

(图　雅)

第24章 中成药的鉴定

第1节 概 述

中成药的鉴定根据剂型不同,可选择采用性状、显微、化学和生物等鉴定方法。根据鉴定的目的不同可分为定性鉴别、含量测定(定量鉴别)和常规检查3项主要内容。

一、定 性 鉴 别

中成药的定性鉴别是利用其原料药的形态、组织学特征及所含有化学组分的物理和化学性质或生物学特性等进行鉴别。中成药一般均含多种原料药,逐一鉴别尚有困难,应注意鉴别对象的选择,君药、臣药为主要对象,其次是剧毒药及贵重药。今后的发展趋势是对其药效组分进行鉴定。

常用的方法主要有显微鉴别法、化学定性法、物理常数测定法、光谱法、色谱法等。其中显微鉴定法主要用于原料药为粉末性的中成药鉴别,鉴定的步骤包括处方分析、制片、显微特征的观察及描述、特征的综合分析等。

二、含 量 测 定

主要是对中成药药效组分进行含量测定,它是控制中成药内在质量的重要方法之一。中成药组成复杂,大多数的药效组分还不十分清楚,因而实际对中成药进行含量测定时主要有以下几种方式。

(1) 对药效成分明确的中成药要进行药效成分的含量测定。

(2) 中成药中某些饮片,大致明确药效组分类别的,如生物碱、黄酮、挥发油等,要测定这些成分的总含量。

(3) 对药效组分已知但尚无理想的测定方法的中成药,可以通过对某些类化学组分的测定来间接地反映药效成分的含量。如板蓝根颗粒以总氮量来控制药效成分氨基酸、靛玉红、吲哚苷的含量。

(4) 对药效组分不明确的中成药,可采用以下方法:选择一个或几个认为可能的药效组分的某成分进行含量测定;测定药物的浸出物量(总组分),如水浸出物、醇浸出物、乙醚浸出物等;选择在加工炮制时或制备、储藏过程中易损失、破坏的成分进行含量或限度测定,如冰片易挥发,且用量少,在含有冰片的制剂中必定要测其含量。

(5) 中成药中若含有剧毒药或药理作用毒性较大的动物药时,要控制其毒性成分的限量。如川乌、马钱子、斑蝥等。并对重金属和有害元素进行检查。

(6) 含人参、麝香、牛黄等贵重药的中成药应测定贵重药某些组分的含量,以确定贵重药的投料量。

用于中成药含量测定的方法主要有可见-紫外分光光度法、薄层色谱法、高效液相色谱法、气相色谱法、荧光分光光度法、原子吸收分光光度法、库仑滴定法等。

三、检 查

中成药的检查主要包括杂质检查和药品标准中对剂型规定的检查项目。

(一) 杂质的检查

1. 一般杂质的检查

所谓一般杂质是指在自然界中广泛存在,在多种药材的采集、收购、加工以及中成药的生产、储存过程中容易引入的杂质,如酸、碱、水分、氯化物、硫酸盐、铁盐、重金属、砷盐、灰分、微生物及残留农药等。它们的检查方法均在药典附录中加以规定。

2. 特殊杂质的检查

特殊杂质是指某些中成药中单独存在的杂质,因其特殊组成而在中成药的制备或储存时可能产生,其他中成药并非都能产生此种杂质。一般包括对掺假、毒性成分的限量及储存过程中因理化性质改变而产生的异物的检查等。

(二) 剂型规定的检查项目

1. 重量差异检查 丸剂、片剂、锭剂、滴丸剂、栓剂、膏剂均需做重量差异检查。

2. 装量差异检查　单剂量分装的丸剂、散剂、颗粒剂以及胶囊剂、注射剂、合剂均需做装量差异检查。

3. 最低装量检查　本法适用于固体、半固体和液体制剂。除药典制剂通则中规定检查质量差异与装量差异的剂型及放射性药品外,标示装量不大于 500g(mL)者,如软膏剂、酊剂、合剂、喷雾剂、规格为 50mL 以上至 500mL 的注射液以及多剂量分装的丸剂、散剂、颗粒剂等,其最低装量限度应符合规定。通常采用重量法(适用于标示装量以质量计者)和容量法(适用于标示装量以容量计者)进行检查。

4. 溶散时限检查　丸剂(除大蜜丸外)、滴丸剂需做溶散时限检查。

5. 崩解时限检查　崩解系指固体制剂在检查时限内全部崩解溶散或成碎粒,除不溶性包衣材料或破碎的胶囊壳外,应通过筛网。本法系用于检查固体制剂在规定条件下的崩解情况,如片剂、胶囊剂需做崩解时限检查。凡规定检查溶出度或释放度的制剂,不再进行崩解时限检查。

6. 融变时限检查　栓剂需做融变时限检查。除另有规定外,脂肪性基质的栓剂 3 粒均应在 30min 内全部融化、软化或触压时无硬心;水溶性基质的栓剂 3 粒均应在 60min 内全部溶解。如有 1 粒不合格,应另取 3 粒复试,均应符合规定。

7. 溶化性检查　颗粒剂需做溶化性检查。取供试品 10g,加热水 20 倍,搅拌 5min,立即观察。可溶性颗粒剂应全部溶化,允许有轻微浑浊;混悬性颗粒剂应能混悬均匀。泡腾性颗粒剂遇水时应立即产生二氧化碳气并呈泡腾状。颗粒剂均不得有焦屑物等异物。

8. 均匀度检查　散剂需做均匀度检查。取供试品适量置光滑纸上,平铺约 5cm²,将其表面压平,在亮处观察,应呈现均匀的色泽,无花纹、色斑。

9. 水分检查　散剂、颗粒剂、胶囊剂需做水分检查。散剂水分除另有规定外,不得过 9.0%;颗粒剂水分除另有规定外,不得过 6.0%;胶囊剂取硬胶囊剂的内容物进行检查,水分不得过 9.0%。

10. 粒度检查　颗粒剂、吸入用混悬型气雾剂和喷雾剂需做粒度检查。

11. 澄明度检查　注射剂需做澄明度检查。除另有规定外,照《澄明度检查细则和判断标准》的规定检查,应符合规定。

12. 无菌检查　注射剂需做无菌检查,所有各检品均不得有菌生长。

13. 不溶性微粒检查　注射剂在澄明度检查合格后,装量在 100mL 以上的静脉滴注用注射液需做不溶性微粒检查。除另有规定外,每 1mL 中含 10μm 以上的微粒不得过 20 粒,含 25μm 以上的微粒不得过 2 粒。

14. 甲醇量检查　酒剂需做甲醇量检查。除另有规定外,供试液含甲醇量不得超过 0.05%(mL/mL)。

15. 气雾剂和喷雾剂的特殊检查　非定量阀门气雾剂需做喷射速率和喷出总量检查,每瓶喷出量均不得少于标示装量的 85%。定量阀门气雾剂需做每瓶总揿次、每揿喷量和每揿主药含量检查。检查每揿主药含量的品种,不再进行每揿喷量检查。喷雾剂需做喷射试验。

16. 微生物限度检查　所有剂型均应作微生物限度检查,应符合药典的有关规定。

第 2 节　各　　论

一　清　颗　粒

Yiqing Keli

本品是由黄连 165g、大黄 500g、黄芩 250g 制成的颗粒剂。

【制法】　取以上 3 味药,分别加水煎煮 2 次,第 1 次 1.5h,第 2 次 1h,合并煎液,滤过,滤液减压浓缩至相对密度约为 1.25(70℃),喷雾干燥成干浸膏粉;将上述 3 种浸膏粉加入适量蔗糖与糊精,混匀,制成颗粒,干燥,分装成 125 袋,即得。

【性状鉴别】　本品为黄褐色的颗粒;味微甜、苦。

【化学成分】　主含大黄素(emodin)、黄芩苷(baicalin)、盐酸小檗碱等。

【理化鉴别】

1. 薄层色谱

(1)取本品 8g,加甲醇 50mL,浸渍 2h,并时时振摇,滤过,滤液置水浴上蒸干,残渣加水

10mL使溶解，再加盐酸1mL，置水浴上加热30min，立即冷却，用三氯甲烷20mL分2次提取，合并三氯甲烷提取液，浓缩至约1mL，作为供试品溶液。另取大黄素对照品，加三氯甲烷制成1mL含0.5mg的溶液，作为对照品溶液。吸取上述2种溶液各10μL，分别点于同一硅胶G-CMC-Na薄层板上，以石油醚(60～90℃)-甲酸乙酯-甲酸(15∶5∶1)的上层液为展开剂，展开，取出，晾干，置氨蒸气中熏至斑点显色清晰。供试品色谱在与对照品色谱相应的位置上，显相同的红色斑点。

(2) 取本品8g，加甲醇50mL，滴加盐酸4～6滴，振摇20min，滤过，滤液置水浴上浓缩至约1mL，作为供试品溶液。另取黄芩苷对照品，加甲醇制成1mL含0.5mg的溶液，作为对照品溶液。吸取上述2种溶液各10μL，分别点于同一硅胶G-CMC-Na薄层板上，以乙酸乙酯-丁酮-甲酸-水(10∶6∶1∶1)为展开剂，展开，取出，晾干，喷2%三氯化铁乙醇溶液。供试品色谱在与对照品色谱相应的位置上，显相同的蓝绿色斑点。

(3) 取本品8g，加甲醇50mL，浸渍2h，并时时振摇，滤过，滤液置水浴上浓缩至约1mL，作为供试品溶液。另取盐酸小檗碱对照品，加甲醇制成1mL含0.5mg的溶液，作为对照品溶液。吸取上述2种溶液各10μL，分别点于同一硅胶G-CMC-Na薄层板上，以乙酸乙酯-丁酮-甲酸-水(10∶6∶1∶1)为展开剂，展开，取出，晾干，置紫外光灯(365nm)下观察。供试品色谱在与对照品色谱相应的位置上，显相同的黄色荧光斑点。

2. 黄芩苷的含量测定 高效液相色谱法。色谱条件与系统适用性试验：用十八烷基硅烷键合硅胶为填充剂，甲醇-0.2mol/L磷酸二氢钠缓冲液(用磷酸调节pH2.7)(42∶58)为流动相，检测波长为275nm，理论板数按黄芩苷峰计算应不低于5 000。精密称取在105℃干燥至恒重的黄芩苷对照品12mg，置250mL量瓶中，用少量甲醇溶解，用重蒸水稀释至刻度，摇匀，作为对照品溶液(50μg/mL)。取本品适量，混匀，研细，取约0.75g，精密称定，置100mL量瓶中，加甲醇10mL，超声处理10min，用重蒸水稀释至刻度，取此液离心10min(15 000 r/min)，分取上清液，作为供试品溶液。分别精

密吸取对照品溶液与供试品溶液各10μL，注入液相色谱仪测定。本品每袋(7.5g)含黄芩以黄芩苷($C_{21}H_{18}O_{11}$)计算，不得少于21mg。

3. 检查 应符合《中国药典》制剂通则颗粒剂项下有关的各项规定。

【功能主治】 清热泻火解毒，化瘀凉血止血。

【用法用量】 开水冲服，1次7.5g，1日3～4次。

【规格】 每袋装7.5g。

二 妙 丸*

Ermiao Wan

本品是由炒苍术500g、炒黄柏500g制成的丸剂。

【制法】 取以上2味药，粉碎成细粉，过筛，混匀，用水泛丸，干燥，即得。

【性状鉴别】 本品为黄棕色的水丸；气微香，味苦涩。

【显微鉴别】 粉末特征 ①草酸钙针晶：细小，长5～32μm，不规则充塞于薄壁细胞中(炒苍术)。②木栓细胞：淡黄色，壁极厚，有的胞腔不明显(炒苍术)。③晶纤维：纤维鲜黄色，大多成束，周围细胞含草酸钙方晶，含晶细胞壁木化(炒黄柏)。④石细胞：鲜黄色，呈不规则分枝状(炒黄柏)(图24-1)。

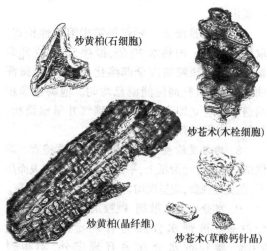

炒黄柏(石细胞)
炒苍术(木栓细胞)
炒黄柏(晶纤维)
炒苍术(草酸钙针晶)

图24-1 二妙丸显微特征

【化学成分】 主含盐酸小檗碱(berberine hydrochloride)等。

小檗碱(berberine)

【理化鉴别】

1. 化学定性　取本品粉末 2g,置于具塞试管中,加乙醚 10mL,振摇 10min,分取上清液 2mL 置于具塞试管中,加高锰酸钾试液 2 滴,振摇 1min,红色即消失。

2. 薄层色谱

（1）取本品 0.1g,研碎,加甲醇 5mL,置水浴上回流 15min,滤过,滤液补加甲醇 5mL,作为供试品溶液。另取黄柏对照药材 0.1g,同法制成对照药材溶液。再取盐酸小檗碱对照品,加甲醇制成每 1mL 含 0.5mg 的溶液,作为对照品溶液。吸取上述 3 种溶液各 1μL,分别点于同一硅胶 G 薄层板上,以苯-甲醇-异丙醇-浓氨试液(12：6：3：3：1)为展开剂,置氨蒸气预饱和的展开缸内,展开,取出,晾干,置紫外光灯(365nm)下观察。供试品色谱在与对照药材色谱相应的位置上,显相同的黄色荧光斑点;供试品色谱在与对照品色谱相应的位置上,显相同的黄色荧光斑点。

（2）取本品 2g,研细,加乙醚 15mL,超声处理 15min,滤过,滤液挥去乙醚,残渣加乙酸乙酯 1mL 使溶解,作为供试品溶液。另取苍术对照药材 0.25g,同法制成对照药材溶液。吸取上述 2 种溶液各 5μL,分别点于同一硅胶 G 薄层板上,以石油醚(60～90℃)-乙酸乙酯(10：1)为展开剂,展距 4cm,取出,晾干,再以环己烷为展开剂,展距 7cm,取出,晾干,喷以 5% 对二甲氨基苯甲醛的 10% 硫酸-乙醇溶液,80℃加热至斑点显色清晰。供试品色谱在与对照药材色谱相应的位置上,显相同颜色的斑点。

3. 盐酸小檗碱的含量测定　薄层扫描法。取本品适量,研细,取约 1g,精密称定,置于索氏提取器中,加乙醚适量,回流 1～2h,弃去乙醚液,残渣挥去乙醚,加甲醇适量,回流提取至提取液无色,将提取液(必要时适当浓缩)转移至 50mL 容量瓶中,用甲醇稀释至刻度,摇匀,作为供试品溶液。另取盐酸小檗碱对照品适量,精

密称定,加甲醇制成对照品溶液(0.06mg/1mL)。精密吸取供试品溶液 1μL、对照品溶液 1μL 和 3μL,分别交叉点于同一硅胶 G 薄层板上,以苯-甲醇-异丙醇-浓氨试液(12：6：3：3：1)为展开剂,置于用氨蒸气与展开剂同时预饱和 15min 的双槽展开缸内,展开,取出,晾干。薄层扫描法进行荧光扫描,激发波长为 365nm,测量供试品吸收度积分值与对照品吸收度积分值,计算。按干燥品计算,本品每 1g 含黄柏以盐酸小檗碱($C_{20}H_{18}ClNO_4$)计,不得少于 3.0mg。

4. 检查　应符合《中华人民共和国药典》制剂通则丸剂项下有关的各项规定。

【功能】　燥湿清热。

【用法用量】　口服,1 次 6～9g,1 日 2 次。

十全大补丸

Shiquan Dabu Wan

本品是由党参 80g、炒白术 80g、茯苓 80g、炙甘草 40g、当归 120g、川芎 40g、酒炒白芍 80g、熟地黄 120g、炙黄芪 80g、肉桂 20g 制成的丸剂。

【制法】　取以上 10 味药,粉碎成细粉,过筛,混匀。每 100g 粉末用炼蜜 35～50g,加适量的水泛丸,干燥,制成水蜜丸;或加炼蜜制成大蜜丸,即得。

【性状鉴别】　本品为棕褐色至黑褐色的水蜜丸或大蜜丸;气香,味甜、微辛。

【显微鉴别】　粉末特征　①不规则分枝状团块:无色,遇水合氯醛液溶化后可见菌丝;菌丝无色或淡棕色,直径 4～6μm(茯苓)。②联结乳汁管:直径 12～15μm,含细小颗粒状物(党参)。③薄壁细胞:灰棕色至黑棕色,细胞多皱缩,内含棕色核状物(熟地黄)。④纤维:成束或散离,壁厚,表面有纵裂纹,两端断裂呈帚状或较平截(黄芪);或纤维单个散在,长棱形,边缘微波状(肉桂)。⑤晶纤维:纤维束周围薄壁细胞含草酸钙方晶(甘草)。⑥草酸钙针晶:细小,长 10～32μm,不规则地充塞于薄壁细胞中(炒白术)。⑦草酸钙簇晶:直径 18～32μm,存在于薄壁细胞中,常排列成行,或一个细胞中含有数个簇晶(酒炒白芍);或呈圆形或圆簇状(川芎)。⑧纺锤形韧皮薄壁细胞:壁略厚,有极细微的斜相交错纹理(当归)。⑨石细胞:类圆形或类长方形,壁一面菲薄(肉桂),或多角形、类

斜方形,常一端或一角尖突(党参)。⑩螺纹导管:直径 8～23μm,加厚壁互相联结,似网状螺纹导管(川芎)。

【化学成分】 主含芍药苷(paeoniflorin)等。

【理化鉴别】

1. 化学定性 取本品 10g,剪碎,加 1% 硫酸乙醇溶液 50mL,回流 1h,滤过,滤液加氨试液调节 pH 约至中性,蒸干,残渣加 6.7% 硫酸溶液 10mL 使溶解,滤过,滤液置分液漏斗中,加氨试液调节 pH 约至 10,加三氯甲烷 10mL 振摇提取,分取三氯甲烷层,蒸干,残渣加 6.7% 硫酸溶液 10mL 使溶解,滤过,取滤液加碘化铋钾试液,生成红棕色沉淀;另取滤液,加碘化汞钾试液,生成黄白色沉淀。

2. 薄层色谱

(1)取本品 18g,加硅藻土 10g,研匀,加乙醇 80mL,超声处理 20min,滤过,分取滤液半量蒸干,残渣加水 20mL 使溶解,用水饱和的正丁醇振摇提取 3 次,每次 20mL,合并提取液,用水洗涤 3 次,每次 15mL,弃去水液,正丁醇液蒸干,残渣加乙醇 2mL 使溶解,作为供试品溶液。另取芍药苷对照品,加乙醇制成对照品溶液(2mg/mL)。吸取上述 2 种溶液各 5～10μL,分别点于同一硅胶 G 薄层板上,以三氯甲烷-乙酸乙酯-甲醇-甲酸(40：5：10：0.2)为展开剂,展开,取出,晾干,喷以 5% 香草醛硫酸溶液,加热至斑点显色清晰。供试品色谱在与对照品色谱相应的位置上,显相同颜色的斑点。

(2)取本品 18g,加硅藻土 10g,研匀,加乙醇 80mL,超声处理 20min,滤过,作为供试品溶液。另取当归对照药材 1g,加乙醇 10mL,同法制成对照药材溶液。吸取上述 2 种溶液各 5～10μL,分别点于同一硅胶 G 薄层板上,以正己烷-乙酸乙酯(9：1)为展开剂,展开,取出,晾干,置紫外光灯(365mm)下观察。供试品色谱在与对照药材色谱相应的位置上,显相同的亮蓝白色荧光斑点。

3. 检查 应符合《中国药典》制剂通则丸剂项下有关的各项规定。

【功能主治】 温补气血;用于气血两虚、面色苍白、气短心悸、头晕自汗、体倦乏力、四肢不温、月经量多。

【用法用量】 口服,水蜜丸 1 次 6g,大蜜丸 1 次 1 丸,1 日 2～3 次。

【规格】 大蜜丸每丸重 9g。水蜜丸每瓶装 48g、200g 或 500g。

七 厘 散

Qili San

本品是由血竭 500g、制乳香 75g、制没药 75g、红花 75g、儿茶 120g、冰片 6g、麝香 6g、朱砂 60g 制成的散剂。

【制法】 取以上 8 味,除麝香、冰片外,朱砂水飞成极细粉;其余血竭等五味粉碎成细粉;将麝香、冰片研细,与上述粉末配研,过筛,混匀,即得。

【性状鉴别】 本品为朱红色至紫红色的粉末或易松散的块状;气香,味辛、苦,有清凉感。

【显微鉴别】 粉末特征 ①不规则块片:血红色,周围液体显姜黄色,渐变红色(血竭);②不规则团块:由无色油滴和小颗粒聚集而成,加苏丹Ⅲ试液油滴呈红色(制乳香);③不规则碎块:浅黄色,碎块洞穴中含有浅黄色油滴,加苏丹Ⅲ试液油滴呈红色(制没药);④花冠碎片:黄色,有红棕色或黄棕色分泌管(红花);⑤花粉粒:球形或椭圆形,直径约 60μm,外壁有刺,具 3 个萌发孔(红花);⑥分泌物团块:淡黄棕色,埋有细小方形结晶(麝香);⑦不规则细小颗粒:暗棕红色,有光泽,边缘暗黑色(朱砂);⑧升华物:半透明片状、块状晶体(冰片)。

【化学成分】 主含血竭素等。

【理化鉴别】

1. 化学定性 取本品 0.2g,加乙醇 2mL,振摇,滤过。取滤液 5 滴,置白瓷皿中,加 1% 盐酸溶液 3 滴与 0.5% 对二甲氨基苯甲醛的乙醇溶液 2mL,置水浴上加热,溶液周围应显紫色或紫红色。

2. 薄层色谱 取本品 0.2g,加乙醚 5mL,密塞,振摇 10min,滤过,滤液作为供试品溶液。另取血竭对照药材 0.1g 同法制成对照药材溶液。吸取上述 2 种溶液各 10μL,分别点于同一硅胶 G 薄层板上,以三氯甲烷-甲醇(19：1)为展开剂,展开,取出,晾干。供试品色谱在与对照药材色谱相应的位置上,显相同颜色的 2 个斑点。

3. 血竭素的含量测定 高效液相色谱法。色谱条件与系统适用性试验:用十八烷基硅烷键合硅胶为填充剂,乙腈-0.05mol/L 磷酸二氢钠溶液(50：50)为流动相,检测波长 440nm,柱温

40℃。理论板数按血竭素峰计算应不低于4 000。精密称取血竭素高氯酸盐对照品9mg,置50mL棕色量瓶中,加3%磷酸甲醇溶液使溶解,并稀释至刻度,摇匀;精密量取1mL,置5mL棕色量瓶中,加甲醇稀释至刻度,摇匀,作为血竭素对照品溶液(26μg/mL)(每1mg血竭素高氯酸盐相当于0.726mg血竭素)。取本品适量,研细,取0.10~0.15g,精密称定,置15mL具塞试管中,精密加入3%磷酸甲醇溶液10mL,密塞,振摇3min,滤过,精密量取续滤液1mL,置5mL棕色量瓶中,加甲醇稀释至刻度,摇匀,作为供试品溶液。分别精密吸取对照品溶液与供试品溶液各10μL,注入液相色谱仪测定。本品每1g含血竭以血竭素($C_{17}H_{14}O_3$)计算,不得少于5.5mg。

4. **检查** 应符合《中国药典》制剂通则散剂项下有关的各项规定。

【功能主治】 化瘀消肿,止痛止血;用于跌扑损伤、血瘀疼痛、外伤出血。

【用法用量】 口服,1次1~1.5g,1日1~3次;外用,调敷患处。

【规格】 每瓶装1.5g或3g。

万氏牛黄清心丸
Wanshi Niuhuang Qingxin Wan

本品是由牛黄10g、朱砂60g、黄连200g、黄芩120g、栀子120g、郁金80g制成的丸剂。

【制法】 取以上6味药,除牛黄外,朱砂水飞成极细粉;其余黄连等4味粉碎成细粉;将牛黄研细,与上述粉末配研,过筛,混匀。每100g粉末加炼蜜100~120g制成大蜜丸,即得。

【性状鉴别】 本品为红棕色至棕褐色的大蜜丸;气特异,味甜、微涩、苦。

【显微鉴别】 粉末特征 ①糊化淀粉粒团块:几无色(郁金);②种皮石细胞:黄色或淡棕色,多破碎,完整者长多角形、长方形或形状不规则,壁厚,呈瘤状伸入胞腔,孔沟末端常膨大呈圆囊状,胞腔及孔沟含棕色物(栀子);③韧皮纤维:淡黄色,梭形,壁厚,孔沟细(黄芩);④木纤维束:鲜黄色,壁稍厚,纹孔明显(黄连);⑤石细胞:黄色,单个或成群散在(黄连);⑥鳞叶表皮细胞:绿黄色或黄棕色,略呈长方形、长多角形或形状不一,壁稍厚或呈连珠状增厚(黄连);⑦不规则块状物或颗粒状:暗棕红色,有光泽

(朱砂);⑧淡黄色色素颗粒:与淀粉粒聚成团(人工牛黄)。

【化学成分】 主含胆酸、黄芩苷、栀子苷、盐酸小檗碱、硫化汞等。

【理化鉴别】

1. **化学定性** 取本品3g,加水适量,研匀,反复洗去悬浮物,可得少量朱红色沉淀,取出,加入盐酸1mL及铜片少量,加热煮沸,铜片由黄色变为银白色。

2. **薄层色谱**

(1)取本品3g,剪碎,加硅藻土0.6g,研匀,加三氯甲烷10mL、冰醋酸0.5mL,回流30min,放冷,滤过,滤液蒸干,残渣加乙醇2mL使溶解,滤过,滤液作为供试品溶液。另取胆酸对照品,加乙醇制成1mL含1mg的溶液,作为对照品溶液。吸取上述2种溶液各10μL,分别点于同一硅胶G薄层板上,以乙酸乙酯-正己烷-乙酸-甲醇(32:6:1:1)为展开剂,展开,取出,晾干,喷10%磷钼酸乙醇溶液,在110℃加热约10min。供试品色谱在与对照品色谱相应的位置上,显相同颜色的斑点。

(2)取本品3g,剪碎,加硅藻土0.5g,研匀,加甲醇20mL,回流1h,放冷,滤过,滤液作为供试品溶液。另取黄芩苷对照品,加甲醇制成1mL含1mg的溶液,作为对照品溶液。吸取上述2种溶液各5μL,分别点于同一硅胶G-CMC-Na薄层板上,以乙酸乙酯-丁酮-甲酸-水(5:3:1:1)为展开剂,展开,取出,晾干,喷2%三氯化铁乙醇溶液。供试品色谱在与对照品色谱相应的位置上,显相同颜色的斑点。

(3)取本品3g,加乙醚15mL,研磨,弃去乙醚。残渣挥干乙醚,加乙酸乙酯30mL,回流提取1h,放冷,滤过,滤液蒸干,残渣加甲醇3mL使溶解,滤过,作为供试品溶液。另取栀子苷对照品,加甲醇制成1mL含1mg的溶液,作为对照品溶液。吸取上述2种溶液各5μL,分别点于同一硅胶G薄层板上,以乙酸乙酯-丙酮-甲酸-水(10:7:2:0.5)为展开剂,展开,取出,晾干,喷10%硫酸乙醇溶液,在105℃加热约10min。供试品色谱在与对照品色谱相应的位置上,显相同颜色的斑点。

(4)取总生物碱的含量测定项下剩余的盐酸-甲醇(1:100)提取液4mL,置水浴上蒸干,残渣加甲醇溶解,使成1mL,作为供试品溶液。

另取黄连对照药材50mg,加甲醇10mL,置水浴上回流15min,滤过,滤液蒸干,残渣加甲醇1mL使溶解,作为对照药材溶液。再取盐酸小檗碱对照品,加甲醇制成1mL含0.5mg的溶液,作为对照品溶液。吸取上述3种溶液各2μL,分别点于同一硅胶G薄层板上,以苯-乙酸乙酯-甲醇-异丙醇-浓氨试液(12:6:3:3:1)为展开剂,展开,取出,晾干,置紫外光灯(365nm)下观察。供试品色谱在与对照药材和对照品色谱相应的位置上,显相同的黄色荧光斑点。

3. 硫化汞的含量测定 取本品适量,剪碎,取5g,精密称定,置250mL凯氏烧瓶中,加硫酸30mL与硝酸8g,加热至溶液近无色,放冷,转入250mL锥形瓶中,用水50mL分次洗涤烧瓶,洗液并入溶液中,加1%高锰酸钾溶液至显粉红色,2min内不消失,再滴加2%硫酸亚铁溶液至红色消失,加硫酸铁铵指示液2mL,用0.1mol/L硫氰酸铵滴定液滴定。每1mL 0.1mol/L硫氰酸铵滴定液相当于11.63mg的硫化汞(HgS)。本品按干燥品计算,每丸含朱砂以硫化汞(HgS)计,小丸应为69～90mg;大丸应为138～180mg。

4. 总生物碱的含量测定 紫外分光光度法。取本品适量,剪碎,取4g,精密称定,置索氏提取器中,加盐酸-甲醇(1:100)适量,回流提取至提取液无色,提取液移至50mL量瓶中,用盐酸-甲醇(1:100)稀释至刻度,摇匀。精密量取5mL,置氧化铝柱(内径约0.9cm,中性氧化铝5g,湿法装柱,用乙醇30mL预洗)上,用乙醇25mL洗脱,收集洗脱液,置50mL量瓶中,用乙醇稀释至刻度,摇匀,精密量取2mL置50mL量瓶中,加0.05mol/L硫酸溶液稀释至刻度,摇匀。照分光光度法,在345nm的波长处测定吸收度,按盐酸小檗碱($C_{20}H_{17}NO_4 \cdot HCl$)的吸收系数($E_{1cm}^{1\%}$)为728计算。本品按干燥品计算,每丸含总生物碱以盐酸小檗碱($C_{20}H_{17}NO_4 \cdot HCl$)计,小丸不得少于25.5mg;大丸不得少于51mg。

5. 检查 应符合《中国药典》制剂通则丸剂项下有关的各项规定。

【功能主治】 清热解毒,镇静安神;用于邪热内闭、烦躁不安、神昏谵语、小儿高热惊厥。

【用法用量】 口服,小丸1次2丸,大丸1次1丸,1日2～3次。

【规格】 每丸重1.5g或3g。

万 应 锭
Wanying Ding

本品是由胡黄连100g、黄连100g、儿茶100g、冰片6g、香墨200g、熊胆20g、麝香5g、牛黄5g、牛胆汁160g,制成的锭剂。

【制法】 取以上9味药,胡黄连、黄连、儿茶、香墨粉碎成细粉;将牛黄、冰片、麝香研细,与上述粉末配研,过筛,混匀。取熊胆加温水适量溶化,牛胆汁浓缩至适量,滤过,与熊胆液混合,泛制成锭,低温干燥,即得。

【性状鉴别】 本品为黑色光亮的球形小锭;气芳香,味苦,有清凉感。

【显微鉴别】 粉末特征 ①韧皮纤维束:鲜黄色,壁稍厚,末端斜尖,纹孔明显(黄连);②无定形团块:淡黄棕色,埋有细小方形结晶(麝香);③不规则团块:棕褐色或黑色(香墨);④淡黄色色素颗粒:与淀粉粒聚成团(人工牛黄);⑤升华物结晶:淡黄绿色,呈针状、针簇状(胡黄连)或长片状(冰片);⑥石细胞:鲜黄色,单个散在或数个成群,类圆形、类方形或不规则形,层纹明显(黄连);⑦鳞叶表皮细胞:绿黄色或黄棕色,略呈方形或长多角形,壁微波状弯曲或连珠状增厚(黄连);⑧薄壁细胞:无色,呈长圆形或不规则形,壁呈连珠状,纹孔椭圆形(胡黄连)。

【化学成分】 主含熊去氧胆酸、胆酸、去氧胆酸、盐酸小檗碱等。

【理化鉴别】

1. 微量升华 取本品1锭,研细,进行微量升华,升华物置显微镜下观察,可见不定型的无色片状结晶,加新配制的1%香草醛硫酸溶液1滴,渐显紫红色。

2. 薄层色谱

(1)取本品6g,研碎,加甲醇20mL,置水浴温浸1h,滤过,取滤液10mL,蒸干,残渣加5%氢氧化钠溶液5mL,置水浴中加热8h,放冷,加盐酸调节pH至2～3,加水10mL,摇匀,用乙醚提取2次,每次30mL,合并乙醚液,挥干,残渣加甲醇1mL使溶解,作为供试品溶液。另取熊去氧胆酸、胆酸、去氧胆酸对照品,加甲醇分别制成每1mL含1mg的溶液,作为对照品溶液。吸取上述4种溶液各2μL,分别点于同一硅胶G薄层板上,以异辛烷-乙酸乙酯-冰乙酸(15:7:5)为展开剂,在相对湿度 40% 以下展开,展距约 18cm,取出,挥尽溶剂,喷 10% 硫酸乙醇溶液,在 110℃加热数分钟。分别在日光和紫外光灯(365nm)下观察,供试品色谱在与各对照品色谱相应的位置上,显相同颜色的斑点和荧光斑点。

(2) 取本品 6g,研碎,加甲醇 20mL,置水浴温浸 1h,滤过,取滤液 5mL,用甲醇稀释至 10mL,作为供试品溶液。另取黄连对照药材 50mg,加甲醇 5mL,同法制成对照药材溶液。再取盐酸小檗碱对照品,加甲醇制成 1mL 含 1mg 的溶液,作为对照品溶液。吸取上述 3 种溶液各 2μL,分别点于同一硅胶 G 薄层板上,以苯-乙酸乙酯-甲醇-异丙醇-浓氨试液(12:6:3:3:1)为展开剂,置氨蒸气饱和的展开缸内,展开,取出,晾干,置紫外光灯(365nm)下观察。供试品色谱在与对照药材和对照品色谱相应的位置上,显相同的黄色荧光斑点。

3. 检查　应符合《中国药典》制剂通则锭剂项下有关的各项规定。

【功能主治】　清热,镇静,解毒;用于小儿邪毒内蕴、高热烦躁、易惊、口舌生疮、牙龈咽喉肿痛。

【用法用量】　口服,1 次 2～4 锭,1 日 2 次;3 岁以内小儿酌减。

【规格】　每 10 锭重 1.5g。

牛黄解毒片

Niuhuang Jiedu Pian

本品是由人工牛黄 5g、雄黄 50g、石膏 200g、大黄 200g、黄芩 150g、桔梗 100g、冰片 25g、甘草 50g 制成的片剂。

【制法】　取以上 8 味,雄黄水飞成极细粉;大黄粉碎成细粉;牛黄、冰片研细;其余黄芩等四味加水煎煮 2 次,每次 2h,合并煎液,滤过,滤液浓缩成稠膏,加入大黄、雄黄粉末,制成颗粒,干燥,再加入人工牛黄、冰片粉末,混匀,压制成 1000 片(大片)或 1500 片(小片),或包衣,即得。

【性状鉴别】　本品为素片或包衣片,素片或包衣片除去包衣后显棕黄色;有冰片香气,味微苦、辛。

【显微鉴别】

1. 粉末特征　①淡黄色色素颗粒:与淀粉粒聚成团(人工牛黄);②升华物结晶:半透明、片状(冰片);③导管:网纹导管非木化(大黄);④草酸钙簇晶:较大,直径 60～140μm(大黄);⑤不规则碎块:金黄色或橙黄色,有光泽(雄黄)。

2. 显微定量

(1) 大黄、黄芩显微特征数的测定　取大黄 50g,粉碎,过 100 目筛,于 105℃干燥至恒重。精密称量 0.05g、0.1g、0.15g……0.30g,分别用水合氯醛试剂多次水飞,并移入 25mL 量瓶中,添加水合氯醛试剂至刻度。同法制得黄芩的系列标准溶液。

精密量取上述溶液各 0.03mL,装片观察计数,重复装 5 片,取平均值。例如:大黄可以选择草酸钙簇晶等为显微特征计数;黄芩可以选择石细胞等为显微特征计数。用下列公式计算每毫克中的显微特征的个数。

$$显微特征个数/mg=\frac{X \cdot V}{W \cdot V'}$$,式中:X 为每个盖玻片下的特征数;V 为药材混悬液总体积(mL);V' 为盖玻片下药材混悬液体积(mL);W 为药材的称取量(mg)。

(2) 大黄和黄芩的含量测定　用纯净的药材(大黄、黄芩)求得含量与特征关系的回归方程相关曲线(以含量毫克数为横坐标,显微特征数为纵坐标),可求出牛黄解毒片中大黄及黄芩粗略的百分含量。

【化学成分】　主含大黄素、黄芩苷等。

【理化鉴别】

1. 化学定性　取本品 1 片,研细,进行微量升华,所得的白色升华物,加新配制的 1% 香草醛硫酸溶液 1～2 滴,液滴边缘渐显玫瑰红色。

2. 薄层色谱　取本品 1 片,研细,加甲醇 20mL,超声处理 15min,滤过,取滤液 10mL 蒸干残渣加水 10mL 使溶解,加盐酸 1mL,回流 30min,放冷用乙醚提取 2 次,每次 20mL,合并乙醚液蒸干,残渣加三氯甲烷 2mL 使溶解,作为供试品溶液,另取大黄对照药材 0.1g 同法制成对照药材溶液。再取大黄素对照品,加甲醇制成 1mL 含有 1mg 的溶液,作为对照品溶液。吸取上述 3 种溶液各 4μL,分别点于同一硅胶 H-CMC 薄层板上,以石油醚(30～60℃)-甲酸乙酯-甲酸(15:5:1)的上层溶液为展开剂,展开取出晾干,至紫外光灯(365nm)下观察。供试品色谱在与对照药材色谱相应的位置上,显相同的 5 个橙黄色荧光主斑点;在与对照品色谱相应的位置上,显相同的橙黄色荧光斑点,置氨蒸气中熏后,日光下观察,斑点变为红色。

3. 黄芩苷的含量测定　高效液相色谱法。色谱条件与系统适用性试验:用十八烷基硅烷键合硅胶为填充剂,甲醇-水-磷酸(45∶55∶0.2)为流动相,检测波长为 315nm。理论板数按黄芩苷峰计算应不低于 3 000。精密称取在 60℃减压干燥 4h 的黄芩苷对照品适量,加甲醇制成 1mL 含有 30μg 的溶液,作为对照品溶液。取本品 20 片(包衣片除去包衣),精密称定,研细,混匀,取约 1g,精密称定,加 70% 乙醇溶液 30mL,超声处理 20min,放冷,滤过,滤液置 50mL 量瓶中,用少量 70% 乙醇溶液分次洗涤容器和残渣,洗液滤入同一量瓶中,加 70% 乙醇溶液至刻度,摇匀,作为供试品溶液。分别精密吸取对照品溶液与供试品溶液各 10μL,注入液相色谱仪测定。本品每片含黄芩以黄芩苷($C_{21}H_{18}O_{11}$)计算,小片不得少于 0.5mg;大片不得少于 0.75mg。

4. 检查　应符合《中国药典》制剂通则片剂项下有关的各项规定。

【功能主治】　清热解毒;用于火热内盛、咽喉肿痛、牙龈肿痛、口舌生疮、目赤肿痛。

【用法用量】　口服,小片 1 次 3 片,大片 1 次 2 片。1 日 2～3 次。

【规格】　每片重 0.42g、0.6g。

六　神　丸

Liushen Wan

本品是由牛黄、麝香、冰片、蟾酥、珍珠、雄黄等制成的水丸剂。

【制法】　取以上 6 味药,珍珠、雄黄水飞成极细粉;将牛黄、麝香、冰片及蟾酥研细,与珍珠、雄黄粉末配研,过筛,混匀,以糯米汁泛丸,待丸粒逐渐增至芥子大,且表面光泽后,以百草霜挂衣。低温干燥即得。

【性状鉴别】　本品为黑色光亮细小丸,小丸均匀,去外衣,显棕黄色。

【显微鉴别】　粉末特征　①不规则碎块:半透明或淡黄色,并附有砂粒状固体;②不定型颗粒状物:集成的淡黄棕色团块,半透明或透明,团块中包埋有方形、柱形、八面体或不规则的晶体。

【化学成分】　主含胆酸、脂蟾毒配基等。

【理化鉴别】

1. 薄层色谱

(1) 取本品 3g,研匀,加三氯甲烷 10mL、冰乙酸 0.5mL,回流 30min,放冷,滤过,滤液蒸干,残渣加乙醇 2mL 使溶解,滤过,作为供试品溶液。另取胆酸对照品,加乙醇制成 1mL 含 1mg 的溶液,作为对照品溶液。吸取上述 2 种溶液各 10μL,分别点于同一硅胶 G 薄层板上,以乙酸乙酯-正己烷-乙酸-甲醇(32∶6∶1∶1)为展开剂,展开,取出,晾干,喷 10% 硫酸乙醇溶液,在 105℃加热约 5min。供试品色谱在与对照品色谱相应的位置上,显相同颜色的斑点。

(2) 取本品 3g,加三氯甲烷 50mL 回流 1h,滤过,滤液蒸干,加三氯甲烷 1mL 使溶解,作为供试品溶液。另取脂蟾毒配基,以三氯甲烷溶解,制成 1mL 含 2mg 的溶液,作为对照品溶液。吸取上述 2 种溶液各 10μL,分别点于同一硅胶 G 薄层板上,以苯-丙酮(7∶3)为展开剂,展开,取出,晾干,在紫外光灯(254nm)下观察。供试品色谱在与对照品色谱相应的位置上,显相同的暗红色斑点。

2. 脂蟾毒配基的含量测定　二阶导数光谱法。扫描波长 300～400nm,中间波长 376nm、365nm,波长间隔 Δλ=4nm;扫描速度快速;狭缝宽度 2nm;量程范围 ±0.05A。精密吸取脂蟾毒配基标准溶液(0.2364mg/mL)0.2 mL、0.4 mL、0.6 mL、0.8 mL、1.0mL、1.2mL,分别于 10mL 量瓶中,加入 7% 氢氧化钠溶液 2.0mL,以乙醇液稀释至刻度,摇匀。静置 30min 后,在波长 300～400nm 间绘制二阶导数光谱。中间波长为 376nm 和 356nm,通过峰谷值 D 进行定量计算,得回归方程:$D = -0.2987 + 0.4092C$,$r = 0.9927$。取本品粉末约 0.15g,精密称定,置小烧杯中加水 20mL,于 60℃左右水浴保温搅拌 15min,趁热滤过,以热水 40mL 分次冲洗滤器,合并滤液于分液漏斗中,用三氯甲烷 70mL 分 3 次萃取,合并三氯甲烷液,常压回收三氯甲烷至干,残留物用乙醇溶解后滤过,滤液移至 25mL 量瓶中,加乙醇至刻度,摇匀。精密吸取 1.0mL 置 10mL 量瓶中,自"加入 7% 氢氧化钠溶液 2.0mL"起,照标准曲线的绘制项下,依法操作,测定样品中脂蟾毒配基的含量。

3. 检查　应符合《中国药典》制剂通则丸剂项下有关的各项规定。

【功能主治】　清热解毒,利咽消肿,止痛;用于单双乳蛾、喉喑、烂喉丹痧、外科痈疽疮疖、无名肿毒等。现代常用于急性扁桃炎、化脓性扁桃体炎、急性咽喉炎、口腔炎、腮腺炎及咽癌、喉癌等。

【用法用量】　口服或外用。成人每次服10粒,小儿每岁服1粒,4～8岁服5～6粒,9～15岁儿童服8粒,1日1～2次,含化或开水送服;外敷者可取10粒用开水或米醋少许溶成糊状,每日数次涂敷。

【规格】　水丸剂,每100粒重0.3g,每支装30粒。

六味地黄丸*

Liuwei Dihuang Wan

本品是由熟地黄160g、制山茱萸80g、牡丹皮60g、山药80g、茯苓60g、泽泻60g制成的蜜丸剂。

【制法】　取以上6味药,粉碎成细粉,过筛,混匀。每100g粉末加炼蜜35～50g与适量的水,泛丸,干燥,制成水蜜丸;或加炼蜜80～110g制成小蜜丸或大蜜丸,即得。

【性状鉴别】　本品为黑棕色的水蜜丸、黑褐色的小蜜丸或大蜜丸;味甜而酸。

【显微鉴别】　粉末特征　①淀粉粒:三角状卵形或矩圆形,直径24～40μm,脐点短缝状或人字状(山药)。②不规则分枝状团块:无色,遇水合氯醛液溶化;可见无色菌丝,直径4～6μm(茯苓)。③薄壁组织:灰棕色至深褐色,细胞多皱缩,内含棕色核状物(熟地黄)。④草酸钙簇晶:存在于无色薄壁细胞中,有时数个排列成行(牡丹皮)。⑤果皮表皮细胞:橙黄色,表面观类多角形,垂周壁略连珠状增厚(制山茱萸)。⑥薄壁细胞:类圆形,有椭圆形纹孔,集成纹孔群(泽泻)。⑦草酸钙针晶束:存在于黏液细胞

中,长80～240μm(山药)。⑧木栓细胞:表面观呈类方形、多角形,淡红色(牡丹皮)(图24-2)。

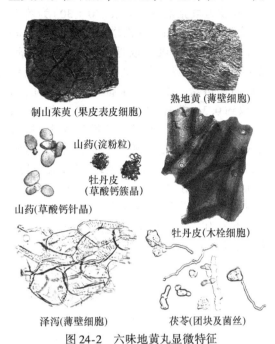

图24-2　六味地黄丸显微特征

【化学成分】　丹皮酚(paeonol)、马钱苷(loganin)、熊果酸(ursolic acid)等。

【理化鉴别】

1. 薄层色谱　取本品水蜜丸6g,研碎;或取小蜜丸或大蜜丸9g,切碎,加硅藻土4g,研匀。加乙醚40mL,低温回流1h,滤过,滤液挥去乙醚,残渣加丙酮1mL使其溶解,作为供试品溶液。另取丹皮酚对照品,加丙酮制成1mL含1mg的溶液,作为对照品溶液。吸取上述2种溶液各10μL,分别点于同一硅胶G薄层板上,以环己烷-乙酸乙酯(3∶1)为展开剂,展开,取出,晾干,喷以盐酸酸性5%三氯化铁乙醇溶液,加热至斑点显色清晰。供试品色谱在与对照品色谱相应的位置上,显相同的蓝褐色斑点。

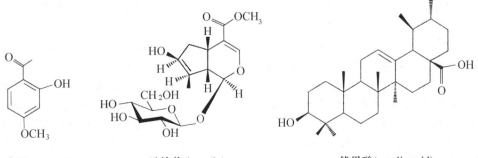

丹皮酚(paeonol)　　马钱苷(loganin)　　熊果酸(ursolic acid)

2. 丹皮酚的含量测定 高效液相色谱法。色谱条件与系统适用性试验:用十八烷基硅烷键合硅胶为填充剂,甲醇-水(70∶30)为流动相,检测波长274nm,理论塔板数按丹皮酚峰计算应不低于3 500。取丹皮酚对照品适量,精密称定,加甲醇制成1mL含20μg的溶液,作为对照品溶液。取本品水蜜丸或小蜜丸,切碎,取约0.3g,精密称定;或取大蜜丸,切碎,取约0.4g,精密称定,置于有塞锥形瓶中,精密加入50%甲醇50mL,密塞,称定质量,超声(功率250W,频率33kHz)处理45min,放冷,再称定质量,用50%甲醇补足减失的质量,摇匀,滤过,作为供试品溶液。分别精密吸取对照溶液10μL与供试品溶液20μL,注入液相色谱仪,测定。本品含牡丹皮以丹皮酚($C_9H_{10}O_3$)计,水蜜丸每1g不得少于0.90mg;小蜜丸每1g不得少于0.70mg;大蜜丸每丸不得少于6.3mg。

3. 马钱苷的含量测定 高效液相色谱法。色谱条件与系统适用性试验:用十八烷基硅烷键合硅胶为填充剂,四氢呋喃-乙腈-甲醇-0.05%磷酸溶液(1∶8∶4∶87)为流动相,检测波长236nm,柱温40℃。理论塔板数按马钱苷峰计算应不低于4 000。取马钱苷对照品适量,精密称定,加50%甲醇制成每1mL含20μg的溶液,作为对照品溶液。取本品水蜜丸或小蜜丸,切碎,取约0.7g,精密称定;或取大蜜丸,切碎,取约1g,精密称定,置于具塞锥形瓶中,精密加入50%甲醇25mL,密塞,称定质量,超声(功率250W,频率33kHz)处理15min,加热回流1h,放冷,再称定质量,用50%甲醇补足减失的质量,摇匀,滤过。精密量取续滤液10mL,置中性氧化铝柱(100~200目,4g,内径约1cm,干法装柱)上,用40%甲醇50mL洗脱,收集流出液及洗脱液,蒸干,残渣加50%甲醇适量使其溶解,并转移至10mL容量瓶中,加50%甲醇稀释至刻度,摇匀,作为供试品溶液。分别精密吸取对照溶液与供试品溶液各10μL,注入液相色谱仪,测定。本品含山茱萸以马钱苷($C_{17}H_{26}O_{10}$)计,水蜜丸每1g不得少于0.70mg;小蜜丸每1g不得少于0.50mg;大蜜丸每丸不得少于4.5mg。

4. 检查 应符合《中国药典》制剂通则丸剂项下有关的各项规定。

【功能】 滋阴补肾。

【用法用量】 口服,水蜜丸1次6g,小蜜丸1次9g,大蜜丸1次1丸,1日2次。

【规格】 大蜜丸每丸重9g。

生 脉 饮

Shengmai Yin

本品是由人参100g、麦冬200g、五味子100g制成的合剂。

【制法】 取以上3味药,粉碎成粗粉,用65%乙醇溶液作溶剂,浸渍24h后进行渗漉,收集滤液约4 500mL,减压浓缩至约250mL,放冷,加水400mL稀释,滤过,另加60%糖浆300mL及适量防腐剂,并调节pH至规定范围,调整总量至1 000mL,搅匀,静置,滤过,灌封,灭菌,即得。

【性状鉴别】 本品为黄棕色至淡红棕色的澄清液体,久置可有微量浑浊;气香,味微甜、微苦。

【化学成分】 主含人参皂苷等。

【理化鉴别】

1. 薄层色谱

(1) 取本品20mL,用正丁醇20mL振摇提取,取正丁醇液蒸干,加7%硫酸溶液的45%乙醇溶液15mL,回流1h,挥去乙醇,用三氯甲烷10mL振摇提取,分取三氯甲烷层,用适量无水硫酸钠脱水,滤过,滤液浓缩至约1mL,作为供试品溶液。另取人参二醇、人参三醇对照品,加无水乙醇制成1mL含1mg的混合溶液,作为对照品溶液。取上述2种溶液各10μL,分别点于同一硅胶G薄层板上,以环己烷-丙酮(2∶1)为展开剂,展开,取出,晾干,喷50%硫酸甲醇溶液,在105℃加热约10min,置紫外光灯(365nm)下观察。供试品色谱在与对照品色谱相应的位置上,显相同颜色的荧光斑点。

(2) 取本品10mL,加盐酸0.5mL、水1mL,加热煮沸5min,放冷,用三氯甲烷20mL振摇提取,分取三氯甲烷液,浓缩至约1mL,作为供试品溶液。另取麦冬对照药材1g,加水20mL,煎煮10min,滤过,滤液加盐酸0.5mL,同法制成对照品药材溶液。吸取上述2种溶液各5μL,分别点于同一硅胶G薄层板上,以三氯甲烷-丙酮(4∶1)

为展开剂,展开,取出,晾干,喷以 10% 硫酸乙醇溶液,在 100℃加热至斑点显色清晰。供试品色谱在与对照药材色谱相应的位置上,显相同颜色的主斑点。

2. 检查

(1) 相对密度测定　应不低于 1.08。

(2) pH 测定　应为 4.5~7.0。

(3) 其他检查　应符合《中国药典》制剂通则合剂项下有关的各项规定。

【功能主治】　益气复脉,养阴生津;用于气阴两亏、心悸气短、脉微自汗。

【用法用量】　口服,1 次 10mL,1 日 3 次。

【规格】　每支装 10mL。

护　肝　片

Hugan Pian

本品是由柴胡 250g、茵陈 250g、板蓝根 250g、五味子 300g、猪胆粉 20g、绿豆 128g 制成的片剂。

【制法】　取以上 6 味药,绿豆粉碎成细粉;柴胡、茵陈、板蓝根加水煎煮 2 次,每次 2h,滤过,合并滤液,静置 48h,取上清液,减压浓缩成相对密度为 1.30(80℃)的清膏,与绿豆粉 101g 混合,减压干燥,粉碎成细粉;五味子粉碎成粗粉,用 75% 乙醇溶液回流 3 次,第 1 次 3h,第 2 次 2h,第 3 次 1h,合并提取液,静置 24h,取上清液,回收乙醇,浓缩至相对密度 1.28(80℃),与绿豆粉 27g 混匀,减压干燥,粉碎成细粉;取猪胆粉,与上述细粉混匀,制颗粒,干燥,压制成1 000 片,包糖衣,即得。

【性状鉴别】　本品为糖衣片,除去糖衣后显褐色;味苦。

【化学成分】　主含五味子乙素、猪去氧胆酸、绿原酸等。

【理化鉴别】

1. 薄层色谱

(1) 取本品,除去糖衣,研细,取 2.5g,置烧瓶中,加正己烷 50mL,冷浸过夜,于 80~85℃回流提取 2h,滤过,药渣备用,滤液低温蒸干,残渣加乙酸乙酯 2mL 溶解,作为供试品溶液。另取五味子乙素对照品,加甲醇制成 1mL

含 1mg 的溶液,作为对照品溶液。吸取上述 2 种溶液各 2μL,分别点于同一硅胶 GF₂₅₄ 薄层板上,以甲苯-乙酸乙酯(9:1)为展开剂,展开,取出,晾干,置紫外光灯(254nm)下观察。供试品色谱在与对照品色谱相应的位置上,显相同颜色的斑点。

(2) 取(1)项下正己烷提取后的药渣 0.5g,挥尽正己烷,加 10% 氢氧化钠溶液 5mL,在 120℃水解 4h,冷却后用盐酸调节 pH2~3,移至离心管中,用水洗涤容器,洗液并入离心管中,离心,取上清液,移至分液漏斗中,用乙酸乙酯 10mL 振摇提取,残渣用乙酸乙酯洗涤 3 次,每次 5mL,分次离心,取上清液,并入提取液中,置水浴蒸干,残渣加乙醇 5mL 使溶解,作为供试品溶液。另取猪去氧胆酸对照品,加乙醇制成 1mL 含 1mg 的溶液,作为对照品溶液。吸取上述 2 种溶液各 5μL,分别点于同一硅胶 GF₂₅₄ 薄层板上,以异辛烷-乙醚-冰乙酸-正丁醇-水(10:5:5:3:1)的上层溶液为展开剂,展开,取出,晾干,喷 10% 硫酸乙醇溶液,在 105℃加热至斑点显色清晰,置紫外光灯(365nm)下观察。供试品色谱在与对照品色谱相应的位置上,显相同颜色的荧光斑点。

(3) 取本品除去糖衣,研细,取 2g,加甲醇 20mL,超声处理 15min,滤过,滤液回收甲醇至约 5mL,作为供试品溶液。另取绿原酸对照品,加甲醇制成 1mL 含 0.3mg 的溶液,作为对照品溶液。吸取上述 2 种溶液各 1μL,分别点于同一聚酰胺薄膜上,以乙酸为展开剂,展开,取出,晾干,置紫外光灯(365nm)下观察。供试品色谱在与对照品色谱相应的位置上,显相同颜色的荧光斑点。

2. 五味子乙素的含量测定　高效液相色谱法。色谱条件与系统适用性试验:用十八烷基硅烷键合硅胶为填充剂,甲醇-水(72:28)为流动相,检测波长 254nm。理论板数按五味子乙素峰计算应不低于 6 000。取五味子乙素对照品适量,精密称定,加甲醇制成 1mL 含 0.05mg 的溶液,作为对照品溶液。取本品 20 片,除去糖衣,研细,取 2.5g,精密称定,置索氏提取器中,加正己烷适量,浸泡过夜,于 80~85℃回流提取 6h,提取液低温蒸干,残渣加甲醇微热使溶解,移至 25mL 量瓶中,加甲醇至刻度,摇匀,作为供试品溶液。分别精密吸取对照品溶液与供试品溶液各 20μL,注入液相色谱仪测定。本品每片含五味子以五味子乙素($C_{23}H_{28}O_6$)计算,不得少于 0.15mg。

3. 检查　应符合《中国药典》制剂通则片剂项下有关的各项规定。

【功能主治】　疏肝理气,健脾消食;用于慢性肝炎及早期肝硬化等。

【用法用量】　口服,1 次 4 片,1 日 3 次。

【规格】　每瓶 100 片。

注射用双黄连(冻干)*

Zhushe Yong Shuanghuanglian(Donggan)

本品是由连翘、金银花、黄芩制成的注射用粉剂。

【性状鉴别】　本品为黄棕色无定形粉末或疏松固体状物;味苦、涩,有引湿性。

【化学成分】　黄芩苷(baicalin),绿原酸(chlorogenic acid),连翘苷(forsythin)等。

黄芩苷(baicalin)

绿原酸(chlorogenic acid)

连翘苷(forsythin)

【理化鉴别】

1. 薄层色谱

(1) 取本品 60mg,加 75% 甲醇溶液 5mL,超声处理使溶解,作为供试品溶液。另取黄芩苷、绿原酸对照品,分别用 75% 甲醇溶液制成 1mL 含 0.1mg 的溶液,作为对照品溶液。吸取上述 3 种溶液各 1μL,分别点于同一聚酰胺薄膜(5cm×7.5cm)上,以乙酸为展开剂,展开,取出,晾干,置紫外光灯(365nm)下观察。供试品色谱在与对照品色谱相应的位置上,显相同颜色的荧光斑点。

(2) 取本品 0.1g,加甲醇 10mL,超声处理 20min,放置,取上清液作为供试品溶液。另取连翘对照药材 0.5g,同法制成对照药材溶液。吸取上述 2 种溶液各 10μL,分别点于同一硅胶

G-CMC-Na 薄层板上,以三氯甲烷-甲醇(5∶1)为展开剂,展开,取出,晾干,喷 10% 硫酸-乙醇溶液,在 100℃加热至斑点显色清晰。供试品色谱在与对照药材色谱相应的位置上,显相同颜色的斑点。

2. 黄芩苷的含量测定　高效液相色谱法。色谱条件与系统适用性试验:用十八烷基硅烷键合硅胶为填充剂,甲醇-水-冰乙酸(40∶60∶1)为流动相,检测波长 274nm,理论塔板数按黄芩苷峰计算应不低于 2 000。取黄芩苷对照品适量,精密称定,加 50% 甲醇制成 1mL 含 0.05mg 的溶液,作为对照品溶液。取本品 10mg,精密称定,加 50% 甲醇适量,超声处理 20min 使其溶解,制成每 1mL 约含 0.2mg 的溶液,作为供试品溶液。分别精密吸取对照

溶液与供试品溶液各 20μL,注入液相色谱仪,测定。本品每支含黄芩按黄芩苷($C_{21}H_{18}O_{11}$)计,应为 128～173mg。

3. 绿原酸的含量测定　高效液相色谱法。色谱条件与系统适用性试验:用十八烷基硅烷键合硅胶为填充剂,甲醇-水-冰乙酸-三乙胺(15:85:1:0.3)为流动相,检测波长为 324nm,理论塔板数按绿原酸峰计算应不低于 6 000。取绿原酸对照品适量,精密称定,加水制成1mL 含 0.02mg 的溶液,作为对照品溶液。取本品 60mg,精密称定,置 50mL 容量瓶中,用水溶解并稀释至刻度,摇匀,作为供试品溶液。分别精密吸取对照溶液与供试品溶液各 20μL,注入液相色谱仪测定。本品每支含金银花以绿原酸($C_{16}H_{18}O_9$)计,应为 8.5～11.5mg。

4. 连翘苷的含量测定　高效液相色谱法。色谱条件与系统适用性试验:用十八烷基硅烷键合硅胶为填充剂,乙腈-水-冰乙酸(25:75:0.1)为流动相,检测波长为 278nm,理论塔板数按连翘苷峰计算应不低于 4 000。取连翘苷对照品适量,精密称定,加甲醇制成每1mL 含 20μg 的溶液,作为对照品溶液。取本品0.1g,精密称定,用 65% 乙醇 5mL 分次溶解,加在中性氧化铝柱(100～200 目,5g,内径约 1cm)上,用 65% 乙醇洗脱,收集洗脱液近 25mL,置25mL 容量瓶中,加 65% 乙醇至刻度,摇匀,作为供试品溶液。分别精密吸取对照溶液 10μL 与供试品溶液各 20μL,注入液相色谱仪测定。本品每支含连翘以连翘苷($C_{29}H_{36}O_{15}$)计,应为1.4～2.1mg。

5. 检查

(1) pH　取本品加水制成每 1mL 含 25mg的溶液,pH 应为 5.7～6.7。

(2) 水分测定　用减压干燥法测定,本品含水分不得过 5.0%。

(3) 蛋白质检查　取本品 0.6g,加水 10mL使其溶解,取 2mL,置试管中,滴加鞣酸试液 1～3 滴,不得产生浑浊。

(4) 草酸盐检查　取本品 0.6g,加水 10mL使其溶解,用稀盐酸调节 pH1～2,保温过滤除去沉淀,调节 pH5～6,取 2mL,加 3% 氯化钙溶液 2～3 滴,放置 10min,不得出现浑浊或沉淀。

(5) 重金属测定　取本品 1.0g,按《中国药典》重金属检查法第二法检查,含重金属不得过百万分之十。

(6) 砷盐测定　取本品 1.0g,加 2% 硝酸镁-乙醇溶液 3mL,点燃;燃尽后,先用小火炽灼使其炭化,再在 500～600℃ 炽灼至完全灰化;放冷,残渣加盐酸 5mL 与水 21mL 使其溶解,按《中国药典》砷盐检查法一法检查,含砷量不得过百万分之五。

(7) 其他　澄明度、不溶性微粒、鞣质、树脂、钾离子、热原、无菌等,应符合《中国药典》制剂通则注射剂项下有关的各项规定。

【生物鉴别】　溶血与凝聚检测　取兔血或羊血数毫升,放入盛有玻璃珠的锥形瓶中,振摇 10min,除去纤维蛋白原,使成脱纤血,加约10 倍量的生理氯化钠溶液,摇匀,离心,除去上清液,沉淀的红细胞再用生理氯化钠溶液洗涤 2～3 次,至上清液不显红色为止,将所得红细胞用生理氯化钠溶液配成 2% 的混悬液(表24-1)。

表 24-1　溶血与凝聚试验各溶液的配制

试管编号	1	2	3	4	5	6
2% 红细胞混悬液/mL	2.5	2.5	2.5	2.5	2.5	2.5
生理氯化钠溶液/mL	2.0	2.1	2.2	2.3	2.4	2.5
药液/mL	0.5	0.4	0.3	0.2	0.1	0.0

取试管 6 支,按表中配比量依次加入 2% 红细胞混悬液和生理氯化钠溶液,混匀后,于 37℃恒温箱中放置 30min,分别加入不同量的药液(取本品 600mg,用生理氯化钠溶液溶解并稀释成 20mL;第 6 管为对照管),摇匀后,置 37℃ 恒温箱中,开始每隔 15min 观察 1 次,1h 后,每隔1h 观察 1 次,共观察 2h,按上法检查,以第 3 管为准,本品在 2h 内不得出现溶血和红细胞凝聚。

【功能】　清热解毒,疏风解表。

【用法用量】　静脉滴注。每次每千克体重60mg,1 日 1 次,或遵医嘱。临用前,现以适量灭菌注射用水充分溶解,在用氯化钠注射液或 5%葡萄糖注射液 500mL 稀释。

【规格】　每支 600mg。

(张贵君　杨扶德)

清开灵注射液

Qingkailing Zhushe Ye

本品是由胆酸、水牛角、黄芩苷、金银花、栀子等制成的注射剂。

【性状鉴别】 本品为棕黄色或棕红色的澄明液体。

【化学成分】 主含猪去氧胆酸、绿原酸、黄芩苷等。

【理化鉴别】

1. 绿原酸、黄芩苷的含量测定 高效液相色谱法。不锈钢色谱柱：YWGODSC-18μm，3.9mm×30cm。流动相：甲醇-水-四氢呋喃（25：57：18），磷酸调 pH5。流速：0.9mL/min。检测波长：340nm。精密称取恒重的绿原酸 1.16mg、黄芩苷 20.51mg、异补骨脂素 12.54mg，分别用甲醇-水（1：1）定容至 50mL、50mL、25mL。精密吸取上述绿原酸溶液 0.4mL、1.0mL、2.0mL、3.0mL、5.0mL 于 10mL 量瓶中，以甲醇-水（1：1）定容，作为绿原酸对照品溶液。精密吸取上述黄芩苷溶液 1.0mL、1.5mL、2.0mL、2.5mL、3.0mL 和异补骨脂素溶液 1.0mL 混合至 10mL 量瓶中，以甲醇-水（1：1）定容，作为黄芩苷对照品溶液（异补骨脂素为内标）。分别吸取上述对照品溶液各 20μL，注入液相色谱仪测定，每个浓度测定 3 次。以浓度为横坐标，峰面积为纵坐标绘制绿原酸对照曲线，求得回归方程 $Y = 38772.4 + 11978522.08X, r = 0.9995$；以浓度为横坐标，黄芩苷与异补骨脂素峰面积比为纵坐标绘制黄芩苷标准曲线，求得回归方程 $Y = 0.0228 + 0.1946X, r = 0.9992$。精密吸取清开灵注射液 1.0mL、异补骨脂素溶液 5.0mL 于 10mL 量瓶中，甲醇-水（1：1）定容，再取此溶液 1.0mL 定容至 10mL 量瓶中，作为供试品溶液。吸取供试品溶液 20μL，注入液相色谱仪测定，用峰面积定量。绿原酸用外标法，黄芩苷用内标法，由标准曲线计算含量。

2. 检查

（1）pH 测定 应为 6.5～7.5。

（2）重金属检查 取本品 1mL 测定，含重金属不得过百万分之二十。

（3）其他检查 应符合《中国药典》制剂通则注射剂项下有关的各项规定。

【生物鉴别】 毒性检测 取健康小白鼠 10 只（体重 20g±2g），雌雄均可（但雌鼠不得怀孕）。尾静脉注射本品 0.25mL，速度 0.01mL/s，除个别出现短时间活动减少外，不得有其他不良反应和死亡现象。

【功能主治】 清热解毒，化痰通络，醒神开窍；用于热病神昏、中风偏瘫、神志不清及急慢性肝炎、乙型肝炎、上呼吸道感染、肺炎、高烧、脑血栓形成、脑出血见上述证候者。

【用法用量】 肌内注射，1 日 2～4mL，重症者静脉滴注，1 日 20～40mL，以 10% 葡萄糖注射液 200mL 或生理盐水 100mL 稀释后使用。

【规格】 每支 2mL，含黄芩苷 10mg，总氮 5mg。

复方丹参滴丸

Fufang Danshen Diwan

本品是由丹参、三七、冰片制成的滴丸剂。

【性状鉴别】 本品为棕色圆珠形的滴丸；气香，味稍苦。

【化学成分】 主含丹参素、三七皂苷、龙脑等。

【理化鉴别】

1. 微量升华 取本品 15 丸，研细，进行微量升华，所得白色升华物加新配制的 1% 香草醛硫酸溶液 1 滴，液滴边缘渐显玫瑰红色。

2. 薄层色谱

（1）取本品 40 丸，加甲醇 10mL，振摇 10min，于 4℃放置 24h，使聚乙二醇析出完全，滤过，作为供试品溶液。另取三七皂苷 R_1 对照品，加甲醇制成 1mL 含 5mg 的溶液，作为对照品溶液。吸取供试品溶液 15μL、对照品溶液 5μL，分别点于同一硅胶 G 薄层板上，以正丁醇-乙酸乙酯-水（4：1：5）的上层溶液为展开剂，展开，取出，晾干，喷 10% 硫酸乙醇溶液，在 105℃加热约 10min。供试品色谱与对照品色谱相应的位置上，显相同颜色的斑点。

（2）取本品 15 丸，加甲醇 3mL，超声处理 20min，滤过，滤液作为供试品溶液。另取丹参素钠对照品，加甲醇制成 1mL 含 1mg 的溶液，作为对照品溶液。吸取供试品溶液 10μL，对照品溶液 5μL，分别点以同一硅胶 G 薄层板上，以三氯甲烷-丙酮-甲酸(25∶10∶4)为展开剂,展开,取出,晾干,置氨蒸气中熏后,置紫外光灯(365nm)下观察。供试品色谱在与对照品色谱相应的位置上,显相同颜色的荧光斑点。

3. 紫外光谱　取本品 15 丸,加少量水,搅拌使溶解后用水稀释至 100mL,摇匀,取 2mL,加水至 25mL,摇匀,在 283nm 的波长处有最大吸收。

4. 丹参素的含量测定　高效液相色谱法。色谱条件与系统适用性试验:用十八烷基硅烷键合硅胶为填充剂,甲醇-OPR-B$_7$试剂(庚烷磺酸钠溶液)-水(3∶2.5∶97)为流动相,检测波长为 280nm。理论板数按丹参素峰计算应不低于 1 200。取丹参素钠对照品适量,精密称定,加甲醇制成 1mL 含 0.16mg 的溶液,作为对照品溶液(相当于丹参素 0.14mg)。取本品 5 丸,置 10mL 量瓶中,加甲醇适量,超声处理 2h,放冷,加甲醇至刻度,摇匀,用微孔滤膜(0.45μm)滤过,取滤液作为供试品溶液。分别精密吸取对照品溶液 5μL 与供试品溶液 5～10μL,注入液相色谱仪,测定。本品每丸含丹参以丹参素(C$_9$H$_{10}$O$_5$)计算,不得少于 0.08mg。

5. 检查　应符合《中国药典》制剂通则滴丸剂项下有关的各项规定。

【功能主治】　活血化瘀,理气止痛;用于胸中憋闷、心绞痛。

【用法用量】　口服或舌下含服,1 次 10 丸,1 日 3 次,4 周为 1 个疗程;或遵医嘱。

【规格】　每丸重 25mg。

穿 心 莲 片
Chuanxinlian Pian

本品是由穿心莲经加工制成的片剂。

【制法】　取穿心莲粗粉,用 85% 乙醇溶液热浸提取 2 次,每次 2h,合并提取液,滤过,滤液回收乙醇,浓缩成稠膏状,干燥至干浸膏,加辅料适量,制成颗粒,干燥,压制成片,包糖衣或薄膜衣,即得。

【性状鉴别】　本品为糖衣片或薄膜衣片,除去包衣后显灰褐色至棕褐色;味苦。

【化学成分】　主含穿心莲内酯、脱水穿心莲内酯等。

【理化鉴别】

1. 化学定性　取本品 3 片(小片)或 2 片(大片),除去包衣,研细,加无水乙醇 25mL,回流 1h,放冷,滤过,滤液蒸干,残渣加水 5mL,用 2% 盐酸溶液调节 pH1.0,在水浴上加热 30min,滤过。取滤液,加 10% 亚硝酸钠溶液和 10% 硝酸铝溶液各 3 滴,摇匀,加氢氧化钠试液 0.5～1mL,溶液显橙红色。

2. 薄层色谱　取本品 40 片(小片)或 20 片(大片),除去包衣,研细,取 3g,加入甲醇 25mL,冷浸 1h,超声处理 30min,摇匀,滤过,作为供试品溶液。另取穿心莲对照品药材 0.5g,加甲醇 30mL,超声处理 30min,滤过,滤液浓缩至约 5mL,作为对照药材溶液。再取脱水穿心莲内酯对照品,加甲醇制成 1mL 含 1mg 的溶液,作为对照品溶液。吸取上述 3 种溶液各 5μL,分别点于同一硅胶 GF$_{254}$-CMC-Na 薄层板上,以三氯甲烷-乙酸乙酯-甲醇(20∶15∶2)为展开剂,在 28℃以下展开,取出,晾干。置紫外光灯(254nm)下观察,供试品色谱在与对照药材和对照品色谱相应的位置上,显相同颜色的斑点;喷 2% 3,5-二硝基苯甲酸乙醇溶液与 2mol/L 氢氧化钾溶液等容的混合液(临用前配制),立即置日光下观察,供试品色谱在与对照药材和对照品色谱相应的位置上,显相同颜色的斑点。

3. 脱水穿心莲内酯的含量测定　薄层扫描法。取本品 40 片(小片)或 20 片(大片),除去包衣,精密称定,研细,取 3g,精密称定,精密加入甲醇 25mL,称定质量,冷浸 1h,超声处理 30min,放冷,再称定质量,用甲醇补足减失的质量,摇匀,滤过,作为供试品溶液。另精密称取脱水穿心莲内酯对照品,加甲醇制成 1mL 含 1mg 的溶液,作为对照品溶液。精密吸取供试品溶液 1μL、对照品溶液 2μL 与 4μL,分别交叉点于同一硅胶 GF$_{254}$-CMC-Na 薄层板上,以三氯甲烷-乙酸乙酯-甲醇(20∶15∶2)为展开剂,展开(20～28℃),取出,晾干,置紫外光灯(254nm)下定位,薄层扫描法进行扫描。波长:λ_S 263nm,λ_R 370nm。测定供试品吸收度积分值与对照品吸收度积分值,计算。本品每片含穿心莲以脱水穿心莲内酯(C$_{20}$H$_{28}$O$_4$)计,小片不得少于 4.0mg,大片不得少于 8.0mg。

4. 检查　应符合《中国药典》制剂通则片剂项下有关的各项规定。

【功能主治】　清热解毒,凉血消肿;用于感冒发热、咽喉肿痛、口舌生疮、顿咳劳嗽、泄泻痢疾、热淋涩痛、痈肿疮疡、毒蛇咬伤。

【用法用量】 口服,1 次 2～3 片(小片),1 日 3～4 次;或 1 次 1～2 片(大片),1 日 3 次。

【规格】 每片含穿心莲干浸膏 0.105g(小片)或 0.210g(大片)。

柴胡口服液

Chaihu Koufuye

本品是由柴胡经加工制成的口服液。

【制法】 将柴胡粉碎成粗粉,加 4 倍量的水,于 80℃温浸 30min,回流 1h,用水蒸气蒸馏(蒸馏过程中补充 4 倍量的水)收集初馏液适量,加入氯化钠使浓度达 12%,盐析 12h,再进行重蒸馏,收集重蒸馏液适量,加丙二醇,振摇,放置,备用;再收集重蒸馏液适量,备用。将收集初馏液后的药材水煎液滤过,滤液浓缩至适量,冷藏 24h,滤过,滤液中加入蔗糖,温热使溶解,冷却后与重蒸液合并,滤过,加入香精及续蒸馏液至规定量,用 G₃ 垂熔漏斗滤过,灌封,经 100℃灭菌 30min,即得。

【性状鉴别】 本品为棕红色的液体;味微甜、略苦。

【化学成分】 主含柴胡皂苷等。

【理化鉴别】

1. 化学定性 取本品 10mL,置 250mL 烧瓶中,加水 50mL,加热蒸馏,收集馏出液 10mL,取馏出液 2mL,加品红亚硫酸试液 2 滴,摇匀,放置 5min,显玫瑰红色。取本品 5mL,置水浴上蒸干,残渣加甲醇 10mL 使溶解,取上清液 0.5mL,加 33% 对二甲氨基苯甲醛甲醇溶液 0.5mL,混匀,加磷酸 2mL,混匀,置热水浴中,显淡红紫色。

2. 紫外光谱 精密量取本品 25mL,置 250mL 蒸馏瓶中,加水 50mL,加热蒸馏(蒸馏速度以 20～30min 蒸完规定体积为准),收集蒸馏液于 50mL 量瓶中,待馏出液近 48～50mL 时为止,加水至刻度,摇匀,精密量取 3mL,置 10mL 量瓶中,加水至刻度,摇匀。另精密量取 3mL,置蒸发皿中,置水浴上蒸干,残渣用水溶解,转移至 10mL 量瓶中,加水至刻度,摇匀,作为空白。用紫外分光光度法,在 277nm 波长处测定吸收度。吸收度不得低于 0.50。

3. 薄层色谱 取本品 30mL,置分液漏斗中,用乙醚振摇提取 3 次,每次 15mL,弃去乙醚液,再用以水饱和的正丁醇振摇提取 3 次,每次 15mL,合并正丁醇液,加入等体积的氨试液,摇匀,放置使分层,分取上层液,减压回收正丁醇至干,残渣加甲醇 1mL 使溶解,作为供试品溶液。另取柴胡对照药材 3g,加乙醚 30mL,回流 30min,弃去乙醚液,药渣挥去乙醚,加甲醇 30mL,回流 30min,滤过,滤液减压回收甲醇至干,残渣加水 15mL 使溶解,照供试品溶液制备方法,自"用以水饱和的正丁醇振摇提取 3 次"起,依法制成对照药材溶液。再取柴胡皂苷 a、柴胡皂苷 d 对照品,加甲醇制成 1mL 各含 0.5mg 的混合溶液,作为对照品溶液。吸取上述 3 种溶液各 5μL,分别点于同一硅胶 G-CMC-Na 薄层板上,以三氯甲烷-甲醇-水(13:7:2)10℃以下放置的下层溶液为展开剂,展开,取出,晾干,喷 1% 对二甲氨基苯甲醛的 10% 硫酸乙醇溶液,在 70℃加热至斑点显色清晰。供试品色谱在与对照药材色谱相应的位置上,显 3 个相同颜色的主斑点;在与对照品色谱相应的位置上,显相同颜色的斑点;再至紫外光灯(365nm)下观察,均显相同的黄色荧光斑点。

4. 检查

(1) 相对密度测定 应不低于 1.01。

(2) pH 测定 应为 3.0～5.0。

(3) 其他检查 应符合《中国药典》制剂通则合剂项下有关的各项规定。

【功能主治】 退热解表;用于外感发热。

【用法用量】 口服,1 次 10～20mL,1 日 3 次;小儿酌减。

【规格】 每支装 10mL(相当于原料药 10g)。

烧伤灵酊

Shaoshangling Ding

本品是由虎杖、黄柏、冰片制成的酊剂。

【制法】 取以上 3 味,虎杖、黄柏粉碎成粗粉,混匀,用 80% 乙醇溶液作溶剂,照渗漉法浸渍 48h 后缓缓渗漉,收集滤液适量,以 80% 乙醇溶液和水调整至规定量,使醇量为 70%～75%,滤过,加入冰片,搅拌均匀,分装,即得。

【性状鉴别】　本品为红棕色或深棕色的澄清液体。

【化学成分】　主含盐酸小檗碱、大黄素等蒽醌类成分、龙脑等。

【理化鉴别】

1. 薄层色谱

(1) 取本品 10mL,置锥形瓶中,加盐酸 5 滴,回流 20min,取出,放置室温,加 1% 氢氧化钠溶液 30mL,移至分液漏斗中,以乙酸乙酯 30mL 振摇提取,弃去水液层,乙酸乙酯以 1% 氢氧化钠液洗涤 2 次,每次 20mL,弃去氢氧化钠液,乙酸乙酯液回收溶剂至干,残渣加 2% 盐酸甲醇溶液 2mL 使溶解,作为供试品溶液。另取盐酸小檗碱对照品,加甲醇制成 1mL 含 0.1mg 的混合溶液,作为对照品溶液。吸取上述 2 种溶液各 4μL,分别点于同一硅胶 G 薄层板上,以苯-乙酸乙酯-甲醇-异丙醇-水(20∶10∶5∶5∶1)为展开剂,置氨蒸气饱和的展开缸中饱和 5min,展开,取出,晾干,置紫外光灯(365nm)下观察。供试品色谱在与对照品色谱相应的位置上,显相同的黄色荧光斑点。

(2) 取本品作为供试品溶液,另取虎杖对照药材 0.5g,加 80% 乙醇溶液 10mL,振摇提取 5min,滤过,作为对照药材溶液。吸取上述 2 种溶液各 4μL,分别点于同一硅胶 G 薄层板上,以石油醚(30～60℃)-甲酸乙酯-甲酸(15∶5∶1)的上层溶液为展开剂,展开,取出,晾干,分别置日光及紫外光灯(365nm)下观察。供试品色谱在与对照药材色谱相应的位置上,显相同颜色的斑点和荧光斑点。

2. 大黄素的含量测定　高效液相色谱法。色谱条件与系统适用性试验:用十八烷基硅烷键合硅胶为填充剂,甲醇-0.1% 磷酸溶液(85∶15)为流动相,检测波长 254nm。理论板数按大黄素峰计算应不低于 2 000。取大黄素对照品(经五氧化二磷干燥过夜)适量,精密称定,用无水乙醇制成 1mL 含 0.01mg 的溶液,作为对照品溶液。精密吸取本品 2mL,置蒸发皿中,加硅胶(色谱用,60～160 目,下同)1g,置温水浴上蒸干,移至硅胶色谱柱(2g,内径 17mm,干法装柱)上,用石油醚(60～90℃)-甲酸乙酯-甲酸(100∶100∶2)混合溶液 90mL 分次减压洗脱,收集洗脱液,置 100mL 量瓶中,并用混合溶

剂稀释至刻度,摇匀,作为供试品溶液。分别精密吸取对照品溶液与供试品溶液各 10μL,注入液相色谱仪测定。本品含虎杖以大黄素($C_{15}H_{10}O_5$)计算,不得少于 0.035%。

3. 检查

(1) 相对密度测定　应为 0.84～0.90。

(2) 乙醇量测定　应为 70%～75%。

(3) 其他检查　应符合《中国药典》制剂通则酊剂项下有关的各项规定。

【功能主治】　清热燥湿,解毒消肿,收敛止痛;用于各种原因引起的 I、II 度烧伤。

【用法用量】　外用,喷洒于洁净的创面,不需包扎,1 日 3～4 次。

【规格】　每瓶装 50mL 或 100mL。

紫 金 锭
Zijin Ding

本品是由山慈菇 200g、红大戟 150g、千金子霜 100g、五倍子 100g、麝香 30g、朱砂 40g、雄黄 20g 制成的锭剂。

【制法】　取以上 7 味,朱砂、雄黄分别水飞成极细粉;山慈菇、五倍子、红大戟粉碎成细粉;将麝香研细,与上述粉末及千金子霜配研,过筛,混匀。另取糯米粉 320g,加水作成团块,蒸熟,与上述粉末混匀,压制成锭,低温干燥,即得。

【性状鉴别】　本品为暗棕色至褐色的长方形或棍状的块体;气特异,味辛而苦。

【显微鉴别】　粉末特征　草酸钙针晶成束或散在,长约至 128μm,直径约 2μm。色素细胞红棕色或黄棕色,长圆形或延长成管状。非腺毛由一至数个细胞组成,有的顶端稍弯曲。无定形团块淡黄棕色,埋有细小方形结晶。不规则细小颗粒:红棕色,有光泽,边缘暗黑色。不规则碎块:金黄色或橙黄色,有光泽。

【化学成分】　主含黏液质、蒽醌类、五倍子鞣质、麝香酮、脂肪油、二萜醇酯、硫化汞、二硫化二砷等。

【理化鉴别】

1. 化学定性　取本品 0.5g,研细,置试管内,加入氢氧化钠试液 1～2mL 和锌粉少许,管口覆盖以硝酸银试液湿润的滤纸,将试管置水

浴中加热,硝酸银试纸由黄转棕色,最后变成黑色。

2. 检查　应符合《中国药典》制剂通则锭剂项下有关的各项规定。

【功能主治】　辟瘟解毒,消肿止痛;用于中暑、脘腹胀痛、恶心呕吐、痢疾泄泻、小儿痰厥,外治疔疮疖肿、痄腮、丹毒、喉风。

【用法用量】　口服,1次0.6~1.5g,1日2次。外用,醋磨调敷患处。孕妇禁服。

【规格】　每锭重0.3g或3g。

藿香正气水

Huoxiang Zhengqi Shui

本品是由苍术160g、陈皮160g、姜制厚朴160g、白芷240g、茯苓240g、大腹皮240g、生半夏160g、甘草浸膏20g、广藿香油1.6mL、紫苏叶油0.8mL制成的合剂。

【制法】　取以上10味,苍术、陈皮、厚朴、白芷分别用60%乙醇溶液作为溶剂,按渗漉法浸渍24h后进行渗漉,前3种各收集初滤液400mL,后一种收集初滤液500mL,备用,继续渗漉,收集续滤液,浓缩后并入初滤液中。茯苓加水煮沸后,80℃温浸2次,第1次3h,第2次2h,取汁;生半夏用冷水浸泡,每8h换1次水,泡至透心后,另加干姜13.5g,加水煎煮2次,第1次3h,第2次2h;大腹皮加水煎煮3h,甘草浸膏打碎后水煮化开;合并上述水煎液,滤过,滤液浓缩至适量。广藿香油、紫苏叶油用乙醇适量溶解。合并以上溶液,混匀,用乙醇与水适量调整乙醇含量,并使全量成2 050mL,静置,滤过,灌装,即得。

【性状鉴别】　本品为深棕色的澄清液体(久储略有浑浊);味辛、苦。

【化学成分】　主含厚朴酚、和厚朴酚、百秋李醇、挥发油等。

【理化鉴别】

1. 薄层色谱　取本品20mL,用石油醚(30~60℃)提取2次,每次25mL,合并石油醚提取液,低温蒸干,残渣加乙酸乙酯1mL使溶解,作为供试品溶液。另取百秋李醇对照品,加乙酸乙酯制成1mL含1mg的溶液;再取厚朴酚、和厚朴酚对照品,分别加甲醇制成1mL含1mg的溶液,作为对照品溶液。吸取供试品溶液10μL、对照品溶液各5μL,分别点于同一硅胶G-CMC-Na薄层板上,以石油醚(60~90℃)-乙酸乙酯-甲酸(85∶15∶2)为展开剂,展开,取出,晾干,喷以5%香草醛硫酸溶液,于100℃加热至厚朴酚、和厚朴酚斑点显色清晰。供试品色谱在与对照品色谱相应的位置上,显相同颜色的斑点。

2. 厚朴酚及和厚朴酚的含量测定　高效液相色谱法。色谱条件与系统适用性试验:用十八烷基硅烷键合硅胶为填充剂,甲醇-乙腈-水(50∶20∶40)为流动相,检测波长294nm,理论板数按厚朴酚峰计算应不低于5 000。取厚朴酚、和厚朴酚对照品适量,精密称定,分别加甲醇制成每1mL含厚朴酚0.2mg和厚朴酚0.1mg的溶液,摇匀,作为对照品溶液。精密量取本品5mL,加盐酸2滴,用三氯甲烷振摇提取3次,每次10mL,合并三氯甲烷液,蒸干,残渣用甲醇溶解并精密稀释至10mL,精密量取5mL,置10mL量瓶中,加甲醇至刻度,摇匀,作为供试品溶液。精密吸取上述3种溶液各10μL,分别注入液相色谱仪测定。本品每支含厚朴以厚朴酚($C_{18}H_{18}O_2$)及和厚朴酚($C_{18}H_{18}O_2$)的总含量计算,不得少于5.8mg。

3. 检查

(1) 乙醇量测定　应为40%~50%。

(2) 装量检查　取供试品5支,将内容物分别倒入经校正的干燥量筒内,在室温下观察,每支装量与标示装量相比较,少于标示装量的不得多于1支,并不得少于标示装量的95%。

(3) 其他检查　应符合《中国药典》制剂通则合剂项下有关的各项规定。

【功能主治】　解表祛暑,化湿和中;用于外感风寒、内伤湿滞、夏伤暑湿、头痛昏重、脘腹胀痛、呕吐泄泻;胃肠型感冒。

【用法用量】　口服,1次5~10mL,1日2次,用时摇匀。

【规格】　每支装10mL。

(图　雅)

附　录

一、中文名称索引

A

阿胶　389
阿魏　337
艾叶　225
安息香　337

B

巴豆　258
巴戟天　134
白附子　173
白花蛇舌草　298
白芍　81
白术　155
白头翁　80
白芷　116
百部　169
斑蝥　372
板蓝根　96
半夏　171
北豆根　91
北沙参　129
荜茇　247
荜澄茄　247
鳖甲　380
槟榔　278
冰片　347
薄荷　303
补骨脂　255

C

苍术　156
草果　283
草乌　78
侧柏叶　217
柴胡　126
柴胡口服液　442
蝉蜕　371
蟾酥　377

沉香　191
陈皮　263
赤芍　83
虫白蜡　371
川贝母　160
川木通　186
川牛膝　75
川乌　77
川芎　123
穿山甲　386
穿心莲　305
穿心莲片　441

D

大黄　64
大蓟　313
大青叶　218
大血藤　186
丹参　138
胆矾　418
淡竹叶　315
当归　119
党参　150
地骨皮　215
地黄　145
地龙　364
丁香　229
冬虫夏草　322
豆蔻　283
独活　121
杜仲　199

E

莪术　176
儿茶　343
二妙丸　427

F

番泻叶　221

防风　125
防己　88
蜂蜜　374
茯苓　326
附子　78
复方丹参滴丸　440

G

干姜　175
甘草　98
藁本　125
葛根　97
蛤蚧　380
钩藤　194
狗脊　60
枸骨叶　224
枸杞子　277
谷精草　314
骨碎补　63
瓜蒌　266
广藿香　299
龟甲　380

H

哈蟆油　379
海风藤　187
海金沙　341
海龙　377
海马　376
海螵蛸　363
海桐皮　209
海藻　321
寒水石　415
诃子　267
合欢皮　209
何首乌　69
红粉　412
红花　236
厚朴　202
胡黄连　148
槲寄生　185
虎杖　68
琥珀　341
护肝片　437
花茵陈　310
滑石　416
化橘红　264

槐花　228
黄柏　210
黄精　164
黄连　84
黄芪　101
黄芩　141
藿香正气水　444

J

鸡内金　385
鸡血藤　189
姜黄　178
僵蚕　374
降香　190
绞股蓝　296
芥子　249
金钱白花蛇　383
金钱草　296
金银花　234
金樱子　254
荆芥　302
桔梗　149
菊花　236
决明子　255

K

苦参　96
苦杏仁　250

L

连翘　272
蓼大青叶　218
灵芝　324
羚羊角　398
硫黄　419
六神丸　434
六味地黄丸　435
龙胆　129
龙骨　419
漏芦　159
芦荟　348
炉甘石　414
鹿茸　392
罗布麻叶　224

M

麻黄　288

马宝　389
马勃　329
马兜铃　248
马钱子　272
麦冬　166
芒硝　417
没药　336
密蒙花　231
密陀僧　413
绵马贯众　61
牡丹皮　206
牡蛎　363
木瓜　249
木香　152

N

南沙参　152
牛蒡子　277
牛黄　395
牛黄解毒片　433
牛膝　73
女贞子　272

P

佩兰　309
枇杷叶　220
蒲公英　314
蒲黄　240

Q

七厘散　429
蕲蛇　384
牵牛子　277
铅丹　412
前胡　123
茜草　135
羌活　122
秦艽　133
秦皮　213
青黛　342
青蒿　311
轻粉　414
清开灵注射液　440
全蝎　367
拳参　68

R

人参　107

肉苁蓉　308
肉豆蔻　246
肉桂　204
乳香　335

S

三七　113
桑白皮　201
桑寄生　184
桑螵蛸　370
沙苑子　254
砂仁　280
山豆根　97
山药　170
山楂　250
山茱萸　265
商陆　72
烧伤灵酊　443
蛇床子　271
麝香　390
升麻　87
生脉饮　436
石菖蒲　173
石膏　416
石斛　315
石决明　359
石韦　287
十全大补丸　428
使君子　267
水蛭　366
松花粉　227
松萝　330
苏合香　333
苏木　187
酸枣仁　266

T

桃仁　253
天冬　166
天花粉　106
天麻　180
天南星　171
葶苈子　248
通草　193
土鳖虫　370
土茯苓　165
菟丝子　276

W

万氏牛黄清心丸　430
万应锭　432
王不留行　243
威灵仙　76
乌梅　254
乌梢蛇　382
乌药　76
吴茱萸　265
蜈蚣　369
五倍子　344
五加皮　212
五味子　244

X

西红花　239
豨莶草　309
细辛　92
仙鹤草　295
香附　175
香加皮　214
小茴香　269
辛夷　227
信石　413
雄黄　408
熊胆　386
徐长卿　133
续断　148
玄参　144
血竭　338
西洋参　112

Y

鸦胆子　265

延胡索　94
芫花　228
洋金花　232
一清颗粒　426
益母草　302
益智　285
茵陈　310
淫羊藿　292
银柴胡　72
鱼腥草　295
郁金　179
远志　105

Z

泽泻　159
赭石　410
浙贝母　163
珍珠　360
知母　168
栀子　274
枳壳　260
重楼　165
朱砂　407
猪苓　329
猪牙皂　258
注射用双黄连（冻干）　438
紫草　136
紫花地丁　295
紫菀　158
紫金锭　443
自然铜　409

二、中药拉丁名称索引

A

Agkistrodon　384
Aloe　348
Arsenicum Sublimatum　413

B

Benzoinum　337
Bombyx Batryticatus　374
Borneolum Syntheticum　347

Bulbus Fritillariae Cirrhosae　160
Bulbus Fritillariae Thunbergii　163
Bungarus Parvus　383

C

Cacumen Platycladi　217
Calamina　414
Calcitum　415
Calculus Bovis　395
Calculus Equi　389

Calomelas　414
Carapax et Plastrum Testudinis　380
Carapax Trionycis　380
Catechu　343
Caulis Clematidis Armandii　186
Caulis Piperis Kadsurae　187
Caulis Sargentodoxae　186
Caulis Spatholobi　189
Cera Chinensis　371
Chalanthitum　418
Cinnabaris　407
Colla Corii Asini　389
Concha Haliotidis　359
Concha Ostreae　363
Cordyceps　322
Cornu Cervi Pantotrichum　392
Cornu Saigae Tataricae　398
Cortex Acanthopanacis　212
Cortex Fraxini　213
Cortex Albiziae　209
Cortex Cinnamomi　204
Cortex Erythrinae　209
Cortex Eucommiae　199
Cortex Lycii　215
Cortex Magnoliae Officinalis　202
Cortex Mori　201
Cortex Moutan　206
Cortex Periplocae Radicis　214
Cortex Phellodendri　210

E

Endoconcha Sepiae　363
Endothelium Corneum Gigeriae Galli　385
Eupolyphaga seu Steleophaga　370
Exocarpium Citri Grandis　264

F

Fel Ursi　386
Flos Buddlejae　231
Flos Carthami　336
Flos Caryophylli　229
Flos Chrysanthemi　336
Flos Daturae　232
Flos Eriocauli　314
Flos Genkwa　228
Flos Lonicerae　234
Flos Magnoliae　227

Flos Sophorae　228
Folium Apocynii Veneti　224
Folium Artemisiae Argyi　225
Folium Eriobotryae　220
Folium Ilicis Cornutae　224
Folium Isatidis　218
Folium Polygoni Tinctorii　218
Folium Pyrrosiae　287
Folium Sennae　221
Fructus Alpiniae Oxyphyllae　285
Fructus Amomi　280
Fructus Amomi Rotundus　283
Fructus Arctii　277
Fructus Aristolochiae　248
Fructus Aurantii　260
Fructus Bruceae　265
Fructus Chaenomelis　249
Fructus Chebulae　267
Fructus Cnidii　271
Fructus Corni　268
Fructus Crataegi　250
Fructus Crotonis　258
Fructus Evodiae　265
Fructus Foeniculi　269
Fructus Forsythiae　272
Fructus Gardeniae　274
Fructus Gleditsiae Abnormalis　258
Fructus Ligustri Lucidi　272
Fructus Litseae　247
Fructus Lycii　277
Fructus Mume　254
Fructus Piperis Longi　247
Fructus Psoraleae　255
Fructus Quisqualis　267
Fructus Rosae Laevigatae　254
Fructus Schisandrae Chinensis　244
Fructus Trichosanthis　266
Fructus Tsaoko　283

G

Galla Chinensis　344
Ganoderma　324
Gecko　380
Gypsum Fibrosum　416
Gypsum Rubrum　415

H

Haematitum　410

Herba Visci 185
Herba Agrimoniae 295
Herba Andrographis 305
Herba Artemisiae Annuae 311
Herba Artemisiae Scopariae 310
Herba Cirsii Japonici 313
Herba Cistanches 308
Herba Dendrobii 315
Herba Ephedrae 288
Herba Epimedii 292
Herba Eupatorii 309
Herba Gynostemmatis 296
Herba Hedyoti Diffusae 298
Herba Houttuyniae 295
Herba Leonuri 302
Herba Lophatheri 315
Herba Lysimachiae 296
Herba Menthae 303
Herba Pogostemonis 299
Herba Schizonepetae 302
Herba Siegesbeckiae 309
Herba Taraxaci 314
Herba Taxilli 184
Herba Violae 295
Hippocampus 376
Hirudo 366
Hydrargyri Oxydum Rubrum 412

I

Indigo Naturalis 342

L

Lasiosphaera seu Calvatia 329
Lignum Sappan 187
Lignum Aquilariae Resinatum 191
Lignum Dalbergiae Odoriferae 190
Lithargyrum 413

M

Margarita 360
Medulla Tetrapanacis 193
Mel 374
Minium 412
Moschus 390
Mylabris 372
Myrrha 336

N

Natrii Sulfas 417

O

Olibanum 335
Oötheca Mantidis 370
Os Draconis 419
Oviductus Ranae 379

P

Pericarpium Citri Reticulatae 263
Periostracum Cicadae 371
Pheretima 364
Pollen Pini 227
Pollen Typhae 240
Polyporus 329
Poria 326
Pyritum 409

R

Radix Achyranthis Bidentatae 73
Radix Aconiti 77
Radix Aconiti Kusnezoffii 78
Radix Aconiti Lateralis Preparata 78
Radix Adenophorae 152
Radix Angelicae Dahuricae 116
Radix Angelicae Pubescentis 121
Radix Angelicae Sinensis 119
Radix Arnebiae 136
Radix Asparagi 166
Radix Asteris 158
Radix Astragali 101
Radix Aucklandiae 152
Radix Bupleuri 126
Radix Clematidis 76
Radix Codonopsis 150
Radix Curcuma 179
Radix Cyathulae 75
Radix Cynanchi Paniculati 133
Radix Dipsaci 148
Radix et Rhizome Asari 92
Radix et Rhizoma Gentianae 129
Radix et Rhizoma Glycyrrhizae 98
Radix et Rhizoma Notoginseng 113
Radix et Rhizoma Rhei 64
Radix et Rhizoma Salviae miltiorrhizae 138

Radix Gentianae　180

Radix Gentianae Macrophyllae　133

Radix Ginseng　107

Radix Glehniae　129

Radix Isatidis　96

Radix Linderae　76

Radix Morindae Offcinalis　134

Radix Ophiopogonis　166

Radix Paeoniae Alba　81

Radix Paeoniae Rubra　83

Radix Panacis Quinquefolii　112

Radix Peucedani　123

Radix Phytolaccae　72

Radix Platycodonis　149

Radix Polygalae　105

Radix Polygoni Multiflori　69

Radix Puerariae　97

Radix Pulsatillae　80

Radix Rehmanniae　145

Radix Rhapontici　159

Radix Rubiae　135

Radix Saposhnikoviae　125

Radix Scrophulariae　144

Radix Scutellariae　141

Radix Sophorae Flavescentis　96

Radix Sophorae Tonkinensis　97

Radix Stellariae　72

Radix Stemonae　169

Radix Stephaniae Tetrandrae　88

Radix Trichosanthis　106

Ramulus Uncariae cum Uncis　194

Realgar　408

Resina Ferulae　337

Rhizoma Anemarrhenae　168

Rhizoma Acori Tatarinowii　173

Rhizoma Alismatis　159

Rhizoma Arisaematis　171

Rhizoma Atractylodis　156

Rhizoma Atractylodis Macrocephalae　155

Rhizoma Bistortae　68

Rhizoma Chuanxiong　123

Rhizoma Cibotii　60

Rhizoma Cimicifugae　87

Rhizoma Coptidis　84

Rhizoma Corydalis　94

Rhizoma Curcumae　176

Rhizoma Curcumae Longae　178

Rhizoma Cyperi　175

Rhizoma Dioscoreae　170

Rhizoma Drynariae　63

Rhizoma Dryopteris Crassirhizomatis　61

Rhizoma et Radix Notopterygii　122

Rhizoma Ligustici　125

Rhizoma Menispermi　91

Rhizoma Paridis　165

Rhizoma Picrorhizae　148

Rhizoma Pinelliae　171

Rhizoma Polygonati　164

Rhizoma Polygoni Cuspidati　68

Rhizoma Smilacis Glabrae　165

Rhizoma Typhonii　173

Rhizoma Zingiberis　175

S

Sanguis Draxonis　338

Sargassum　321

Scolopendra　309

Scorpio　367

Semen Arecae　278

Semen Armeniacae Amarum　250

Semen Astragali Complanati　254

Semen Cassiae　255

Semen Cuscutae　276

Semen Lepidii　248

Semen Myristicae　246

Semen Persicae　253

Semen Pharbitidis　277

Semen Sinapis　249

Semen Strychni　272

Semen Vaccariae　243

Semen Ziziphi Spinosae　266

Spora Lygodii　341

Squama Manis　386

Stigma Croci　239

Styrax　333

Succinum　341

Sulfur　419

Syngnathus　377

T

Talcum　416

U

Usnea　330

V

Venenum Bufonis 377

Z

Zaocys 382

三、中药英文名称索引

A

Abnormal Fruit of Chinese Honeylocust 258
Achene of Great Burdock 277
Agaric 329
Aloes 348
Amber 341
American Gingeng 112
Antelop's Horn 398
Arsenic 413
Ash Bark 213
Ass-hide Glue 389

B

Balloonflower Root 149
Bark of Chinese Corktree 210
Bark of Officinal Magnolia 202
Bark of Oriental Variegated Coralbeum 209
Bark of Silktree Albizia 209
Bark of Tree Peony 206
Bear Gall 388
Benzoin 337
Betel Nut 278
Bitter Apricot Seed 250
Bitter Orange 260
Black-snake 382
Borneol 347
Bulb of Tendrilleat Fritillary 160
Bulb of Thunberry Fritillary 163

C

Calamine 414
Calcite 415
Calomel 414
Capejasmine 274
Carapae and Tortoise Plastron 380
Cassia Seed 255
Catechu 343
Cattail Pollen 240
Centipede 369
Chalanthite 418
Chinense Gentian 129

Chinese Asafetida 337
Chinese Blistering Beetle 372
Chinese Caterpillar Fungus 322
Chinese Nut-gall 344
Chrysanthemum Flower 236
Cicada Slough 371
Cinnabar 407
Cinnamon Bark 204
Clove 229
Coptis Root 84
Corydalis Rhizome 94
Costus Root 152
Cow-bezoar 395
Cowherb Seed 243
Croton Seed 258
Cuttlebone 363

D

Dalbergia Wood 190
Dandelion Herb 314
Dan-Shen 314
Datura Flower 232
Dendrobium Herb 315
Dodder Seed 276
Dogbane Leaf 224
Dragon's Blood 338
Dragon's Bone 419
Dried Ginger 175
Dried Venom of Toads 377
Dutchmanspipe Fruit 248

E

Earthworm 364
Ephedra 288
Eucommia Bark 199

F

Fennel Fruit 269
Figwort Root 144
Fleeceflower Root 69
Flower Bud of Biond Magnolia 227
Flower Bud of Lilac Daphne 228

Flower of Buerger Pipewort 314

Flower of Japanese Pagodatree 228

Flower of Pale Butterflybush 231

Forest Frog's Oviduct 379

Frankincense 335

Fruit of Asiatic Cornelian Cherry 268

Fruit of Cherckee Rose 254

Fruit of Chinese Cubels 247

Fruti of Chinese Magnolcavine 244

Fruit of Common Cnidium 271

Fruti of Common Floweringquince 249

Fruit of Glossy Privet 272

Fruit of Java Brucea 265

Fruit of Malaytea Scurfpea 255

Fruit of Medicinal Evodia 265

Fruit of Medicine Terminalia 267

Fruit of Round Cardamon 283

Fruit of Sharpleaf Galangal 285

Fruit of Villous Amomum 280

G

Gecko 380

Gentian Root 133

Giant Knotweed Rhizome 68

Ginseng 107

Ground Beetle 370

Gypsum 416

H

Haematite 410

Hawthorn Fruit 250

Herb of Heartleaf Houttuynia 295

Herb of Cablin Potchouli 299

Herb of Christing Loosestrife 296

Herb of Commom Lophatherum 315

Herb of Common Andrographis 305

Herb of Desertliving Cistanche 308

Herb of Fineleaf Schizonepeta 302

Herb of Fiveleaf Gynostemma 296

Herb of Fortune Eupatorium 309

Herb of Glandularstalk St. Paulswort 309

Herb of Hairyvein Agrimonia 295

Herb of Heartleaf Houttuynia 295

Herb of Shorthorned Epimedium 292

Herb of Spreading Hedyotis 298

Herb of Sweet Wormwood 311

Herb of Tokyo Violet 295

Herb of Wild Mint 303

Herb or Root of Japanese Thistle 313

Honey 370

Honeysuckle Flower 234

Horse Bezoar 389

I

Indigowoad Leaf 218

Indigowoad Root 96

Indigoplant Leaf 218

Insect Wax 371

L

Larva of a Silkworm with Batrytis 374

Lead Oxside 412

Leaf and Twig of Chinese Arborvitae 217

Leaf of Argy Wormwood 225

Leaf of Chinese Holly 224

Leaf of Japanese Felt Fern 287

Leech 366

Liquorice Root 98

Litharge 413

Little Silver-banded Krait 383

Long Pepper 247

Long-noded Pit Vipet 384

Loquat Leaf 220

Lucid Ganoderma 324

M

Mantis Egg-case 370

Membrane of a Chicken Gizzard 385

Mirabilite 417

Morinda Root 134

Mother Root of Common Monkshood 77

Motherwort Herb 302

Musk 390

Mustard Seed 249

Myrrh 336

N

Natural Indigo 342

Nutmeg 246

Nux-vomica Seed 272

O

Oyster Shell 363

P

Pangolin Scales 386

Peach Kernel 253

Peach Seed 253

Pearl 360

Pepperweed Seed 248

Pharbitis Seed 277

Pilose Antler of a Yong Stag 392

Pine Pollen 227

Pinellia Tuber 171

Pokeberry Root 72

Poria 326

Prepared Daughter Root of Common Monkshood 78

Pseudo-ginseng 113

Puffball 329

Pummelo Peel 264

Pyrite 409

R

Rangooncreeper Fruit 267

Realgar 408

Red Oxide of Mercury 412

Red Peony Root 83

Rehmannia Root 145

Rhizome and Root of Incised Notopterygium 122

Rhizome of Asiatic Moonseed 91

Rhizome of Bistort 68

Rhizome of Chinese Atractylodes 156

Rhizome of Chinese Ligusticum 125

Rhizome of Combined Spicebush 76

Rhizome of Common Anemarrhena 168

Rhizome of Common Turmeric 178

Rhizome of Common Yam 170

Rhizome of Figwortflower Picrorhiza 148

Rhizome of Fortune's Drynaria 63

Rhizome of Glabrous Greenbrier 165

Rhizome of Grassleaf Sweet Flag 173

Rhizome of Largehead Atractylodes 155

Rhizome of Largetrifolious Bugbane 87

Rhizome of Male Fern 61

Rhizome of Nut grass Galingale 175

Rhizome of Oriental Waterplantain 159

Rhizome of Petiolata Paris 165

Rhizome of Scythian Lamb 60

Rhizome of Szechwan Lovage 123

Rhubarb 64

Rice Paperplant Pith 193

Ripe Fruit of Barbary Wolfberry 277

Root Fourleef Ladybell 152

Root India Madder 135

Root of Baikal Skullcap 141

Root of Chinese Angelica 119

Root of Chinese Clematis 76

Root of Chinese Pulsatilla 80

Root of Chinese Thorowax 126

Root of Coastal Glehnia 129

Root of Cochinchinese Asparagus 116

Root of Dahurica Angelica 116

Root of Divaricate Saposhnikovia 125

Root of Doubleteeth Pubescent Angelica 121

Root of Fourstamen Stephania 88

Root of Himalayan Teasel 148

Root of Kusnezoff Monkshood 78

Root of Lightyellow Sophora 96

Root of Lobed Kudzuvine 97

Root of Manchurian Wildginge 92

Root of Medicinal Cyathula 75

Root of Membranous Milkvetch 101

Root of Paniculate Swallowwort 133

Root of Pilose Asiabell 150

Root of Przewalsk Sage 138

Root of Redroot Gromwell 136

Root of Tatarian Aster 158

Root of Thinleaf Milkwort 105

Root of Tonkin Sophora 97

Root of Twotooth Achyranthes 73

Root of Uniflower Swisscentaury 159

Root of White Hogfennel 123

Root-bark of Chinese Silkvine 214

Root-bark of Chinese Wolfberry 215

Root-bark of Slenderstyle Acantopanax 212

Root-bark of White Mulberry 201

Root-tuber of Any of Aromati Turmeric 179

S

Safflower 236

Saffron 239

Sappan Wood 187

Scorpion 367

Sea Dragon 377

Sea-ear Shell 359

Sea Horse 376

Seaweed 321

Seed of Flatstem Milkvetch　254

Seed of Spine Date　266

Seeding of Virgate Wormwood　310

Senna Leaf　221

Smithsonite　414

Smoked Plum　254

Snakegourd Fruit　266

Snakegourd Root　106

Solomoseal Rhizome　164

Spores of Japanese Climbing Fern　341

Starwort Root　72

Stem and Leaf of Colored Mistletoe　185

Stem of Armand Clematis　186

Stem of Kadsura Pepper　187

Stem of Sargentgloryvine　186

Stem of Suberect Spatholobus　189

Stem with Hooks of Gambirplant　194

Stemona Root　169

Storax　333

Sulphur　419

T

Talc　416

Tangerine Peel　263

Tsaoko　283

Tuber of Dwarf Lilyturf　166

Tuber of Giant Typhonium　173

Tuber of Jack in the Pulpit　171

Tuber of Tall Gastrodia　180

Turtle Shell　380

Twig and Leaf of Chinese Taxillus　184

U

Usnea　330

W

Weeping Forsythia Capsule　272

White Peony Root　81

Wood of Chinese Eaglewood　191

Z

Zedoray　176

四、学名索引

A

Acacia catechu（L. f.）Willd.　343

Acanthopanax gracilistylus W. W. Smith　212

Achyranthes bidentata Bl.　73

Aconitum carmichaeli Debx.　77,78

Aconitum kusnezoffii Reichb.　78

Acorus tatarinowii Schott　173

Adenophora stricta Miq.　152

Adenophora tetraphylla（Thunb.）　Fisch.　152

Agkistrodon acutus（Güenther）　384

Agrimonia pilosa Ledeb.　295

Albizia julibrissin Durazz.　209

Alisma orientalis（Sam.）Juzep.　159

Aloe barbadensis Miller　348

Aloe ferox Miller　348

Alpinia oxyphylla Miq.　285

Amomum compactum Soland ex Maton　283

Amomum kravanh Pierre ex Gagnep.　283

Amomum longiligulare T. L. Wu　280

Amomum tsao-ko Crevost et Lemaire　283

Amomum villosum Lour.　280

Amomum villosum Lour. var.　*xanthioides* T. L. Wu et Senjen　280

Andrographis paniculata（Burm. f.）Nees　305

Anemarrhena asphodeloides Bunge　168

Angelica dahurica（Fisch. ex Hoffm.）Benth. et Hook. f. var. *formosana*（Boiss.）Shan et Yuan　116

Angelica dahurica（Fisch. ex Hoffm.）Benth. et Hook. f.　116

Angelica pubescens Maxim. f.　*biserrata* Shan et Yuan　121

Angelica sinensis（Oliv.）Diels　119

Apis cerana Fabricius　374

Apis mellifera Linnaeus　374

Apocynum venetum L.　224

Aquilaria agallocha Roxb.　191

Aquilaria sinensis（Lour.）　Gilg　191

Arctium lappa L.　277

Areca catechu L.　278

Arisaema heterophyllum Bl.　171

Arisaema amurense Maxim.　171

Arisaema erubescens（Wall.）Schott　171

Aristolochia contorta Bge.　248

Aristolochia debilis Sieb. et Zucc.　248

Arnebia euchroma (Royle) Johnst.　136

Arnebia guttata Bunge　136

Artemisia annua L.　311

Artemisia argyi Levl. et Vant.　225

Artemisia capillaris Thunb.　310

Asarum heterotropoides Fr. var. *mandshuricum* (Maxim.) Kitag.　92

Asarum sieboldii Miq.　92

Asarum sieboldii Miq. var. *seoulense* Nakai　92

Asparagus cochinchinensis (Lour.) Merr.　166

Aster tataricus L. f.　158

Astragalus complanatus R. Br.　254

Astragalus membranaceus (Fisch.) Bge. var. *mongholicus* (Bge.) Hsiao　102

Astragalus membranaceus (Fisch.) Bge.　102

Atractylodes chinensis (DC.) Koidz.　156

Atractylodes lancea (Thunb.) DC.　156

Atractylodes macrocephala Koidz.　155

Aucklandia lappa Decne.　152

B

Baphicacanthus cusia (Nees) Bremek　342

Beauveria bassiana (Bals.) Vuillant　374

Bombyx mori Linnaeus　374

Bos taurus domesticus Gmelin　395

Boswellia carterii Birdwood　335

Brassica juncea (L.) Czern. et Coss.　249

Brucea javanica (L.) Merr.　265

Buddleja officinalis Maxim.　231

Bufo bufo gargarizans Cantor　377

Bufo melanostictus Schneider　377

Bungarus multicinctus multicinctus Blyth　383

Bupleurum chinense DC.　126

Bupleurum scorzonerifolium Willd.　126

Buthus martensii Karsch　367

C

Caesalpinia sappan L.　187

Calvatia gigantea (Batsch ex Pers.) Lloyd　329

Calvatia lilacina (Mont. et Berk.) Lloyd　329

Carthamus tinctorius L.　336

Cassia acutifolia Delile　221

Cassia angustifolia Vahl　221

Cassia obtusifolia L.　255

Cassia tora L.　255

Cervus elaphus Linnaeus　392

Cervus nippon Temminck　392

Chaenomeles speciosa (Sweet) Nakai　249

Chinemys reevesii (Gray)　380

Chrysanthemum morifolium Ramat.　336

Cibotium barometz (L.) J. Sm.　60

Cimicifuga dahurica (Turcz.) Maxim.　87

Cimicifuga foetida L.　87

Cimicifuga heracleifolia Kom.　87

Cinnamomum cassia Presl　204

Cirsium japonicum Fisch. ex DC.　313

Cistanche deserticola Y. C. Ma　308

Cistanche tubulosa (Schenk) Wight　308

Citrus aurantium L.　260

Citrus grandis (L.) Osbeck　264

Citrus reticulata Blanco　263

Clematis armandii Franch.　186

Clematis chinensis Osbeck　76

Clematis hexapetala Pall.　76

Clematis manshurica Rupr.　76

Clematis montana Buch. -Ham.　186

Cnidium monnieri (L.) Cuss.　271

Codonopsis pilosula Nannf. var. *modesta* (Nannf.) L. T. Shen　150

Codonopsis pilosula (Franch.) Nannf.　150

Codonopsis tangshen Oliv.　150

Commiphora myrrha Engl.　316

Coptis chinensis Franch.　84

Coptis deltoidea C. Y. Cheng et Hsiao　84

Coptis teeta Wall.　84

Cordyceps sinensis (Berk.) Sacc.　322

Cornus officinalis Sieb. et Zucc.　268

Corydalis yanhusuo W. T. Wang　94

Crataegus pinnatifida Bge. var. *major* N. E. Br.　250

Crataegus pinnatifida Bge.　250

Cristaria plicata (Leach)　360

Crocus sativus L.　239

Croton tiglium L.　258

Cryptotympana pustulata Fabricius　371

Curcuma kwangsiensis S. G. Lee et C. F. Liang　176

Curcuma longa L.　178, 175

Curcuma phaeocaulis Val.　176

Curcuma wenyujin Y. H. Chen et C. Ling　176

Cuscuta australis R. Br.　276

Cuscuta chinensis Lam.　276

Cyathula officinalis Kuan　75

Cynanchum paniculatum (Bge.) Kitag.　133

Cyperus rotundus L.　175

D

Daemonorops draco Bl.　338

Dalbergia odorifera T. Chen　190

Daphne genkwa Sieb. et Zucc.　229

Datura metel L.　232

Dendrobium nobile Lindl.　315

Dendrobium candidum Wall. ex Lindl.　315

Dendrobium chrysotoxum Lindl.　315

Dendrobium fimbriatum Hook.　315

Descurainia sophia (L.) Webb ex Prantl　248

Dioscorea opposita Thunb.　170

Dipsacus asperoides C. Y. Cheng et T. M. Ai　148

Drynaria fortunei (Kunze) J. Sm.　63

Dryopteris crassirhizoma Nakai　61

E

Ephedra sinica Stapf　288

Ephedra equisetina Bunge　288

Ephedra intermedia Schrenk et C. A. Mey.　288

Epimedium brevicornum Maxim.　292

Epimedium koreanum Nakai　292

Epimedium pubescens Maxim.　292

Epimedium sagittatum (Sieb. et Zucc.) Maxim.　292

Equus asinus Linnaeus　389

Equus caballus (Linnaeus)　389

Ericerus pela (Chavannes) Guerin　371

Eriobotrya japonica (Thunb.) Lindl.　220

Eriocaulon buergerianum Koern.　314

Erythrina variegata L. var. *orietalis* (L.) Merr.　209

Erythrina arborescens Roxb.　209

Eucommia ulmoides Oliv.　199

Eugenia caryophyllata Thunb.　229

Eupatorium fortunei Turcz.　309

Eupolyphaga sinensis Walker　370

Evodia rutaecarpa (Juss.) Benth.　265

Evodia rutaecarpa (Juss.) Benth. var. *bodinieri* (Dode) Huang　265

Evodia rutaecarpa (Juss.) Benth. var. *officinalis* (Dode) Huang　265

F

Ferula fukanensis K. M. Shen　337

Ferula sinkiangensis K. M. Shen　337

Foeniculum vulgare Mill.　269

Forsythia suspensa (Thunb.) Vahl　272

Fraxinus chinensis Roxb.　371,213

Fraxinus rhynchophylla Hance　213

Fraxinus stylosa Lingelsh.　213

Fraxinus szaboana Lingelsh.　213

Fritillaria cirrhosa D. Don　160

Fritillaria delavayi Franch.　160

Fritillaria przewalskii Maxim.　160

Fritillaria thunbergii Miq.　163

Fritillaria unibracteata Hsiao et K. C. Hsia　160

G

Gallus gallus domesticus Brisson　305

Ganoderma lucidum (Leyss. ex Fr.) Karst.　324

Ganoderma sinense Zhao,Xu et Zhang　324

Gardenia jasminoides Ellis　274

Gastrodia elata Bl.　180

Gekko gecko Linnaeus　380

Gentiana crassicaulis Duthie ex Burk.　133

Gentiana dahurica Fisch.　133

Gentiana macrophylla Pall.　133

Gentiana manshurica Kitag.　129

Gentiana rigescens Franch.　129

Gentiana scabra Bunge　129

Gentiana straminea Maxim.　133

Gentiana triflora Pall.　133,129

Gleditsia sinensis Lam.　258

Glehnia littoralis Fr. Schmidt ex Miq.　129

Glycyrrhiza glabra L.　98

Glycyrrhiza inflata Bat.　98

Glycyrrhiza uralensis Fisch.　98

Gynostemma pentaphylla (Thunb.) Makino　296

H

Haliotis asinina Linnaeus　359

Haliotis discus hannai Ino　359

Haliotis diversicolor Reeve　359

Haliotis laevigata (Donovan)　359

Haliotis ovina Gmelin　359

Haliotis ruber (Leach)　359

Hedyotis diffusa Willd.　298

Hepialus armoricanus Oberthür.　322

Hierodula patellifera (Serville)　370

Hippocampus histrix Kaup　376

Hippocampus japonicus Kaup　376

Hippocampus kelloggi Jordan et Snyder　376

Hippocampus kuda Bleeker　376

Hippocampus trimaculatus Leach　376

Hirudo nipponica Whitman　366

Houttuynia cordata Thunb. 295

Hyriopsis cumingii (Lea) 366,367

I

Ilex cornuta Lindl. ex Paxt. 224

Isatis indigotica Fort. 342,96

L

Lasiosphaera fenzlii Reich. 329

Leonurus japonicus Houtt. 302

Lepidium apetalum Willd. 248

Ligusticum chuanxiong Hort. 123

Ligusticum jeholense Nakai et Kitag. 125

Ligusticum sinense Oliv. 125

Ligustrum lucidum Ait. 371,272

Lindera aggregata (Sims) Kosterm. 76

Liquidambar orientalis Mill. 333

Lithospermum erythrorhizon Sieb. et Zucc. 138

Litsea cubeba (Lour.) Pers. 247

Lonicera japonica Thunb. 234

Lophatherum gracile Brongn. 315

Lycium barbarum L. 277

Lycium chinense Mill. 215

Lygodium japonicum (Thunb.) Sw. 341

Lysimachia christinae Hance 296

M

Magnolia officinalis Rehd. et Wils. 202

Magnolia biondii Pamp. 227

Magnolia denudata Desr. 227

Magnolia officinalis Rehd. et Wils. var. *biloba* Rehd. et Wils. 202

Manis pentadactyla Linnaeus 386

Melaphis chinensis (Bell) Baker 344

Menispermum dauricum DC. 91

Mentha haplocalyx Briq. 303

Morinda officinalis How 134

Morus alba L. 201

Moschus berezovskii Flerov 390

Moschus moschiferus Linnaeus 390

Moschus sifanicus Przewalski 390

Mylabris cichorii Linnaeus 372

Mylabris phalerata Pallas 372

Myristica fragrans Houtt. 246

N

Notopterygium forbesii Boiss. 122

Notopterygium incisum Ting ex H. T. Chang 122

O

Oldencandia diffusa. (Willd.) Roxb. 298

Ophiopogon japonicus (L.) Ker-Gawl. 166

Ostrea gigas Thunberg 363

Ostrea rivularis Gould 363

Ostrea talienwhanensis Crosse 363

P

Paeonia lactiflora Pall. 81

Paeonia suffruticosa Andr. 206

Paeonia veitchii Lynch 83

Panax ginseng C. A. Mey. 108

Panax notoginseng (Burk.) F. H. Chen 113

Panax quinquefolium L. 112

Paris polyphylla Smith var. *yunnanensis* (Franh.) Hand. -Mazz. 165

Paris polyphylla Smith var. *chinensis* (Franh.) Hara 165

Picrorhiza scrophulariiflora Pennell 148

Periploca sepium Bge. 214

Peucedanum praeruptorum Dunn. 123

Pharbitis nil(L.)Choisy 277

Pharbitis purpurea (L.) Voigt 277

Phellodendron amurense Rupr. 210

Phellodendron chinense Schneid. 210

Pheretima aspergillum (E. Perrier) 364

Pheretima guillelmi (Michaelsen) 364

Pheretima pectinifera Michaelsen 364

Pheretima vulgaris Chen 364

Phytolacca acinosa Roxb. 72

Phytolacca americana L. 72

Pinellia ternata (Thunb.) Breit. 172

Pinus massoniana Lamb. 227

Pinus tabulaeformis Carr. 227

Piper kadsura (Choisy) Ohwi 187

Piper longum L. 247

Platycladus orientalis (L.) Franco 217

Platycodon grandiflorum (Jacq.) A . DC. 149

Pogostemon cablin (Blanco) Benth. 299

Polygala sibirica L. 105

Polygala tenuifolia Willd. 105

Polygonatum cyrtonema Hua 164

Polygonatum kingianum Coll. et Hemsl. 164

Polygonatum sibiricum Red. 164

Polygonum bistorta L. 68

Polygonum cuspidatum Sieb. et Zucc.　68

Polygonum multiflorum Thunb.　69

Polygonum tinctorium Ait.　342,218

Polyporus umbellatus (Pers.) Fries　329

Poria cocos (Schw.) Wolf.　326

Prunus armeniaca L. var. *ansu* Maxim.　250

Prunus armeniaca L.　250

Prunus davidiana (Carr.) Franch.　253

Prunus mandshurica (Maxim.) Koehne　250

Prunus mume (Sieb.) Sieb. et Zucc.　254

Prunus persica (L.) Batsch　253

Prunus sibirica L.　250

Psoralea corylifolia L.　255

Pteria martensii (Dunker)　360

Pueraria lobata (Willd.) Ohwi　97

Pulsatilla chinensis (Bge.) Regel　80

Pyrrosia lingua (Thunb.) Farwell　287

Pyrrosia petiolosa (Christ) Ching　287

Pyrrosia sheareri (Bak.) Ching　287

Q

Quisqualis indica L.　267

R

Rana temporaria chensinensis David　379

Rehmannia glutinosa Libosch.　145

Rhaponticum uniflorum (L.) DC.　159

Rheum officinale Baill.　64

Rheum palmatum L.　64

Rheum tanguticum Maxim. ex Balf.　64

Rhus chinensis Mill.　344

Rhus potaninii Maxim.　344

Rhus punjabensis Stew. var. *sinica* (Diels) Rehd. et
Wils.　344

Rosa laevigata Michx.　254

Rubia cordifolia L.　135

S

Saiga tatarica Linnaeus　398

Salvia miltiorrhiza Bunge　138

Saposhnikovia divaricata (Turcz.) Schischk.　125

Sargassum fusiforme (Harv.) Setch.　321

Sargassum pallidum (Turn.) C. Ag.　321

Sargentodoxa cuneata (Oliv.) Rehd. et Wils.　186

Schisandra chinensis (Turcz.) Baill.　244

Schizonepeta tenuifolia Briq.　302

Scolopendra subspinipes mutilans L. Koch　369

Scrophularia ningpoensis Hemsl.　144

Scutellaria baicalensis Georgi　141

Selenarctos thibetanus Cuvier　386

Sepia esculenta Hoyle　363

Sepiella maindroni de Rochebrune　363

Siegesbeckia glabrescens Makino　309

Siegesbeckia orientalis L.　309

Siegesbeckia pubescens Makino　309

Sinapis alba L.　249

Smilax glabra Roxb.　165

Solenognathus hardwickii (Gray)　377

Sophora flavescens Ait.　96

Sophora japonica L.　228

Sophora tonkinensis Gapnep.　97

Spatholobus suberectus Dunn　189

Statilia maculata (Thunberg)　370

Steleophaga plancyi (Boleny)　370

Stellaria dichotoma L. var. *lanceolata* Bge.　72

Stemona japonica (Bl.) Miq.　169

Stemona sessilifolia (Miq.) Miq.　169

Stemona tuberosa Lour.　169

Stephania tetrandra S. Moore　88

Stryax tonkinensis (Pierre) Craib ex Hart.　337

Strychnos nux-vomica L.　273

Syngnathoides biaculeatus (Bloch)　377

Syngnathus acus Linnaeus　377

T

Taraxacum sinicum Kitag.　314

Taraxacum mongolicum Hand.-Mazz.　314

Taxillus chinensis (DC.) Danser　184

Tenodera sinensis Saussure　370

Terminalia chebula Retz.　267

Terminalia chebula Retz. var. *tomentella* Kurt.　267

Tetrapanax papyriferus (Hook.) K. Koch　193

Trichosanthes kirilowii Maxim.　266

Trichosanthes rosthornii Harms　106,266

Trionyx sinensis Wiegmann　380

Typha angustifolia L.　240

Typha orientalis Presl　240

Typhonium giganteum Engl.　173

U

Uncaria hirsuta Havil.　194

Uncaria macrophylla Wall.　194

Uncaria rhynchophylla (Miq.) Miq. ex Havil.　194

Uncaria sessilifructus Roxb.　194

Uncaria sinensis（Oliv.）Havil. 194
Ursus arctos Linnaeus 386
Usnea diffracta Vain. 330
Usnea longissima Ach. 330

V

Vaccaria segetalis（Neck.）Garcke 243
Viola yedoensis Makino 367,295
Viscum coloratum（Komar.）Nakai 185

W

Whitmania acranulata Whitman 366
Whitmania pigra Whitman 366

Z

Zaocys dhumnades（Cantor） 382
Zingiber officinale Rosc. 175
Ziziphus jujuba Mill. var. *spinosa*（Bunge）Hu ex H. F. Chou 266